DESENVOLVIMENTO DA CRIANÇA

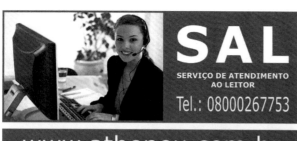
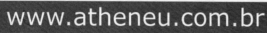

DESENVOLVIMENTO DA CRIANÇA

Editoras

Sandra Josefina Ferraz Ellero Grisi

Ana Maria de Ulhôa Escobar

Editora Associada

Filumena Maria da Silva Gomes

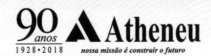

EDITORA ATHENEU

São Paulo	*— Rua Maria Paula, 123 – 18° andar* *Tel.: (11)2858-8750* *E-mail: atheneu@atheneu.com.br*
Rio de Janeiro	*— Rua Bambina, 74* *Tel.: (21)3094-1295* *E-mail: atheneu@atheneu.com.br*

PRODUÇÃO EDITORIAL/CAPA: Equipe Atheneu
PROJETO GRÁFICO/DIAGRAMAÇÃO: Triall Composição Editorial Ltda.

CIP-BRASIL. Catalogação na Publicação
Sindicato Nacional dos Editores de Livros, RJ

G889d

Grisi, Sandra Josefina Ferraz Ellero

Desenvolvimento da criança / Sandra Josefina Ferraz Ellero Grisi, Ana Maria de Ulhôa Escobar, Filumena Maria da Silva Gomes. - 1ª. ed. - Rio de Janeiro : Atheneu, 2018.

Inclui bibliografia
ISBN 978-85-388-0894-7

1. Crianças - Desenvolvimento. 2. Crianças - Aspectos sociais. 3. Crianças - Formação. 4. Pediatria. I. Escobar, Ana Maria de Ulhôa. II. Gomes, Filumena Maria da Silva. III. Título.

18-51445	CDD: 618.92 CDU: 616-053.2

Meri Gleice Rodrigues de Souza - Bibliotecária CRB-7/6439
09/07/2018   17/07/2018

GRISI, S. J. F. E.; ESCOBAR, A. M. de U.
Desenvolvimento da Criança

©Direitos reservados à Editora Atheneu – Rio de Janeiro, São Paulo, 2018.

Sobre as editoras

Editoras

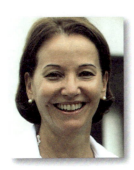

■ SANDRA JOSEFINA FERRAZ ELLERO GRISI

Professora Titular do Departamento de Pediatria da Faculdade de Medicina da Universidade São Paulo (FMUSP). Dedica-se ao ensino e pesquisa na área de Ensino, Políticas e Práticas de Atenção à Saúde em Pediatria com ênfase na área de crescimento e desenvolvimento da criança com vistas à saúde do adulto. Foi Diretora de Ensino e Pesquisa da Sociedade Brasileira de Pediatria (SBP) de 2010 a 2016 e desde 2015 é membro da Academia Brasileira de Pediatria (SBP).

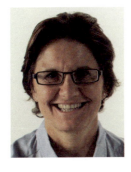

■ ANA MARIA DE ULHÔA ESCOBAR

Professora-Associada pelo Departamento de Pediatria da Faculdade de Medicina da Universidade de São Paulo (FMUSP). Pediatra Geral, atuando principalmente nas áreas de desenvolvimento e promoção da saúde na infância e educação em saúde.

Editora Associada

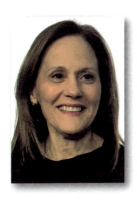

■ FILUMENA MARIA DA SILVA GOMES

Doutora em Pediatria pela Faculdade de Medicina da Universidade de São Paulo (FMUSP). Médica Assistente do Centro de Saúde Escola Samuel B. Pessoa da FMUSP. Pediatra Geral, atuando com ênfase na área de saúde materno-infantil, crescimento e desenvolvimento e promoção da saúde na infância.

Sobre os colaboradores

Alessandra Donzelli Fabbri
Mestre em Neurociências e Comportamento pelo Instituto de Psicologia da Universidade de São Paulo (USP). Nutricionista Colaboradora do AMBULIM do Instituto de Psiquiatria do Hospital das Clínicas da Faculdade de Medicina da Universidade de São Paulo (IPq-HC-FMUSP).

Alexandra Valéria Maria Brentani
Professora Doutora do Departamento de Pediatria da Faculdade de Medicina da Universidade de São Paulo (FMUSP).

Alexandre Archanjo Ferraro
Professor-Associado do Departamento de Pediatria da Faculdade de Medicina da Universidade de São Paulo (FMUSP).

Aline Morais Mizutani Gomes
Mestre em Psicologia Escolar e do Desenvolvimento Humano pelo Instituto de Psicologia da Universidade de São Paulo (IPUSP).

Ana Carolina de A.C. Ferreira Novo
Mestre em Pediatria pela Faculdade de Medicina da Universidade de São Paulo (FMUSP). Médica Assistente do Instituto da Criança do Hospital das Clínicas da Faculdade de Medicina da Universidade de São Paulo (HC-FMUSP).

Ana Cecília Silveira Lins Sucupira
Doutora em Pediatria pelo Departamento de Pediatria da Faculdade de Medicina da Universidade de São Paulo (FMUSP). Coordenadora do Setor de Saúde da Criança do Centro de Saúde Escola Samuel Pessoa da FMUSP.

Ana Claudia Martinho de Carvalho
Professora Doutora pelo Departamento de Fisioterapia, Fonoaudiologia e Terapia Ocupacional da Faculdade de Medicina da Universidade de São Paulo (FMUSP).

Ana Maria de Ulhôa Escobar
Professora-Associada pelo Departamento de Pediatria da Faculdade de Medicina da Universidade de São Paulo (FMUSP).

Ana Paula Scoleze Ferrer
Doutora em Pediatria pela Faculdade de Medicina da Universidade de São Paulo (FMUSP). Médica Assistente do Instituto da Criança do Hospital das Clínicas da Faculdade de Medicina da Universidade de São Paulo (HC-FMUSP).

Andrea Bianchini Tocchio
Mestre em Psicologia Escolar e do Desenvolvimento Humano pelo Instituto de Psicologia da Universidade de São Paulo (IPUSP).

Angela Flexa di Paolo
Doutora em Psicologia Escolar e do Desenvolvimento Humano pelo Instituto de Psicologia da Universidade de São Paulo (IP-USP). Professora do Instituto Superior de Educação de São Paulo (ISESP).

Caio Borba Casella
Psiquiatra da Infância e Adolescência pelo Instituto de Psiquiatria do Hospital das Clínicas da Faculdade de Medicina da Universidade de São Paulo (IPq-HC-FMUSP). Coordenador da Equipe Médica do Hospital Dia Infantil do IPq-HC-FMUSP.

Cláudia Duarte Soares de Rapyo de Abreu Pereira
Psicóloga Clínica pela Faculdade de Filosofia Ciências e Letras São Marcos. Especialização – GEPPI – Grupo de Estudo em Psiquiatria e Psicologia Infantil. Psicóloga Clínica no ACTA Centro Terapêutico

Claudia Regina Furquim de Andrade
Professora Titular do Departamento de Fisioterapia, Fonoaudiologia e Terapia Ocupacional da Faculdade de Medicina da Universidade de São Paulo (FMUSP).

Cristina Keiko Inafuku de Merletti
Mestre em Psicologia Escolar e do Desenvolvimento Humano pelo Instituto de Psicologia da Universidade de São Paulo (IP-USP).

Daniel Lucas da Conceição Costa
Doutor em Psiquiatria pelo Departamento de Psiquiatria da Faculdade de Medicina da Universidade de São Paulo (FMUSP).

Daniela Regina Molini-Avejonas
Professora Doutora pelo Departamento de Fisioterapia, Fonoaudiologia e Terapia Ocupacional da Faculdade de Medicina da Universidade de São Paulo (FMUSP).

Débora Maria Befi-Lopes
Professora-Associada pelo Departamento de Fisioterapia, Fonoaudiologia e Terapia Ocupacional da Faculdade de Medicina da Universidade de São Paulo (FMUSP).

Edwiges Ferreira de Mattos Silvares
Professora Doutora do Departamento de Psicologia Clínica do Instituto de Psicologia da Universidade de São Paulo (IP-USP).

Elaine Toldo Pazello
Professora Doutora do Departamento de Economia da Faculdade de Economia, Administração e Contabilidade de Ribeirão Preto da Universidade de São Paulo (USP).

Erasmo Barbante Casella
Professor Livre-Docente em Neurologia pelo Departamento de Neurologia da Faculdade de Medicina da Universidade de São Paulo (FMUSP). Chefe da Unidade de Neuropediatria do Instituto da Criança do Hospital das Clínicas da Universidade de São Paulo (HCFMUSP).

Eurípedes Constantino Miguel
Professor Titular do Departamento de Psiquiatria da Faculdade de Medicina da Universidade de São Paulo (FMUSP).

Fabio Pinato Sato
Mestre em Psiquiatria pelo Departamento de Psiquiatria da Faculdade de Medicina da Universidade de São Paulo (FMUSP).

Filumena Maria da Silva Gomes
Doutora em Pediatria pela Faculdade de Medicina da Universidade de São Paulo (FMUSP). Médica Assistente do Centro de Saúde Escola Samuel B. Pessoa da FMUSP.

Gabriela Viegas Stump
Médica Psiquiatra do Serviço de Psiquiatria da Infância e Adolescência do Instituto de Psiquiatria do Hospital das Clínicas da Faculdade de Medicina da Universidade de São Paulo (IPq-HC-FMUSP).

Guilherme Vanoni Polanczyk
Professor-Associado da Disciplina de Psiquiatria da Infância e Adolescência do Departamento de Psiquiatria da Faculdade de Medicina da Universidade de São Paulo (FMUSP).

Helena Paula Brentani
Professora Doutora do Departamento de Psiquiatria da Faculdade de Medicina da Universidade de São Paulo (FMUSP).

Jackeline Suzie Giusti
Doutora em Psiquiatria pelo Departamento de Psiquiatria da Faculdade de Medicina da Universidade de São Paulo (FMUSP). Psiquiatra Assistente do Ambulatório de Adolescentes Impulsivos (Drogas e Automutilação) do Serviço de Psiquiatria da Infância e Adolescência do Instituto de Psiquiatria do Hospital das Clínicas da Faculdade de Medicina da Universidade de São Paulo (IPq-HC-FMUSP).

Jéssica de Assis Silva
Psicóloga. Doutoranda pelo Programa de Pós-Graduação do Departamento de Psicologia Clínica do Instituto de Psicologia da Universidade de São Paulo (IP-USP).

Josiane Sales Alves Ferreira
Psicóloga. Mestranda do Programa de Pós-Graduação em Pediatria da Faculdade de Medicina da Universidade de São Paulo (FMUSP).

Juliana Bergamo Vega
Mestre em Pediatria pela Universidade Federal de São Paulo (USP). Coordenadora de Pesquisa do Programa de Atendimento, Ensino e Pesquisa em Transtornos Alimentares do Instituto de Psiquiatria do Hospital das Clínicas da Faculdade de Medicina da Universidade de São Paulo (IPq-HC-FMUSP).

Letícia Pereira de Brito Sampaio
Doutora em Neurologia pelo Departamento de Neurologia da Faculdade de Medicina da Universidade de São Paulo (FMUSP).

Lucineide Maria da Silva
Psicóloga. Mestranda do Programa de Pós-Graduação em Pediatria da Faculdade de Medicina da Universidade de São Paulo (FMUSP).

Maria Cristina Machado Kupfer
Professora Titular do Departamento de Psicologia da Aprendizagem, do Desenvolvimento e da Personalidade do Instituto de Psicologia da Universidade de São Paulo (IP-USP).

Maria Eugênia Pesaro
Doutora em Psicologia Escolar e do Desenvolvimento Humano pelo Instituto de Psicologia da Universidade de São Paulo (IP-USP).

Maria Helena Valente
Doutora em Pediatria pela Faculdade de Medicina da Universidade de São Paulo (FMUSP). Médica Assistente do Centro de Saúde Escola Samuel Pessoa da FMUSP.

Mariana Facchini Granato
Mestre em Pediatria pelo Departamento de Pediatria da Faculdade de Medicina da Universidade de São Paulo (FMUSP).

Marina Aranha Fondello
Psiquiatra pelo Hospital das Clínicas da Faculdade de Medicina de Ribeirão Preto (HC-FMRP-USP) e Psiquiatra da Infância e Adolescência pelo Instituto de Psiquiatria do Hospital das Clínicas da Universidade de São Paulo (IPq-HC-FMUSP). Preceptora do Serviço de Psiquiatria da Infância e Adolescência do IPq-HC-FMUSP.

Mauro Victor de Medeiros Filho
Psiquiatra e Psiquiatra da Infância e Adolescência pelo Instituto de Psiquiatria do Hospital das Clínicas da Universidade de São Paulo (IPq-HC-FMUSP). Médico Assistente do Serviço de Psiquiatria da Infância e Adolescência do IPq-HC-FMUSP.

Mirian de Cesaro Revers Biasão
Psiquiatra do Serviço de Psiquiatria da Infância e Adolescência. Colaboradora do Programa de Estudo em Transtorno do Espectro Autista do Instituto de Psiquiatria do Hospital das Clínicas da Faculdade de Medicina da Universidade de São Paulo (IPq-HC-FMUSP).

Patricia Constantino Tella
Psicóloga. Doutoranda do Programa de Pós-Graduação em Pediatria da Faculdade de Medicina da Universidade de São Paulo (FMUSP).

Regina Lucia Sucupira Pedroza
Professora-Associada do Departamento de Psicologia do Instituto de Psicologia da Universidade de Brasília (IP-UnB).

Renato Alves
Doutor em Psicologia Escolar e do Desenvolvimento Humano pelo Instituto de Psicologia da Universidade de São Paulo (IP-USP).

Rogério Lerner
Professor-Associado do Instituto de Psicologia da Universidade de São Paulo (IP-USP).

Rosa Magaly Campelo Borba de Morais
Psiquiatra do Serviço de Psiquiatria da Infância e Adolescência do Hospital das Clínicas da Faculdade de Medicina de São Paulo (HC-FMUSP) e do Hospital Universitário da Universidade de São Paulo (HU-USP).

Rosana S. Cardoso Alves
Neurologista Infantil. Doutora pelo Departamento de Neurologia da Faculdade de Medicina da Universidade de São Paulo (FMUSP).

Sandra Josefina Ferraz Ellero Grisi
Professora Titular do Departamento de Pediatria da Faculdade de Medicina da Universidade São Paulo (FMUSP).

Vanessa Dentzien Pinzon
Mestre em Fisiopatologia Experimental da Faculdade de Medicina da Universidade de São Paulo (FMUSP).

Dedicatória

Dedicamos este livro à Dra. Dulce Vieira Marcondes Machado. Ela inspirou uma geração de Pediatras, entre os quais nos incluímos, a pensar na criança como sujeito e ver em suas ações e reações as mensagens que queriam nos transmitir. De lá para cá, os conhecimentos trazidos pelo avanço da Neurociência abriram novos horizontes para a pesquisa e a prática pediátrica, mas a visão da Dra. Dulce, pelo cuidado integral da criança e a preocupação pela prevenção dos distúrbios psicológicos, nos acompanha e orienta.

Sandra Grisi e Ana Maria Escobar

Apresentação

Prezados leitores,

Com o avanço do conhecimento científico e as fortes mudanças sociais que caracterizam o nosso tempo, testemunhamos uma grande transformação nas necessidades de saúde e bem-estar das crianças, o que tem provocado, como consequência imediata, fortes mudanças nas demandas pediátricas.

Estamos frente à nova Pediatria do século XXI: pautada na singularidade da criança, inserida em seu contexto familiar e social, dentro da visão dos ciclos da vida e com olhos no adulto que essa criança virá a ser.

As contribuições da genética, da epidemiologia e das técnicas laboratoriais e de imagem ampliaram as possibilidades terapêuticas nessa nova Pediatria, mas, acima de tudo, trouxeram uma ressignificação das ações de promoção e prevenção, revestindo-as de uma dimensão muito maior que a anterior, voltada apenas para a condição de criança e adolescente.

É nesse contexto ampliado que apresentamos o livro *Desenvolvimento da Criança*.

A ideia de organizá-lo partiu das frequentes indagações de nossos colegas e alunos sobre como responder às novas expectativas da família e aos novos problemas das crianças que, com a rapidez e intensidade da contemporaneidade, têm se apresentado aos pediatras e aos profissionais que cuidam de crianças.

Trata-se de um livro que pretende rever conceitos e as principais demandas presentes nos consultórios no que se refere a desenvolvimento e comportamento, de modo simples e direto. Para tanto, convidamos, para escrever os capítulos, profissionais com grande conhecimento e larga experiência.

Esperamos contribuir com a importante e empolgante missão de fornecer o conteúdo teórico para que profissionais que trabalham com crianças possam ajudá-las a trilhar os caminhos da vida que lhes façam sentido, com mais saúde e qualidade.

Boa leitura!

Sandra Josefina Ferraz Ellero Grisi
Ana Maria de Ulhôa Escobar
Filumena Maria da Silva Gomes

Prefácio

Foi com muita honra, satisfação e alegria que recebi o convite para prefaciar este livro.

No momento senti-me orgulhoso e passaram pela minha mente figuras muito importantes do Departamento de Pediatria da FMUSP. São tantos, que mesmo correndo o risco de omitir alguns nomes de colegas ligados a mim, gostaria de destacar alguns pela proximidade que tivemos e temos: Eduardo Marcondes e José Lauro Araújo Ramos, meu colega de estudos e compadre, que eram muito mais do que colegas e amigos, faziam parte da minha família; Sandra Grisi, a quem aprendi admirar pelas atividades conjuntas que realizamos no campo do ensino e na Sociedade Brasileira de Pediatria e as mais recentes Ana Maria de Ulhôa Escobar e Filumena Maria da Silva Gomes. Conhecendo a capacidade e experiência dessas últimas pessoas, pode-se prognosticar, sem medo, brilhante futuro para esta obra, ainda mais com a importante colaboração de diversos colegas ilustres.

O tema central deste livro é extremamente relevante, uma vez que se sabe das graves repercussões que problemas nessa fase da vida conhecida como Primeira Infância têm ao longo da vida das pessoas. Assim, ações visando proteger a criança de riscos, diagnóstico precoce de problemas e estimulo ao seu desenvolvimento tornam-se extremamente importantes e é o tema central dessa publicação. O ponto relevante é de atualizar o profissional envolvido na Primeira Infância. Como é sabido *"... A medicina é uma ciência de verdades transitórias aceitas como realidade apenas para fins didáticos..."*. Com base nesse princípio bem real, torna-se necessária a procura contínua de novos conhecimentos para que o profissional que atende o pequeno paciente sinta-se confortável e capacitado para sua atuação do dia a dia.

Como já enfatizei, prevejo grande sucesso deste livro que, em última análise, beneficiará as nossas crianças e proporcionará uma vida melhor para quando tornarem-se adultos.

Por fim, parabenizo os autores e colaboradores que, claramente, enriqueceram o seu conteúdo.

Parabéns a todos,

Fernando José de Nóbrega

Sumário

Capítulo 1 Fundamentação Teórica do Desenvolvimento Infantil 1
  Sandra Josefina Ferraz Ellero Grisi
  Ana Maria de Ulhôa Escobar
  Ana Paula Scoleze Ferrer

Capítulo 2 A Neurociência e o Desenvolvimento Infantil com Ênfase nos Primeiros Mil Dias 13
  Ana Maria de Ulhôa Escobar
  Ana Paula Scoleze Ferrer
  Sandra Josefina Ferraz Ellero Grisi

Capítulo 3 Acolhida e Trabalho com Pais em Grupo: um Dispositivo Institucional Auxiliar no Atendimento à Primeira Infância 21
  Cristina Keiko Inafuku de Merletti

Capítulo 4 Sistemas de Classificação dos Diagnósticos dos Problemas de Saúde Mental na Infância 27
  Guilherme Vanoni Polanczyk

Capítulo 5 Instrumentos de Avaliação Psicológica do Desenvolvimento 33
  Rogério Lerner
  Elaine Toldo Pazello
  Angela Flexa Di Paolo
  Andrea Bianchini Tocchio

Capítulo 6 Desenvolvimento Cognitivo Adaptativo 43
  Filumena Maria da Silva Gomes
  Maria Helena Valente
  Ana Carolina de A. C. Ferreira Novo

Capítulo 7 Desenvolvimento Neuromotor 53
  Letícia Pereira de Brito Sampaio

Capítulo 8 Desenvolvimento da Audição, da Linguagem, da Atividade Motora Oral e da Alimentação e Seus Principais Distúrbios 59
Cláudia Regina Furquim de Andrade
Daniela Regina Molini-Avejonas
Ana Claudia Martinho de Carvalho
Débora Maria Befi-Lopes

Capítulo 9 Distúrbios do Aprendizado 71
Maria Helena Valente
Filumena Maria da Silva Gomes

Capítulo 10 Espectro Autista 83
Gabriela Viegas Stump
Mirian de Cesaro Revers Biasão
Fabio Pinato Sato
Rosa Magaly Campelo Borba de Morais
Helena Paula Brentani

Capítulo 11 Transtorno de Déficit de Atenção e Hiperatividade 95
Mariana Facchini Granato
Erasmo Barbante Casella

Capítulo 12 Negligência, Maus-Tratos e Abuso e Suas Consequências no Desenvolvimento da Criança 103
Renato Alves
Aline Morais Mizutani Gomes

Capítulo 13 Distúrbios do Sono 111
Rosana S. Cardoso Alves

Capítulo 14 Formação do Hábito Alimentar e dos Transtornos Alimentares 121
Juliana Bergamo Vega
Alessandra Donzelli Fabbri
Vanessa Dentzien Pinzon

Capítulo 15 Comportamentos Atípicos: Automutilação, Pica, Tiques, Obsessões, Compulsões e Somatização 129
Caio Borba Casella
Jackeline Suzie Giusti
Daniel Lucas da Conceição Costa
Eurípedes Constantino Miguel

Capítulo 16 Psicofarmacoterapia na Primeira Infância 141
Guilherme Vanoni Polanczyk

Capítulo 17 Distúrbios da Aquisição do Controle Esfincteriano 147
Edwiges Ferreira de Mattos Silvares
Jéssica de Assis Silva

Capítulo 18 O Papel do Brinquedo e da Leitura no Desenvolvimento da Criança 151
Filumena Maria da Silva Gomes
Maria Helena Valente

Capítulo 19	Birra e Acesso de Raiva	157
	Cláudia Duarte Soares de Rapyo de Abreu Pereira	
Capítulo 20	Transtorno de Oposição Desafiante	163
	Mauro Victor de Medeiros Filho	
	Marina Aranha Fondello	
Capítulo 21	Estratégias para Promover o Acompanhamento do Desenvolvimento Infantil na Atenção Primária	169
	Alexandre Archanjo Ferraro	
	Patrícia Constantino Tella	
	Josiane Sales Alves Ferreira	
	Lucineide Maria da Silva	
Capítulo 22	Desafios Socioculturais na Avaliação do Desenvolvimento Infantil	177
	Ana Cecília Silveira Lins Sucupira	
	Regina Lucia Sucupira Pedroza	
Capítulo 23	Contexto Histórico das Políticas Públicas Voltadas para a Infância no Brasil	191
	Alexandra Valéria Maria Brentani	
Capítulo 24	Acompanhamento do Desenvolvimento Psíquico na Primeira Infância: o Uso dos Indicadores Clínicos de Risco para o Desenvolvimento Infantil (IRDI)	199
	Maria Eugênia Pesaro	
	Maria Cristina Machado Kupfer	
	Ana Maria de Ulhôa Escobar	
	Filumena Maria da Silva Gomes	
	Maria Helena Valente	
	Ana Paula Scoleze Ferrer	
	Sandra Josefina Ferraz Ellero Grisi	

Índice Remissivo 213

capítulo 1

Sandra Josefina Ferraz Ellero Grisi ■ Ana Maria de Ulhôa Escobar ■ Ana Paula Scoleze Ferrer

Fundamentação Teórica do Desenvolvimento Infantil

Desenvolvimento é uma área de conhecimento interdisciplinar que se dedica a entender como as capacidades do ser humano se modificam ao longo da vida, quais os fatores que podem influenciar ou determinar essas mudanças, se existe e qual é o padrão esperado em cada faixa etária, como identificar a presença de desvios nesse padrão, como abordar esses desvios e como promover o potencial máximo de desenvolvimento de cada indivíduo. Portanto, é um campo de conhecimento que abrange desde os eventos genéticos até a realidade cultural, passando pelos processos bioquímicos, fisiológicos, sociais e históricos. Os avanços obtidos nas últimas décadas, nas diferentes disciplinas, promoveram um novo conceito de desenvolvimento, como sendo "um conjunto de processos por meio dos quais as propriedades do indivíduo e do ambiente interagem e produzem continuidades e mudanças nas características da pessoa e no seu curso de vida".[1-4]

O profissional de saúde que acompanha bebês e crianças, em especial o pediatra, deve compreender e promover o desenvolvimento infantil, esta função sendo considerada primordial a estes profissionais. Segundo o professor Pedro de Alcântara: "A pediatria é a medicina do ser humano em desenvolvimento".[5]

■ O DESENVOLVIMENTO E SEUS DOMÍNIOS

A Organização Pan-Americana da Saúde descreve o desenvolvimento da criança como

"um processo que se inicia desde a concepção, envolvendo vários aspectos, indo desde o crescimento físico, passando pela maturação neurológica, comportamental, cognitiva, social e afetiva da criança. Tem como produto tornar a criança competente para responder às suas necessidades e às do seu meio, considerando seu contexto de vida".[6]

O termo "crescimento" está englobado nessa definição e, muitas vezes, é utilizado como sinônimo de desenvolvimento, mas em uma acepção mais específica. É reservado aos aspectos relacionados ao aumento nas proporções físicas, enquanto o termo "desenvolvimento" está fundamentado no ganho de capacidades, na aquisição de diferentes habilidades de variadas esferas ou domínios. São dois fenômenos diferentes em termos fisiológicos, mas que, de uma maneira geral, acontecem de forma paralela e interligada. Apesar de o desenvolvimento ocorrer ao longo de toda a vida, é durante a infância e a adolescência que ele acontece de maneira mais intensa e contínua.

O conceito de comportamento, por outro lado, é mais complexo e controverso, uma vez que pode ser entendido sob diferentes óticas. No campo da Psicologia, o comportamento tem sido definido

"como a relação entre aquilo que um organismo faz (sua ação, resposta ou atividade) e o ambiente no qual ele realiza (ou apresenta) esse fazer".

Representa, portanto, o modo de o ser humano se manifestar ao se relacionar com o mundo.

Os domínios do desenvolvimento neuropsicomotor são didaticamente divididos em: motor (fino e grosso), linguagem e comunicação, cognitivo e psico-emocional-social. A aquisição das diferentes habilidades acontece em diferentes estágios da vida e é influenciada por múltiplos fatores, tanto de ordem biológica (herança genética, maturação do sistema nervoso etc.) como de origem ambiental (relações afetivas, influência sociocultural, exposição a estresse, entre outros), conforme veremos no segundo capítulo. Já a aquisição de capacidades mais complexas depende da adequada estruturação das habilidades básicas que as precedem.

Embora esses domínios sejam avaliados separadamente, sabe-se que são interdependentes e a aquisição de habilidades em determinado domínio interfere diretamente nos demais. Assim, por exemplo, a possibilidade de explorar as coisas que um lactente adquire, à medida que se expandem as suas aptidões motoras, promove a ampliação do seu repertório e a exposição a novas experiências, o que favorece a aquisição de novas capacidades cognitivas.

Um dos maiores questionamentos que existe no campo do desenvolvimento é entender por que há tanta variabilidade entre as pessoas. O que torna um indivíduo diferente do outro? Por que crianças da mesma idade demonstram diferentes competências? O que podemos fazer para que cada indivíduo atinja o seu maior potencial? A compreensão do desenvolvimento é complexa e são várias as teorias que tentam abordá-la.

■ AS TEORIAS DO DESENVOLVIMENTO

Teorias são tentativas de explicar um fenômeno, de dar significado ao que se observa, e resultam de pesquisas arquitetadas a partir de ideias e hipóteses, portanto, são fortemente influenciadas por valores, crenças, cultura e pelo momento histórico em que são concebidas.

No âmbito do desenvolvimento, as teorias a seu respeito são importantes para tentarmos entender como e o que o determina. Como o desenvolvimento é um fenômeno complexo, nenhuma perspectiva proposta conseguiu explicar todas as suas facetas, mas a integração dos diferentes pontos de vista apresentados permitiu grandes avanços nessa área.

As teorias sobre o desenvolvimento infantil devem ser entendidas dentro de um contexto histórico, fundamentadas a partir do conceito e do entendimento sobre a infância ao longo do tempo.

A inserção do desenvolvimento infantil no campo científico e as primeiras teorias

Até a Idade Média, a criança era vista como um adulto em miniatura e não recebia qualquer tipo de atenção específica ou individualizada. Foi durante o período do Iluminismo, do século XVII ao século XVIII, com a expansão da educação formal, que a concepção da infância começou a mudar. Nesse período, a compreensão da natureza humana cabia aos filósofos e foram eles os primeiros a formular as teorias sobre o desenvolvimento.[7]

O filósofo inglês John Locke (1632-1704) descrevia a criança como uma "tábula rasa", ou seja, um indivíduo cujas características seriam estabelecidas a partir das experiências a que ela fosse exposta e dos estímulos e ensinamentos recebidos. Essa concepção se insere em um **modelo mecanicista**, pelo qual o indivíduo era visto como uma máquina, cujas reações seriam moldadas a partir da ação do outro e, portanto, priorizando o meio externo como o determinante do desenvolvimento. Por esse princípio, a criança teria um papel passivo em seu desenvolvimento, ideia já superada nos dias atuais.[1,2,4,8]

Depois, o filósofo francês Jean-Jacques Rousseau (1712-1778) propôs uma visão contrária à de Locke. Para ele, o indivíduo já nascia com um "plano pré-determinado" de crescimento e desenvolvimento, que iria se modificando à medida que a criança amadurecesse e mudasse de fase. Rosseau, portanto, introduziu o conceito de estágios, posteriormente incorporado em muitas outras teorias. Pela sua ótica, o desenvolvimento era entendido como único para cada ser e determinado pela herança genética com a qual ele nascia.[1-3,8]

No final do século XIX, a partir dos estudos de Charles Darwin (1809-1882) e de sua Teoria da Evolução, o campo do desenvolvimento infantil passou a ser de interesse científico e a observação da criança começou, então, a ser realizada de maneira mais estruturada e sistemática, originando uma onda de publicações conhecidas como "biografia dos bebês". Para Darwin, estudar e analisar o curso do desenvolvimento de um ser serviria para orientar como deveria ser o desenvolvimento da sua espécie.[1,3,8]

Foi dentro desse contexto que o fisiologista William Preyer (1841-1897), por exemplo, incluiu um segundo observador para checar a acurácia das observações feitas por um primeiro, técnica ainda muito utilizada no terreno científico. Iniciava-se, assim, a ciência do desenvolvimento.[1]

Os avanços metodológicos originados nesse período, propostos pelos pensadores contemporâneos de Darwin, deram origem às **abordagens normativas** que predominaram no início do século XX. Essas abordagens normativas se fundamentaram no pressuposto de que o padrão de normalidade do desenvolvimento esperado para determinada idade seria construído a partir do comportamento verificado em grande número de crianças dessa mesma idade. Essa investigação sobre o comportamento considerado típico ou normal era baseada na observação direta e na realização de questionários sobre habilidades motoras, comportamento social, conhecimentos e personalidade, respondidos tanto pelas próprias crianças como por seus cuidadores.

O pesquisador mais conhecido que adotou o enfoque normativo foi Arnold Gesell (1880-1961), cujas escalas de avaliação do desenvolvimento são utilizadas até hoje. Gesell e seu professor, G. Stanley Hall (1924-1846), desenvolveram uma teoria seguindo uma lógica semelhante à proposta por Rousseau: o desenvolvimento infantil seria inato, geneticamente determinado, e aconteceria seguindo um **modelo maturativo** ou **organicista**. Partindo dessa perspectiva, o amadurecimento orgânico capacitaria a criança para realizar funções cada vez mais complexas e o desenvolvimento seria representado por transformações previsíveis e ordenadas, de cunho qualitativo. Os estudos de Gesell originaram a abordagem mais conhecida pelos pediatras, utilizada por muitos outros pesquisadores na construção de diversas escalas de avaliação: os **marcos de desenvolvimento** esperados para cada idade.[1,3,5,8]

As regularidades observadas e o comportamento típico descrito por Gesell permitiram que se estabelecesse a sequência de progresso esperada no desenvolvimento, como, por exemplo, o avanço nas habilidades motoras voluntárias que seguem o processo de mielinização no sentido craniocaudal. Entretanto, esse modelo não previu a variabilidade normal, decorrente da influência do ambiente, da cultura e dos estímulos aos quais a criança está exposta.

Seguindo a lógica normativa, mas com o enfoque na aprendizagem, Alfred Binet (1857-1911) e Theodore Simon (1872-1961) desenvolveram escalas de avaliação da inteligência com o intuito de identificar o motivo de as crianças aprenderem em ritmos diferentes. Posteriormente, em 1916, a escala proposta por Binet foi aprimorada por um pesquisador da Universidade de Stanford e passou a ser denominada Stanford-Binet, sendo usada até os dias atuais. Da mesma forma que os comportamentos típicos descritos por Gesell, os testes de QI, apesar de amplamente utilizados, recebem as mesmas ressalvas – como medir objetivamente algo tão subjetivo.[1-3,8]

Enquanto as abordagens normativas fixavam-se na ideia de que o desenvolvimento humano era inato, geneticamente determinado e diretamente relacionado à maturação, em meados do século XX surgiram as primeiras teorias que consideraram a influência do meio externo no processo de desenvolvimento.

James Mark Baldwin (1861-1934) foi um dos precursores em defesa dessa ideia. Ele apresentou a Teoria do Desenvolvimento Precoce, segundo a qual o desenvolvimento progride em estágios cada vez mais complexos, e sobre o qual atuam igualmente a herança genética e o meio em que se vive. Para ele, a criança aprendia pelo hábito e pela imitação de outros comportamentos, mas também teria um papel ativo ao questionar e rever as formas de enxergar o mundo que a cerca. Como veremos a seguir, o pensamento de Baldwin está presente na maioria das teorias mais recentes.[1,8]

As teorias da era moderna

As teorias sobre o desenvolvimento infantil acompanharam as mudanças sociais e de paradigmas e os inúmeros avanços científicos observados ao longo da história, ganhando enorme impulso durante o século XX e tornando esse campo de estudo uma disciplina extremamente dinâmica e continuamente revisada. Enquanto as teorias normativas do início do século procuraram identificar o que as crianças deveriam fazer em cada idade, os estudos posteriores passaram a se preocupar em entender como e o que determina o desenvolvimento.

A seguir, serão apresentadas as principais teorias, a partir de uma divisão didática e sintética, com base nas perspectivas que as fundamentam, ou seja, a partir de qual enfoque buscam compreender e explicar o desenvolvimento humano. Ao analisá-las, ficará evidente que nenhuma das teorias é suficiente para explicar sozinha toda a complexidade envolvida nesse campo do conhecimento.

Teorias psicanalíticas – enfoque no funcionamento psíquico

As teorias sob o ponto de vista psicanalítico se fundamentam no papel das "forças internas", isto é, se acreditava que o comportamento é o resultado das primeiras experiências vividas e das memórias, nem sempre facilmente identificadas e conscientes para o indivíduo. De acordo com essa visão, o conflito gerado entre os componentes biológico e social (ou de relacionamento) molda a personalidade e motiva a forma de agir do indivíduo até a fase adulta, além de predispor ao aparecimento de sintomas, conhecidos como sintomas de origem psicossomática.[1]

O principal autor dessa linha foi Sigmund Freud (1856-1939), que construiu a **teoria psicossexual**, pela qual o comportamento seria vinculado a três áreas que compõem o aparelho psíquico: o *id* (formado pelos desejos inconscientes), o *superego* (constituído pela moral e pelos valores) e o *ego* (a parte racional ou consciente). De acordo com Freud, durante a infância, ocorreria o desenvolvimento do superego com a função de reprimir os desejos inconscientes (id). A resultante entre os desejos inconscientes *versus* a repressão pautada nos valores sociais seria responsável pela personalidade e pelo comportamento, expressos em cinco estágios (Quadro 1.1).[1-4,8]

As ideias de Freud foram bastante criticadas, de um lado porque ele não estudou as crianças diretamente. Seus estudos se basearam na observação e no atendimento de adultos, principalmente mulheres, e, por outro, por ele ter supervalorizado as questões sexuais e o inconsciente, difíceis de serem provadas cientificamente. De qualquer forma, Freud foi um dos pioneiros a descrever uma teoria sobre o desenvolvimento infantil e, principalmente, foi o primeiro a considerar o papel da relação entre os pais e a criança e a importância das experiências vividas durante a infância no comportamento e na personalidade.

Erik Erikson (1902-1994) ampliou os estágios de Freud, englobando a idade adulta até o fim da vida. Ele foi o primeiro a reconhecer o desenvolvimento como um processo que se estende ao longo de toda a vida. Em sua **teoria psicossocial**, Erikson enfatizou o desenvolvimento da identidade a partir de uma sequência de crises vivenciadas nos diferentes estágios. A solução de determinada crise corresponderia à aquisição de uma identidade qualitativamente diferente. Segundo ele, os cuidados e as relações sociais estabelecidas influenciariam diretamente esse processo, chamando a atenção, portanto, para a exis-

Quadro 1.1 Estágios do desenvolvimento de acordo com a Teoria de Freud.[1-4,8]

Idade	Estágio	Descrição
0 – 2 anos	Oral	A criança tem as suas necessidades satisfeitas na região oral – sugar, morder, balbuciar – e explora o mundo e as sensações através da boca e da linguagem.
2 – 3 anos	Anal	A sensação prazerosa da criança está relacionada com a possibilidade de ter o controle dos esfíncteres.
3 – 6 anos	Fálico	A criança tem um desejo inconsciente pelo genitor do sexo oposto (denominado por Freud como complexo de Édipo ou de Electra) e, para reprimir esse desejo, desenvolve identificação com o genitor do mesmo sexo, mimetizando os seus comportamentos.
6 – 11 anos	Latência	O superego se expande e, assim, a criança passa a adquirir valores e reprime sua pulsão sexual. Nessa fase, a criança busca a companhia de crianças do mesmo sexo.
Adolescência	Genital	O impulso sexual reaparece e o adolescente desenvolve suas preferências sexuais e relacionamentos.

tência de diferenças culturas. Dessa forma, inicialmente, a criança desenvolveria a autoconfiança, seguindo-se as fases de estabelecimento de autonomia para realizar atividades em ambientes cada vez mais amplos, o período de construção de identidade durante a adolescência, a participação e contribuição social da fase adulta, encerrando com uma fase de "balanço" e atitudes perante a vida e a morte.[1-4,8]

O principal aspecto positivo das teorias sob a ótica psicanalítica é o fato de considerarem a singularidade e a construção da personalidade como única para cada indivíduo. Além disso, ao abordarem os aspectos emocionais e sociais, reforçaram a interferência exercida pelas relações e pelos cuidados recebidos sobre o desenvolvimento infantil. Entretanto, essas teorias são criticadas por serem consideradas muito imprecisas e difíceis de serem testadas no terreno científico e verificadas clinicamente.

Teorias comportamentalistas ou behavioristas – enfoque no modo de agir

Os estudiosos desse campo partem do princípio de que os estímulos recebidos são os responsáveis pela aprendizagem e, consequentemente, pelo comportamento observado, valorizando a influência do meio em detrimento da hereditariedade. De acordo com essa abordagem, ao se conhecer o estímulo recebido, é possível prever o comportamento resultante.

Essas teorias são consideradas organicistas, uma vez que fundamentam a aquisição das capacidades a partir da maturação. Assim, o desenvolvimento é visto em termos quantitativos e não qualitativos, apresentando uma evolução contínua e não passível de ser dividida em fases ou estágios.

O precursor da ideologia comportamentalista foi John B. Watson (1878-1958) que, inspirado nos relatos de Ivan Pavlov (1849-1936), realizou um experimento histórico, mas eticamente questionável, com um bebê de 11 meses de idade chamado Albert. Ele condicionou esse bebê a apresentar uma reação de medo ao associar um animal de pelo branco a um som alto e forte. Toda vez que Albert via animais de pelos brancos, apresentava uma reação de medo e choro, levando Watson a conceber a **teoria tradicional do comportamentalismo**. Nesta teoria, ele advogou que o comportamento seria um mecanismo involuntário e reflexo e, portanto, o controle dos estímulos apresentados permitiria prever os comportamentos e provocar as condutas desejadas.[1-5,8]

Burrhus F. Skinner (1904-1990) defendeu que o comportamento não é uma resposta automática, mas poderia ser voluntariamente escolhido de acordo com mecanismos de reforço ou desestímulo, e que o indivíduo aprenderia a partir das consequências das suas atitudes. Para Skinner, em sua **teoria do condicionamento operante**, o reforço positivo poderia reiterar determinado comportamento ou reação, e o contrário aconteceria caso, o reforço fosse negativo. Por exemplo, se uma criança involuntariamente faz uma careta e o adulto a reconhece como uma gracinha, sorri e demonstra ter gostado, a criança aprende a repetir esse comportamento para chamar a atenção do adulto.[1-5,8]

A **teoria de aprendizagem sociocognitiva** desenvolvida pelo canadense Albert Bandura (1925-) estabeleceu que o aprendizado dependia da observação e imitação dos modelos apresentados, podendo ser estimulados ou não, de acordo com os reforços associados, mas enfatizou a importância da cognição e do pensamento, por meio dos quais a criança progressivamente adquiriria tanto a capacidade de selecionar os comportamentos a serem imitados como de avaliar as suas próprias habilidades, estabelecendo a autocrítica. Enquanto na teoria clássica e na do condicionante operante o aprendizado dependeria apenas dos estímulos externos, para Bandura, o indivíduo exerceria um papel ativo. Para ele, portanto, ocorreria um determinismo recíproco – a pessoa atuaria no ambiente à medida que o ambiente atuasse sobre ela.[1-3]

As teorias comportamentalistas fundamentam várias técnicas terapêuticas utilizadas para crianças com problemas de aprendizagem e de comportamento, entretanto, são consideradas como simplistas e com uma visão estreita, ao associarem as atitudes e o aprendizado a fenômenos de ação-reação, não levando em consideração a existência de diferenças individuais e culturais. Além disso, exceto por Bandura, atribuem à criança uma posição extremamente passiva.

Teorias cognitivas – enfoque no modo de construir o pensamento

Enquanto as teorias psicanalíticas se fundamentaram no papel do psiquismo e as comportamentalistas no do comportamento observado, as teorias cognitivas buscaram compreender o desenvolvimento a partir das vias utilizadas para a aprendizagem e construção do pensamento.

O autor mais conhecido dentro da abordagem cognitiva foi o suíço Jean Piaget (1896-1980) que, ao contrário dos comportamentalistas, atribuía o aprendizado à manipulação e exploração do mundo e, portanto, dependente do papel ativo exercido pela própria criança. Para ele, o desenvolvimento seria resultante das tentativas da criança em compreender as coisas e os acontecimentos vivenciados.[1-5,8]

A sua teoria do **desenvolvimento cognitivo** pautou-se em um modelo organicista adaptativo, pelo qual a busca constante pelo equilíbrio explicaria as modificações e a evolução do indivíduo. Piaget acreditava que as estruturas cognitivas, que ele denominou de esquemas mentais, representariam uma forma de o indivíduo organizar o pensamento e as ideias e, dessa forma, ao surgir uma mudança, interna ou externa, haveria a necessidade de uma readaptação e, consequentemente, o desenvolvimento de um novo esquema mental, levando a uma nova forma de pensar ou agir.

Esse processo de adaptação seria baseado em um contínuo e progressivo ciclo:

experiência ⇒ assimilação ⇒ acomodação ⇒ equilíbrio

Portanto, para que a adaptação aconteça, seria necessária a maturação do sistema nervoso e a interação com o meio através de novas experiências. Para Piaget, o desenvolvimento progrediria em quatro estágios, de acordo com os esquemas mentais apresentados em cada faixa etária (Quadro 1.2).[1-5,8]

As concepções de Piaget surgiram a partir da observação direta de seus próprios filhos e de outras crianças e começaram a ser difundidas a partir da década de 1960, mas até hoje ainda são aplicadas por diversos estudiosos, particularmente na área da Pedagogia.

Apesar de sua grande contribuição ao campo do desenvolvimento infantil, ao demonstrar que a forma de pensar se modifica ao longo da vida e, principalmente, ao atribuir uma posição ativa à criança na interação com o meio externo, seu trabalho recebeu algumas críticas. Primeiro porque muitos acreditam que o desenvolvimento ocorre de forma mais contínua e não em etapas, como proposto por Piaget; depois, porque se observa que muitas capacidades surgem em fases mais precoces do que as descritas por ele. Mas a crítica principal refere-se ao fato de que ele não considerou que a familiaridade com a tarefa apresentada e que o contexto sociocultural em que o indivíduo vive interferem diretamente no desempenho, no comportamento e nas atitudes da criança.[1-5,8]

Nas últimas três décadas do século XX, surgiram outras teorias sob a perspectiva cognitiva, conhecidas como desenvolvimentistas: a abordagem do processamento da informação e a abordagem da Neurociência cognitiva.

A **teoria do processamento da informação** surgiu durante a era da informática e foi proposta por pesquisadores que, baseados nos sistemas de computação, sugeriram que a informação é captada (*input*), processada e expressa (*output*) na forma de uma ação ou atitude. Há diversos modelos descritos, pautados nessa teoria, alguns mais e outros menos abrangentes.[1-3]

Os defensores dessa teoria usam fluxogramas para expressar as operações mentais envolvidas no cumprimento de tarefas, na resolução de situações-problemas e

Quadro 1.2 Estágios do desenvolvimento de acordo com a teoria cognitiva de Piaget.[1,3,4,8]

Idade	Estágio	Descrição
0 – 2 anos	Sensório-motor	Exploração do mundo por meio dos sentidos e das habilidades motoras que estão sendo progressivamente adquiridas. A criança aprende ao tentar resolver dificuldades da ordem sensório-motora.
2 – 7 anos	Pré-operacional	Fase de desenvolvimento da linguagem. A criança imagina, fantasia e faz uso de símbolos para representar pessoas, lugares e situações. O pensamento não é lógico.
7 – 12 anos	Operacional-concreto	O pensamento começa a ser mais lógico e organizado; entretanto, a criança não tem capacidade de abstração.
Adolescência	Operacional-formal	Desenvolvimento da capacidade de abstração, de levantar e testar hipóteses e possibilidades.

no relacionamento social e enfatizam a precisão e a velocidade do raciocínio. Assim como Piaget, atribuem um papel ativo ao indivíduo, no seu próprio aprendizado e desenvolvimento, uma vez que consideram que as maneiras de pensar e agir se modificam de acordo com as demandas e os estímulos ambientais recebidos.[1-3]

Por outro lado, discordam da visão de Piaget porque, para os adeptos da teoria do processamento da informação, o desenvolvimento não acontece em estágios qualitativamente diferentes, mas de maneira contínua. Dentro dessa teoria, os processos mentais são semelhantes em todas as idades, apenas variam quantitativamente, ou seja, na extensão e no grau de complexidade exigida. A pessoa progressivamente é capaz de utilizar estratégias de maneira mais eficiente e cada vez mais sofisticada para a resolução de problemas.[1-3]

Se, por um lado, as teorias sob o enfoque do processamento da informação são consideradas precisas, principalmente por utilizarem métodos científicos rigorosos, por outro lado, são contestadas por não oferecerem explicações completas sobre o comportamento e sobre aspectos menos lógicos, como a criatividade, a capacidade de fantasiar e a imaginação, além de não incluírem em sua análise o contexto sociocultural.

Os avanços tecnológicos observados nas duas últimas décadas permitiram que os conhecimentos sobre a arquitetura e a fisiologia do sistema nervoso dessem origem à mais recente teoria sobre o desenvolvimento: a **Neurociência Cognitiva**. Essa perspectiva busca compreender o desenvolvimento humano sob a ótica do funcionamento cerebral, levando a profundos progressos no conhecimento de quais experiências podem promover ou prejudicar o desenvolvimento, e com isso podendo levar até a modificações na arquitetura cerebral.

Esses novos conhecimentos levaram os pesquisadores a se debruçarem sobre novas dimensões dos conhecimentos até então negligenciadas. As modernas técnicas de neuroimagem e de estudos de mapeamento genômico têm permitindo estabelecer essas relações e apresentam uma nova fronteira na compreensão tanto do desenvolvimento normal como de seus desvios, assim como na pesquisa de novas intervenções terapêuticas.[3]

Embora muitos considerem que as teorias com base na Neurociência mais descrevem do que expliquem, de fato, o complexo fenômeno do desenvolvimento, e que ainda há muito a ser compreendido, é inquestionável o fato de que os avanços neurocientíficos têm transformado os entendimentos nessa área do conhecimento, como será abordado no segundo capítulo deste livro.

Teorias histórico-culturais – enfoque no contexto em que se dá o desenvolvimento

As abordagens com enfoque no contexto partem do princípio de que não é possível compreender o desenvolvimento da criança sem considerar o contexto sociocultural em que ela está inserida. As principais teorias com essa perspectiva são a teoria do sistema bioecológico e a teoria sociocultural de Vygotsky.

A **teoria do sistema bioecológico** de Urie Bronfenbrenner (1917-2005)[1-3] propõe que cinco níveis do ambiente influenciam simultaneamente o indivíduo:

1. **Microssistema:** o ambiente e as pessoas de convívio diário da criança. É importante considerar que as influências são de dupla via, como, por exemplo, uma criança que se nega a estudar porque a mãe fica muito ansiosa com o seu desempenho escolar e, quanto pior é o desempenho, mais ansiosa fica a mãe.
2. **Mesossistema:** são as conexões entre os vários microssistemas, por exemplo, a maneira de a mãe ajudar a criança na lição de casa pode se modificar após a professora orientá-la.
3. **Exossistema:** são as instituições envolvidas na vida da criança, por exemplo, o método de ensino afetando a forma de aprender da criança.
4. **Macrossistema:** representa as influências sociais e culturais do meio em que a criança vive; por exemplo, a criança vive em um meio em que o desempenho escolar é supervalorizado.
5. **Cronossistema:** é a dimensão temporal, os eventos históricos e as mudanças que ocorrem ao longo do tempo e que podem afetar o indivíduo. Por exemplo, uma criança se recusa a sair de casa após ter presenciado um ataque terrorista.

Como esses níveis são interligados, as alterações em um dos níveis interferem diretamente nos demais (Figura 1.1).

Lev Vygotsky (1896-1934) foi um dos pioneiros no reconhecimento da influência cultural sobre o comportamento e o desenvolvimento. A sua **teoria sociocultural** ainda é a principal entre as diversas abordagens que consideram essa influência. Ele advogava que é impossível compreender o desenvolvimento sem considerar o contexto sociocultural em que a criança vive, uma vez que o meio social em e a cultura "selecionam" o que é importante para seu aprendizado. Por exemplo, enquanto no meio urbano a criança é estimulada a desenvolver habilidades para utilizar tecnologias, no ambiente rural ela pode ser ensinada a lidar com a terra e as plantações.[1-5]

Vygotsky enfatizou o papel da linguagem e da interação entre a criança e o adulto, para que ela adquira os modos de pensar e de se comportar de acordo com a cultura em que está inserida, transmitindo os costumes e as tradições para a próxima geração. Por outro lado, a sua teoria também se preocupou em analisar como essa interação social afeta o desenvolvimento cognitivo do próprio indivíduo. Para ele, a interação com o outro provocaria transformações tanto nos aspectos biológicos como nos aspectos ambientais, promovendo a aquisição de certas habilidades. Isso explicaria, por exemplo, porque uma criança é capaz de realizar determinada tarefa a despeito de não ter plenamente "prontos" todos os

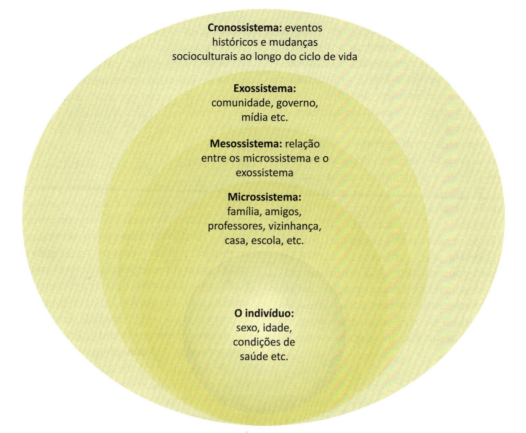

Figura 1.1 Os cinco níveis do sistema bioecológico de Bronfenbrenner.[1-4]

componentes biológicos necessários. Ela consegue realizar porque aprendeu com alguém. Segundo Vygotsky, o indivíduo aprende a partir da interação com o outro.[1-5]

Contemporâneo de Piaget, Vygotsky concordava com ele em relação à posição ativa da criança na construção do seu conhecimento, porém, enquanto Piaget destacava a autonomia e o esforço individual, Vygotsky acreditava que a criança depende da assistência dos adultos para entender o mundo e se desenvolver. A partir desse princípio, concebeu o conceito das zonas de desenvolvimento. Para ele, existem três zonas:[1-5]

1. O **desenvolvimento real ou alcançado**, que é aquilo que a criança já consegue realizar sozinha.
2. O **desenvolvimento potencial**, que é o que a criança não consegue realizar sozinha e necessita de ajuda. Por exemplo, uma criança ainda não consegue andar sozinha, mas já consegue andar com apoio.
3. O **desenvolvimento proximal**, que representa a distância entre o real e o potencial. Para Vygotsky, a criança atravessaria essa zona de desenvolvimento proximal ao ser auxiliada por outra pessoa mais experiente. Ele também enfatizou a importância do brincar para o desenvolvimento infantil. Esse conceito tem importantes implicações práticas, tanto no terreno da Educação como no que diz respeito às formas de avaliar o desenvolvimento da criança.

A principal crítica ao trabalho de Vygotsky é o fato de ele não ter explorado o papel que a própria criança tem para moldar o seu desenvolvimento.

Evolucionista – enfoque na influência dos ancestrais sobre o comportamento

A **etologia** é um campo de conhecimento fundamentado na teoria adaptativa de Darwin a partir das pesquisas do zoologista Konrad Lorenz (1903 – 1989) que estudou o comportamento dos animais em relação às suas mães, dando origem ao conceito de *imprinting* – o comportamento precoce que garante a sobrevivência. Essa teoria examina o significado adaptativo dos comportamentos e quais são os períodos sensíveis em que há maior plasticidade biológica e maior responsividade ao ambiente, favorecendo a aquisição desses comportamentos e de certas capacidades.[1-3]

Atualmente, diversos pesquisadores têm aplicado essa teoria para entender o significado da ligação e do apego entre bebês e seus cuidadores para o desenvolvimento. Por exemplo, acredita-se que o choro, o sorriso e outras reações dos bebês são comportamentos que atraem a atenção do seu cuidador e garantem que eles sejam alimentados e protegidos. Tem sido observado que muitas atitudes e comportamentos resultam dos primeiros laços estabelecidos e, dada a importância dessas relações, preconiza-se que o pediatra avalie e acompanhe o desenvolvimento psíquico, como será discutido no capítulo sobre Acompanhamento do desenvolvimento psíquico na primeira infância.

A **Psicologia do Desenvolvimento Evolutivo** é uma nova área que, baseada nos conceitos da etologia, analisa os diversos aspectos do comportamento, como se transformam ao longo da vida e as suas origens biológicas e ambientais, levando em consideração o seu contexto social. Engloba conhecimentos da sociobiologia, que foca no papel evolutivo das interações sociais, e da genética comportamental, que busca compreender o grau em que os comportamentos e os distúrbios psiquiátricos são geneticamente determinados. Essa teoria complementa os conhecimentos apresentados nas teorias socioculturais já discutidas e, ao lado dos conhecimentos da Neurociência tem sido um campo de grande visibilidade atualmente.[1,3]

Teoria do sistema dinâmico – enfoque na relação entre os fatores determinantes

Recentemente, diversos pesquisadores vêm trabalhando em cima de uma nova perspectiva, a **teoria do sistema dinâmico**, que integra as ideias contidas nas muitas teorias que a antecederam. Essa teoria procura entender melhor o que determina a variabilidade observada entre os indivíduos.[2,3]

Para esses estudiosos, o desenvolvimento não pode ser representado de maneira linear, mas como uma rede em que se conectam os fatores do indivíduo (físicos, cognitivos, psíquicos e emocionais) e os do ambiente (físico e social), formando um sistema integrado e dinâmico. A mudança em qualquer um desses fatores levaria a uma "desestabilização" do sistema e o indivíduo ativamente reorganizaria a sua forma de pensar, agir e se comportar, atingindo uma nova estabilidade. Assim, o desenvolvimento pode ser entendido como um processo contínuo e progressivo.[2,3]

A teoria do sistema dinâmico ultrapassa a discussão sobre hereditário *versus* ambiente e procura decifrar a complexa interação que existe entre eles, responsável por determinar, em última instância, a enorme variabilidade entre os indivíduos, no curso de seu desenvolvimento.[2,3]

■ COMPARANDO AS DIVERSAS TEORIAS

Ao analisarmos e compararmos cada uma das teorias expostas, fica evidente a ampla variedade nas concepções apresentadas. As teorias divergem em muitos aspectos: o curso evolutivo (contínuo × descontínuo), os fatores determinantes (biológico e/ou ambiental) e o enfoque utilizado para compreender o desenvolvimento (Quadro 1.3). Cada uma delas tem uma abordagem específica, pontos positivos e limitações, mas nenhuma, isoladamente, captura toda a complexidade envolvida no fenômeno do desenvolvimento infantil. Atualmente, a tendência é compreender o desenvolvimento e o comportamento a partir de uma ótica mais abrangente, levando em conta os principais aspectos de cada uma dessas teorias.

Embora as teorias representem hipóteses e conjecturas sobre o desenvolvimento, elas apresentam importantes implicações na prática diária dos profissionais que trabalham com e para a criança, pois fornecem o referencial teórico para as ações, norteiam os cuidados de saúde no sentido amplo da palavra, principalmente no que diz respeito à necessidade do profissional estar atento a promover as melhores condições para o desenvolvimento da criança e prever possíveis situações de risco. Também orientam as práticas pedagógicas, ao fornecerem informações sobre os diversos fatores envolvidos na aprendizagem, e incitam o avanço do conhecimento e o desenvolvimento de novas pesquisas, além de fundamentarem caminhos para a tomada de decisões e políticas públicas.

Capítulo 1 — Fundamentação Teórica do Desenvolvimento Infantil

Quadro 1.3 Comparação entre as diversas teorias modernas sobre o desenvolvimento.[1-3]

Perspectiva – enfoque	Principais teorias	Princípio geral	Curso do desenvolvimento	Fatores determinantes	Papel do indivíduo	Principais influências para a atualidade
Psicanalítica – funcionamento psíquico	Freud – teoria psicossexual	O comportamento resulta dos impulsos inconscientes × valores sociais.	Descontínuo – em cinco estágios, de acordo com os impulsos e as respectivas zonas de gratificação.	Primeiras experiências vividas	Reativo	Os indivíduos apresentam singularidades. As emoções, os cuidados recebidos e as relações sociais interferem diretamente no comportamento.
	Erikson – Teoria psicossocial	A identidade e o comportamento se estabelecem a partir do êxito em crises sucessivas, influenciadas diretamente pelas relações sociais.	Descontínuo – em oito estágios, de acordo com as diferentes identidades assumidas.	Inatos e relações sociais	Reativo	
Comportamentalista – modo de agir	Watson – Teoria tradicional do comportamentalismo	O comportamento é um mecanismo reflexo e involuntário.	Contínuo	Estímulos externos	Reativo	Estímulos positivos e negativos podem influenciar os comportamentos.
	Skinner – Teoria do condicionamento operante	O comportamento é moldado a partir de estímulos positivos e negativos.	Contínuo	Estímulos externos	Reativo	
	Bandura – Teoria de aprendizagem sociocognitiva	O comportamento é influenciado pelos estímulos, mas moldado a partir de escolhas do indivíduo.	Contínuo	Estímulos externos e escolhas do indivíduo.	Ativo e reativo	
Cognitiva – modo de construir o pensamento	Piaget – Teoria do desenvolvimento cognitivo	O desenvolvimento é resultante das tentativas da criança em compreender o mundo.	Descontínuo – em quatro estágios, de acordo com as diferentes formas de pensar.	Inatos e experiências vividas	Ativo	A forma de pensamento da criança é diferente da do adulto. As experiências vividas são determinantes no desenvolvimento, ao modificarem a arquitetura, o funcionamento cerebral e a expressão genômica.
	Teoria do processamento da informação	O desenvolvimento ocorre à medida que o indivíduo adquire novas formas de processar e expressar as informações.	Contínuo	Inatos e experiências vividas	Ativo	

(*Continua*)

Quadro 1.3 Comparação entre as diversas teorias modernas sobre o desenvolvimento.[1,3]

Perspectiva – enfoque	Principais teorias	Princípio geral	Curso do desenvolvimento	Fatores determinantes	Papel do indivíduo	Principais influências para a atualidade
Cognitiva – modo de construir o pensamento	Neurociência cognitiva	O desenvolvimento e o comportamento estão diretamente relacionados aos efeitos das experiências vividas sobre a expressão genômica, a arquitetura e o funcionamento cerebral.	Contínuo	Inatos e experiências vividas	Ativo	
Histórico-cultural – contexto em que se dá o desenvolvimento	Bronfenbrenner – Teoria do sistema bioecológico	O desenvolvimento ocorre a partir das influências de diferentes níveis de sistemas contextuais sobre o indivíduo.	Contínuo	Inatos, contexto social e experiências vividas.	Ativo	O contexto sociocultural em que o indivíduo vive influencia diretamente seu desenvolvimento e comportamento.
	Vygotsky – Teoria sociocultural	O desenvolvimento depende da interação social. Para o indivíduo aprender ele depende da interação com o outro.	Contínuo	Inatos, contexto social e experiências vividas	Ativo	A criança depende da interação social para aprender e se desenvolver.
Evolucionista – influência dos ancestrais sobre o comportamento.	Etologia	O desenvolvimento e o comportamento resultam de um processo adaptativo para garantir a sobrevivência.	Contínuo	Inatos e experiências vividas	Ativo e reativo	A interação social e as experiências vividas modificam a expressão gênica, o desenvolvimento e o comportamento.
	Psicologia do Desenvolvimento Evolutivo	O comportamento se modifica de acordo com o contexto social, para garantir a sobrevivência e a transmissão genética das características consideradas melhor adaptadas.	Contínuo	Inatos, contexto social e experiências vividas.	Ativo e reativo	
Sistema dinâmico – relação entre os fatores determinantes.	Teoria do desenvolvimento dinâmico	O desenvolvimento é um processo contínuo e progressivo e ocorre a partir do equilíbrio dinâmico estabelecido entre o indivíduo e o ambiente.	Contínuo	Inato e experiências vividas	Ativo e reativo	O indivíduo e o ambiente interagem de maneira complexa, determinando a grande variabilidade observada.

(Continuação)

Referências Bibliográficas

1. Berk LE. Child Development. 8th ed. Boston: Pearson Education; 2009. p.2-39: History, theory and applied directions.
2. Cook JL, Cook G. Child development: principles and perspectives. 2nd ed. Boston: Pearson Education; 2009. p.1-35: Exploring child development.
3. Feldman RS. Child development. 5th ed. London: Pearson Education; 2010.p.2-45.
4. Papalia DE, Feldman RD. Desenvolvimento humano. 12ª ed. Porto Alegre: AMGH; 2013. p.34-83.
5. Sucupira ACSL, Werner Jr J, Resegue R. Desenvolvimento. In: Sucupira ACSL, Kobinger MEBA, Saito MI, Bourroul MLM, Zuccolotto SMC. Pediatria em consultório. 5ª ed. São Paulo: Sarvier: 2010. p.49-65.
6. Organização Pan-Americana da Saúde. Manual para Vigilância do Desenvolvimento infantil no contexto da AIDPI. Washington, D.C.: OPAS; 2012. p.11.
7. Caldeira LB. O conceito de infância no decorrer da História. Disponível em: http://www.educadores.diaadia.pr.gov.br/arquivos/File/2010/artigos_teses/Pedagogia/o_conceito_de_infancia_no_decorrer_da_historia.pdf (acesso 11 jan 2018).
8. Feldman HM, Sutcliffe TL. The history of developmental: behavioral pediatrics. In: Carey WB, Crocker AL, Coleman WL, Elias ER, Feldman HM. Developmental – behavioral pediatrics. 4th ed. Philadelphia: Saunders Elsevier; 2009. p.1-12.

capítulo 2

Ana Maria de Ulhôa Escobar ▪ Ana Paula Scoleze Ferrer ▪ Sandra Josefina Ferraz Ellero Grisi

A Neurociência e o Desenvolvimento Infantil com Ênfase nos Primeiros Mil Dias

■ OS PRIMEIROS MIL DIAS DE VIDA

Façamos uma conta: 30 dias × 9 meses são 270 dias. Somem-se a estes 365 dias do primeiro ano de vida mais 365 dias do segundo ano de vida. Resultado: mil dias de vida.

Os primeiros mil dias começam, portanto, a partir do momento em que um espermatozoide se junta a um óvulo para que estas duas células, juntas, iniciem um processo fantástico de multiplicação e – mais que isso – de intensa diferenciação, para formar órgãos e sistemas complexos e diversos como cérebro, coração, pulmões, ossos e músculos, por exemplo, que funcionarão em sincronizada harmonia por quase um século inteiro. Isso é a vida que começa no útero materno.

Fica fácil compreender, portanto, que qualquer agravo que porventura ocorra neste período gestacional pode colocar em risco a formação e diferenciação de órgãos e sistemas, gerando consequências de diferentes graus de comprometimento para aquela pessoa que inicia seu processo de vida intrauterina.

Sabe-se hoje que doenças que se desenvolvem na vida adulta, especialmente as que compõem a síndrome metabólica, como obesidade, diabetes e doenças cardiovasculares, por exemplo, podem ter sua origem na vida intrauterina em decorrência de uma restrição de aporte nutricional do feto.[1]

Barker, em sua hipótese do fenótipo poupador, observou que o feto, quando submetido a quaisquer tipos de agravos que resultem em uma diminuição no aporte de nutrientes, "programa" seu crescimento e desenvolvimento no sentido de adequar-se fenotipicamente a uma vida extrauterina de restrição.[2]

Como se, dentro do útero, o feto recebesse a previsão do ambiente externo que o aguarda. Se este ambiente for de escassez, o feto se programa para tal com restrição na formação de determinados órgãos e sistemas. Após o nascimento, se o ambiente externo efetivamente permanecer de escassez, a programação fetal pode ter sido uma vantagem. No entanto, se o ambiente externo for de fartura de nutrientes, a programação pode ser uma desvantagem e gerar transtornos orgânicos na vida adulta como, por exemplo, maior incidência de doenças cardiovasculares e obesidade.

O desenvolvimento do sistema nervoso central intrauterino é intenso. Todos os bilhões de neurônios formam-se nesta etapa da vida, aguardando o momento e os estímulos necessários para que se conectem em uma rede absolutamente complexa que permitirá o crescimento e desenvolvimento cognitivo para o resto da vida.

A vida intrauterina configura-se, pois, como um período de ouro no processo de formação fisiológica dos órgãos e sistemas que permitirão, ou não, uma vida plena de saúde e qualidade. Estes são os primeiros 270 dias da trajetória humana.

Nasce o bebê. O momento do nascimento é "mágico". A passagem da vida intrauterina, quando então o feto se forma e ganha vida graças a determinadas peculiaridades anatômicas e fisiológicas, em que a placenta tem uma função essencial na manutenção da vida, dá lugar à independência e autossuficiência orgânica. Pulmões, coração, circulação, cérebro, rins, fígado e todos os órgãos passam, em questão de segundos, a funcionar sem a fisiologia materna influenciando suas reações bioquímicas. O bebê é um ser autônomo, independente e, sob o ponto de vista anatômico e fisiológico, tem que dar conta de si mesmo.

Neste momento da existência humana, em que o organismo fisiologicamente autossuficiente se consolida, entra em cena o ambiente externo a que o bebê agora pertence. Este ambiente externo será determinante no seu processo de crescimento e desenvolvimento. Colocam-se como essenciais, nesta perspectiva, os aspectos nutricionais, o ambiente físico e fundamentalmente os vínculos emocionais que os adultos cuidadores formarão com o bebê.

O sistema nervoso central da criança que acabou de nascer é moldado de acordo com as experiências vividas essencialmente nos dois primeiros anos de vida. A neuroplasticidade alcançada no período fetal e nos dois primeiros anos de vida é única e não se equipara a nenhum outro momento da existência.

O cérebro do bebê recém-nascido passa a se conectar intensamente, formando uma rede neuronal absolutamente complexa, onde um incontável número de sinapses e a mielinização dos axônios garantem, para aquele bebê, a possibilidade de aquisição de habilidades cognitivas essenciais a uma vida saudável e com qualidade.

São inúmeras as conquistas nas áreas motora, visual, da linguagem, e da área pessoal-social nos dois primeiros anos de vida. Os vínculos afetivos com adultos cuidadores são essenciais para estruturar toda a formação do sujeito. Quaisquer agravos que ocorrem na área psicoemocional, nesse período, podem gerar consequências irreversíveis para o resto da vida.

Os primeiros mil dias de vida configuram-se, portanto, como o período em que o ser humano estrutura as bases anatômicas, fisiológicas (destacando-se as neurofisiológicas) e psicoemocionais, sobre as quais se erguerá a pessoa em suas vertentes física e psicológica. Bases sólidas permitem que se enfrente posteriormente, com muito mais resiliência, as adversidades que certamente surgirão no caminho.

■ O DESENVOLVIMENTO DO CÉREBRO
Período fetal

A neurogênese é um dos processos mais complexos que existe, se não o mais complexo de todos. O cérebro adulto é composto por bilhões de células interconectadas que funcionam em harmonia, nos permitindo realizar todas as funções fisiológicas e emocionais. Nós sentimos, nos expressamos, enxergamos o mundo que nos cerca, ouvimos música, construímos aviões e computadores e muitas outras coisas, graças ao nosso sistema nervoso central.

O desenvolvimento do sistema nervoso central intraútero é coordenado e organizado por um conjunto de moléculas ativadas progressivamente em uma cadência coordenada que envolve mecanismos de indução, em que a ativação de uma célula é dada pela célula vizinha, multiplicação, diferenciação e migração celular.

O processo de migração neuronal é extremamente delicado, complexo e organizado. Significa o deslocamento de um neuroblasto (uma célula neuronal jovem) a partir do local de sua última divisão mitótica até sua localização final no córtex cerebral. Este processo de migração dos neuroblastos dura mais ou menos três meses e ocorre entre o terceiro e o sexto mês de gestação. Por isso, quaisquer agravos neste período crítico do desenvolvimento cerebral, como uma infecção, por exemplo, podem redundar em consequências patológicas ao longo da vida.

Após a migração dos neurônios ao seu destino final, são formadas as ramificações dendríticas e os axônios, permitindo que se estabeleçam algumas ligações sinápticas inicialmente imaturas. Aproximadamente entre 19 e 23 semanas de gestação surgem as conexões sinápticas no córtex cerebral.

Assim, no sistema nervoso central, vai se formando uma rede de axônios dos neurônios, que devem ser mielinizados para uma melhor condução do impulso nervoso, e as células da glia (micróglia, astrócitos e oligodendrócitos), além das células de *Schwann* no sistema nervoso periférico, que têm por função nutrir, sustentar e proteger os neurônios. Nessa rede destacam-se os oligodendrócitos, que formam a camada de mielina nos axônios do sistema nervoso central, e as células de *Schwann*, que formam a camada de mielina no sistema nervoso periférico, ambas essenciais para a transmissão dos impulsos nervosos.

Estudos demonstram que é possível identificar uma função cerebral em fetos de aproximadamente oito semanas de gestação, o que lhes permite uma incipiente atividade motora e alguma sensibilidade. Observa-se que, nesse período, o feto é capaz, inclusive, de flexionar e estender a coluna vertebral. Com nove semanas, ele pode movimentar os membros de forma ativa e independente. A partir da 13ª semana, observa-se o ato da sucção.

A partir da 24ª semana de gestação, o feto consegue responder a estímulos como luz, som e dor. É importante salientar que ele é capaz de ouvir e reagir aos sons do corpo materno, como a voz, os batimentos cardíacos e a respiração, bem como aos sons do ambiente exterior, como, por exemplo, a voz de outras pessoas, música ou ruídos.

A partir deste conhecimento, recomenda-se hoje que se converse e/ou que se leia para bebês ainda no útero de suas mães. O ato de escutar subjetivamente algumas palavras poderia facilitar, posteriormente, a aquisição da linguagem.

Aos nove meses de gestação, o sistema nervoso central do bebê está pronto. Isso significa aproximadamente 100 bilhões de neurônios formados que, a partir do nascimento, iniciam um intenso processo de conexão para formar a complexa rede que estruturará a cognição e a potencialidade para adquirir as habilidades essenciais à vida.

Os dois primeiros anos de vida

O cérebro dos bebês contém a maioria dos bilhões de neurônios que serão utilizados ao longo de toda a vida daquele indivíduo. No entanto, após o nascimento, dois processos são essenciais para que estes neurônios se organizem entre si e se tornem aptos a realizar as funções necessárias à vida: a mielinização e a formação das sinapses.

Mielinização

A mielinização é o processo pelo qual os axônios são envoltos por uma camada de mielina, essencialmente composta por proteínas e lipídeos, dentre os quais se destacam os ácidos graxos DHA (ácido docosaexaenoico) e o ARA (ácido araquidônico), conforme demonstram a Figura 2.1, com os oligodendrócitos no sistema nervoso central, e a Figura 2.2, com as células de *Schwann* no sistema nervoso periférico.

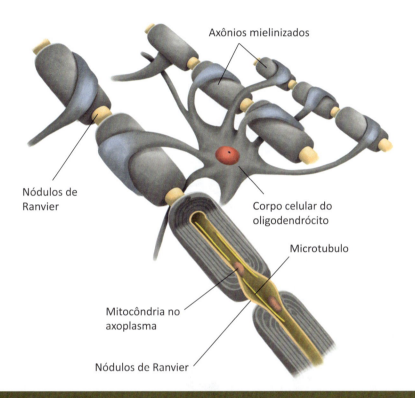

Figura 2.1 Esquema da mielinização de um oligodendrócito no sistema nervoso central.[3]

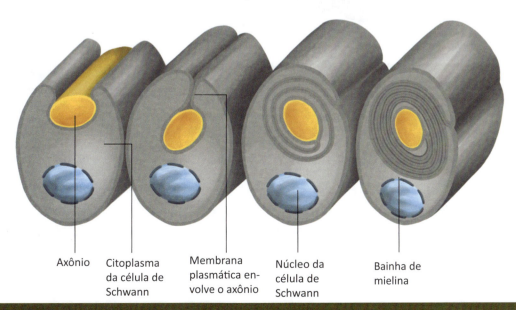

Figura 2.2 Esquema do processo de mielinização do axônio de uma célula de Schwann no sistema nervoso periférico.[4]

Observe que a camada de mielina não é constante ao longo do axônio. Ela é interrompida por espaços designados como nódulos de Ravier, que impulsionam e conduzem o estímulo elétrico de forma mais ordenada e ágil.

O neurônio mielinizado (Figura 2.3) torna-se apto a transmitir o impulso nervoso com muito mais agilidade e rapidez. Isso é essencial para o exercício de funções, não apenas motoras, mas em todos os setores do aprendizado, da aquisição de habilidades e execução de tarefas.

Estudos demonstram que um neurônio mielinizado é capaz de transmitir um impulso nervoso em uma velocidade de aproximadamente 400 km/h, ao passo que um neurônio não mielinizado o transmite em uma velocidade 100 vezes menor, o que significa aproximadamente 4 km/h (Figura 2.4).

A mielinização é um processo que se completa ao longo dos primeiros anos de vida. É importante salientar que os dois componentes lipídicos fundamentais na composição da bainha de mielina são o DHA e o ARA, ambos presentes no leite materno e ausentes no leite de vaca. Reforça-se, portanto, a importância do aleitamento materno nos primeiros anos de vida e a inadequação do leite de vaca integral para crianças com menos de um ano de idade. As fórmulas infantis indicadas para bebês, que por diversas razões não são amamentados, atualmente contém o DHA e o ARA.

A Figura 2.5, demonstra o crescimento do cérebro e a crescente incorporação de DHA no sistema nervoso central, especialmente nos dois primeiros anos de vida.

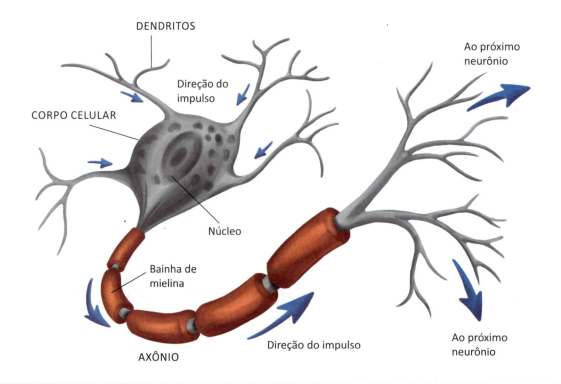

Figura 2.3 Esquema de um neurônio mielinizado e o sentido da transmissão do seu impulso elétrico.[5]

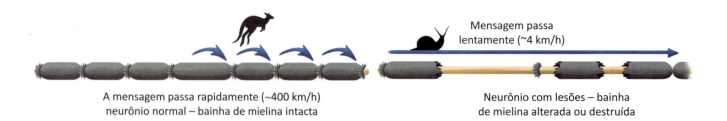

Figura 2.4 Esquema exemplificando a velocidade do impulso nervoso em um axônio mielinizado e em um não mielinizado.[6]

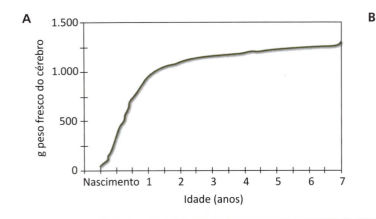
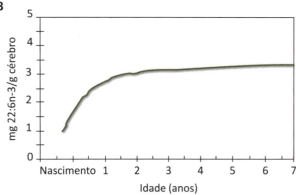

Figura 2.5 (A) Crescimento do SNC. (B) Incorporação de DHA no SNC.[7]

Formação das sinapses

Nascemos com aproximadamente 100 bilhões de neurônios que nos acompanharão pelo resto da vida. Para exercer todas as funções de que necessitamos, estes neurônios têm que "conversar" entre si. Isso é possível graças às sinapses que progressivamente vão se formando.

A formação das sinapses ocorre em decorrência de experiências vividas e de estímulos que as crianças recebem especialmente nos primeiros anos de vida. A este processo intenso de conexão neuronal chamamos neuroplasticidade.

Bebês nascem aptos a fazer o impressionante número de 700 sinapses por segundo. É importante salientar que esta capacidade de conexão neuronal só é observada nos primeiros anos de vida e na adolescência.

As experiências vividas pelos bebês e os vínculos afetivos estabelecidos com os adultos cuidadores são a mola propulsora para a formação das sinapses nos primeiros anos de vida extrauterina. As experiências positivas contribuem para uma sólida, robusta e complexa rede neuronal. Após os dois primeiros anos de vida, quando o cérebro já atingiu um nível de especialização importante, ocorre uma diminuição do número de conexões e uma remodelação da estrutura neuronal, à medida que as sinapses reiteradas pelas experiências vividas cotidianamente são reforçadas e as que são pouco utilizadas terminam por desaparecer por meio de um processo chamado poda.

A Figura 2.6 aponta a quantidade de sinapses relativas à aquisição das funções sensoriais, da linguagem e das funções cognitivas superiores. Pode-se observar a intensidade de conexões e a crescente capacidade para adquirir habilidades especificamente ao longo do primeiro ano de vida. Após os 5 anos, o número de sinapses equipara-se ao dos adultos.

As experiências vividas nos primeiros anos de vida são essenciais para estruturar as bases do conhecimento

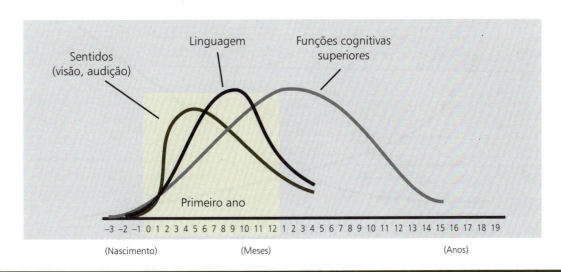

Figura 2.6 Gráfico representando a formação das sinapses e aquisição de funções e habilidades.[8]

cognitivo e as habilidades. Como podemos observar na Figura 2.7, a capacidade do cérebro para mudar diminui com o tempo. Isso significa que, conforme os anos passam, o esforço que se tem de fazer para adquirir determinadas habilidades é muito maior.

Por exemplo, aprender a tocar um instrumento musical que exige habilidades motoras específicas e bem definidas, depois dos 50 anos de idade, exige muita determinação. A grande vantagem de todo esse "esforço" despendido é manter o cérebro em constante trabalho e estimulação.

Estresse tóxico e desenvolvimento infantil

A neuroplasticidade é intensa nos primeiros anos de vida, essencialmente nos dois primeiros anos. Logo após o nascimento, os bilhões de neurônios com que nascemos iniciam um intenso processo de conexão sináptica que, associado à progressiva mielinização nos sistemas nervosos central e periférico, compõem, em conjunto, a estrutura cerebral que possibilitará o desenvolvimento.

Todo este complexo processo de neuroplasticidade é intensamente influenciado pelo entorno ambiental da criança. Isso significa que os ambientes psíquico e físico podem atuar de forma positiva, favorecendo a formação da rede neuronal ou, ao contrário, de forma negativa, inibindo ou até mesmo "podando" conexões já estabelecidas.

Se, por um lado, um ambiente com a presença de adultos cuidadores que interagem positivamente com os pequenos produz mais sinapses e fortalece a rede, amplificando-a cotidianamente, por outro, um ambiente emocionalmente neutro ou hostil pode inibir ou até mesmo desfazer as sinapses já formadas.

Há, basicamente, três níveis de estresse. O primeiro e menos intenso é o que chamamos de estresse "normal", que pode acontecer em determinadas situações e que tem como resultado posterior um fortalecimento de conexões neuronais. Este é o estresse pelo qual passamos quando temos de enfrentar uma prova difícil e competitiva, por exemplo. Ou mesmo o estresse dos estudos. O estresse é, no fundo, a mola propulsora da necessidade imperativa de estudar e passar na prova. O estresse leva ao esforço para a superação. Um bebê chora vigorosamente quando está com fome, por exemplo. Seu "choro" é sua "luta", sua forma de se comunicar ao mundo. A mãe o amamenta, fome resolvida, "luta" vencida. Este estresse não causa nenhum tipo de dano à neuroplasticidade. Ao contrário, a adrenalina gasta no momento do estresse pode até ajudar a formar novas conexões.[10]

O segundo tipo de estresse é mais intenso que o primeiro e acontece em situações de exceção. A perda de um familiar ou amigo próximo é um exemplo. O luto, quando muito prolongado, a tristeza contínua ou uma crise de depressão podem inibir a formação de novas conexões cerebrais.[10]

O terceiro tipo de estresse é o mais temido, principalmente nos dois primeiros anos de vida, período essencial para o processo de desenvolvimento e neuroplasticidade. Chama-se estresse tóxico. Caracteriza-se por uma situação de estresse profundo, contínuo e prolongado. São exemplos desta situação a negligência ou os maus tratos infantis, por exemplo. Crianças neglicenciadas ou que sofreram maus-tratos nos primeiros anos de vida, essencialmente nos dois primeiros anos, podem ter consequências devastadoras e irreversíveis em todo seu desenvolvimento neuro psíquico, para o resto da vida. A adrenalina ininterruptamente liberada pode inibir a formação de sinapses cerebrais e mais do que isto: pode desfazer as que já foram feitas, na "poda" neuronal. Dependendo da época da vida em que o estresse tóxico incide, os danos cerebrais podem ser irreversíveis.[10]

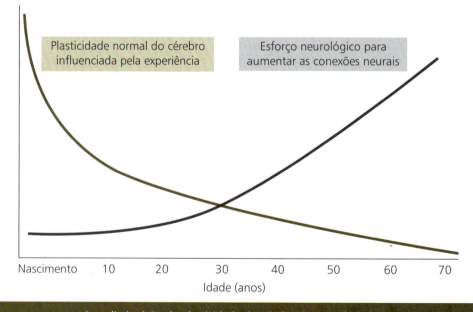

Figura 2.7 Esquema representando a diminuição da plasticidade do cérebro com a idade.[9]

Durante a ditadura de Nicolau Ceaucescu, na Romênia, as mães foram incentivadas a ter filhos. Houve um *boom* populacional e muitas crianças nasceram sem que seus pais pudessem criá-los. Como consequência, estas crianças foram para orfanatos com pouquíssimas condições de recebê-las. Encontraram apenas abrigo e alimentação, sem chance de vínculos emocionais e afetivos com as cuidadoras. Foram, portanto, neglicenciadas ao próprio acaso.[11]

Um estudo de neuroimagem das crianças dessa época demonstra baixíssima atividade elétrica cerebral nas crianças do orfanato e alta atividade elétrica em crianças nunca institucionalizadas. Observou-se, também, que as crianças que foram adotadas antes de 2 anos de idade conseguiram recuperar sua atividade elétrica cerebral depois, diferentemente das crianças adotadas após essa idade, que não recuperaram sua atividade elétrica cerebral.[11]

Este estudo aponta, de forma contundente, o impacto dos vínculos afetivos nos primeiros anos de vida em toda a estruturação da arquitetura cerebral e o efeito inibitório e irreversível do estresse tóxico nesta fase de intensa construção e organização neuronal.[11]

■ CONCLUSÕES

1. O ambiente a que a criança está exposta nos seus primeiros mil dias de vida pode determinar peculiaridades em sua estrutura física, significando saúde ou doença na vida adulta. Após o nascimento, a estrutura cerebral e todo o processo de neuroplasticidade podem ser moldados pelas experiências vividas, essencialmente pelo vínculo afetivo que se estabelece com um adulto cuidador. Os primeiros mil dias de vida são, portanto, essenciais e determinantes aos aspectos físicos e emocionais de todas as pessoas.
2. A formação dos órgãos e sistemas na vida intrauterina pode ser "programada" de acordo com o ambiente nutricional exposto ao feto. Um ambiente de restrição pode propiciar desvantagens ao desenvolvimento do feto e levar à maior probabilidade de doenças na vida adulta, eminentemente as que compõem a síndrome metabólica.
3. Bebês nascem com bilhões de neurônios formados que, no entanto, precisam se conectar por meio de sinapses, que são estimuladas e concretizadas com as experiências vividas e com o vínculo emocional gerado com os adultos cuidadores, essencialmente nos dois primeiros anos de vida.
4. Além da formação das sinapses, o processo de mielinização é também essencial para a condução do impulso nervoso.
5. A neuroplasticidade, portanto, é intensa nos dois primeiros anos de vida. Forma-se uma complexa rede neuronal que permite à criança adquirir uma série de habilidades em todas as áreas. As experiências vividas moldam este processo. As sinapses reiteradas pelas experiências cotidianas são reforçadas e as que não são utilizadas desaparecem por meio de um processo chamado "poda".

Referências Bibliográficas

1. Gluckman P, Hanson M, editors. Developmental origins of health and disease. Cambridge: Cambridge University Press; 2006.
2. Barker DJP. Sir Richard Doll lecture: developmental origins of chronic disease. Public Health. 2012;126:185-9.
3. Amazon S3. Disponível em: http://s3.amazonaws.com/magoo/ABAAAe674AA-81.jpg (acesso em jun 2017)
4. AnatomyBox. Disponível em: http://www.anatomybox.com/chapters/nervous-tissue/ (acesso 13 dez 2017).
5. Assis TA, Miranda JGV, Cavalcante, SLP. A dinâmica de condução nervosa via modelo de FitzHugh-Nagumo. Rev Bras Ensino Fís [online]. 2010;32(1):1307-10.
6. Fundamentos em Bio-Neuro Psicologia. Sistema Nervoso (Introdução). Disponível em: http://bio-neuro-psicologia.usuarios.rdc.puc-rio.br/sistema-nervoso-(introdu%C3%A7%C3%A3o).html
7. Lauritzen L, Hansen HS, Jørgensen MH, Michaelsen KF. The essentiality of long-chain n-3 fatty acids in relation to development and function of the brain and retina. Prog Lipid Res 2001;40:1-94.
8. Institute of Medicine. 2000. From Neurons to Neighborhoods: The Science of Early Childhood Development. Washington, DC: The National Academies Press. https://doi.org/10.17226/9824.
9. Shonkoff JP. Driving Science-Based Innovation to Strengthen the Foundations of Lifelong Learning, Behavior, and Health (http://www.ncsl.org/documents/summit/summit2013/online-resources/ShonkoffPresentation.pdf acesso em jun 2017)
10. Shonkoff JP, Boyce WT, McEwen BS. Neuroscience, molecular biology, and the childhood roots of health disparities: building a new framework for health promotion and disease prevention. JAMA. 2009;301(21):2252–9.
11. Nelson CA 3rd, Zeanah CH, Fox NA, Marshall PJ, Smyke AT, Guthrie D. Cognitive Recovery in Socially Deprived Young Children: The Bucharest Early Intervention Project. Science. 2007 Dec 21;318(5858):1937-40.

capítulo 3

Cristina Keiko Inafuku de Merletti

Acolhida e Trabalho com Pais em Grupo: um Dispositivo Institucional Auxiliar no Atendimento à Primeira Infância

■ INTRODUÇÃO

Os pais são agentes fundamentais para o desenvolvimento e para a subjetivação da criança pequena, visto que transmitem, além de seus valores e cuidados aliados a eles, desde seu nascimento, marcas simbólicas de filiação e de construção de identidade, representando um fator estrutural para a constituição física e psíquica da criança, em seus primórdios. Além disso, a criança não busca por si mesma a ajuda de um profissional quando encontra dificuldades em seu desenvolvimento. Dessa forma, os pais são os responsáveis não somente pela vida cotidiana da criança, mas, essencialmente, por localizar nela um sofrimento, uma preocupação inicial e, sobretudo, a veiculação de uma demanda ou pedido de ajuda. Portanto, é preciso que o profissional que atende a criança pequena, seja no campo da Saúde, seja no campo da Educação, tenha a abertura e o discernimento necessários para acolher, escutar e conduzir adequadamente as diversas preocupações dos pais em relação aos seus filhos, fato que determinará o início, a adesão ou a recusa de um tratamento, de uma orientação educacional, bem como a sustentação de seu percurso no trabalho junto à criança. Assim, não há como pensar a eficácia e os efeitos de um atendimento destinado à primeira infância se não considerarmos de antemão e de partida um cuidado na recepção de seus pais, familiares e adultos responsáveis.

■ O ACOLHIMENTO DOS PAIS E FAMILIARES DA CRIANÇA NO ÂMBITO DO TRATAMENTO INSTITUCIONAL

Verificamos que há, ainda, uma especificidade no atendimento de pais nas instituições, em contraponto ao modelo de atendimento em uma clínica ou em um consultório particular. No consultório particular, geralmente, os pais levam seus filhos buscando um profissional específico, indicado por amigos ou familiares. No caso do atendimento de crianças em uma instituição, os pais são, com frequência, encaminhados por outros profissionais ou instituições, ou buscam-na por suas referências gerais e especialidade. A indicação e a transferência para esta busca de ajuda não são, necessariamente, voltadas a um profissional, mas a um conjunto de atendimento ou às suas características genéricas.

Referimo-nos, por exemplo, a situações nas quais um bebê é encaminhado à Unidade Básica e Saúde (UBS) pela coordenação pedagógica da creche que frequenta por apresentar frequentes enfermidades, como problemas respiratórios, alimentares, alérgicos e suspeita de maus-tratos. Quando os pais ou responsáveis pelo bebê chegam ao posto de saúde, nem sempre conseguem especificar o que os levaram a buscar a consulta e o que os preocupa na criança, relatando inicialmente que o fizeram por solicitação da creche ou escola.

Por isso, no caso das instituições destinadas ao atendimento na primeira infância, dizemos que há transferências e expectativas múltiplas envolvendo familiares, cuidadores e diferentes profissionais da Saúde e da Educação. Todos compõem uma rede de cuidados, saberes e linguagem sobre a criança, seu desenvolvimento e seu suposto problema. O manejo dessas expectativas e transferências, em uma instituição, inclui, portanto, outra complexidade, exigindo o auxílio de dispositivos de acolhida, de escuta e de intervenções fundamental e inicialmente no trabalho com os adultos que dela se encarregam. A seguir, relataremos a função de um dispositivo de trabalho com pais de crianças diagnosticadas com Transtornos do Espectro do Autismo (TEA) (ou com sinais deste quadro em seu desenvolvimento global) e seus efeitos no tratamento institucional da criança.

■ GRUPO DE PAIS COMO ESTRATÉGIA NO TRATAMENTO DA CRIANÇA EM INSTITUIÇÃO

O trabalho com pais em grupo, discutido neste capítulo, é uma das estratégias de atendimento institucional desenvolvido no "Lugar de Vida – Centro de Educação Terapêutica", uma instituição destinada ao tratamento e à escolarização de crianças com problemas de desenvolvimento, além de impasses em sua constituição psíquica, como nos casos de autismo e de psicose infantil.

O trabalho com pais em encontro grupal é realizado com a escuta de uma rede discursiva sobre a criança, produzida pela fala dos pais, e também realizado sob efeito do discurso dos educadores e dos profissionais da saúde que a atendem. A escuta e análise da fala dos pais sobre os problemas da criança é o que denominamos de cruzamentos discursivos, destacando pontos nodais significantes para a criança, e o resultado desta repetição narrativa. A repetição narrativa produzida pelos pais a cada encontro configura nomeações para a criança, sendo que estas nomeações por vezes atribuem à criança um lugar fixo e patológico; assim como, de outro lado, denunciam um não reconhecimento, por parte dos profissionais, de preocupações e observações importantes e significativas, que os próprios pais detectam no sofrimento precoce de seu filho.

Os relatos dos pais, muitas vezes recorrentes, sobre o desenvolvimento de suas crianças, são exemplificados a seguir: "a professora disse que ele é muito agitado, que ele deve ser hiperativo, lembro-me que era assim desde bebê, nunca ficava satisfeito quando mamava, chorando muito"; "o médico disse que ele não tem nada, está muito quietinho porque é preguiçoso, disse que eu é que sou muito ansiosa porque sou mãe de primeira viagem, a psicóloga também falou que o problema era eu, mas tenho sobrinhos e vi diferenças"; "a fono e o pediatra disseram que ele ainda vai falar, que basta esperar até os dois anos e meio ou três, mas acho que está demorando demais"; "nós achávamos estranho ele não olhar pra gente, pensamos até que era surdo, pois também não sorria quando chamávamos ou brincávamos com ele, mas o neuro e o otorrino disseram que os resultados dos exames estavam normais, que ele não tinha nada... ainda continuamos muito preocupados, nosso bebê parece muito apático, muito alheio a todos nós, vimos um programa na TV sobre isso, será que ele pode ter autismo?". Hiperativo, preguiçoso, apático, alheio, autista... estas são nomeações atribuídas a estes bebês desde muito cedo, sendo que essas denominações precoces poderão selar o destino do desenvolvimento futuro dessas crianças, destino esse sustentado pela perspectiva de seus pais, ora com uma expectativa de evolução e melhora, ora com temor, frustração, impotência e desistência.

Na acolhida e no trabalho com pais verificamos que é possível promover mudanças na posição em que situam a criança em suas falas, isso acontece ao incentivarmos as trocas de informação, de experiências, de debates e da reflexão entre os participantes do grupo, relativizando e flexibilizando as perspectivas em relação aos filhos, o que poderá incidir na condição de subjetivação, de desejo e de implicação dos familiares nos cuidados junto aos pequenos, bem como em seus efeitos prognósticos, quando estão em tratamento e aderem a ele. Não buscamos fazer uma terapia grupal de pais ou a orientação profilática de condutas, mas sim dar mais atenção aos relatos, a fim de não colocar a criança no lugar de mero objeto de conhecimento ou de doença já classificada. Dessa forma, podemos abrir diversas oportunidades para um pequeno sujeito em constituição e para seu pleno desenvolvimento.

■ FORMAÇÃO DIALÓGICA EM GRUPO DE PAIS DE BEBÊS COM EDUCADORES DE CRECHE, POR MEIO DOS IRDI

Para trabalharmos com a escuta dos pais em grupo, recorremos aos quatro eixos formadores do psiquismo na criança propostos nos IRDI (Indicadores de Risco do Desenvolvimento Infantil – de zero a dezoito meses de idade), em sua dimensão mais ampla e conceitual, como chaves de leitura e de acompanhamento sobre o desenvolvimento infantil (conforme os fundamentos da clínica proposta, fundamentalmente pelos médicos precursores da psicanálise S. Freud, J. Lacan, F. Dolto e D. Winnicott) para acompanharmos a constituição psíquica e suas formas de manifestação no desenvolvimento da criança.[1-5]

A Pesquisa IRDI operou como uma estratégia para estabelecer um diálogo entre os campos e os profissionais que trabalham com a primeira infância, inicialmente entre os psicanalistas e os médicos pediatras. Segundo Pesaro (2010)[8] os pediatras sabem da importância dos cuidados da mãe com seu filho mas, centram sua consulta ora na mãe, em recomendações de puericultura (por exemplo, fornecer informações sobre os benefícios da amamentação, os alimentos necessários para uma boa dieta do lactente, indicar o que fazer para se evitar acidentes, o que fazer para evitar alergias, etc.) e ora no exame do bebê (realizar e avaliar suas medidas antropométricas, seus reflexos, suas aquisições motoras, etc.).[6]

Os IRDI, do lado dos psicanalistas, foram elaborados com o intuito de dar um lugar à relação mãe-bebê na consulta pediátrica. A partir deles circunscreveram-se quatro eixos dos quais podem-se localizar expressões fenomênicas nas relações entre a mãe e seu bebê. Estes eixos serviram de referência para escutarmos e analisarmos nas falas dos pais, e junto com eles, o curso da subjetivação de seus filhos. Os quatro eixos formadores do psiquismo na criança (0 a 18 meses) propostos no protocolo IRDI são:

1. suposição de sujeito;
2. alternância entre a presença e a ausência;
3. estabelecimento da demanda;
4. função paterna (de separação).

Os pais de bebês ingressantes em creche foram convidados a participar de uma formação sobre o desenvolvimento na primeira infância, como desdobramento de outra pesquisa denominada "*Metodologia IRDI nas Creches*". Tal convite foi feito mediante a preocupação da coordenação das creches pesquisadas com as dificuldades geralmente enfrentadas no período de adaptação das crianças ingressantes na instituição. A maior preocupação referia-se não somente aos bebês em si, mas fundamentalmente nos cuidados destinados aos pais e seus familiares neste período inicial visto que, segundo as educadoras, vários pais pareciam sofrer mais do que seus bebês ao delegarem tão precocemente os seus cuidados a terceiros (entre os quatro e seis meses de idade) – "*muitos pais entregavam seus filhos nos braços das educadoras, mas em seguida punham-se a chorar ou se demoravam demasiado a ir embora desencadeando também um choro intenso em seus bebês*", "*muitos bebês demonstraram dificuldades e recusa alimentar*", "*outros, uma apatia e sono exacerbados por longos períodos do dia na creche*" – "*talvez se pudéssemos acolher por mais tempo os pais nesse período, os bebês também se sentiriam menos angustiados e inseguros*", "*não são apenas os bebês que precisam de estratégias de adaptação à creche, mas inicialmente os seus pais!*".[2]

A partir dessa constatação da equipe da creche, a recepção dos pais contou com encontros grupais, nos quais a proposta inicial foi a de que cada um dos pais pudesse trazer suas preocupações sobre o período de entrada dos filhos na creche. Os temas frequentemente levantados pelos pais referiam-se à culpa por ter que deixá-los chorando e ir trabalhar, à dificuldade de separação, pois, muitas vezes, a vaga na creche havia saído antes do esperado (*"fomos pegos de surpresa"*, *"não tínhamos nos preparado"*), à insegurança quanto aos cuidados dos profissionais na creche, ao processo de desmame, aos conflitos familiares, à gravidez inesperada, à solidão e ao desamparo em relação a responsabilidade e à cobrança nos cuidados destinados ao bebê.

Os pais foram acompanhados em reuniões mensais ao longo de seis meses, a partir dos relatos trazidos sobre o desenvolvimento de seus filhos até cerca de doze meses de idade. A formação dialógica por meio dos IRDI operou como recurso disparador para as discussões e reflexões dos pais a respeito de seu cotidiano com os bebês, de modo que, no diálogo com a profissional psicanalista coordenadora do dispositivo e com as educadoras, encontraram um reconhecimento de seu saber, de suas percepções e observações rotineiras no trato de seus filhos, consideradas fundamentais para o desenvolvimento dos pequenos e para a sua entrada no coletivo da creche. O caráter dialógico sustentado nesta formação buscou articular o saber dos pais com o conhecimento dos especialistas na primeira infância, objetivando a construção de uma parceria e das trocas necessárias para o acompanhamento dos bebês aos longo do semestre. Quando alguma dificuldade era relatada, seja por parte dos pais, seja por parte da equipe da creche, buscávamos localizar os impasses e obstáculos que os bebês porventura estivessem enfrentando, assim como a construção de modos para ajudá-los no âmbito da creche e no âmbito domiciliar, potencializando as ações de cuidados junto aos pequenos em ambos os campos.[7,8]

A cena, a seguir, será apresentada para ilustrar os efeitos de uma reunião dos pais com as educadoras na qual o eixo 2: "Alternância entre a presença e a ausência" foi o disparador da discussão e reflexão no grupo. Certa mãe comentou: "*Estou preocupada porque minha filha não está aceitando comida em casa, quando me vê só pede o peito ansiosa; como eu chego tarde do trabalho fico com dó e acabo amamentando mesmo que tenha pouco leite, daí ela chora, pensei até que ela estivesse com algum problema no estômago, acho que tento compensar todo o tempo que fico ausente e à noite procuro ficar grudadinha nela, no meu colo e no meu peito...talvez eu esteja influenciando essa recusa de alimentação dela em casa e a irritação, pois sei que aqui na creche ela come muito bem!*" – a seguir, a educadora responde: "*Entendo sua preocupação, mas fique tranquila porque aqui na creche sua filha tem se alimentado muito bem mesmo, come de tudo e aceita tomar o leite no copo; em casa, quando você chega e ela busca o peito talvez seja um modo dela dizer que estava com saudades, que sente sua falta...um colo, um abraço e algumas palavras suas poderiam bastar para assegurar sua presença, carinho, conforto e tranquilizá-la... será que também não está difícil para você deixar de dar o peito para ela?*" – a mãe sorri um tanto envergonhada mas afirmativamente e, ao término da reunião, procura a educadora para saber mais sobre as comidas que sua filha mais gostava na creche, e a educadora a ajuda na introdução da alimentação sólida em casa, além de outras maneiras de acolher o bebê.

O encontro dos pais em grupo, e o efeito identificatório inicial entre eles, operaram como um facilitador para a promoção mais espontânea de suas falas, colocações e indagações, minimizando as resistências e inibições produzidas quando encontram-se solitariamente diante do saber de um médico ou de outro especialista no tratamento infantil. Escutá-los no âmbito grupal implicou em considerar as discussões produzidas em torno dos eixos do desenvolvimento infantil, a compreensão dos diversos laços entre pais e filhos, suas diferenças culturais e de práticas educativas, assim como uma reflexão sobre os efeitos dos discursos sociais atuais sobre a infância nas condutas parentais, excluindo-os ou culpabilizando-os sem a compreensão de seu sofrimento e das dúvidas nas relações que estabelecem com seus filhos.

O contexto contemporâneo de um cientificismo exacerbado, da patologização de sintomas emocionais inerentes ao desenvolvimento infantil e de uma eficiência técnica como norma sobre os cuidados e a educação da criança, parecem promover, em grande parte dos pais, uma vivência de incompetência e de solidão ou, por outro lado, a submissão a orientações e treinamentos sobre o "como fazer", promovendo a perda de sua história, de sua identidade e do reconhecimento do que suporiam, para cada um, ser pai ou mãe de uma criança, cuidando e educando-a singularmente, assim como de suas próprias reflexões e escolhas sobre o melhor tratamento e educação para seu filho. Esta problematização será desenvolvida a seguir.

■ O CONHECIMENTO TÉCNICO DO ESPECIALISTA DA INFÂNCIA *VERSUS* O SABER DOS PAIS: UM ALERTA AOS PROFISSIONAIS QUE SE DEDICAM AOS CUIDADOS DA CRIANÇA

O discurso tecno-científico, aliado aos ideários contemporâneos, sobre a infância tendem a tomar a criança como um objeto descritível, previsível, adaptável e controlável, desconsiderando o que a tornaria singular – a sua história originalmente tecida no desejo de seus pais, em sua filiação e numa dada cultura. Referimo-nos aqui a um fenômeno que denominamos de *"objetalização da criança"* como efeito deste discurso social atual. Os profissionais da infância, por sua vez, tendem a aderir a estes mandatos sociais sobre a criança, classificando-as e normatizando-as. A criança é, dessa maneira, colocada em uma posição de puro objeto de conhecimento, o que nos faz pensar na aproximação de um determinado lugar a que se referiu Soler (1983)[9] em relação às crianças com funcionamento autístico e psicótico, denominando-as crianças objeto, posição a partir da qual a função subjetiva e do laço com o outro, base das interações sociais e da linguagem, encontram dificuldades para operar.

Os ideais e o discurso contemporâneo sobre a infância carregam em si o poder e o risco de uma incidência similar sobre as crianças de um modo geral, colocando obstáculos à sua particularização no desejo do adulto que delas se encarregam, fixando-as em determinados lugares discursivos e dificultando sua empreitada subjetiva, seja na relação com seus pais, no campo escolar, na concepção de desenvolvimento e nos critérios de saúde mental.

O profissional que atende a infância não pode desse modo estar desavisado destas discursividades sociais, que aprisionam a criança em determinados lugares, e que também capturam o profissional no exercício de seu trabalho junto à criança e à família. Assumir diante dos pais uma posição que não encarne um saber obturador, com o peso de uma "verdade" única, dita científica e "certa" sobre a infância é tarefa trabalhosa pois, com frequência, o primeiro pedido que nos endereçam é o de ensiná-los e de orientá-los sobre como melhor cuidar, tratar e educar "A Criança", desconsiderando o que representaria "Uma criança" para cada pai e para cada mãe singularmente. A mesma lógica incide sobre o diagnóstico (com significativo aumento nos últimos anos em laudos de crianças com menos de três anos) e o tratamento dos chamados Transtornos do Espectro do Autismo (TEA) referido no Manual de Diagnóstico e Estatística dos Transtornos Mentais[10], na medida em o que se produz é a criação de "O Autismo", distinto apenas por seu grau de gravidade sintomática em "leve, moderado e grave". Perde-se de vista, desse modo, o que poderíamos localizar singularmente como sofrimento de um sujeito, com sua história, com sua forma de estar no mundo e com a significação e acolhida atribuídas por seu grupo familiar.

Dunker[11] destaca as noções de formação, constituição e construção para pensarmos que há formas hegemônicas de subjetivação e de reconhecimento de sintomas – "não é qualquer forma de mal-estar (Unbehagen) que pode ser elevada à condição de sofrimento socialmente relevante. E não é qualquer forma de sofrimento que precisa ou pode ser enquadrada ao modo de um sintoma". No caso do diagnóstico de TEA, verificamos um crescente uso desta nomenclatura (assim como o desaparecimento do termo psicose ou distúrbio mental) e como se descreve este quadro, não apenas no campo médico e clínico, mas no campo discursivo escolar e nas narrativas cotidianas das famílias. Compartilhamos, nesse sentido, a afirmação de Dunker de que para além de um diagnóstico da estrutura, um diagnóstico da fantasia e um diagnóstico da sexuação na clínica psicanalítica, faz-se necessária um "diagnóstico dos discursos (como paradigma do laço social)".

O cuidado e a delicadeza são necessários na abordagem dos pais, seja em relação às dificuldades precocemente apresentadas no desenvolvimento de seus filhos, pois sabemos que a precocidade da detecção de algum sintoma importante pode indicar um transtorno do desenvolvimento, e que uma intervenção adequada junto aos bebês tem sua eficácia clínica potencializada, por outro lado, a precocidade da detecção de algum sintoma aumenta também o risco de os pais aderirem a uma patologização precoce da criança, com o peso da doença classificada, instaurada e por vezes irreversível, impactando-os e aumentando suas resistências no enfrentamento de alguma dificuldade que porventura seu filho possa encontrar em seu desenvolvimento.

Desse modo, podemos dizer que o dispositivo de trabalho com pais em grupo operou como auxiliar na promoção do desenvolvimento e da saúde mental na primeira infância, no âmbito educacional da creche, minimizando ainda os efeitos iatrogênicos para as crianças, quando os pais são abordados diretamente pelo apontamento de uma dificuldade ou doença em seus filhos, de um distúrbio em seu comportamento ou pela indicação de um tratamento médico ou psicológico nos primórdios de seu desenvolvimento.

O relato de uma mãe após a recente notícia do diagnóstico médico de autismo de seu filho, ao completar três anos de idade, ilustra os seus efeitos na relação com a criança, assim como o sofrimento de inúmeros pais que temos escutados em nossa prática clínica institucional: *"Eu percebia que algo não ia bem com meu filho desde os primeiros meses, pois era muito inquieto, chorava sem parar e não se acalmava com o peito e nem com o colo, isso me causava muita angústia e desespero. Nesta época, porém, o pediatra dizia que ele estava bem, estava ganhando peso, dentro da curva de crescimento e não tinha doenças repetitivas e nem gástricas. Ele sugeriu que eu estaria muito estressada e ansiosa com o meu primeiro filho, que era superprotetora e tinha uma preocupação excessiva com ele. Com dois anos e meio notei que ele foi ficando mais calmo, por vezes até quieto demais, e então o pediatra encaminhou para fazer uma consulta com neurologista. Estranhei esta indicação e perguntei o motivo, ele me disse - 'ainda é cedo para falarmos em autismo, mas comecem uma investigação neurológica e façam estes exames (neuropsicológicos, auditivos, tomografia, eletro e ressonância magnética cerebral), voltem daqui a seis meses' – Ainda que todos os exames pedidos pelo neurologista tenham sido normais, quando voltei ao pediatra, em consulta de no máximo trinta minutos, ele apoiou o diagnóstico do neuro, afirmando que o meu filho, então com três anos completos, tinha de fato o TEA, mas que felizmente era de grau leve e que ainda deveríamos realizar um exame genético. A partir deste dia senti que perdi o meu filho, uma vida de três anos em trinta minutos de consulta! Ressoava em mim apenas a informação de que o autismo era genético e não tinha cura, pois eu tinha escutado em um programa da TV. A partir daí me tornei uma especialista em autismo, passei a pesquisar sozinha tudo sobre TEA na internet. Acho que me esqueci de como o P. era antes de eu saber o diagnostico de autismo, não conheço mais o P., meu filho, não me lembro mais das coisas que ele fazia nos primeiros meses de vida, do que gostava e não gostava, das suas brincadeiras, do seu jeitinho, mas conheço muito bem o que é o autismo e as suas características…"*. Pensamos, a partir deste ocorrido - o pediatra esperou o resultado do exame laboratorial e do diagnóstico firmado por seu colega neurologista quando a criança havia completado três anos de idade, visto que a mãe, desde o quarto mês de vida de seu bebê já anunciava nas consultas de acompanhamento que notava muita inquietação e incômodo em seu filho ainda que o amamentasse e o acalentasse em seu colo, seguido de período de evidente apatia e distanciamento do olhar diante das demandas da mãe – alguma intervenção na relação entre esta mãe e seu filho, assim como o reconhecimento da percepção materna sobre o estado emocional de seu bebê não poderiam ser detectadas precocemente pelo próprio profissional pediatra? Como no exemplo das educadoras da creche a partir de sua formação com os IRDI? Se assim ocorresse, tal criança chegaria mesmo a receber o diagnóstico patológico de autismo aos três anos de idade? Ou o curso de sua constituição psíquica e desenvolvimento poderia ter outro destino se cuidado desde os primeiros meses de vida também do ponto de vista emocional e relacional? Apostamos na segunda hipótese.

■ DETECÇÃO, INTERVENÇÃO PRECOCE, PREVENÇÃO E PROMOÇÃO DE SAÚDE MENTAL NA PRIMEIRA INFÂNCIA

O dispositivo de trabalho com pais e educadores, em reuniões grupais, assim como a formação em serviço, de profissionais na área da Saúde e da Educação, por meio dos IRDI, poderão propiciar aberturas para a indicação de um encaminhamento ou atendimento precoce da criança, quando for necessário e/ou quando seus pais demandarem, em tempo propício de promover mudanças em seu percurso constitutivo.

As reuniões de pais com os educadores que apresentamos em nosso trabalho, mediados por reflexões pautadas nos eixos constitutivos para a subjetivação da criança referidos nos IRDI, apresentam um potencial preventivo e promotor do desenvolvimento e da subjetivação da criança na primeira infância, contando com o saber de seus educadores primordiais: pais e professores em trabalho de parceria no âmbito da própria creche.

A perspectiva preventiva da qual partimos se alinha à proposição a seguir – "No âmbito da prevenção tal como ela é concebida pela psicanálise, o que se previne a tempo é a instalação de defesas maciças de proteção do psiquismo em risco, que podem se fixar em um encaminhamento estrutural de tipo patológico grave, quando as condições relacionais, interpsíquicas e intrapsíquicas da criança deparam com o mesmo nível de dificuldade por muito tempo. Em tal caso, defesas acionadas provisoriamente, para lidar com uma urgência psíquica, tornam-se permanentes".[12]

Nessa mesma direção, podemos dizer que a presente proposta de trabalho para as reuniões de pais com educadores, por meio dos referenciais de desenvolvimento e constituição psíquica na primeira infância, poderá operar como um dispositivo auxiliar não somente de prevenção, mas também de promoção da saúde mental, no campo da Educação Infantil, antes mesmo que um tratamento essencialmente clínico seja necessário.

Considerar os discursos das próprias famílias sobre seus filhos permitiu-nos situar o profissional que trabalha em instituição em uma posição fundamental, em escolas, centros de saúde, de promoção social e de direitos voltadas à infância. Trata-se de uma posição inicial de escuta e de uma ética que possibilita a acolhida da criança e de sua família a partir de seu sofrimento, legitimado por suas próprias falas, percepções, significações, histórias e cultura de cuidados, e não apenas a partir de diagnósticos nosográficos previamente estabelecidos no campo científico.[13]

Buscamos, nessa medida, a construção de uma parceria e de uma corresponsabilização social da família na construção dos cuidados, na transmissão simbólica e na sustentação de uma posição crítica sobre os possíveis lugares e destinos da criança na contemporaneidade.

Referências Bibliográficas

1. Kupfer MCM, Pesaro ME. Pesquisa multicêntrica de indicadores clínicos de risco para o desenvolvimento infantil. Rev Latinoam Psicopat Fund. 2003;6(2):7-25.
2. Kupfer MCM, Bernardino LMF, Mariotto R MM. et al. Metodologia IRDI: uma ação de prevenção na primeira infância. In: Kupfer MCM, Bernardino LMF, Mariotto RMM, Orgs. Psicanálise e ações de prevenção na primeira infância. São Paulo: Fapesp/Escuta; 2012. p.131-45.
3. Kupfer MCM, Jerusalinsky NA, Bernardino LMF, Wanderley D, Rocha PSBR, Molina SE, et al. Valor preditivo de indicadores clínicos de risco para o desenvolvimento infantil: um estudo a partir da teoria psicanalítica. Rev Latinam Psicopat Fund. 2010;13(1):31-52.
4. Kupfer MCM, Pinto FSCN. Lugar de Vida, vinte anos depois. Exercícios de Educação Terapêutica. São Paulo: Escuta/Fapesp; 2010.
5. Kupfer MCM. Professores e pais: há uma nova equação família/escola. Resumo de trabalho para mesa-redonda. Anais online do 9º Colóquio LEPSI IP/FE. Disponível em: http://www3.fe.usp.br/secoes/inst/novo/laboratorios/lepsi/coloquio2012/mr1kupfer.pdf (acesso 10 jun 2013).
6. Pesaro ME. Alcance e limites teórico-metodológicos da Pesquisa multicêntrica de indicadores clínicos de risco para o desenvolvimento infantil [Tese]. São Paulo: Instituto de Psicologia, Universidade de São Paulo; 2010.
7. Merletti CKI. Escuta grupal de pais de crianças com problemas de desenvolvimento: uma proposta metodológica baseada na psicanálise [Dissertação]. São Paulo: Instituto de Psicologia, Universidade de São Paulo; 2012.
8. Merletti CKI. Reunião de pais e formação de educadoras na creche: uma experiência pautada nos IRDI. In: Kupfer MCM, Bernardino LMF, Mariotto RM M, orgs. De bebê a sujeito: a Metodologia IRDI nas creches. São Paulo: Escuta/Fapesp; 2014. p.267-81.
9. Soler C. O inconsciente a céu aberto na psicose. Rio de Janeiro: Jorge Zahar; 1983.
10. American Psychiatric Association. Diagnostic and Statistical Manual of Mental Disorders. 5th ed. Washington, DC: American Psychiatric Publications; 2013.
11. Dunker CIL. Mal-estar, sofrimento e sintoma: releitura da diagnóstica lacaniana a partir do perspectivismo animista. Tempo Soc. 2011;23(1):115-36.
12. Bernardino LMF, Mariotto RMM, Kupfer MCM. Apresentação. In: Kupfer MCM, Bernardino LMF, Mariotto RMM, orgs. Psicanálise e ações de prevenção na primeira infância. São Paulo: Fapesp\Escuta; 2012. p.9-12.
13. Bastos MB. Incidências do educar no tratar: desafios para a clínica psicanalítica da psicose infantil e do autismo [Tese]. São Paulo: Instituto de Psicologia, Universidade de São Paulo; 2012.

capítulo 4

Guilherme Vanoni Polanczyk

Sistemas de Classificação dos Diagnósticos dos Problemas de Saúde Mental na Infância

■ INTRODUÇÃO

A saúde mental na primeira infância pode ser definida como a capacidade de a criança de experimentar, regular e expressar emoções, formar relações próximas e seguras, explorar o ambiente e aprender.[1] O sucesso no desenvolvimento dessas capacidades é sinônimo de desenvolvimento social e emocional saudável. Todas essas capacidades são alcançadas com maior sucesso no contexto de relacionamentos e ambientes de cuidado seguros, sensíveis e responsivos às necessidades da criança. Estes incluem o relacionamento com o cuidador (ou cuidadores) principal, a família, a escola e a comunidade, assim como os contextos social e cultural mais amplos.

Em função na natureza complexa e inter-relacionada do desenvolvimento humano, o estudo dos seus desvios requer conhecimentos e conceitualizações que vão além de disciplinas particulares. Entre os princípios fundamentais para o entendimento dos desvios, está a perspectiva de que estes ocorrem no contexto de processos dinâmicos de desenvolvimento em múltiplos níveis (biológico, emocional, social etc.) e que as relações parental e familiar são centrais para a caracterização, interpretação e tratamento dos desvios.[2]

Até recentemente, o campo da saúde mental da primeira infância não incluía uma abordagem médica para o diagnóstico dos desvios do desenvolvimento e as classificações refletiam distintos enfoques conceituais com utilidade clínica variável. Entretanto, à medida que houve progressos substanciais na psiquiatria da infância e adolescência, articulando com conhecimentos da psicopatologia desenvolvimental, e caracterizou-se em profundidade a psicopatologia de crianças escolares e adolescentes, passou-se a buscar as suas primeiras manifestações ao longo do desenvolvimento. Então, o estudo voltou-se para a melhor descrição, classificação e validação de transtornos comportamentais, emocionais, desenvolvimentais e de relacionamentos com início na primeira infância, que mantivesse continuidade com a psicopatologia caracterizada nas idades subsequentes. Ao mesmo tempo, houve um reconhecimento crescente de que crianças nos primeiros anos de vida podem apresentar problemas de saúde mental com prejuízo significativo que devem ser sistematicamente classificados, estudados e tratados.[3,4]

■ SISTEMA DE CLASSIFICAÇÃO: UTILIDADE, LIMITAÇÕES E PERSPECTIVAS

Um sistema de classificação busca definir a doença, como ela se apresenta, como evolui e como pode ser tratada. É construído a partir de investigações científicas sistemáticas de sinais, sintomas e testes que permitem a definição de doenças específicas, das fronteiras entre elas e com o desenvolvimento típico. Um sistema classificatório oferece uma linguagem comum para clínicos e pesquisadores, permitindo abordagens clínicas sistematizadas, amparadas em evidências científicas, e o desenvolvimento de pesquisas sobre diferentes aspectos das doenças, que, por sua vez, podem levar à revisão das classificações correntes.

Muitas preocupações tem sido levantadas com as classificações de problemas de saúde mental na primeira infância, isto é, de que variações normais do desenvolvimento poderiam ser classificadas como doenças e, em decorrência desse fato, serem medicadas, e também que diferenças individuais, perturbações transitórias do desenvolvimento, e distúrbios em relacionamentos possam ser classificados como doenças. Estas preocupações centram-se nas ideias de que o desenvolvimento acelerado que ocorre nos primeiros anos de vida impossibilitaria que sintomas fossem avaliados com confiabilidade ou que estes sintomas representariam apenas estados transitórios sem validade preditiva. Entretanto, um corpo robusto de estudos demonstrou que características psicopatológicas relativamente estáveis podem ser identificadas em pré-escolares e que síndromes distintas (emocionais ou internalizantes e comportamentais ou externalizantes) são caracterizadas com correspondência em relação a categorias psicopatológicas na idade escolar e na adolescência. Ainda, há evidência de continuidade entre problemas emocionais e comportamentais nos primeiros anos de vida e psicopatologia em momentos posteriores do desenvolvimento.[4]

As preocupações relacionadas aos potenciais prejuízos de um sistema classificatório para psicopatologia na primeira infância também partem das ideias de que o diagnóstico localizaria o problema na criança e não no relacionamento. Ainda, que crianças receberiam inapropriadamente rótulos que afetariam de forma adversa a percepção de si mesmos e de seus pais ao longo do tempo. A preocupação de que a classificação enfatizaria as dificuldades individuais da criança e não consideraria o contexto onde está inserida relaciona-se à confusão entre classificação e avaliação. Um diagnóstico descritivo preciso faz parte da avaliação ampla de uma criança e em conjunto com o contexto familiar e social amplo, as suas habilidades e potencialidades, permite aprofundar o entendimento sobre ela. A preocupação de que haveria efeitos negativos do nome do diagnóstico sobre o desenvolvimento da criança reflete o estigma em relação aos transtornos mentais, as limitações reais dos tratamentos disponíveis e a confusão de que diagnósticos seriam capazes de descrever uma pessoa. No entanto, não estabelecer um diagnóstico quando este existe impede o acesso a tratamentos efetivos e mantém o prejuízo e sofrimento associados. Não aderir a sistemas classificatórios válidos, utilizando-os com entendimento sobre suas limitações e significados, e não estabelecer diagnósticos descritivos confiáveis impede que novos conhecimentos sejam gerados e apenas consolida o estigma e as limitações do campo.[4]

De fato, as pesquisas sobre os transtornos mentais apontam para uma complexidade muito maior sobre os fenômenos psicopatológicos do que aquela descrita em sistemas classificatórios. O conhecimento atual aponta para a psicopatologia como o resultado de processos anormais do desenvolvimento cerebral. As alterações de processos normais do desenvolvimento iniciam frequentemente nos primeiros anos de vida e operam ao longo do tempo, levando à expressão fenotípica variável e flutuante, influenciada por processos do desenvolvimento e contextuais.[5,6] É crescentemente reconhecido que os sistemas classificatórios atuais, desenvolvidos para promover a confiabilidade no estabelecimento do diagnóstico, exibem limitações em relação à validade.[7-9] As limitações são relacionadas a não captura da dimensionalidade que subjaz às categorias diagnósticas,[10] a heterogeneidade dos indivíduos de uma mesma categoria em termos genéticos, cognitivos e neurobiológicos,[11] a sobreposição entre as categorias[12] e a não especificidade em relação a processos do desenvolvimento.[12] Estas importantes limitações diagnósticas são acompanhadas por importantes limitações terapêuticas, que em geral apresentam um efeito limitado sobre as trajetórias psicopatológicas ao longo do desenvolvimento.[13]

Considerando as limitações dos sistemas classificatórios, busca-se alternativas para aumentar a validade das categorias diagnósticas, como torná-las sensíveis ao desenvolvimento,[14,15] e busca-se alcançar novas estratégias diagnósticas, amparadas por informações biológicas.[16,17] Com estas estratégias, busca-se identificar com acurácia e precisão não apenas os indivíduos já doentes, mas também identificar indivíduos em estágios iniciais de trajetórias psicopatológicas, antes que manifestem clinicamente a doença, informando assim a implementação de intervenções preventivas.[13] O estudo de marcadores biológicos, endofenótipos ou fenótipos intermediários e de constructos biológicos transdiagnósticos são vias promissoras neste sentido.[8,18] Apesar dessas limitações, os sistemas classificatórios atuais têm servido surpreendentemente bem o campo da psiquiatria da infância e adolescência e da saúde mental da primeira infância.[12] Até que pesquisas em genética e a neurociência caracterizem os mecanismos neurobiológicos específicos dos desvios do desenvolvimento, a ponto de substituir os sistemas de classificação atuais, é fundamental que estes sejam empregados adequadamente, observando a sua utilidade clínica.

■ CLASSIFICAÇÃO: ABORDAGEM DIMENSIONAL

Um grande número de estudos realizados nas últimas décadas utilizando uma abordagem dimensional demonstrou que sintomas como agressividade, hiperatividade e ansiedade manifestam-se em crianças nos primeiros anos de vida. Estes estudos caracterizaram a frequência e intensidade com que ocorrem em momentos específicos do desenvolvimento.³ Com essa abordagem, é possível descrever domínios amplos de problemas, comparar uma criança específica com outras crianças da mesma idade e identificar alvos para tratamento e monitoramento de intervenções.⁴ Os instrumentos mais recentemente utilizados, que adotam uma abordagem dimensional, são o *Child Behavior Checklist for Ages* 1.5-5 (CBCL/1.5-5), o Infant-Toddler Social and Emotional Assessment (ITSEA), para crianças entre 12 e 36 meses, o Early Childhood Inventory-4 (ECI-4), para crianças entre 3 e 6 anos e escalas de sintomas específicos.[19]

Pesquisas a partir da perspectiva da teoria do temperamento, que se originou no campo da saúde mental da primeira infância, foram muito profícuas na descrição de estados emocionais, padrões comportamentais e de relacionamento em crianças nos primeiros anos de vida. Estudos descreveram dimensões de temperamento como afetividade negativa, comportamento inibido e desinibido e demonstraram a sua associação com problemas concorrentes, psicopatologia parental, alterações fisiológicas e continuidade com psicopatologia e transtornos mentais na infância e adolescência.[20]

A diferenciação entre "sintomas psiquiátricos" e "traços temperamentais" é amparada largamente por perspectivas teóricas e menos por naturezas distintas dos fenômenos medidos, como pode ser evidenciado por meio da significativa sobreposição de itens de instrumentos com os diferentes referenciais teóricos. Ambas as perspectivas teóricas compartilham a visão de que existe um *continuum* entre comportamentos normativos, emoções e padrões de relacionamento e sintomas disfuncionais, com gradações baseadas em padrões de distribuição, intensidade, frequência, duração, persistência, pervasividade e prejuízo funcional.

■ CLASSIFICAÇÃO: ABORDAGEM DIAGNÓSTICA

Os sistemas diagnósticos que apresentam classificações sistematizadas para transtornos mentais são o Diagnostic and Statistical Manual of Mental Disorders (DSM), publicado pela Associação Americana de Psiquiatria, e a International Classification of Diseases (ICD), publicada pela Organização Mundial da Saúde (OMS). Ambos os sistemas são bastante similares, com categorias correspondentes, e foram responsáveis por avanços importantes no entendimento da apresentação, do curso, da etiologia e da identificação dos transtornos mentais em crianças, identificando os pontos em que são similares e diferentes dos transtornos mentais em adultos. Apesar de não apresentarem critérios sensíveis no momento do desenvolvimento, demonstraram ter uma importante utilidade clínica.

Na 5ª edição do DSM,[21] a categoria anteriormente incluída no DSM-IV "Transtornos usualmente diagnosticados pela primeira vez na infância, idade escolar e adolescência"[22] foi substituída pela categoria "Transtornos do Neurodesenvolvimento". Este é um grupo de transtornos com manifestações precoces durante o desenvolvimento, frequentemente nos primeiros anos de vida. São caracterizados por déficits desenvolvimentais que variam de limitações específicas de aprendizado ou controle de funções executivas a prejuízos globais de habilidades sociais ou inteligência.

As categorias incluídas nesse grupo de transtornos são: transtorno do espectro do autismo, transtorno de déficit de atenção/hiperatividade, transtornos do desenvolvimento motor, transtornos do aprendizado, transtornos da comunicação e deficiência intelectual. O diagnóstico destes transtornos apresenta confiabilidade razoável e é útil para a comunicação entre clínicos e para a indicação de tratamentos. No entanto, não devem ser vistos como verdades fundamentais e não podem ser a única estratégia para determinar a necessidade de cuidado profissional. Em ambientes clínicos, a avaliação e o cuidado vão além dos sintomas nucleares, considerando a psicopatologia ampla, dimensional, e a multimorbidade. A importância do contexto social (demandas, suporte, riscos) e as mudanças desenvolvimentais devem ser consideradas.

São significativas as dificuldades para aplicar os critérios diagnósticos do DSM, mesmo de transtornos do neurodesenvolvimento, para crianças abaixo de 3 anos de idade, dadas as grandes especificidades desse momento do desenvolvimento, as limitações de linguagem e cognitivas e a grande influência que os pais e o ambiente onde estão inseridas exercem.

Assim, duas iniciativas distintas buscaram desenvolver sistemas classificatórios apropriados para a primeira infância. A primeira iniciativa, coordenada pela American Academy of Child and Adolescent Psychiatry, compreendeu a modificação de critérios do DSM para crianças a partir dos 2 anos de idade, o Research Diagnostic Criteria-Preschool Age (RDC-PA).[23] Este sistema vem sendo utilizado por diversos grupos de pesquisa e mostrou-se útil para transtornos específicos, como transtorno de estresse pós-traumático, depressão, transtorno de oposição e desafio e transtorno de déficit de atenção/hiperatividade. No entanto, ele não inclui toda a psicopatologia apresentada por pré-escolares e é inadequada para o uso em crianças nos primeiros anos de vida.

Assim, a segunda iniciativa compreendeu a construção de um sistema de classificação específico para essa faixa etária,[24] o DC:0-3 Diagnostic Classification of Mental Health and Developmental Disorders of Infancy and Early Childhood,[25] posteriormente revisado (DC:0-3R).[26] Sua mais recente edição inclui também crianças de 3 a 5 anos de idade (DC:0-5).[27] A classificação DC:0-3 foi adaptada para uso clínico em diversos países, mas foi utilizada por um número limitado de estudos, sendo necessários avanços a respeito da confiabilidade e da validade das categorias apresentadas, principalmente aquelas recentemente introduzidas pelo DC:0-5.[19]

O DC:0-5 utiliza uma abordagem multiaxial para o diagnóstico, que classifica os transtornos clínicos no eixo I, o contexto relacional no eixo II, as condições de saúde física no eixo III, os estressores psicossociais no eixo IV e as competências desenvolvimentais no eixo V.[27] Dessa forma, busca capturar aspectos desenvolvimentais, relações e contextuais para o entendimento da saúde mental na primeira infância.

Entre os transtornos clínicos (eixo I), são incluídos os grupos de transtornos do neurodesenvolvimento, do processamento sensorial, da ansiedade, do humor, transtorno obsessivo compulsivo e transtornos relacionados, transtorno do sono, da alimentação e do choro, transtornos relacionados ao trauma, ao estresse e à privação e transtornos dos relacionamentos. Dentre estas categorias diagnósticas, algumas são paralelas às apresentadas no DSM, como transtornos do neurodesenvolvimento, ansiedade e humor e outras específicas da primeira infância, contidas apenas neste manual, como transtorno do relacionamento específico da infância inicial, transtorno de desregulação da raiva e agressão da infância inicial e transtorno neurodesenvolvimental da comunicação social emergente atípica.[27]

No eixo II, o contexto do relacionamento com o cuidador é caracterizado, dada a sua importância central para o desenvolvimento na primeira infância. Este eixo busca facilitar o entendimento e a caracterização sistemática do relacionamento primário, bem como do contexto de cuidado mais amplo. No eixo III, são incluídas condições de saúde física, que podem ter influências diretas ou não sobre as condições de eixo. São incluídas também condições pré-natais e exposições, condições médicas crônicas e agudas, história de procedimentos, dor recorrente ou crônica, injúrias físicas ou exposições que refletem o ambiente de cuidado, efeitos de medicações, indicadores de estado de saúde.[27]

O eixo IV busca identificar e avaliar estressores psicossociais e ambientais que podem influenciar a apresentação, o curso e tratamento, bem como a prevenção de sintomas e transtornos mentais na primeira infância. A avaliação é feita a partir da identificação da exposição a múltiplas fontes de estresse, vivenciadas pela criança e sua família, à gravidade dessas fontes (intensidade, duração e previsibilidade), ao nível desenvolvimental da criança e à disponibilidade e capacidade de os adultos servirem como remediadores, auxiliando a criança a entender e a lidar com a situação de estresse. O eixo V utiliza um modelo integrativo para caracterizar as competências da criança nos domínios do desenvolvimento emocional, sociorrelacional, comunicação e linguagem social, cognitivo, motor e físico.[27]

■ A CLASSIFICAÇÃO NO CONTEXTO DA AVALIAÇÃO PSIQUIÁTRICA NA PRIMEIRA INFÂNCIA

Há, frequentemente, uma confusão entre classificação e avaliação psiquiátrica. A classificação busca identificar a existência de padrões de sintomas, definidos dimensionalmente ou categoricamente a partir de diagnósticos, para, assim, informar decisões clínicas. A avaliação psiquiátrica busca compreender de forma ampla os sintomas que trazem à criança a atenção profissional, no contexto do processo de desenvolvimento e da sua interação com o ambiente, principalmente no que se refere ao relacionamento parental em crianças na primeira infância.[2]

A classificação é um elemento da avaliação psiquiátrica, mas esta é mais ampla e transcende eventuais diagnósticos. Os diagnósticos são diretrizes importantes para a tomada de decisões clínicas que sejam amparadas por evidências científicas, mas muitas indicações contemplam aspectos do desenvolvimento e das relações que vão além de categorias diagnósticas e que devem ser caracterizados em uma avaliação psiquiátrica de crianças na primeira infância.[3]

A avaliação psiquiátrica na primeira infância exige modificações de procedimentos utilizados para a avaliação de crianças na idade escolar e adolescentes, considerando que a criança apresenta nenhuma capacidade verbal ou capacidades muito limitadas, muito sensíveis a fatores contextuais, como sono, fome e novos ambientes. Assim, a avaliação inclui o relato da história, a investigação cuidadosa de aspectos do desenvolvimento desde o período pré-natal, a avaliação da relação parental, familiar mais ampla e escolar, os sintomas ou prejuízos desenvolvimentais e as habilidades desenvolvimentais (como interage, como regula as emoções e comportamentos, como brinca e quais são os temas da brincadeira). A avaliação inclui também um encontro com os pais e, eventualmente, outros familiares ou cuidadores, o exame da criança por meio da brincadeira, em múltiplos momentos, a observação da brincadeira livre da criança e da brincadeira entre a criança e os pais, a utilização de instrumentos padronizados e a observação da criança em ambientes específicos, como a escola.[3]

Considerando a força e velocidade de processos do desenvolvimento na primeira infância, os sintomas clínicos que trazem a criança para avaliação psiquiátrica podem representar reações a processos desafiadores do desenvolvimento normal, emergência de atrasos do desenvolvimento que exacerbam dificuldades de regulação emocional ou comportamental, ou comportamentos extremos ou atípicos.

A força do relacionamento com o cuidador principal também é substancial na primeira infância, principalmente nos primeiros três anos de vida, e não deve ser subestimada. Atrasos do desenvolvimento e comportamentos atípicos podem ocorrer como consequência de prejuízos no relacionamento ou de psicopatologia parental, como em situações de negligência e abuso físico, depressão materna, entre outras.

As dificuldades da criança podem ser intensificadas ou amenizadas em função das características do cuidador. Além disso, as percepções e interpretações do cuidador sobre o desenvolvimento normal e os comportamentos da criança, bem como as suas representações internas sobre a criança, podem interferir na capacidade de fornecer dados objetivos e, eventualmente, direcionar o raciocínio do clínico para longe da realidade. A avaliação cuidadosa e detalhada da criança e da relação entre ela e o cuidador principal são as bases para a classificação e formulação global da situação clínica, necessárias para o desenvolvimento de um plano de tratamento.

■ CONCLUSÕES

Os sistemas de classificação diagnóstica na primeira infância consideram a psicopatologia sob um prisma desenvolvimental, com foco nos relacionamentos e centrado na família, ao mesmo tempo em que busca especificidade, confiabilidade e validade das categorias. O propósito da classificação é facilitar a formulação diagnóstica, que se constitui em apenas uma parte da avaliação psiquiátrica ampla de uma criança.

Os diagnósticos são atualmente baseados na descrição dos sintomas e não são amparados por dados etiológicos ou dos mecanismos desenvolvimentais subjacentes. Assim, apesar de mostrarem-se úteis na clínica e se constituírem nas bases da pesquisa, a sua validade é limitada.

Entende-se, no momento atual do conhecimento, que não é útil dispensar as categorias diagnósticas, tampouco aderir firmemente a elas. A avaliação psiquiátrica ampla deve sempre incluir a classificação diagnóstica, buscando guiar intervenções baseadas em evidências e, ao mesmo tempo, informar pesquisas que possam avançar o conhecimento sobre as intervenções clínicas e estratégias de classificação.

Referências Bibliográficas

1. Zero to Three. Definition of infant mental health. Washington: Zero to Three Infant Mental Health Steering Committee, 2001.
2. Zeanah CH, Zeanah PD. The scope of infant mental health. In: Zeanah CH. Handbook of Infant Mental Health. New York: The Guildford Press, 2009.
3. Carter AS, Briggs-Gowan MJ, Davis NO. Assessment of young children's social-emotional development and psychopathology: recent advances and recommendations for practice. J Child Psychol Psychiatry. 2004 Jan;45(1):109-34.
4. Egger HL, Angold A. Classification of psychopathology in early childhood. In: Zeanah CH. Handbook of Infant Mental Health. New York: The Guildford Press, 2009.
5. Leckman JF, Yazgan MY. Editorial: Developmental transitions to psychopathology: from genomics and epigenomics to social policy. J Child Psychol Psychiatr. 2010 Feb 17;51(4):333-40.
6. Swanson JD, Wadhwa PM. Developmental origins of child mental health disorders. J Child Psychol Psychiatr. 2008 Oct;49(10):1009-19.
7. Hyman SE. The Diagnosis of Mental Disorders: The Problem of Reification. Annu Rev Clin Psychol. 2010 Mar;6(1):155-79.
8. Lilienfeld SO, Treadway MT. Clashing Diagnostic Approaches: DSM-ICD Versus RDoC. Annu Rev Clin Psychol. 2016 Mar 28;12(1):435-63.
9. Rutter M, Pickles A. Annual Research Review: Threats to the validity of child psychiatry and psychology. J Child Psychol Psychiatr. 2015 Sep 19;57(3):398-416.
10. Coghill D, Sonuga-Barke EJS. Annual Research Review: Categories versus dimensions in the classification and conceptualisation of child and adolescent mental disorders - implications of recent empirical study. J Child Psychol Psychiatr. 2012 Jan 31;53(5):469-89.
11. Jeste SS, Geschwind DH. Disentangling the heterogeneity of autism spectrum disorder through genetic findings. Nat Rev Neurol. 2014 Feb;10(2):74-81.
12. Angold A, Costello EJ. Nosology and measurement in child and adolescent psychiatry. J Child Psychol Psychiatr. 2009 Jan;50(1-2):9-15.
13. Insel TR. Disruptive insights in psychiatry: transforming a clinical discipline. J Clin Invest. 2009 Apr 1;119(4):700-5.
14. Hall J, Owen MJ. Psychiatric classification - a developmental perspective. Br J Psychiatry. 2015 Oct 1;207(4):281-2.
15. Hudziak JJ, Achenbach TM, Althoff RR, Pine DS. A dimensional approach to developmental psychopathology. Int J Methods Psychiatr Res. 2007;16(S1):S16-S23.
16. Insel TR. Mental disorders in childhood: shifting the focus from behavioral symptoms to neurodevelopmental trajectories. JAMA. 2014 May 7;311(17):1727-8.
17. Owen MJ. New Approaches to Psychiatric Diagnostic Classification. Neuron. 2014 Nov 5;84(3):564-71.
18. Kendler KS, Neale MC. Endophenotype: a conceptual analysis. Mol Psychiatry. 2010 Aug;15(8):789-97.

19. Skovgaard AM, Houmann T, Landorph SL, Christiansen E. Assessment and classification of psychopathology in epidemiological research of children 0?3 years of age. Eur Child Adolesc Psychiatry. 2004 Dec;13(6):337-46.
20. Fox NA, Walker OL. Temperament: individual differences in reactivity and regulation as antecedent to personality. In: Thapar A, Pine DS, Leckman JF, Scott S, Snowling MJ, Taylor E. Rutters Child and Adolescent Psychiatry. 6.ed. 2015. p.1-12.
21. American Psychiatric Association. Diagnostic and Statistical Manual of Mental Disorders. 5.ed. Washington: American Psychiatric Publications, 2013.
22. American Psychiatric Association. Diagnostic and Statistical Manual of Mental Disorders. 4.ed. Washington: American Psychiatric Publications, 1994.
23. Task Force on Research Diagnostic Criteria: Infancy Preschool. Research diagnostic criteria for infants and preschool children: the process and empirical support. J Am Acad Child Adolesc Psychiatry. 2003 Dec;42(12):1504-12.
24. Egger HL, Emde RN. Developmentally sensitive diagnostic criteria for mental health disorders in early childhood: The diagnostic and statistical manual of mental disorders-IV, the Research Diagnostic Criteria-Preschool age, and the Diagnostic Classification of Mental Health and Developmental Disorders of Infancy and Early Childhood-Revised. American Psychologist. 2011;66(2):95-106.
25. Zero to Three. Diagnostic classification: 0–3: Diagnostic classification of mental health and developmental disorders of infancy and early childhood. Arlington, VA: National Center for Clinical Infant Programs, 1994.
26. Zero to Three. Diagnostic classification: 0–3R: Diagnostic classification of mental health and developmental disorders of infancy and early childhood (Rev. ed.). Washington: Zero to Three Press, 2005.
27. Zero to Three. Diagnostic classification: 0–5: Diagnostic classification of mental health and developmental disorders of infancy and early childhood. Washington: Zero to Three Press, 2016.

capítulo 5

Rogério Lerner ▪ Elaine Toldo Pazello ▪ Angela Flexa di Paolo ▪ Andrea Bianchini Tocchio

Instrumentos de Avaliação Psicológica do Desenvolvimento

■ INTRODUÇÃO

Desde o fim da década de 1970, a Psicologia teve sua atuação bastante ampliada. A partir daí, tem contribuído para as políticas públicas, usando concepções abstratas de sujeito, como se estes não tivessem uma participação concreta nas práticas decorrentes das políticas planejadas.[1] Diversos dispositivos institucionais reforçaram para que o psicólogo assumisse um lugar de perito em normatizar e naturalizar fenômenos humanos, de forma a desconsiderar os sentidos que pudessem ter em cada contexto cultural.[2] Na maioria das vezes, a Psicologia acabou por consolidar políticas de exclusão, em vez de contribuir para que fossem pensadas formas mais complexas e sofisticadas de cuidado da população que levassem em conta o sentido singular da experiência vivida pelas pessoas no seu contexto cultural.

Oliveira et al.[3] defendem que as políticas públicas devem ser propostas considerando os "conhecimentos sobre o processo saúde-doença, reunindo distintas disciplinas que o abordam sob diferentes ângulos". Tais autores destacaram que, por um lado, a proposta tradicional de educação em saúde trouxe mais cientificidade e precisão técnica ao conhecimento; por outro, levou a uma tendência ao tecnicismo, que tem feito com que profissionais da saúde desconsiderem aspectos humanos sutis e complexos que têm influência no processo saúde-doença. Dentre as críticas endereçadas aos profissionais de saúde que se graduam, a principal relaciona-se ao perfil profissional tecnicista voltado para o trabalho em instituições privadas, com o consequente despreparo para lidar com a complexidade da Saúde no âmbito público e coletivo.[4]

Nota-se, entretanto, a existência de uma sensibilidade para mudar o quadro apresentado: em uma pesquisa realizada por Oliveira e colaboradores[3] com estudantes de Medicina, 67,1% dos participantes ressaltaram a importância de disciplinas de Saúde Coletiva em seu curso, avaliando-as como bastante importantes e muito importantes; quase a totalidade dos entrevistados (90,7%) esteve de acordo com sua inserção na grade curricular.

Segundo Ferreira Neto e colaboradores,[5] a discussão em Saúde Coletiva ampliou-se a partir de diversas concepções de subjetividade fornecidas pelas ciências humanas, com destaque para diferentes escolas de Filosofia e para a Psicologia. O trabalho do Sistema Único de Saúde (SUS) no Brasil levou a pensar a subjetividade como elemento fundamental no planejamento de políticas de reforma sanitária e na gestão em Saúde, ou seja, com destaque para o fato de que profissionais de saúde não se relacionam com objetos, mas com sujeitos.

A recuperação da complexidade que serve de enquadramento para o processo de saúde-doença, por meio da interdisciplinaridade que faz parte da Saúde Coletiva e a contribuição da noção de subjetividade para a área, representam uma nova oportunidade de articulação com a Psicologia, que considera que psiquismo, organismo e relacionamentos interpessoais têm profunda influência um sobre o outro.

Desde a década de 1980 do século passado, estudos sobre temperamento e sobre algumas manifestações da personalidade, características de extremos dos espectros de que fazem parte (ou seja, relativos a indivíduos avaliados, por um lado, como estando em situação bem melhor que a média, e, de outro, indivíduos avaliados como estando em situação bem pior que a média), passaram a ser mais investigados, à medida que pesquisas apontaram existirem associações entre a expressão de tais fenômenos na infância e ocorrências futuras fundamentais na vida das pessoas.

Com o intuito de aumentar o cuidado com a população, diversas propostas de monitoramento da expressão destes fenômenos na infância passaram a ser formuladas de maneira a nortear intervenções em contextos sociais, como escolas e centros comunitários, com a finalidade de diminuir a chance de ocorrências futuras desfavoráveis para o desenvolvimento das pessoas. Trata-se de iniciativas de cuidar da manutenção das pessoas nos ambientes sociais de que fazem parte, intervindo nestes por meio de políticas públicas que afetam simultaneamente os âmbitos individual e coletivo.

Características psíquicas não cognitivas são fortemente influenciadas por aspectos da personalidade humana. Quando o objetivo é trabalhar com características não cognitivas, a abordagem dos aspectos da personalidade humana que se constroem no contexto dos vínculos familiares, escolares e comunitários é um dos focos principais de atenção. Em alguns casos, o que se encontram são manifestações de aspectos da personalidade características dos extremos dos espectros de que fazem parte. Essas manifestações são divididas, tradicionalmente, em dois domínios: o internalizante (depressividade, ansiedade, psicossomática, retraimento, fobia, dentre outros) e o externalizante (agressividade, hiperatividade, atenção, impulsividade, conduta, comportamentos de risco, raiva, reatividade emocional, dentre outros). Estes aspectos têm associação com atributos futuros (desempenho escolar, por exemplo) e são amplamente alicerçados em pesquisas publicadas em periódicos especializados, servindo de guia para intervenções referentes à melhora das condições do desenvolvimento dos alunos.

Além dos domínios apontados, a avaliação do temperamento é extremamente importante. O temperamento pode ser considerado um conjunto de dimensões gerais do desenvolvimento que representa padrões típicos de desenvolvimento manifestos de forma estável desde a infância, em função da constituição biológica e de fatores do meio ambiente social em que vivemos.[6] Para Teiglasi,[7] o estudo do temperamento envolve aspectos do desenvolvimento e da saúde mental, como formação da consciência moral, interação com colegas, problemas de conduta e de comportamento, desempenho escolar, psicopatologia, fragilidade e tolerância ao estresse. As manifestações que se aproximam dos extremos dos espectros a que pertencem representam situações de risco para o desenvolvimento da criança e também estão associadas a atributos futuros.

Os instrumentos que avaliam os aspectos mencionados não substituem uma avaliação clínica necessária para o estabelecimento de um diagnóstico, mas podem indicar quando tal avaliação se faz necessária. Eles são fundamentais para o planejamento de políticas educacionais, que tanto podem servir para promover talentos potenciais (psicologia positiva e direito positivo, por exemplo), como para proteger a criança contra condições desfavoráveis de desenvolvimento e garantir-lhe direitos mínimos (direito negativo). Para políticas de proteção, instrumentos que avaliam aspectos da personalidade permitem acompanhar a fração de alunos com comportamentos atípicos que têm associação com o rendimento escolar no longo prazo. Podem ser identificadas escolas em que, sistematicamente, uma proporção significativa dos alunos exibe comportamentos atípicos (de timidez excessiva ou exibicionismo excessivo, por exemplo) a fim de que estratégias de intervenção no âmbito da escola possam ser pensadas para melhorar a situação.

Além de contribuírem com a identificação de escolas em que proporções significativas de alunos exibem comportamentos atípicos, a fim de que sejam formuladas políticas educacionais e as intervenções delas decorrentes, estes instrumentos têm sido utilizados também em diversos países do mundo, para monitorar e avaliar tais intervenções.

Nas escolas, é rotina comunicar aos pais acerca de preocupações concernentes aos alunos e sugerir que se busque alguma avaliação, o que idealmente ocorre na integração com o SUS. Este trabalho tem que ser feito de forma cuidadosa e responsável, de maneira a não favorecer os estigmas pela via da individualização de questões que se expressam no aluno, mas dizem respeito ao contexto maior em que ele se desenvolve, como família, comunidade e escola. Avaliações bem feitas dirimem suspeitas infundadas e dirigem ações necessárias para a resolução dos problemas.

Muitos dos instrumentos que avaliam tais aspectos têm sido amplamente usados no Brasil, onde uma maior preocupação com o desenvolvimento levou à promulgação da Lei nº 13.438/17, que determina que se faça detecção de problemas de desenvolvimento de 0 a 18 meses, no Sistema Único de Saúde, e a Lei nº 13.257/16, que, entre outras providências, determina a destinação de recursos para a formação profissional necessária.[8]

O levantamento apresentado a seguir, realizado para o Instituto Ayrton Senna,[8] parte de um trabalho mais amplo de mapeamento de instrumentos de medição das competências socioemocionais.

■ DESCRIÇÃO DOS INSTRUMENTOS

Indicadores Clínicos de Risco para o Desenvolvimento Infantil (IRDI)

O IRDI[9-12] é consequência de uma pesquisa realizada com financiamento do Ministério da Saúde, do Conselho Nacional de Desenvolvimento Científico e Tecnológico (CNPq) e da Fundação de Amparo à Pesquisa do Estado de São Paulo (FAPESP). É composto por 31 itens que expressam o estado de saúde do bebê no vínculo com seus pais, nos primeiros 18 meses de vida.

O IRDI decorreu de uma perspectiva psicanalítica não reducionista, ou seja, levando em conta contribuições dos campos da Psicologia do Desenvolvimento e da Medicina. Considerou-se que o desenvolvimento advém de uma articulação entre aspectos orgânicos e interativos vividos pelo bebê, desde o começo da vida.

Sua aplicação requer uma capacitação breve e não exige formação de nível superior. São 31 indicadores observados pelo profissional ao longo dos primeiros 18 meses de vida da criança, divididos em quatro faixas etárias: 0 a 4 meses; 4 a 8 meses; 8 a 12 meses e 12 a 18 meses. Há uma versão em forma de questionário para crianças de 3 a 7 anos, desenvolvida por Machado (2012),[13] para ser preenchida pelos pais, denominada IRDI-Questionário.[10-14]

O IRDI tem sido empregado por pediatras, agentes comunitários de saúde, psicólogos e profissionais de enfermagem em consultas em unidades básicas e centros de saúde, a fim de detectar sinais iniciais de problemas de desenvolvimento psíquico. Desde abril de 2012, consta das "Diretrizes de Atenção à Reabilitação da Pessoa com Transtornos do Espectro do Autismo", do Ministério da Saúde.[14]

Child Behavior Checklist (CBCL)[15]

Por meio de subescalas, o CBCL avalia agressividade, hiperatividade/atenção,[16] problemas de conduta, depressão e ansiedade, que, por sua vez, têm impacto sobre sucesso acadêmico, renda, criminalidade, abuso de álcool e drogas. É considerado por especialistas um instrumento padrão-ouro na sua área de aplicação e tem significativa associação com características avaliadas por outros instrumentos, como a autorregulação. Pode ser aplicado, brevemente, em pais, professores e no próprio aluno (autorreportado). A aplicação dura até 20 minutos. Possui uma versão computadorizada que elimina a necessidade de digitação dos dados após sua coleta em campo. Abrange as idades de 1 ano e meio a 18 anos, o que serve a avaliações longitudinais e de resultados de intervenção. Os itens dos inventários foram elaborados considerando diferenças entre idade e sexo.

O CBCL[17] tem sido utilizado em diversos países por sua robustez e os resultados permitem comparações com estudos internacionais de 50 países. Um exemplo de programa que o emprega sistematicamente é o Aisling Discoveries Child and Family Centre, do Canadá.[17] Sua tradução para o português já foi validada e tem sido amplamente utilizada no Brasil, com diversos artigos publicados no país. Diversas revisões de português foram feitas nos itens do inventário e a mais atual é a terceira da série.[18]

O CBCL/1.5-5 lista 99 itens de problemas.[19] Ele também solicita que o respondente descreva quaisquer problemas adicionais, além de doenças e de deficiências, interroga sobre a maior preocupação do respondente com relação à criança e o que a criança tem de melhor. O respondente atribui a cada problema *0 se não é verdadeiro* para aquela criança, *1 se é pouco verdadeiro ou às vezes verdadeiro* e *2 se é muito verdadeiro ou frequentemente verdadeiro*. A pontuação deve ser baseada no funcionamento da criança nos últimos dois meses.

O CBCL/4-18[20] tem duas primeiras páginas, onde são solicitadas informações ao respondente sobre as competências da criança, incluindo esportes, outras atividades, organizações, trabalhos e tarefas, amizades, relacionamento com outras pessoas, capacidade de brincar e trabalhar sozinha e funcionamento na escola. Além disso, na segunda página, são realizadas questões abertas para descrição de doenças e deficiências, o que mais preocupa os pais sobre a criança e o que ela tem de melhor. Nas terceira e quarta páginas, há uma lista de 113 itens de problemas para serem respondidos de acordo com a mesma escala de resposta do CBCL/1,5-5 (0-1-2). No entanto, o período que deve ser considerado na avaliação são os últimos seis meses para o CBCL/4-18 (em vez e de dois meses).

Para sua aplicação entre a população, os inventários exigem que seja realizada uma capacitação prévia com os pesquisadores. Depois de aplicados, eles são digitados em um programa de computador denominado *Assessment Data Manager* (ADM), o *software* central do *Achenbach System of Empirically Based Assessment* (ASEBA).[17] Ele permite analisar, administrar e comparar dados de múltiplos informantes, além de coordenar os dados de diversos inventários sobre um único sujeito.[19]

Pupil Evaluation Inventory (PEI)[21]

O PEI foi desenvolvido para investigar habilidades sociais dos jovens sob o prisma de seus colegas. Com respeito ao autorrelato, a medida apresenta a vantagem de ser menos sujeita a disparidades entre características de fato possuídas pelo indivíduo e a maneira como ele as percebe. Os relatos e as observações dos professores também são associados a esta avaliação. No formulário, é apresentada uma matriz com os nomes de todos os colegas nas linhas e adjetivos nas colunas (itens), descrevendo os construtos de interesse. São 34 adjetivos que avaliam agressividade (20 itens), retraimento (9 itens) e popularidade (5 itens), que têm associação com delinquência e sucesso acadêmico no futuro. De modo geral, o instrumento é voltado para medir habilidades relacionadas à agressão no contexto escolar.[21]

O PEI teve suas normas validadas em uma amostra de 4 mil crianças de Long Island, no Estado de Nova York (EUA). O instrumento apresenta boa consistência interna (α-Cronbach entre 0,58 e 0,90) e elevada estabilidade (correlação teste-reteste entre 0,71 e 0,76 e correlação entre observadores variando de 0,25 a 0,92). Os estudos de validade preditiva se mostraram aceitáveis.[21]

Há uma versão reduzida do instrumento,[22] composta de nove itens, com perguntas nas três áreas investigadas (agressividade, retraimento e popularidade), o que permite maior aplicabilidade (em 10 minutos), devido à dificuldade de concentração por 40 a 60 minutos, para a aplicação da escala total. A validação dessa versão ocorreu com 381 estudantes de Chigaco (EUA).

Jesness Inventory-Revised (JI-R)[23]

O JI-R é um inventário abrangente autoaplicável a partir de 8 anos, que objetiva avaliar a expressão dimensional de aspectos da personalidade, sendo aplicado a crianças e adolescentes com problemas comportamentais severos e com potencial para atos violentos. Tem 160 itens, com tempo aproximado de 30 minutos. É formado por 11 subescalas: Desajustamento Social, Orientação de Valores, Imaturidade, Autismo, Alienação, Índice Associal, Manifestação de Agressão, Afastamento Depressivo, Ansiedade Social, Repressão e Negação. Ao final do teste, os jovens podem ser caracterizados em nove categorias: Subsocialização, Subsocializado/Ativa, Agressivo; Subsocialização, Não Socializado/Passivo, Passivo; Conformista/Conformista Imaturo; Orientado pelo Grupo/Culturalmente Conformista; Pragmático/Manipulador; Orientação Autônoma/Neurótico; Introspectivo/Neurótico, Ansioso; Inibido/Reação Emocional Situacional; Adaptativo/Identificado Culturalmente. É útil para diferenciar desajustamento social e distúrbio emocional. Na literatura, foi avaliado se determinadas características de personalidade tinham relação com a reincidência de comportamentos criminosos. Os tipos agressivo e neurótico se mostraram mais relacionados com a prática de novos tipos de crimes. Além disso, os neuróticos se mostraram mais propensos a terem problemas legais relacionados com drogas, além de apresentarem alta taxa de reincidências. O tipo agressivo não obteve taxas altas de reincidência.[23]

O JI-R é um dos instrumentos indicados pelo Conselho de Política de Reintegração, projeto nacional norte-americano cuja função é dar assistência nos âmbitos local, regional, estadual e federal a governantes, no que diz respeito à reintegração de ex-prisioneiros à comunidade. Existe uma dissertação em andamento cujo projeto contempla a adaptação da escala para o Brasil.[23]

Minnesota Multiphasic Personality Inventory (MMPI)[24]

O MMPI é um instrumento autorreportado que busca avaliar a personalidade, detectar sintomas e auxiliar no diagnóstico de transtornos mentais em pessoas com idade acima de 18 anos. É formado por 10 subescalas clínicas: Hipocondria (HS), Depressão (D), Histeria (HY), Psicopatia (PD), Masculinidade/Feminilidade (MF), Paranoia (PA), Psicastenia (PT), Esquizofrenia (SC), Mania (MA), Introversão Social (SI); além de três escalas de validade e uma série de outras complementares. Está na segunda versão (MMPI-2) e contém 567 itens dicotômicos (o indivíduo deve responder "sim" ou "não" em cada um), aplicáveis em até 90 minutos. Uma versão atual é o MMPI-2-RF, com 338 itens aplicados em até 50 minutos. Existe também uma versão para adolescentes, o MMPI-A.

O resultado final apresenta o perfil do candidato, com informações como traços, sintomas, características psicológicas, possíveis transtornos mentais e emocionais etc. Para a aplicação ser considerada válida, o aplicador deve submeter as respostas a uma interpretação feita por um psicólogo.

Esse instrumento tem sido utilizado pelo Gabinete de Justiça Juvenil e Prevenção da Delinquência do Departamento de Justiça dos Estados Unidos, cuja missão é liderar, coordenar e financiar iniciativas para prevenir e responder a delinquência e vitimização de jovens nesse país.

Behavior Assessment System for Children, 2nd Edition (BASC-2)[25]

A BASC-2 busca identificar problemas de comportamento e de adaptação na escola e na comunidade, que por sua vez têm associação com o sucesso acadêmico futuro, considerando que um dos possíveis mediadores de como o controle emocional pode afetar o desempenho escolar é via comportamento. Seu tempo de aplicação, das versões preenchidas por pais ou professores, varia de 10 a 20 minutos; a versão autopreenchida, aplicável de 6 anos à idade adulta, pode levar até 30 minutos. A versão utilizada com professores tem 100 itens referentes às idades de 2 a 5 anos e 139 itens referentes às idades de 6 a 11 anos e adolescentes (12 a 21 anos). A versão utilizada por pais tem 134 itens referentes às idades de 2 a 5 anos e 160 itens referentes às idades de 6 a 11 anos e 150 itens para adolescentes. A autoaplicada tem 139 itens referentes às idades de 6 a 11 anos, 176 itens para adolescentes e 185 itens para a idade de 18 a 25 anos. Além de avaliar depressividade, ansiedade, psicossomática, retraimento, agressividade, hiperatividade, atenção e conduta, também avalia capacidade de comunicação, problemas de aprendizagem, habilidades sociais e habilidades para estudar.[19]

Esse instrumento tem sido utilizado pelo Gabinete de Justiça Juvenil e Prevenção da Delinquência do Departamento de Justiça dos Estados Unidos.

The Woodlawn Program Survey – TOCA-R e POCA-R[26,27]

O Woodlawn foi um estudo longitudinal com o objetivo de avaliar comportamentos de risco, protetivos e de adaptação social, com associação ao desempenho escolar, uso de drogas, delinquência e taxa de abandono escolar. Este estudo seguiu uma coorte em Chicago e desenvolveu um instrumento específico para esta finalidade. Posteriormente, os questionários foram aproveitados e deram origem à TOCA-R (*Teacher Observation of Children Adaptation*) e à MOCA (*Mother Observation of Children Adaptation*). Posteriormente, a POCA-R (*Parents Observation of Children Adaptation*) substituiu a MOCA. A TOCA-R é uma medida da adequação do desempenho da criança em realizar tarefas em sala de aula. A TOCA-R consiste em uma entrevista estruturada administrada por uma pessoa capacitada, que segue um roteiro preciso e responde de forma padronizada as questões iniciadas pelo professor.

A contrapartida é a POCA-R, que acessa a adaptação da criança às demandas sociais da família. No primeiro caso, a informação vem do professor e, no segundo, dos pais. Nos dois casos, o desempenho de cada criança é avaliado em três quesitos: aceitação de autoridade, participação social e concentração. A POCA-R é uma entrevista estruturada que solicita aos pais para falarem sobre suas experiências com a criança e suas observações sobre seus diferentes comportamentos e características.

Esses instrumentos têm sido utilizados pelo Gabinete de Justiça Juvenil e Prevenção da Delinquência do Departamento de Justiça dos Estados Unidos.[20]

Depression Self-Rating Scale for Children[28]

Essa escala tem 18 itens autopreenchíveis em 10 minutos por crianças de 8 a 14 anos e captura adequadamente a tendência à depressão em crianças, mas apenas essa dimensão da personalidade. Há trabalhos que associam a depressão (e também a ansiedade) a um menor desempenho escolar de crianças de 13 e 14 anos.[28] Essa escala é de uso gratuito, mas não está traduzida para o português.

Esse instrumento figura na lista indicada pelo Centro de Excelência em Saúde Mental da Criança e do Jovem de Ontário, Canadá.

Strengths & Difficulties Questionnaires (SDQ)[29,30]

Esse questionário avalia o estado de saúde mental global de indivíduos de 3 a 16 anos e há várias versões que podem servir a pesquisas, clínicas ou instituições educacionais.[29,30]

Cada versão pode incluir de um a três dos seguintes componentes.

25 itens sobre atributos psicológicos

Todas as versões investigam itens divididos entre positivos e negativos. Estes itens estão divididos em 5 escalas:

1. Problemas emocionais (5 itens);
2. Problemas de conduta (5 itens);
3. Hiperatividade/déficit de atenção (5 itens);
4. Problemas de relacionamentos com pares (5 itens);
5. Comportamentos de iniciativa social (5 itens).

O somatório dos escores obtidos nos 20 itens das escalas de I a IV apontadas acima gera um escore geral de dificuldades.

Os 25 itens das escalas mencionadas estão presentes nos formulários a serem completados por pais ou professores de crianças de 3 a 16 anos.

A versão que pode ser autocompletada por pessoas de 11 a 16 anos traz perguntas reformuladas acerca dos mesmos 25 traços, mas dependem de capacidade de compreensão de texto e do grau de alfabetização do respondente.

Os autores sugerem que, para fins de acompanhamento de populações de baixo risco, seja utilizada uma divisão alternativa do SDQ dividida em três subescalas: problemas internalizantes (com sintomas emocionais e de comportamento em relação a pares, com dez itens), problemas externalizantes (sintomas de conduta e de hiperatividade, com dez itens) e a escala de comportamentos de iniciativa social (com cinco itens).

Suplemento referente ao impacto

Algumas versões do SDQ trazem os 25 itens mencionados na frente e o suplemento referente a impactos no verso. Tal suplemento avalia se o respondente pensa que o jovem tem algum problema. Em caso afirmativo, ele avalia cronicidade, desconforto, dificuldades sociais e admoestações a outros. Tem especial interesse em pesquisas e situações clínicas.

Questões de seguimento

Além dos dois componentes elencados, algumas versões trazem este terceiro com a finalidade de avaliar os efeitos de intervenções realizadas. Houve melhora dos problemas? O problema ficou mais suportável? Tais perguntas se referem ao mês anterior em oposição ao semestre anterior, tal como nos componentes apontados. Não há menção à cronicidade.

Esse instrumento figura na lista indicada pelo Centro de Excelência em Saúde Mental da Criança e do Jovem de Ontário, Canadá.[31]

Communities That Care (CTC) Youth Survey

O Communities That Care é um projeto que busca empoderar as comunidades para que estas se organizem e operem de forma a promover resultados sociais positivos para seus jovens, em especial no tocante à prevenção da criminalidade.[32] Os tipos de ações que serão implementadas nas comunidades dependem do perfil de risco destas comunidades. Para isso, foi desenvolvido um questionário específico para levantar essas informações. A pesquisa avalia aspectos do comportamento considerados fatores protetivos e de risco para delinquência, criminalidade, baixo desempenho escolar e abuso de drogas e álcool na adolescência. Seus resultados são usados para orientar estratégias de intervenção, para ajudar a resolver problemas existentes e para promover um desenvolvimento positivo e saudável dos jovens.

O Communities That Care Youth Survey deve ser administrado dentro de um ambiente escolar, durante um período de aula (em torno de 50 minutos). É apropriado para adolescentes na faixa etária de 11 a 18 anos, para permitir a avaliação dos níveis de exposição a riscos e fatores protetores durante a adolescência.[33]

Até o presente momento, o CTC tem sido implementado em quase todos os Estados dos Estados Unidos, bem como no Reino Unido, Holanda, Austrália, Canadá e Chipre. Este questionário está traduzido para português e não há referências a custos para seu uso.

Social Anxiety and Phobia Inventory for Children (SPAI-C)[34]

Este questionário mede fobia social e ansiedade, dois construtos relacionados ao domínio internalizante do comportamento. É um instrumento autorreportado, para ser usado com indivíduos de 8 a 14 anos. Tem 26 itens que levam até 30 minutos para serem aplicados. A compreensão do questionário requer um nível de leitura de terceira série.

Quando se trata de aplicação em grupo, os jovens podem ficar relutantes de responder sobre fobia social em uma sala com outras pessoas. Há, também, uma versão da escala para ser aplicada em adolescentes a partir de 14 anos em diante e exige um nível de leitura de sexta série. Este teste (SPAI) com 45 itens é um instrumento de triagem usado em instituições como escolas, pois distingue transtorno do pânico, agorafobia e fobia social.[34]

Esse instrumento figura na lista indicada pelo Hospital Geral de Massachusetts, nos Estados Unidos. Gauer et al. (2005)[34] validaram a tradução deste instrumento para a população brasileira. Seu uso requer pagamento de licença.

Escalas de Rutter[35]

As escalas Rutter fornecem um indicador para dificuldades de comportamento em crianças e adolescentes entre 5 e 16 anos; seu foco é nas desordens emocionais e de conduta. A escala A é um questionário a ser respondido pelos pais, usualmente a mãe, e a escala B deve ser respondida pelo professor da criança e/ou adolescente. O questionário para os pais tem 31 itens, dos quais 23 fazem parte também do questionário para os professores.[35]

É composto de três seções: a primeira descreve problemas de saúde (por exemplo, reclama de dor de cabeça) em oito itens; a segunda apresenta cinco questões relacionadas com o dia a dia (por exemplo, tem dificuldade para falar, tem dificuldade para comer); e a terceira seção consiste de 18 itens de comportamento, o principal elemento da escala. Já o questionário para professores tem apenas uma seção, com 26 descrições de comportamento. Para cada descrição de comportamento, o respondente deve indicar se a descrição "não se aplica" – escore 0, "se aplica um pouco" – escore 1 ou "definitivamente se aplica" – escore 2; assim, escores mais altos indicam problemas de ajustamento de comportamento.

Pereira et al. (2008)[35] encontraram três fatores principais ao aplicarem a versão portuguesa da escala B: F1-hiperatividade e conduta; F2-ansiedade/depressividade; F3-ausência a aulas/furtos. São instrumentos de fácil entendimento, gratuitos e com bons testes de confiabilidade.

Esta é uma escala de uso tradicional em diversos países para acompanhamento de crianças, tais como o *Action for Children*, programa britânico de assistência a crianças e jovens em situação de vulnerabilidade.[36]

Preschool Behavior Questionnaire (PreBQ)

Através de 4 escalas (problemas de comportamento, hostilidade, ansiedade e hiperatividade), avalia problemas emocionais e de comportamento que têm associação com problemas de comportamento no Ensino Fundamental e sucesso acadêmico ao longo dos anos. Pode ser usado em crianças de 3 a 6 anos e leva 10 minutos para ser aplicado. É um instrumento aplicado por professores e possui 30 itens, respondidos com uma escala de 3 pontos ("não se aplica", "se aplica às vezes" e "frequentemente se aplica", atribuindo os valores de 0, 1 e 2, respectivamente).

O questionário pode ser usado várias vezes para avaliar as mudanças no padrão de comportamento e de desenvolvimento da criança ao longo do tempo.

Este instrumento figura na lista indicada pelo Departamento de Saúde e Envelhecimento do Governo Australiano. Não possui tradução em português e seu uso requer pagamento de licença.

Eyberg Child Behaviour Inventory (ECBI)[37]

O ECBI permite identificar problemas de conduta em crianças e adolescentes (2 a 16 anos), para avaliação de resultados de programas de tratamento para distúrbio de conduta em crianças. Os resultados sugerem que a escala ECBI identifica com precisão uma alta proporção de crianças que necessitam de tratamento para problemas de comportamento. Recomenda-se que a interpretação dos dados seja feita por psicólogos. Os 36 itens são respondidos pelos pais ou educadores em até 10 minutos. Para cada item, o entrevistado indica a frequência do comport") a 7 ("sempre ocorre") e se o comportamento é problemático (sim/não). Pode ser aplicado em pais ou educadores. Não tem tradução em português e seu uso é pago.[37]

Este instrumento figura na lista indicada pela Agência de Fomento Baseada em Evidência para o Bem-Estar Infantil da Califórnia, Estados Unidos.

Conners Parent Rating Scale – Revised (CPRS-R)[38]

Os construtos medidos por este instrumento estão divididos nas seguintes subescalas: problemas de conduta, problemas cognitivos e desatenção, hiperatividade e síndrome de déficit de atenção, ansiedade-inibição, perfeccionismo, problemas sociais, índice global de Conners, índice de síndrome de déficit de atenção e hiperatividade, que, por sua vez, têm associação com atividades antissociais relacionadas ao uso de drogas. Essa escala tem três diferentes questionários, preenchidos por: professores (de 3 a 17 anos), pais (de 3 a 17 anos) e adolescentes (de 12 a 17 anos). O tempo de aplicação varia conforme o que segue: Versão Longa Professores: 15 minutos por aluno; Versão Pais e Adolescentes: de 15 a 20 minutos; Versões reduzidas: entre 5 e 10 minutos por aluno. A linguagem poderá gerar problemas, pois algumas perguntas não são de fácil compreensão.[38]

Esse instrumento figura na lista indicada pelo Centro de Excelência em Saúde Mental da Criança e do Jovem de Ontário, Canadá.

Inventário de Expressão de Raiva como Estado e Traço (*State-TraitAnger Expression Inventory/STAXI-2*)[39]

Este questionário avalia a expressão da raiva como estado e traço em jovens acima de 17 anos. Possibilita investigar não só a intensidade dos sentimentos de raiva, mas a frequência com que estes acontecem. Apresenta perguntas sobre algumas situações que geram raiva e em que nível, com respostas de 1 a 4 (crescente) para cada item. É composto por 57 itens que se agrupam em escalas e subescalas. No total, são 12 medidas distribuídas em três grupos: Estado de Raiva, Traço de Raiva Expressão e Controle de Raiva. Há um Índice de Expressão de Raiva. Seus resultados têm associação com agressividade futura verbal e física e hipertensão arterial.

Apesar de ter perguntas bem simples, que indivíduos na quinta série conseguem entender, necessita de um aplicador por sala, treinado para aplicar a prova. Para avaliar os resultados, necessita-se de um profissional em escalas psicométricas. É preenchido pela própria pessoa (autorreportado) em 15 minutos.[39]

Esse instrumento figura na lista indicada pelo Centro de Excelência em Saúde Mental da Criança e do Jovem de Ontário, Canadá. Está traduzido para o português, com evidências de boas propriedades psicométricas e seu uso requer pagamento de licença.[39]

Caregiver-Teacher Report Form

Pode ser preenchido por professor ou outro educador em contato direto com o aluno de 2 a 5 anos. Contém 99 questões com atribuição de uma nota para cada resposta, conforme o seguinte: 0 – Não verdade, 1 – Às vezes verdade, 2 – Muito verdade. Os construtos medidos estão divididos nas seguintes subescalas: reatividade emocional, ansiedade/depressão, queixas somáticas, retraimento, problemas de atenção, comportamento agressivo, dificuldades de sono, problemas internalizantes, problemas externalizantes e total de problemas.

Trata-se de um instrumento não gratuito, que requer permissão para seu uso (ASEBA).[40] A escala foi validada em uma amostra de 1.192 crianças de diferentes culturas e etnias. Os critérios para confiabilidade e validade foram aceitáveis. Esta escala tem perguntas semelhantes à Child Behavior Checklist, medindo os mesmos construtos, na mesma faixa de idade (2 a 5 anos). O número de questões torna difícil a utilização da escala Coregiver Teacher Report Form.[41]

Esse instrumento figura na lista de Conexões de Pesquisas, um centro de disseminação de pesquisas e assessoramento para diversas agências governamentais dos Estados Unidos, envolvidas nos cuidados com a infância e a juventude.

Escala de Transtorno do Déficit de Atenção e Hiperatividade – TDAH

É um instrumento brasileiro que avalia sintomas comportamentais do Transtorno de Déficit de Atenção e Hiperatividade (TDAH). É voltado para crianças e adolescentes em situação escolar de 6 a 17 anos. Foi desenvolvido com base nos critérios do DSM-IV.[42]

Além dos sintomas de Hiperatividade e Déficit de Atenção, o teste também avalia os prováveis prejuízos escolares e sociais associados. O instrumento é respondido pelo professor, em um total de 49 itens, distribuídos em quatro subescalas: 1) Déficit de Atenção (DA); 2) Hiperatividade/Impulsividade (HI); 3) Problemas de Aprendizagem (PA) e; 4) Comportamento Antissocial (AS). Os índices Alpha de Cronbach encontrados foram 0,97 para a subescala de DA; 0,95 para HI; 0,94 para PA; e 0,90 para AS. É um instrumento restrito a psicólogos.

Esse instrumento tem sido utilizado no Brasil por instituições de avaliação e tratamento de TDAH.

Center for Epidemiological Studies Depression Scale (CES-D)

Originalmente publicada por Radloff em 1977,[43] esta escala autorreportada com 20 itens mede sintomas depressivos e é aplicável de 6 a 17 anos de idade. O tempo de aplicação é de até 20 minutos. Os itens são questionamentos sobre a frequência na última semana de sintomas associados à depressão, como, por exemplo, sono agitado, apetite pobre e sentimento de solidão. As opções de resposta variam de 0 a 3 para cada item (0 = Raramente ou nunca, 1 = Algumas ou poucas vezes; 2 = Moderadamente ou muitas vezes; 3 = Quase sempre ou sempre). Os escores variam entre 0 a 60, sendo que números maiores indicam maior incidência de sintomas depressivos.

Há uma versão curta da escala que contém dez itens. Estudos apontam que a correlação entre a original e a escala reduzida é muito elevada (coeficiente de correlação de Spearman = 0,97 ($p < 0,001$). Coeficientes de consistência interna da CES-D 10 foram satisfatórios (α Cronbach = 0,88).

Diversas publicações internacionais caracterizam este instrumento como um dos mais frequentemente utilizados nos Estados Unidos para rastreamento de depressão.

Child Behaviour Questionnaire (CBQ)[44]

Este instrumento avalia o temperamento, que por sua vez tem impacto sobre o sucesso acadêmico, o ajustamento e a competência social. São 195 itens distribuídos em 15 características relacionadas ao temperamento: controle motor, frustração, antecipação positiva, foco atencional, desconforto, suavidade, medo, alta intensidade de prazer, impulsividade, controle inibitório, baixa intensidade de prazer, sensibilidade da percepção, tristeza, timidez e sorriso/gargalhadas. Pode ser respondido pelos pais ou por educadores, com foco em crianças de 3 a 7 anos. As respostas são dadas em uma escala de 1 a 7, desde "extremamente falso" até "extremamente verdadeiro". O instrumento apresenta boa consistência interna e boa estabilidade temporal. Além da versão original, há uma versão curta e outra muito curta.[44]

Esse instrumento figura na lista indicada pelo Centro de Excelência em Saúde Mental da Criança e do Jovem de Ontário, Canadá. Não há referências de que seja necessário pagamento para seu uso. Há tradução em português.

The Early Adolescent Temperament Questionnaire (EATQ-R)[45]

Este instrumento avalia temperamento por meio de dez dimensões: nível de atividade, aproximação ou afastamento, período de atenção e persistência, medo, desconforto com frustração e limitações, prazer de alta intensidade, controle inibitório, prazer de baixa intensidade, sensibilidade perceptiva e timidez.

Essa maneira de conceber o temperamento tem associação com sucesso acadêmico, ajustamento e competência sociais no futuro. Para questionários entre 9 e 15 anos, o próprio indivíduo o preenche (autorreportado), havendo também a versão para pais, em inglês. Os respondidos por alunos têm 103 itens e os respondidos por pais, 62 itens. As versões curtas têm 65 itens para alunos e 62 para os pais. As respostas variam em uma escala de 1 (quase sempre inverdade) a 5 (quase sempre verdade). As perguntas são simples e diretas.

Esse instrumento figura na lista indicada pelo Centro de Excelência em Saúde Mental da Criança e do Jovem de Ontário, Canadá. Há tradução em português da versão curta. Sua aplicação pode chegar 1 hora de duração para a versão completa. Não há referências a custos para seu uso, mas é necessário que se peça autorização para os autores para sua utilização.

Early Development Instrument (EDI)[46]

Este questionário é aplicado pelo professor de pré-escola após alguns meses de familiaridade com seu grupo de alunos. Tem 104 questões, respondidas com "sim", "não", "não sei" em até 15 minutos, que pretendem medir 5 áreas centrais do desenvolvimento infantil que são importantes preditoras de saúde na vida adulta, na educação e nos resultados sociais: bem-estar físico, habilidade social, maturidade emocional, capacidades linguísticas e cognitivas e habilidades comunicativas. Trata-se de uma ferramenta que fornece resultados referentes à avaliação de populações e não de indivíduos. Isto quer dizer que avalia mudanças e tendências do desenvolvimento em grupos de crianças e não é usada para compreender crianças individualmente. A tradução e a adaptação deste instrumento para a língua portuguesa estão em curso.

Este instrumento tem sido utilizado em mais de 500 iniciativas referentes ao desenvolvimento infantil e em projetos comunitários, como, por exemplo, o Preschooler Health Day Circuits de Prince George, no Canadá.

Ages and Stages Questionaire-3[47]

É um instrumento de triagem multidimensional que pode ser aplicado em crianças de 1 mês a 5 anos e meio de idade. Seus direitos autorais são negociáveis. Os domínios cobertos pelo instrumento são: comunicação, raciocínio (resolução de problemas), convívio ("pessoal-social"), coordenação motora ampla, coordenação motora fina. Foi feito para ser aplicado com lápis e papel até mesmo por pessoas com baixa escolaridade. Para cada idade são feitas 6 perguntas em cada domínio. Cada questão permite 4 tipos de respostas a perguntas sobre se a criança faz determinada atividade: "Sempre", "Às Vezes" ou "Nunca". Além das possíveis respostas quanto à frequência, pede-se que se marque se a característica avaliada "Causa preocupação". As perguntas mudam conforme a idade da criança que está sendo avaliada.[47]

Há também uma escala chamada ASQ-SE, com foco no desenvolvimento socioemocional. Pode ser aplicado em crianças de 3 meses a 5 anos e meio. Os domínios cobertos são: autorregulação, consentimento, comunicação, comportamentos adaptativos, autonomia, afetos e interação com pessoas. Pais e cuidadores respondem ao questionário em até 15 minutos. Cada questão permite quatro tipos de respostas a perguntas sobre se a criança faz determinada atividade: "Sempre", "Às Vezes" ou "Nunca". Além das possíveis respostas quanto à frequência, pede-se que se marque se a característica avaliada "Causa preocupação". As perguntas mudam conforme a idade da criança que está sendo avaliada.

Esse instrumento figura na lista indicada pela Agência de Fomento Baseada em Evidência para o Bem-Estar Infantil da Califórnia, nos Estados Unidos. Já foi traduzido para o português e tem sido aplicado em municípios brasileiros, como Rio de Janeiro, Niterói e Petrolina.

Referências Bibliográficas

1. Benevides R. A psicologia e o sistema único de saúde: quais interfaces? Psicol Soc. 2005;17(2):21-5.
2. Cruz L, Hillesheim B, Guareschi N. Infância e Políticas Públicas: Um Olhar sobre as Práticas Psi. Psicol Soc. 2005;17(3):42-9.
3. Oliveira JAA, Muniz Neto FJ, Pinto FJM, Silva MGC, Jorge MSB. A Transversalidade do Conhecimento da Saúde Coletiva no Currículo de Medicina de uma Escola Médica Pública: Relevância das Disciplinas na Formação dos Alunos. Rev Bras Educ Med. 2010;34(2):278-83.
4. Guimarães DA, Silva ES. Formação em ciências da saúde: diálogos em saúdecoletiva e a educação para a cidadania. Ciênc Saúde Coletiva. 2010;15(5):2551-62.
5. Ferreira Neto JL, Kind L, Pereira AB, Rezende MC, Fernandes ML. Usos da noção de subjetividade no campo da Saúde Coletiva. Cad Saúde Pública. 2011;27(5):831-42.
6. Ito PCP, Guzzo RSL. Temperamento: Características e Determinação Genética. Psicol Reflex Crít. 2002;15(2):425-36.
7. Teiglasi H. Assessment of temperament. Eric Digest [on line]. Available: http://www.ed.gov/databases/eric-digest/ed389963.html.,1995.
8. Santos D, Primi R. Competencias socioemocionais e aprendizado escolar: Uma proposta de mensuração para apoiar políticas públicas. São Paulo: Instituto Ayrton Senna; 2014. Disponível em: http://www.gppege.org.br/ArquivosUpload/1/file/Competencias%20socioemocionais%20IAS%20.pdf)
9. Lerner R, Cullere-Crespin G, Kupfer MCM. Formação de pediatras para detecção de riscos de transtornos de desenvolvimento: da especialização à abertura para a constituição subjetiva da criança. In: Conte de Almeida SF, Kupfer MCM. (Org.). A psicanálise e o trabalho com a criança sujeito. Rio de Janeiro: WAK; 2011.
10. Kupfer MCM, Jerusalinsky AN, Bernardino LMF, Wanderlei DB, Rocha PSB, Molina S, Sales LMM, Stellin RMR, Pesaro ME, Lerner R. A pesquisa IRDI: resultados finais. In: Lerner R, Kupfer MCM. (Org.). Psicanálise com crianças: clínica e pesquisa. São Paulo: FAPESP/Escuta; 2008.
11. Kupfer MCM, Jerusalinsky AN, Bernardino LMF, Wanderlei DB, Rocha PSB, Molina S, Sales LMM, Stellin RMR, Pesaro ME, Lerner R. Predictive value of clinical risk indicators in child development: final results of a study based on psychoanalytic theory. Rev Latinoam Psicopatol Fundam. 2009;6:48-68.
12. Kupfer MCM, Jerusalinsky AN, Bernardino LMF, Wanderlei, DB, Rocha PSB, Molina S, et al. Predictive valueofclinicalriskindicators in childdevelopment: final resultsof a studybasedonpsychoanalytictheory. Rev Latinoam Psicopatol Fundam. 2010;13:31-52.
13. MACHADO, Fernanda Prada; PALLADINO, Ruth Ramalho Ruivo; CUNHA, Maria Claudia. Adaptação do instrumento Indicadores Clínicos de Risco para o Desenvolvimento Infantil para questionário retrospectivo para pais. CoDAS. 2014;26(2):138-47.
14. Ministério da Saúde. Secretaria de Atenção à Saúde. Departamento de Ações Programáticas Estratégicas. Diretrizes de Atenção à Reabilitação da Pessoa com Transtornos do Espectro do Autismo (TEA) / Ministério da Saúde, Secretaria de Atenção à Saúde, Departamento de Ações Programáticas Estratégicas. Brasília: Ministério da Saúde; 2014.
15. Achenbach TM. Manual for the Child Behavior Checklist/4-18 and 1991 profile. Burlington: Department of Psychiatry, University of Vermont; 1991.
16. Graeff RL, Vaz CE. Avaliação e diagnóstico do transtorno de déficit de atenção e hiperatividade (TDAH). Psicol USP. 2008;19(3):341-61.
17. CBCL. Aisling Discoveries Child and Family Centre, do Canadá, traduzida no Brasil. Diponível em: http://aislingdiscoveries.ca/ (acesso 16 jan 2018)
18. Ferrão ES, Moraes EO, Enumo SRF, Linhares MBM, Sousa GP. Comportamentos afetivo-motivacionais de crianças com dificuldade de aprendizagem durante avaliação cognitiva assistida. Interação Psicol. 2010;14(2):151-62.
19. Child Behavior Checklist for Ages 1 ½ - 5 (CBCL/1.5-5 ASEBA). Available: http://www.aseba.org/forms/preschool-cbcl.pdf) (acesso 16 jan 2018)
20. Achenbach TM. Manual for Child Behavior Checklist/ 4-18 and 1991 Profile. Burlington, VT: University of Vermont, Dept. of Psychiatry; 1991.
21. Pekarik EG, Prinz RJ, Liebert DE, Weintraub S, Neale JM. The Pupil Evaluation Inventory: a sociometric technique for assessing children's social behaviour. J Abnorm Child Psychol 1976;4(1):83-97
22. Lardon C, Jason LA. Validating a brief Pupil Evaluation Inventory. J Abnorm Child Psychol. 1992;20(4):367-76.
23. Jesness CF. Jessness Inventory-Revised. Multi Health Systems (MHS Inc.) 2003.
24. Butcher JN, Graham JR, Ben-Porath YS, Tellegen A, Dahlstrom WG, Kaemmer B. MMPI-2 (Minnesota Multiphasic Personality Inventory-2): Manual for administration, scoring, and interpretation, revised edition. Minneapolis: University of Minnesota Press; 2001.
25. Reynolds CR. Behavior Assessment System for Children. Corsini Encyclopedia of Psychology; 2010. p.1-2.
26. Koth CW, Bradshaw CP, Leaf PJ. Teacher Observation of Classroom Adaptation–Checklist: Development and Factor Structure. Measurement and Evaluation in Counseling and Development. 2009;42(1):15-30.

27. Clemans KH, Musci RJ, Leoutsakos JM, Ialongo NS. Teacher, Parent, and Peer Reports of Early Aggression as Screening Measures for Long-Term Maladaptive Outcomes: Who Provides the Most Useful Information? J Consult Clin Psychol. 2014;82(2):236-47.
28. Owens M, Stevenson J, Hadwin J. Anxiety and depression in academic performance: An exploration of the mediating factors of worry and working memory. School Psychology International. 2012;33(4):433-49.
29. Goodman R. The extended version of the Strengths and Difficulties Questionnaire as a guide to child psychiatric caseness and consequent burden. J Child Psychol Psychiatry. 1999;40(5):791-9.
30. Goodman R, Meltzer H, Bailey V. The Strengths and Difficulties Questionnaire: A pilot study on the validity of the self-report version. Int Rev Psychiatry. 2003;15(1-2):173-7.
31. Tremblay RE, Gervais J, Petitclerc A. Early childhood learning prevents youth violence. Montreal, Quebec. Centre of Excellence for Early Childhood Development: 2008 (versão em portugues http://www.excellence-jeunesenfants.ca/documents/Tremblay_RelatorioAgressao_PRT.pdf
32. Hawkins D. Preventing Crime and Violence through Communities that Care. Eur J Crim Pol Res. 1999;7:443-58.
33. Communities That Care Youth Survey Available: https://www.communitiesthatcare.net/userfiles/files/2014CTCYS.pdf (16 jan 2018)
34. Gauer GJ, Picon P, Vasconcellos SJ, Turner SM, Beidel DC. Validation of the Social Phobia and Anxiety Inventory for Children (SPAI-C) in a sample of Brazilian children. Braz J Med Biol Res. 2005;38(5):795-800.
35. Pereira AT, Maia BR, Marques M, Bos SC, Soares MJ, Gomes A, et al. Factor structure of the Rutter Teacher Questionnaire in Portuguese children. Rev Bras Psiquiatr. 2008;30(4):322-7.
36. Action for Children (acesso em https://www.actionforchildren.org.uk/)
37. Eyberg SM, Pincus DB. Eyberg child behavior inventory and Sutter-Eyberg behavior inventory-revised: Professional manual. Odessa: Psychological Assessment Resources; 1999.
38. Conners CK, Sitarenios G, Parker JDA, and Epstein JN. The Revised Conners' Parent Rating Scale (CPRS-R): Factor Structure, Reliability, and Criterion Validity. J Abnorm Child Psychol. 1998;26(4):257-68.
39. Azevedo FB, Wang YP, Goulart AC, Lotufo PA, Benseñor IM. Application of the Spielberger's State-Trait Anger Expression Inventory in clinical patients. Arq Neuropsiquiatr. 2010;68(2):231-4.
40. Caregiver-Teacher Report Form: ASEBA® Achenbach System of Empirically Based Assessment. Available: http://www.aseba.org/forms/ctrf.pdf) (acesso 17 jan 2018).
41. Achenbach TM, Rescorla LA. Manual for the ASEBA Preschool Forms & Profiles. Burlington, VT: University of Vermont, Research Center for Children, Youth, & Families; 2000.
42. American Psychiatric Association. Diagnostic and Statistical Manual of Mental Disorders. 4th ed. Washington: American Psychiatric Association (APA); 2000.
43. Radloff LS. The CES-D Scale: A Self-Report Depression Scale for Research in the General Population 1977. Applied Psychological Measurement. 1977;1(3):385-401.
44. Rothbart MK, Ahadi SA, Hershey KL, Fisher P. Investigations of Temperament at Three to Seven Years: The Children's Behavior Questionnaire. Child Dev. 2001;72(5):1394-408.
45. Capaldi DM, Rothbart MK. Development and validation of an early adolescent temperament measure. J Early Adolesc. 1992;12:153-73.
46. Janus, M. and Offord, D. Development and psychometric properties of the Early Development Instrument (EDI): a measure of children's school readiness. Can J Behav Sci. 2007;39(1):1-22.
47. Squires J, Bricker D. Ages & Stages Questionnaires: A parent-completed Child Monitoring System. 3rd ed. Baltimore: Paul H Brookes Publishing Co.; 2009.

capítulo 6

Filumena Maria da Silva Gomes ▪ Maria Helena Valente ▪ Ana Carolina de A. C. Ferreira Novo

Desenvolvimento Cognitivo Adaptativo

▪ INTRODUÇÃO

O desenvolvimento infantil é dividido em áreas ou domínios: desenvolvimento motor, desenvolvimento da comunicação (fala e linguagem), desenvolvimento social/emocional, desenvolvimento cognitivo, e desenvolvimento adaptativo (das atividades da vida diária).

Todas as áreas do desenvolvimento são importantes e estão interconectadas.

Toda habilidade adquirida por uma criança será usada mais tarde como base para habilidades mais complexas. Uma criança que não consegue pronunciar certos sons adequadamente pode não estar se desenvolvendo de forma típica nas habilidades de comunicação; esse fato pode ter um efeito sobre suas habilidades sociais, que podem afetar sua autoestima, um componente importante do desenvolvimento emocional.

Uma criança que precisa de ajuda para comer devido a habilidades motoras finas atrasadas, e necessita usar uma ferramenta especial para se alimentar, pode se sentir ansiosa com essa situação, o que poderá afetar suas habilidades sociais e emocionais. É importante notar que esta mesma criança pode estar bastante à vontade com a ferramenta especial que é usada para comer, mas o que a deixa desconfortável é a reação que ela poderá notar naqueles que a rodeiam.[1]

A aprendizagem social é um elemento fundamental da cognição humana. Aprender com os outros facilita a transmissão de informações, ajudando indivíduos e grupos a se adaptarem rapidamente a novos ambientes. Além disso, é a base da evolução cultural adaptativa. A aprendizagem social varia entre indivíduos e populações e as causas desta variação ainda são pouco compreendidas. A interdependência das atividades sociais e econômicas cotidianas pode amplificar fortemente a aprendizagem social.[2]

▪ DESENVOLVIMENTO COGNITIVO

O desenvolvimento cognitivo é a capacidade de a criança aumentar e desenvolver as suas habilidades de pensamento ou de avaliação, e se adaptar a mudanças no seu ambiente.

O lactente jovem desenvolve a capacidade de "permanência do objeto" (a compreensão de que um objeto continua a existir mesmo se não puder ser visto) em torno de seis meses de idade, quando os bebês passam a entender que um objeto continua a existir mesmo que ele esteja completamente invisível, e, ainda, passa a perceber o efeito de ação e reação ou de "causa e efeito".

Durante os anos pré-escolares, a criança desenvolve desde habilidades mais simples, como reconhecer cores, até habilidades mais complexas, como aprender a se concentrar em uma tarefa.[1] Outras habilidades cognitivas incluem:

- adaptar-se às mudanças no seu ambiente;
- envolver-se em atividades que exigem pensar de forma diferente da sua forma habitual de pensar;
- ser criativo;
- aprender novas habilidades e aplicá-las a outras situações (antigas ou novas);
- habilidades pré-acadêmicas necessárias para a criança se envolver em atividades de aprendizagem na escola, que exigem autorregulação e controle, como, por exemplo, sentar-se silenciosamente durante determinados períodos de tempo, ouvir e seguir instruções, saber ordenar e categorizar itens (como formas ou cores) e, ainda, completar tarefas de lápis e papel, como desenhos ou formas de escrita.

44 DESENVOLVIMENTO DA CRIANÇA

O desenvolvimento de habilidades cognitivas leva tempo, requer a sua prática e repetição e a aquisição de experiência. Algumas habilidades cognitivas mais complexas, como fazer a multiplicação de decimais, só são possíveis se as habilidades mais simples, igualmente importantes, se desenvolverem primeiro, como contar e sequenciar números. Ele segue uma ordem que é bastante previsível para quase todas as crianças. Embora a maioria delas siga a mesma ordem, cada criança adquire essas habilidades em uma velocidade própria, muitas vezes ligeiramente diferente de outras. Essas diferenças estão relacionadas às características físicas e temperamentais únicas de cada criança e ao meio ambiente e cultura onde crescem e se desenvolvem.

Habilidades cognitivas de pensamento ou de avaliação

As habilidades cognitivas permitem que uma criança vá bem na escola e viva em uma sociedade. Essas habilidades referem-se à capacidade de uma criança para receber, processar e organizar informações, permitindo que ela use a informação de forma correta, tanto atualmente quanto mais tarde. Essas habilidades podem ser simples ou complexas (Quadros 6.1 e 6.2).

Quadro 6.1 Habilidades cognitivas simples.[1]

- Reconhecer formas e cores.
- Reconhecer os conceitos qualitativos, quantitativos e espaciais.
- Dizer a idade.
- Resolver quebra-cabeças simples.
- Reconhecer em um conjunto "qual objeto é diferente" e por quê.
- Classificação e categorização de itens.
- Entender o conceito de "relativo a".
- Compreender a inclusão de algo em um grupo ou classe.
- Identificar objetos por sua função.
- Descrever como duas coisas podem ser "diferentes" e "as mesmas".
- Ser capaz de recordar eventos passados e predizer eventos futuros.
- Permanência de um objeto mesmo quando não pode ser visto.
- Entender o conceito de causa e efeito.

Habilidades cognitivas pré-acadêmicas

As habilidades pré-acadêmicas fazem parte do desenvolvimento cognitivo. As crianças pequenas que desenvolvem essas habilidades têm maiores chances de sucesso na escola, mais tarde, e carregam essas habilidades com elas conforme vão crescendo (Quadro 6.3).

Quadro 6.2 Habilidades cognitivas complexas.[1]

- Conseguir prestar atenção e se concentrar em uma tarefa ou atividade.
- Mudar facilmente de uma tarefa para outra.
- Reconhecer e entender quando uma situação é insegura.
- Apontar que algo é bobo.
- Identificar as partes faltantes de um objeto.
- Envolver-se em um pensamento divergente e criativo ou pensando de forma não habitual.
- Responder à questão "por que nós".
- Ajustar-se às mudanças no ambiente e modificar o planejamento feito.
- Lembrar instruções e orientações.
- Generalizar o que aprendeu em uma situação para uma próxima experiência.
- Saber dar instruções simples.
- Ser capaz de descrever determinado objetivo e ver uma situação em mais de uma perspectiva.
- Entender que existem consequências para as ações realizadas.

Quadro 6.3 Habilidades cognitivas pré-acadêmicas.[1]

- Ter interesse em livros.
- Gostar de escutar leituras.
- Entender que letras e números são símbolos que significam algo.
- Saber contar partes básicas de uma história.
- Reconhecer certos logotipos (por exemplo, reconhecer os símbolos de marcas de carros ou lojas).
- Conseguir resolver exercícios simples e demonstrar conhecimentos de fonemas.
- Identificar as letras do alfabeto.
- Saber correlacionar as formas com letras.
- Demonstrar uma compreensão da correspondência de um objeto a outro.
- Rabiscar.
- Imitar traços verticais e horizontais.
- Completar sequências simples e complexas.

Habilidades cognitivas pré-escolares

O desenvolvimento das habilidades cognitivas e de pensamento segue uma ordem previsível. À medida que as crianças desenvolvem suas habilidades cognitivas durante os primeiros anos, elas desenvolvem também um conjunto de ferramentas que lhes permitirão lidar com as demandas posteriores de seus anos escolares.

Esta descoberta continuará ao longo dos anos, na Pré-Escola, no Ensino Fundamental e no Ensino Médio. À medida que experimentam diferentes atividades e situações. As crianças pequenas que têm espaço para brincar, realizar jogos e diferentes brinquedos e ferramentas, as

Capítulo 6

crianças terão mais probabilidade de desenvolver as habilidades necessárias para aprender a ler, escrever, aprender Matemática, além de experimentar várias situações de habilidades na vida, conforme atingem a idade adulta.

■ DESENVOLVIMENTO ADAPTATIVO

As habilidades e os comportamentos adaptativos são aqueles necessários para realizarmos as nossas atividades da vida diária. Essas habilidades são as ferramentas que usamos para viver de forma independente dentro das normas da nossa comunidade. Os comportamentos adaptativos incluem desde se vestir e despir até tomar banho e fazer a própria higiene, ir ao banheiro e, mais tarde, limpar, cozinhar e organizar o próprio lar.

Como em todas as áreas de desenvolvimento, o desenvolvimento bem-sucedido de habilidades adaptativas depende muito do desenvolvimento adequado de outras habilidades. Por exemplo, uma criança precisa ter boas habilidades motoras finas para apertar encaixes ou segurar um garfo ou uma colher adequadamente. Da mesma forma, uma criança precisa ter habilidades cognitivas básicas para entender quando e como precisa lavar as suas mãos.

Na maioria das crianças, o desenvolvimento de habilidades adaptativas segue uma ordem previsível, como ocorre em outras áreas do desenvolvimento. O aprendizado de habilidades básicas é fundamental para a aquisição de habilidades mais complexas em idades posteriores. Isso ocorre, por exemplo, quando uma criança toma consciência de que está com suas fraldas sujas e sente-se incomodada por esse fato. Ela está, então, pronta para iniciar o processo de treinamento de esfíncteres.

O desenvolvimento das crianças das habilidades de se vestir e se despir geralmente segue certa sequência de habilidades: primeiro cooperando com se vestir e se despir, por exemplo, estendendo os braços e as pernas, ou colocando a cabeça pela abertura da blusa; depois, passam a ajudar a colocar roupas simples (por exemplo, um chapéu); a seguir, passam a tirar separadamente certos itens de roupa (por exemplo, sapatos ou meias); e então passam a colocar sapatos, colocar camiseta, desabotoar botões; camisetas, abrir um zíper para baixo, e a seguir, a conectar um, depois passam a saber que roupa usar, dependendo do clima (por exemplo, um casaco para um dia chuvoso ou óculos de sol em um dia ensolarado) Veja o Quadro 6.4).[1]

O comportamento adaptativo é uma parte ampla do desenvolvimento, e se refere à capacidade de uma criança funcionar de forma independente no seu ambiente. As habilidades adaptativas são desenvolvidas, o que significa que uma criança ganha habilidades com a idade e a experiência. Os comportamentos adaptativos geralmente se tornam mais complexos à medida que as crianças ficam mais velhas, e é isso que se espera delas. A avaliação ou a medição das habilidades adaptativas é baseada nas expectativas ou padrões de outras pessoas.

Existem diretrizes gerais de desenvolvimento, mas, no geral, as habilidades adaptativas são culturalmente específicas e determinadas pelo que outras pessoas do meio pensam que as crianças devem ser capazes em uma certa idade.

Quadro 6.4 Desenvolvimento adaptativo da criança referente à habilidade de se vestir.[1]

- Cooperar com o ato de se vestir e se despir, estendendo os braços e as pernas.
- Colocar a cabeça pela abertura da camiseta.
- Tirar certos itens de roupa, com ajuda, como sapatos ou meias.
- Colocar itens simples, como um chapéu.
- Tirar certos itens de roupa, como sapatos ou meias, de forma independente.
- Colocar sapatos.
- Colocar certos itens de roupa de forma independente, como uma camiseta.
- Abrir um zíper.
- Desabotoar botões.
- Desabotoar botões de pressão.
- Ajudar a abrir o zíper para baixo.
- Conectar um zíper e fechá-lo.
- Saber o que usar, dependendo do clima; por exemplo, casaco para um dia chuvoso; óculos de sol para dias ensolarados.

Outro aspecto interessante das habilidades adaptativas é que muitas dessas habilidades exigem maturidade física e sequências de comportamentos aprendidos. Como resultado, muitas crianças com deficiência neurológica estão em desvantagem no desenvolvimento de habilidades adaptativas, em comparação com seus pares sem deficiência.

Os comportamentos adaptativos se desenvolvem ao longo da primeira infância e incluem responsabilidade social, habilidades de atividades da vida diária, autossuficiência na comunidade e ajuste social.

A responsabilidade social inclui a capacidade de uma criança interagir com outras crianças e adultos. Também inclui habilidades autodiretadas para crianças ou capacidade de fazer escolhas, seguir um cronograma, indicar seus desejos ou necessidades, procurar ajuda, resolver problemas e tomar decisões saudáveis sobre segurança e saúde. Por fim, as crianças socialmente inseridas assumem a responsabilidade por suas decisões.

Na infância, os comportamentos sociais se desenvolvem ao longo de muitos anos. Um educador não pode esperar que uma criança tenha habilidades adaptativas que não sejam adequadas ao seu desenvolvimento. Assim, se uma criança está em uma fase de desenvolvimento na qual ela não está ciente do jogo social interativo, a sua interação social com os colegas é uma habilidade que ainda não foi adquirida. Da mesma forma, se uma criança nunca teve a oportunidade de realizar uma habilidade, ela provavelmente não conseguirá demonstrar isso.

As habilidades adaptativas incluem comer, vestir-se, ir ao banheiro e ter higiene em um grau apropriado para o desenvolvimento. A maioria das crianças desenvolve habilidades básicas da vida diária por volta dos 5 ou 6 anos de idade. No entanto, mesmo uma atividade mais simples, como escovar os dentes, inclui a compreensão de que se precisa de escova e creme dental, a habilidade motora fina para tirar a tampa da pasta de dente, o controle das mãos para espalhar o creme na escova, movimentar a escova na boca e o conhecimento e a habilidade para abrir e fechar a torneira. Essas habilidades, em particular, exigem que as crianças conectem muitos pequenos passos para executar uma tarefa. Isso torna essas tarefas mais difíceis para as crianças pequenas aprenderem, e isso significa que a maioria das crianças não as aprende nos primeiros anos de vida.

A autossuficiência durante a primeira infância na comunidade significa que as crianças podem se comportar adequadamente para sua idade e cultura, com a supervisão de um adulto, em variados ambientes comunitários (por exemplo, restaurantes, lojas e parques). Com o tempo, as crianças desenvolvem várias habilidades comunitárias adaptativas e passam a acessar o transporte público, usar instalações públicas (por exemplo, correios, biblioteca), assistir a filmes e fazer compras. Na primeira infância, no entanto, as crianças devem entender como se comportar em ambientes públicos. Na maioria das situações, isso significa tomar decisões apropriadas sobre seu comportamento e comunicar suas escolhas para um adulto. Por exemplo, em um restaurante, espera-se que uma criança escolha uma refeição, espere pacientemente que essa refeição chegue e use o talher adequadamente, mantenha a comida na mesa etc.

As expectativas e os objetivos variam de acordo com a idade da criança. A nossa sociedade geralmente tem grandes expectativas para que as crianças em público pratiquem boas maneiras, desse modo, muitas crianças relutam com a autossuficiência da comunidade nos primeiros anos.

O ajuste social refere-se à capacidade de as crianças se adaptarem a novas situações, desenvolverem e responderem a padrões comportamentais. Ele também se refere à sua disposição geral, atenção aos detalhes e perseverança em tarefas. A capacidade das crianças para lidar com situações novas, estressantes ou frustrantes indica seu ajuste social. Da mesma forma, a organização infantil de atividades e tarefas, bem como seu temperamento geral na reação a eventos ao longo do dia, indica seus ajustes sociais.

Tal como acontece com outras áreas adaptativas, o ajuste social é altamente dependente do funcionamento de uma criança em outras áreas, como os desenvolvimentos motor e cognitivo. O desenvolvimento de habilidades adaptativas é bastante interdependente com o desenvolvimento de habilidades em outros domínios. Por exemplo, se uma criança é lenta para desenvolver habilidades de interação social por causa de um atraso na linguagem ou fala, sua responsabilidade social e suas habilidades adaptativas globais serão afetadas. Além disso, são necessárias diferentes habilidades de adaptação em diferentes ambientes para pessoas de todas as idades. Para crianças pequenas, isso pode ser complicado e confuso. As rotinas variam muito entre o lar, a escola e a creche, particularmente nas habilidades da vida diária. Quanto maior a variação entre os ambientes, maior será a probabilidade de uma criança demonstrar competência em todos os ambientes.

As habilidades adaptativas influenciam o nível de independência de uma criança. À medida que as crianças adquirem mais habilidades adaptativas, elas se tornam mais independentes e dependem menos do apoio e da orientação do cuidador. A aquisição de habilidades adaptativas também está relacionada ao autoconceito das crianças, à autoestima e à competência geral (Quadro 6.5).

O desenvolvimento adaptativo nos primeiros anos de vida afeta o desenvolvimento escolar

As habilidades adaptativas referem-se a hábitos e rotinas diárias. As habilidades adaptativas ou atividades da vida diária que as crianças desenvolvem nos primeiros anos de vida são essenciais em seu desenvolvimento geral, durante os anos de Ensino Fundamental e Médio. Desenvolver essas habilidades é importante para as crianças, porque podem influenciar sua qualidade de vida. Aqui estão alguns exemplos dessas atividades da vida diária:

1. Hábitos de dormir: crianças cujas necessidades de sono foram atendidas nos primeiros anos (por exemplo, ler histórias ao dormir, banho) e dormiram todas as noites, no momento em que começaram a escola primária, têm melhor chance de ter uma boa rotina. Isso ocorre com as crianças de modo geral, a menos que elas estejam lidando com uma condição de saúde ou de desenvolvimento que dificulte a sua autorregulação à noite. As crianças geralmente aprendem com a rotina diária a se autoacalmarem e a exigir menos tempo de seus pais quando ficam inquietas durante a noite.
2. Treinamento esfincteriano: as crianças treinadas quando já estão preparadas se tornam usuárias independentes do banheiro, e geralmente conseguem usar os banheiros da escola sem apresentar medos desnecessários.
3. Alimentação: as crianças pequenas que tiveram alguma liberdade em termos de hábitos alimentares (por exemplo, podendo provar diferentes alimentos e comendo uma refeição completa somente se estiverem com fome) estão prontas para experimentar novos alimentos à medida que vão crescendo.

Desenvolvimento adaptativo: padrões de sono na infância

Os recém-nascidos passam boa parte do dia dormindo. Conforme os meses passam, eles tendem a ficar mais horas acordados. No entanto, o sono e o repouso continuam a ser essenciais para o desenvolvimento físico e emo-

Capítulo 6 Desenvolvimento Cognitivo Adaptativo 47

Quadro 6.5 Marcos do desenvolvimento cognitivo-adaptativo.[7]

Idade	Atividades da vida diária	Resolução de problemas
1 mês	• Suga bem.	• Olha para objetos listados. • Segue rostos.
2 meses	• Abre a boca ao ver o peito ou a mamadeira.	• Estranha pessoas. • Segue objetos grandes e muito contrastantes. • Reconhece a mãe.
3 meses	• Leva as mãos à boca.	• Olha para rostos. • Acompanha objetos em um círculo (em posição supina). • Olha brinquedos.
4 meses	• Segura brevemente o peito ou a mamadeira.	• Leva objetos à boca. • Observa mais os rostos novos do que os familiares. • Sacode chocalho. • Pega aro/chocalho.
5 meses	• Usa gengivas/boca para comer comida sólida.	• Vira a cabeça para procurar colher que cai. • Come biscoito pequeno.
6 meses	• Come sozinho bolacha. • Segura com as mãos a mamadeira.	• Tateia, reflete e vocaliza. • Remove um pano do rosto. • Joga e agita brinquedos.
7 meses	• Recusa o excesso de comida.	• Explora diferentes aspectos do brinquedo. • Observa um cubo em cada uma das mãos. • Encontra parcialmente objetos escondidos.
8 meses	• Segura a mamadeira. • Pega pedaços de alimentos com os dedos.	• Procura objeto que cai silenciosamente no chão.
9 meses	• Morde e mastiga um biscoito.	• Inspeciona um sino. • Toca uma campainha. • Aperta um botão para obter um som.
10 meses	• Bebe sozinho em uma caneca infantil.	• Consegue descobrir um brinquedo sob um pano. • Coloca bolinhas dentro de uma garrafa. • Tenta colocar um cubo em uma xícara, mas pode não conseguir.
11 meses	• Coorpera para se vestir.	• Acha brinquedo debaixo de uma xícara. • Olha figuras em livros.
12 meses	• Come parte da refeição com os dedos. • Tira o chapéu.	• Coloca uma colher no copo. • Levante a tampa de uma caixa para encontrar um brinquedo.
13 meses	• Bebe em um copo ainda derramando.	• Toca uma campainha puxando uma corda. • Supera uma barreira para obter um objeto. • Descobre o brinquedo no bolso.
14 meses	• Tira as meias/sapatos. • Mastiga bem. • Coloca a colher na boca.	• Tira uma bolinha da garrafa após demonstração.
15 meses	• Usa colher derramando um pouco, ainda. • Tentativas de escovar o próprio cabelo. • Agitação exagerada.	• Vira as páginas de um livro. • Faz círculos simples.
16 meses	• Pega alimentos e bebe de um copo. • Pega e carrega objetos (em uma sala).	• Retira bolinha de uma garrafa sem demonstração. • Encontra brinquedo escondido sob várias camadas de roupas. • Identifica círculos em uma página.

(Continua)

Quadro 6.5 Marcos do desenvolvimento cognitivo-adaptativo.[7] (Continuação)

Idade	Atividades da vida diária	Resolução de problemas
18 meses	• Remove o vestuário. • Senta na cadeira de um adulto, sem ajuda. • Move-se pela casa sem a presença de um adulto.	• Liga pares de objetos iguais. • Coloca um círculo em um quebra-cabeça depois de ele ser retirado (ainda erra).
20 meses	• Come apenas comestíveis. • Come uma refeição completa com colher.	• Deduz a localização de um objeto oculto. • Identifica quadrados em uma folha de papel.
22 meses	• Usa bem uma colher. • Bebe bem de um copo. • Abre zíper. • Guarda os sapatos.	• Completa o contorno de um desenho.
24 meses	• Abre a porta usando a maçaneta. • Bebe através de um canudinho. • Tira roupas sem botões. • Tira as calças.	• Classifica objetos. • Liga os objetos a imagens. • Sabe usar objetos familiares.
28 meses	• Controla os esfíncteres e pede para ir ao banheiro. • Coloca as calças com assistência.	• Combina formas. • Combina cores.
30 meses	• Lava as mãos. • Joga coisas fora. • Escova os dentes com assistência.	• Coloca o círculo em um quebra-cabeça (com pouco ou nenhum erro). • Coloca pequenos detalhes nos desenhos.
33 meses	• Controle esfincteriano. • Coloca o casaco sozinho.	• Identifica a si próprio nas fotos. • Identifica as partes do corpo baseadas em sua função ("você escuta com?").
3 anos	• Alimentação independente. • Transfere líquidos de um copo para outro. • Coloca sapatos sem amarrar. • Desabotoa a roupa.	• Desenha duas a três partes de uma pessoa. • Entende: longo/curto, grande/pequeno, mais/menos. • Sabe o próprio gênero. • Sabe a sua idade. • Sabe letras/números.

4 anos	• Vai sozinho para o banheiro.
	• Limpa-se após evacuar.
	• Lava o rosto e as mãos.
	• Escova os dentes sozinho.
	• Abotoa os botões.
	• Usa bem o garfo.
		• Desenha quatro a seis partes de uma pessoa.
		• Dá até cinco objetos corretamente (geralmente menos de cinco).
		• Faz analogias simples:
		  ▪ pai/menino: mãe?
		  ▪ gelado: fogo?
		  ▪ teto/alto: chão?
		• Identifica cinco a seis cores.
		• Aponta para letras/números quando nomeados.
		• Soma a conta até quatro.
		• "Lê" vários logos comuns ou nomes de lojas.

cional saudável de lactentes, crianças pequenas e crianças mais velhas. Há evidências de que bons padrões de sono levam ao desenvolvimento de habilidades cognitivas. Na verdade, as crianças com maus hábitos de sono que não dormem o mínimo de 10 horas de sono, por noite, podem ter o seu crescimento e desenvolvimento prejudicados, principalmente as crianças em idade pré-escolar. Essas crianças também podem ser mais irritadas para adormecer e quando estão acordadas, assim como muitos adultos que têm dificuldades com o sono.[3,4]

Os hábitos do sono e os fundamentos e crenças culturais de uma família estão conectados. Diferentes famílias possuem diferentes pontos de vista do sono noturno. Eles também podem ter diferentes pontos de vista sobre a maneira "correta" de colocar um bebê para dormir, o local onde ele dorme e por quanto tempo.

Alguns pais podem preferir, por exemplo, manter seus bebês no mesmo quarto e dormir com eles, em vez de ter um quarto especial para o bebê. Algumas famílias tentam manter seus bebês acordados durante a maior parte do dia com várias sonecas curtas, em vez de incentivar as sestas do meio da manhã e da tarde.

A vigília noturna acontece em diferentes estágios. É importante que os pais percebam que existem diferentes

Capítulo 6

razões pelas quais um bebê pode acordar durante a noite. Os pais reagem e respondem de forma diferente ao despertar noturno, com base na razão pela qual acham que a criança acordou.

Por exemplo, se um bebê está angustiado, com dor ou com fome, uma resposta natural para os pais será pegar o bebê no colo, apaziguá-lo, alimentá-los, confortá-lo e gentilmente colocá-lo de volta à cama.

Quando as crianças pequenas, com idade entre 6 e 9 meses de idade, acordam durante a noite, a maioria não tem fome. Nessa fase, a recomendação de especialistas do sono do bebê é que os pais deem a ele a chance de se acalmar antes de pegá-los, a menos que os pais sintam, pelo choro, que eles possam estar com dor ou desconforto.

Para bebês que não estão com fome, dor ou desconforto, a capacidade de se autoacalmar e a sua autorregulação são habilidades importantes que eles precisam desenvolver no início da vida. Essas habilidades os ajudarão a cuidarem de si mesmos quando forem mais velhos. Para algumas crianças, pode ser mais difícil aprender esse tipo de independência se não tiverem a oportunidade de se autoacalmar quando são bebês.

Depois de alguns minutos de choro do bebê, os pais devem dar tapinhas gentis nas suas costas e cantar suavemente para eles. Isso geralmente os ajudará a se acalmarem. Ao mesmo tempo, os pais podem esperar mais tempo e observar se o bebê apresentar um choro persistente e mais alto, ou se consegue se acalmar sozinho. Entre 9 e 12 meses, a maioria dos bebês já está conseguindo dormir durante a noite ou uma média de 6 a 8 horas, continuamente.[3,4]

Conforme os bebês e os lactentes crescem, eles podem apresentar o sono menos prolongado e contínuo. A maioria dos bebês se beneficiará de uma ou duas sonecas por dia. À medida que entram nos anos da primeira infância, eles podem precisar de apenas uma soneca, ou nenhuma, durante o dia.

É importante não forçar um bebê a comer ou brincar quando estão cansados ou com sono. Eles provavelmente não apreciarão essas atividades e podem acabar associando-as com "sentir-se irritado ou cansado", o que pode fazer com que eles as evitem no futuro.

As dificuldades com o sono também são ligadas ao temperamento do bebê. Bebês com temperamento predominantemente "difícil" podem ter dificuldade com a alimentação regular ou com a mudança de hábitos.

Desenvolvimento adaptativo: alimentação e nutrição

As crianças passam por etapas específicas no desenvolvimento de suas habilidades de alimentação. Embora completamente dependentes dos pais no início da vida, elas aprendem rapidamente a comer e beber por conta própria, primeiro com utensílios para bebês, como mamadeiras e copos, e depois com utensílios para adultos, como colheres, garfos e facas (Quadro 6.6).

Quadro 6.6 Padrões de alimentação e habilidades adaptativas na infância.[1]

- Capacidade de virar a cabeça em direção ao peito da mãe ou à mamadeira
- Capacidade de sugar a mama ou a mamadeira
- Abertura da boca em antecipação da comida oferecida
- Puxando a comida da colher
- Segurando a mamadeira
- Comendo alimentos espessos
- Comendo alimentos sólidos
- Comendo alimentos com atenção
- Bebendo em uma xícara
- Usando uma colher (pode não a segurar corretamente)
- Bebendo de um copo
- Sugando de um canudinho
- Distinção entre alimentos comestíveis e não comestíveis
- Usando um garfo (pode não o segurar corretamente)
- Segurando os utensílios de comer corretamente (por exemplo, colher, garfo, faca)
- Passando líquido de um recipiente para outro
- Fazer um sanduíche simples (por exemplo, espalhar margarina, com faca, em uma fatia de pão)

É importante notar que algumas crianças podem passar por estágios de "recusa alimentar". Esta é uma parte típica do desenvolvimento. A recusa alimentar geralmente ocorre quando uma criança está começando a desenvolver um senso de si mesma. Elas estão aprendendo a falar e a se comunicar, e querem que os outros saibam que elas é que mandam. Podem decidir recusar certo tipo de comida que estavam dispostas a comer na semana anterior.

Os pais e os profissionais que trabalham com crianças pequenas não devem forçar as crianças a comer o que não querem. Em vez disso, devemos perceber que esta é uma parte do crescimento e um alimento que é recusado hoje pode passar a ser aceito em poucas semanas. Devemos, então, deixar as crianças exercitarem um pouco de controle, no que diz respeito ao que desejam comer, e reintroduzir o alimento algumas semanas depois. Isso mostra a elas que podem tomar suas próprias decisões e ter autonomia com o que lhes acontece.

Desenvolvimento adaptativo: controle esfincteriano na infância

O treinamento esfincteriano é uma área do desenvolvimento com a qual muitos pais se preocupam. A maioria dos pais deseja que seus filhos recebam um treinamento precoce e rápido, mas cada criança tem seu próprio tempo, quando, então, estará pronta para ser treinada no uso do banheiro.

A capacidade de controlar o intestino e a bexiga é, em grande parte, uma função biológica/fisiológica e não pode ser apressada. Portanto, é importante não forçar uma criança a sentar-se em um vaso sanitário ou usar o banheiro antes de estar pronta. As crianças são mais propensas a serem treinadas regularmente quando recebem elogios ao usarem o banheiro, ao invés de serem criticadas quando têm um escape na higiene pessoal.

A maioria das crianças geralmente não está pronta para ser treinada até os 2 anos de idade ou mais. Os pais que aguardam até o segundo ano de vida para iniciar o treinamento esfincteriano são, geralmente, capazes de fazê-lo muito mais rápido e com menos acidentes do que os pais que optam por começar antes[5,6] (Quadro 6.7).

Quadro 6.7 Desenvolvimento infantil de habilidades para o uso do banheiro.[1,5,6]

- A criança dá sinais de que suas fraldas estão sujas e se mostra incomodada com isso.
- Permanece com fraldas secas por algumas horas.
- Consegue urinar quando colocada no assento do vaso sanitário.
- Elimina gases intestinais quando colocada no assento do vaso sanitário.
- Raramente ocorrem "acidentes" com perdas de fezes ou urina (indicando a necessidade de ir ao banheiro).
- Limpa-se depois de usar o banheiro.

■ SINAIS DE ALERTA E CONCLUSÕES

Os atrasos importantes do desenvolvimento cognitivo-adaptativo na primeira infância podem afetar todas as outras áreas do desenvolvimento. Ele podem se manifestar como dificuldades de reconhecer formas e cores, somar, ler e escrever, generalizar uma situação vivida e se adaptar a mudanças em seu ambiente e a novas situações.

Os atrasos nas habilidades adaptativas podem se manifestar no atraso do controle esfincteriano, nas dificuldades de tomar banho e realizar higiene após a ida ao banheiro ou nas dificuldades de se vestir ou se despir (Quadro 6.8).

Uma intervenção precoce na primeira infância deve ser oferecida a todas as crianças que estão em situação de risco para atrasos ou deficiências no seu desenvolvimento, assim como também para suas famílias. Deve-se oferecer suporte, informações e orientação para ajudar o desenvolvimento de uma criança de risco. O primeiro objetivo da intervenção precoce na primeira infância é ajudar os bebês pequenos e os lactentes a atingir seu potencial máximo. Outro objetivo é minimizar os efeitos de uma deficiência ou condição na criança pequena. A intervenção na primeira infância contém elementos educacionais, terapêuticos e preventivos.

Os serviços de intervenção na primeira infância devem ser fornecidos por uma equipe multiprofissional bem treinada e que trabalhe seguindo as informações fornecidas pelos pais, com base em suas necessidades, isto é, usando uma abordagem centrada na família.

A intervenção da primeira infância fará uma diferença ao longo da vida para muitas crianças. Isso é crucial para as que não estejam se desenvolvendo tipicamente ou que possam estar em risco de atrasos no seu desenvolvimento.

Quadro 6.8 Sinais de alerta no desenvolvimento.[7]

Idade	Linguagem/Cognitivo	Motor	Emocional/Social
Neonatal	Não responde a sons altos	Dificuldade para se alimentar por hipotonia.	O cuidador mostra indiferença ou desinteresse na criança.
2 meses	Não se alerta para a voz.	Não consegue levantar a cabeça quando em decúbito ventral.	Não olha para rostos/não fixa o olhar.
4 meses	Não emite sons ou gargalhadas.	Não leva as mãos para a linha média.	Ausência de sorriso social.
6 meses	Não se volta ao ouvir vozes.	Não passa objetos de uma mão para outra.	Não sorri, não ri ou não se expressa.
9 meses	Não balbucia consoantes.	Não consegue sentar. Não consegue rolar.	Não consegue responder com um sorriso a outra pessoa sorrindo. Ausência de vocalizações na "conversa".
12 meses	Não responde quando é chamada pelo nome. Não entende a palavra "não".	Não suporta o próprio peso nas pernas, quando sustentado.	Dificuldade de apego ou indiferença ao cuidador. Não olha para onde o cuidador olha.
15 meses	Não usa as palavras "mama", "papa", "dada".	Não faz pinça com polegar e indicador.	Não aponta para o objeto desejado.

(Continua)

Quadro 6.8 Sinais de alerta no desenvolvimento.[7] *(Continuação)*

Idade	Linguagem/Cognitivo	Motor	Emocional/Social
18 meses	Não fala pelo menos seis palavras.	Não anda sozinho.	Não declara os objetos ou áreas de interesse ou não demonstra isso por meio de gestos.
24 meses	Fala poucas palavras ou não fala frases com duas palavras com significado. Incapacidade de obedecer a comandos simples.	Incapacidade de andar bem.	Não imita ações ou palavras dos cuidadores. Contato visual pobre.
36 meses	Não faz setenças com três palavras.	Quedas frequentes e dificuldade com escadas.	Não brinca.
4 anos	Não fala de forma compreensível. Não consegue responder a perguntas simples. Incapacidade de usar pronomes.	Não consegue pular no mesmo lugar.	Ignora outras crianças.
5 anos	Incapacidade de rima. Incapacidade de reconhecer formas, letras e cores. Resiste a se vestir, a dormir e a usar o banheiro.	Não desenha figuras, como um quadrado ou uma cruz. Flexibilidade baixa.	Excessivamente medroso, triste, tímido, ou irritado. Não consegue distinguir realidade de fantasia.
6-12 anos	Não consegue recontar ou resumir uma história, com início, meio e fim.	Não consegue pular ou pular em um só pé. Não escreve o nome.	Não nomeia amigos. Não consegue reconhecer os sentimentos dos outros.
Em qualquer idade	Perda de habilidade adquirida anteriormente.	Perda de habilidade adquirida anteriormente.	Perda de habilidade adquirida anteriormente.

Referências Bibliográficas

1. Boskic N. Early Childhood Intervention: Typical and atypical development. (2010). Available: (http://includingallchildren.educ.ubc.ca/course/)
2. Glowacki L, Molleman L. Subsistence styles shape human social learning strategies. Nat Hum Behav. 2017 Apr 28;1. pii: 0098 (2017).
3. Chamness JA. Taking a pediatric sleep history. Pediatr Ann. 2008;37(7):502-8.
4. Meltzer LJ, Mindell JA. Nonpharmacologic treatments for pediatric sleeplessness. Pediatr Clin North Am. 2004;51:135-151.
5. Kaerts N, Van Hal G, Vermandel A, Wyndaele JJ. Readiness signs used to define the proper moment to start toilet training: a review of the literature. NeurourolUrodyn. 2012;31(4):437-40.
6. Horn IB, Brenner R, Rao M, Cheng TL. Beliefs about the appropriate age for initiating toilet training: are there racial and socioeconomic differences? J Pediatr. 2006;149(2):165-8.
7. Scharf JC, Scharf GJ, Stroustrup A. Developmental Milestones. Pediatr Rev. 2016;37(1):25-38.

Desenvolvimento Neuromotor

Letícia Pereira de Brito Sampaio

INTRODUÇÃO

A avaliação do desenvolvimento neuromotor normal e de seus desvios na primeira infância é essencial na determinação do estado de saúde da criança.

A criança é um indivíduo em constante evolução e uma patologia pode determinar a parada ou a involução do seu desenvolvimento. É imprescindível que o profissional tenha conhecimento dos marcos do desenvolvimento da criança, pois os primeiros anos de vida são caracterizados por grandes saltos evolutivos em curtos períodos de tempo. A avaliação do desenvolvimento neuromotor nos permite a confirmação de sua normalidade. A identificação de atraso proporciona uma medida quantitativa do funcionamento atual e a documentação do progresso ou de regressão ao longo do tempo.

Esta avaliação é realizada por meio de uma detalhada história clínica e de avaliação do desempenho funcional, social e emocional da estabilidade, mobilidade e organização motora da criança. É muito importante a observação da criança, da sua postura, movimentação, do tônus muscular, da sua interação com brinquedos e com o ambiente. Nas crianças menores, a atenção visual e ao ambiente, o seguimento com o olhar, o sorriso, a interação social, compreender e seguir comandos. Nas crianças maiores, a capacidade de reconhecer as cores, nomear objetos, copiar formas, colorir, escrever e ler.

Nos primeiros meses, a criança nasce com manifestações reflexas ou automáticas que desaparecem com a evolução, para dar lugar às mesmas atividades, porém, de modo voluntário. Posteriormente, alguns desses reflexos se tornam automáticos, como a sucção, a preensão palmar e plantar, o apoio plantar, a marcha reflexa e a natação reflexa.

Nos primeiros meses de vida, também observamos a presença do reflexo tônico cervical de Magnus de Kleijn, que é pesquisado pela rotação lateral da cabeça, cuja resposta seria a criança exibir a posição de esgrimista. Este reflexo ocorre de forma fragmentada no segundo mês de vida e, a partir do terceiro mês, não é mais observado. O reflexo de Moro pode ser pesquisado com a queda brusca da cabeça, com a criança apoiada no antebraço e a mão do examinador. A partir do segundo e do terceiro mês, este reflexo vai se tornando cada vez menos intenso e desaparece até o sexto mês.[1]

Devemos realizar perguntas específicas sobre os marcos do desenvolvimento da criança (Quadro 7.1), com suas datas, que não necessitam ser de modo preciso. Algumas vezes, os pais ou cuidadores não se recordam e as informações devem ser retiradas de fotografias familiares, vídeos e álbuns de recordações. Segundo Diament (2010),[1] o objetivo é identificar se ocorreram na época prevista.[1] Os principais questionamentos para identificação dos marcos são:

- Quando obteve o sustento incompleto da cabeça?
- Quando obteve o sustento completo da cabeça?
- Quando começou a sorrir e a reconhecer a mãe?
- Quando se sentou com apoio?
- Quando se sentou sem apoio?
- Quando passou da posição deitada para sentada sozinho?
- Quando começou a segurar objetos?
- Quando começou a passar de uma mão a outra?
- Quando começou a fazer pinça?
- Quando engatinhou?
- Quando ficou de pé com apoio?
- Quando ficou de pé sem apoio?
- Quando deu os primeiros passos?
- Como é a marcha?
- Quando começou a correr?
- Quando começou a balbuciar, lalar?

- Quando falou as primeiras sílabas e as primeiras palavras?
- Quando falou as primeiras palavras-frase e frases?
- Quando começou a subir escadas?
- Quando obteve controle de esfíncteres (de dia e de noite)?

Vários instrumentos de *screening* da função neuromotora podem ser utilizados e são úteis quando utilizados de forma apropriada. Alguns testes são de maior complexidade e necessitam de um especialista para aplicá-los. Devemos selecionar e conhecer de forma cuidadosa o que melhor se adapta às nossas necessidades e objetivo.[2]

Um dos métodos de *screening* mais utilizados é a Escala de Desenvolvimento de Denver II, padronizada em 1992, que avalia o desenvolvimento motor grosseiro e fino adaptativo, além do desenvolvimento da linguagem

Quadro 7.1 Marcos do desenvolvimento.

Idade	Motor grosseiro	Motor fino/visual	Linguagem expressiva	Linguagem receptiva	Habilidades sociais
0-2 semanas			Choro inarticulado	Alerta aos sons	
1 mês	Somente eleva a cabeça.	Fixa o olhar. Acompanha até a linha média.			Sorriso social.
2 meses	Mantém a cabeça na linha média. Levanta o tórax da mesa.	Acompanha mais que a linha média.	Lalação.		Reconhece os pais.
3 meses	Apoia nos antebraços em decúbito ventral.	Acompanha 180 graus. Mãos abertas no repouso.		Orienta-se ao som.	Procura por familiares ou objetos familiares. Sorri para o reflexo.
4 meses	Levanta a cabeça em decúbito ventral. Rola de decúbito ventral para dorsal.	Preensão palmar estável. Balança o chocalho.	Estabilização da lalação.		Gosta de explorar o ambiente.
5 meses	Rola de decúbito dorsal para ventral. Começa a sentar-se sem apoio.				
6 meses	Senta-se sozinho.	Junta as duas mãos. Segura e passa objetos de uma mão a outra.	Balbucia.		Reconhece estranhos.
8 meses	Engatinha.		Fala "mama"/"papa" indiscriminadamente.		
9 meses	Apoia para levantar. Gira quando sentado.	Preensão em pinça. Come com as mãos. Procura por objetos caídos. Explora com o indicador.		Gestos.	Começa a explorar. Brinca de *peek-a-boo* ("achou")
11 meses			Diz as primeiras palavras, "mama"/"papa", direcionadas.	Obedece ao comando com gestos.	

(Continua)

Capítulo 7 — Desenvolvimento Neuromotor

Quadro 7.1 Marcos do desenvolvimento. *(Continuação)*

Idade	Motor grosseiro	Motor fino/visual	Linguagem expressiva	Linguagem receptiva	Habilidades sociais
12 meses	Anda sozinho.	Bebe do copo.	Diz a segunda palavra. Jargões imaturos.		Imita ações. Vem quando chamado. Colabora para vestir roupa.
14 meses			Terceira palavra.	Obedece ao comando sem gestos.	
15 meses	Escala escadas. Anda para trás.	Faz torre de dois blocos. Faz rabiscos.	Pronuncia de 4 a 6 palavras.		Brinca sozinho
17 meses			Pronuncia de 7 a 20 palavras.	Identifica 5 partes do corpo.	
18 meses	Corre. Joga bola. Empurra e puxa objetos.	Vira 2 a 3 páginas. Come de colher.	Diz "obrigado", "pare", "vamos".	Nomeia a figura ao comando.	Imita os pais. Reconhece-se no espelho.
19 meses			Junta duas palavras.	Identifica oito partes do corpo.	
21 meses	Agacha e levanta. Sobe escadas segurando a mão.	Faz torre de cinco blocos. Bebe bem do copo.	Pronuncia 50 palavras.		Pede por alimento. Pede para ir ao banheiro.
24 meses	Pula no lugar. Chuta bola. Sobe escadas sem ajuda.	Vira bem uma página. Retira roupas, sapatos. Imita traços com lápis. Abre caixas, portas.	Usa pronomes inapropriadamente.	Obedece a ordens de dois comandos.	Brinca em paralelo. Suporta separação.
30 meses	Joga bola acima da cabeça. Pula com os dois pés fora do chão.	Desabotoa roupas. Segura bem o lápis.	Usa pronomes apropriadamente. Repete dois números.	Sabe identificar o sexo. Entende o conceito de "um".	
3 anos	Sobe escadas alternado os pés. Pedala triciclo.	Coloca e retira a roupa parcialmente. Copia círculos.	Faz frases com três palavras. Usa o plural. Fala pelo menos 250 palavras. Repete três números.	Sabe seu nome inteiro. Sabe sua idade. Usa preposições. Identifica três cores. Utiliza "porque".	Joga em grupo.
4 anos	Desce escadas alternando os pés. Pula.	Abotoa. Pega bola. Copia quadrado.	Faz perguntas.		Joga cooperativamente em grupo. Conta "histórias".
4,5 anos				Obedece a ordens de três comandos.	
5 anos	Pula obstáculos. Salta.	Amarra os sapatos. Copia triângulos. Espalha com a faca.	Usa uma estrutura de sentença de adultos. Pergunta o significado das palavras.	Sabe o endereço da sua casa.	Joga jogos competitivos. Obedece a regras. Gosta de ajudar em tarefas domésticas.

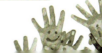

e pessoal-social em lactentes e crianças até os 6 anos de vida.[3] Ele é aplicado por meio da observação direta da criança e por informação da mãe ou cuidador.

O teste Denver II apresenta bons índices de validade e confiabilidade (0,99 interobservador e 0,9 em teste re-teste) e, portanto, é largamente utilizado tanto em pesquisas quanto na prática clínica.[4,5] Apresenta algumas limitações, pois não tem validação no Brasil, oferece resultados com pouco valor prognóstico e parece insuficiente para avaliar mudanças qualitativas ao longo do tempo e detectar precocemente alterações psicomotoras sutis.[6]

Um outro teste de triagem de aplicação mais rápida, o Teste de Triagem Sobre o Desenvolvimento de Milani-Comparetti, desenvolvido em 1967 e modificado em 1992, que tem o objetivo de avaliar o nível funcional da criança e detectar precocemente algum atraso ou déficit neuromotor.[2] Esse teste de triagem avalia o desenvolvimento motor desde o nascimento até 24 meses e pode ser realizado em 4 a 8 minutos. A confiabilidade interobservador mostra uma porcentagem de concordância de 89% a 95% e a do teste re-teste, de 82% a 100%.[2]

Observam-se tanto comportamentos espontâneos (controle postural e padrões de movimentos ativos) quanto respostas evocadas (reflexos primitivos, reações de endireitamento e equilíbrio). Portanto, o desenvolvimento motor é avaliado com base na correlação entre as aquisições funcionais motoras da criança e as estruturas reflexas. É aplicado da mesma forma que o anterior.

Sinais de alerta

Algumas alterações do desenvolvimento são importantes sinais de alerta (Quadro 7.2). É importante identificá-los para que a criança seja encaminhada para avaliação e orientação especializada.[7]

Quociente de desenvolvimento

A estimativa do nível de funcionamento da criança é frequentemente precisa e auxilia no acompanhamento. O cálculo do quociente de desenvolvimento (QD) em cada área funcional, separadamente, permite uma medida quantitativa e orienta o seguimento.[7]

$$\text{Quociente de desenvolvimento} = \frac{\text{idade de desenvolvimento}}{\text{idade cronológica}} \times 100$$

QD > 85 = avaliação de rotina
QD 75-85 = avaliação em curto prazo
QD < 75 = investigação, encaminhar ao neuropediatra

Quadro 7.2 Sinais de alerta.

Idade	Sinal de alerta
1 mês	Apatia, irritabilidade constante.
2 meses	Rolar antes de 3 meses.
3 meses	Não apresentar sorriso social.
4-5 meses	Não sustentar o pescoço, não sorrir, não acompanhar com o olhar.
6 meses	Não rolar, não sustentar o pescoço.
9 meses	Persistência de reflexos primitivos, ausência de lalação e sentar com as pernas dobradas em "W".
12 meses	Ausência de reflexos de proteção, não localizar sons.
15 meses	Não falar palavras simples, manter marcha na ponta dos pés.
18 meses	Apresentar dominância de mãos (antes desta idade).
21 meses	Ausência de interação social.
24 meses	Os familiares não compreendem a linguagem, persistência da dificuldade de interação social.
3 anos	Persistir com a ecocalia, parentes não compreendem a linguagem.
5 anos	Pessoas não familiares não entendem a linguagem.

Referências Bibliográficas

1. Diament A. Exame neurológico do lactente. In: Diament A, Cypel S, Reed UC. Neurologia infantil. 5ª ed. São Pulo: Ed Atheneu; 2010. p.35-68.
2. Vieira MEB, Ribeiro FV, Formiga CKMR. Principais instrumentos de avaliação do desenvolvimento da criança de zero a dois anos de idade. Revista Movimenta. 2009;2:23-31.
3. Halpern R, Giuliani ERJ, Victoria CG, Barros FC. Fatores de risco para suspeita de atraso no desenvolvimento neuropsicomotor aos 12 meses de vida. J Pediatr 2000; 76 (6): 421-28
4. Frankenburg WK1, Dodds J, Archer P, Shapiro H, Bresnick B. The Denver II: a major revision and restandardization of the Denver Developmental Screening Test. Pediatrics. 1992, 89(1):91-7.
5. Mancini MC, Paixão ML, Silva TT, Magalhaes LC, Barbosa VM. Comparação das habilidades motoras de crianças prematuras e crianças nascidas a termo. Rev Fisioter Univ São Paulo 2000; 7: 25-31.
6. Santos RS, Araujo APQC, Porto MAS. Early diagnosis of abnormal development of preterm newborns: assesment instruments. J Pediatric 2008;84: 288-99.
7. Baumer NT, Barkoudah E, Elibol MZ. Neurodevelopment and neurologic examination. In: Sims KB, Peters JM, Musolino PL, Elibol MZ. Handbook of pediatric neurology. Lippincott Williams & Wilkins, Philadelphia, PA, pág 1-18, 2014.

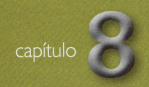

capítulo 8

Cláudia Regina Furquim de Andrade ▪ Daniela Regina Molini-Avejonas
Ana Claudia Martinho de Carvalho ▪ Débora Maria Befi-Lopes

Desenvolvimento da Audição, da Linguagem, da Atividade Motora Oral e da Alimentação e Seus Principais Distúrbios

▪ INTRODUÇÃO

A complexa interação entre os processamentos da audição, da fala, da linguagem e das habilidades motoras de sucção, mastigação e deglutição, responde, em conjunto, pela aquisição, desenvolvimento, estabilidade e degenerescência da comunicação humana.[1]

A estrutura da comunicação humana está baseada em dois sistemas de controle neural: *feedback* auditivo e somatossensorial e *feedforward*. Para a formação do sistema de controle do *feedback* auditivo, a criança é estimulada auditivamente pelo ambiente, processa o sinal auditivo, a fase receptiva da linguagem, a fase emissiva da linguagem e, simultânea e paralelamente, as informações motoras preparatórias (somatossensoriais) para a produção da fala. O sistema de *feedforward* recebe as informações emissivas e as informações motoras e, havendo estrutura e fisiologia ativa, produz o ato articulatório, que é modulado pelas informações metalinguísticas (tom, métrica, ritmo e sequencialização), gerando a fala fluente.[2,3]

O processamento do sinal auditivo consiste em transformar a energia acústica (segundo sua frequência, duração e intensidade) em energia neuroelétrica, traduzida em modelos de impulso nervoso. Nessa fase de processamento, a transmissão neural é dirigida aos dois hemisférios: no hemisfério direito são processados os sinais suprasegmentares (contorno rítmico e melódico) e no hemisfério esquerdo são processados os traços distintivos dos sons e suas combinações em fonemas, sílabas, morfemas e palavras.[4,5]

Uma vez determinados os traços distintivos dos sons e suas combinações, os centros neurais da linguagem e da fala são ativados. O processamento da linguagem parte da informação auditiva, ativando as representações linguísticas (fonológicas, morfológicas, sintáticas, semânticas e pragmáticas) armazenadas na memória (longo e curto prazo); as representações sensoriais e os centros emocionais em ativação límbica. O processamento da linguagem gera um conteúdo de mensagem que ativa o plano motor de produção da fala.[6,7]

Quando as informações linguísticas são recebidas pelo córtex motor, é gerado o processamento motor da fala, ou seja, uma programação motora sequencial complexa. Na interação com os gânglios da base, os movimentos desejados são facilitados e os indesejáveis são inibidos. Na interação com o cerebelo, é estabelecida a coordenação e a suavidade dos movimentos. Por meio da ativação dos neurônios motores superiores e inferiores, determina-se a função muscular específica, envolvendo as estruturas periféricas da fala (lábios, língua, palato, mandíbula, laringe), o que permite a efetivação do movimento final – a articulação, a produção dos sons com suas características individuais e variáveis para cada falante.[6,7]

Acredita-se que o sistema motor oral se desenvolve a partir dos comportamentos motores vegetativos da sucção e deglutição. Essa ação inicialmente reflexa passa a explorar as redundâncias dos movimentos e habilita sua capacidade para atender às novas demandas comportamentais geradas pelo *input* auditivo, visual e somatossensorial. É aceito que a fala emerge da interação interna de controle de estado (fisiológicas) e de demandas ambientais (desenvolvimento cognitivo, linguístico e social).[8]

Embora a fala e as funções neurovegetativas (sucção, deglutição e mastigação) sejam comportamentos motores específicos e distintos, a estabilidade e coordenação mandibular parece ser o marcador fisiológico que, no contínuo do desenvolvimento, prepara o aparato motor oral para a fala. O balbucio, quando reforçado ambientalmente, passa a formar ativações linguísticas, emocionais e socioculturais. À medida que a organização coordenada da mandíbula se torna mais estável e previsível, os padrões motores vão sendo adaptados às demandas anatômicas, fisiológicas e comunicativas, amadurecendo o controle motor oral.[8,9]

■ AQUISIÇÃO E DESENVOLVIMENTO DA COMUNICAÇÃO

Cada criança é única e trilha por diferentes caminhos em seu processo de aquisição e desenvolvimento da comunicação. Há mais de 60 anos, diferentes áreas do conhecimento, em diferentes países, estudam o desenvolvimento da comunicação humana. O desenvolvimento da comunicação segue degraus e estágios que são comuns em todas as línguas e sujeitos às influências sociais e culturais. Os fundamentos para a aquisição e o desenvolvimento da fala e da linguagem são: a estimulação auditiva, a habilidade motora e a estrutura fonológica e sintática específica de cada língua.

As experiências auditivas ao longo dos primeiros anos de vida são essenciais para a maturação das estruturas do sistema auditivo central. As habilidades auditivas organizam-se em níveis crescentes de dificuldade, iniciando com a detecção auditiva, evoluindo para a discriminação, o reconhecimento e, por fim, a habilidade auditiva mais complexa, caracterizada pela compreensão das informações auditivas. Considerando as fases de desenvolvimento da comunicação infantil temos:[10-16]

- No período de 0 a 3 meses, o bebê assusta-se com sons intensos e repentinos e pode responder aos estímulos sonoros com um sorriso, um movimento de virar a cabeça ou por meio do balbucio com os sons das vogais. Os sons vegetativos (estalos, contração dos lábios, dentre outros, ocorrem como ajustes fisiológicos do mecanismo orofaríngeo). Nessa fase, o bebê utiliza diferentes padrões de choro para expressar suas necessidades e pode sorrir para as pessoas como resposta a determinada estimulação. A habilidade motora oral é reflexa e voltada para a respiração, alimentação e proteção das vias aéreas. A atividade de lábios, língua e mandíbula compõe um padrão combinado e interdependente.
- No período de 4 a 6 meses, inicia-se a habilidade de localização da fonte sonora e das respostas frente às mudanças nos padrões de fala. Também neste período, o bebê utiliza o balbucio com sons de consoantes, como pa, ba, mi; dá risada e pode expressar alegria ou insatisfação com o uso da voz. A habilidade motora oral nessa fase se torna volitiva em função do início da diferenciação anatômica da mandíbula e do movimento de elevação e rebaixamento da língua. O bebê inicia, então, o controle cortical dos movimentos (morde-solta), já se preparando para a introdução de alimentos pastosos.
- No período de 7 a 12 meses, o bebê localiza a fonte sonora de maneira mais precisa e inicia o reconhecimento de palavras e comandos simples. Com relação ao desenvolvimento de linguagem, ele faz uso de gestos (apontar objetos, acenar, balançar a cabeça em negativa etc.) e utiliza palavras simples como mamãe, papai, água, bola, especialmente para atrair a atenção do adulto. Também nesta fase observa-se um aumento da função exploratória da boca e a habilidade de controle mão-boca se torna consistente. Surge o padrão de sucção voluntária plena com o afilamento da ponta da língua. As funções de sucção, deglutição e respiração apresentam coordenação para longas sequências. Nesta etapa, inicia-se a transição do alimento pastoso para o sólido, com aumento na habilidade de pega dos alimentos com os dedos, o uso de colher e do copo comum.
- Entre 1 e 2 anos, a criança compreende ordens simples e inicia o reconhecimento das partes do corpo. Faz perguntas com uma ou duas palavras, como, por exemplo, "Cadê?" "O que é isso?". A criança passa a utilizar duas ou mais palavras juntas para a composição de frases simples ("mais pão", "nenê quê", "suco não"). Algumas crianças, ao atingirem 24 meses de vida, podem apresentar um vocabulário de mais de 50 palavras. Com relação ao desenvolvimento motor oral, a criança atinge grande independência da mandíbula, língua, lábios e palato (movimentos diagonais, rotatórios; protrusão e retração; elevação e rebaixamento), o que permite a fala inteligível, a capacidade de mastigar sólidos e a habilidade de se alimentar sozinho.
- No período entre 2 e 3 anos, a criança compreende a diferença entre os significados e inicia a compreensão de frases complexas, podendo seguir ordens diferenciadas, como, por exemplo: "Pegue o copo e ponha na pia". A criança também é capaz de nomear pessoas da família, lugares e objetos do cotidiano e utiliza frases com duas ou três palavras para falar sobre algo ou pedir alguma coisa. Nesta faixa etária, na maioria das vezes, ela pode ser compreendida por seus familiares

e pela maioria das pessoas. Com relação ao desenvolvimento do sistema sensório motor oral, apresenta controle eficiente dos lábios e da língua e permanece longos períodos com os lábios ocluídos. É capaz de comer e beber de maneira independente e eficiente todos os tipos e texturas de alimentos.

- Dos 3 aos 4 anos, a criança é capaz de escutar a distância, compreender pronomes possessivos (meu, minha, seu), demonstrativos (esta, aquele, isso), interrogativos (quem, que) e temporais (quando). Nessa fase, ela fala todas as vogais e consoantes da língua (pode ainda não dominar os grupos consonantais: nh, lh, l, r fraco, l e r no meio de sílabas). Também neste período a criança fala sobre o que aconteceu no dia utilizando sentenças e sua fala é compreendida pela maioria das pessoas. A partir dos 3 anos, a criança não deve apresentar qualquer dificuldade com a mastigação e a deglutição de todos os tipos e texturas de alimentos. A habilidade motora permite que os lábios estejam ocluídos tanto durante a alimentação quanto em situações lúdicas e de atenção direcionada. Não é esperado que haja baba ou acúmulo de saliva que não possa ser voluntariamente controlado.
- Entre os 4 e 5 anos, a criança compreende, auditivamente, a maior parte das informações dadas nas situações de vida diária, presta atenção e reconta histórias curtas e acontecimentos da sua própria vida. Nessa fase, ela é hábil para utilizar todos os sons da fala, mesmo que possa haver alguma instabilidade nos sons que utilizam os grupos consonantais. O crescimento da face propicia a maturidade da habilidade motora orofacial e o padrão alimentar adulto.

■ DISTÚRBIOS DA COMUNICAÇÃO HUMANA

Os distúrbios da comunicação humana podem ser definidos como as atipias ou impedimentos da audição, fala, linguagem e/ou habilidades motoras orofaciais e das funções alimentares. Esses distúrbios podem ocorrer ao longo da vida, do nascimento à senescência. Os quatro grandes grupos de distúrbios da comunicação são: audição; motor e alimentar; linguagem e condições complexas. A Figura 8.1 representa um diagrama dos grandes grupos dos distúrbios da comunicação na infância, segundo as determinações da American Speech, Language and Hearing Association.[17-22]

■ DISTÚRBIOS DA AUDIÇÃO NA INFÂNCIA[23-27]

Perda auditiva

- **Definição:** refere-se à perda parcial ou total da capacidade auditiva, em decorrência de alterações nas estruturas do sistema auditivo. De acordo com o local em que se encontra a alteração, podem ser classificadas em condutivas (alterações na orelha externa e/ou média), sensorioneurais (alterações na orelha interna, nervo auditivo e/ou nas vias auditivas) e mistas (combinação de envolvimento de estruturas da orelha externa e/ou média com orelha interna, nervo auditivo e/ou nas vias auditivas).

As perdas auditivas na infância podem ser congênitas ou adquiridas nos primeiros anos de vida e estão relacionadas a uma variedade de causas, entre elas: fatores genéticos, causas infecciosas, complicações ao nascimento, doenças do ouvido, bem como

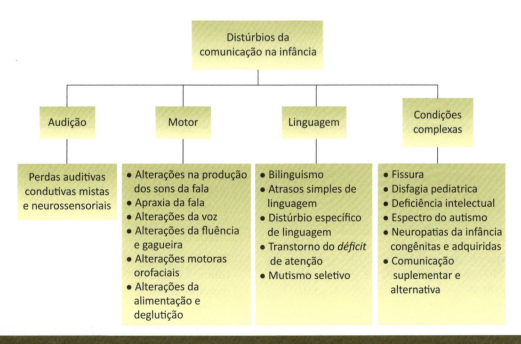

Figura 8.1 Distribuição dos distúrbios da comunicação na infância.

ao uso de medicamentos ototóxicos. Podem ocorrer de maneira unilateral ou bilateral e serem classificadas em relação ao grau (leve, moderado, severo ou profundo) e em relação à configuração audiométrica (ascendentes, descendentes ou planas).

O impacto da deficiência auditiva no desenvolvimento da fala e da linguagem está diretamente relacionado ao seu tipo, grau e configuração audiométrica. A estreita relação entre audição e o desenvolvimento da linguagem enfatiza a importância de diagnóstico e intervenção precoces na população pediátrica, com o objetivo de minimizar o impacto da privação sensorial auditiva para o desenvolvimento global, incluindo as habilidades auditivas, de linguagem, cognitivas, acadêmicas e sociais.

- **Epidemiologia:** Os valores de prevalência da deficiência auditiva descritos na população em geral são muito variáveis, já que apresentam estreita relação com o desenvolvimento econômico e social de cada região. Contudo, os dados apresentados pela Organização Mundial da Saúde demonstram que mais de 5% da população mundial apresenta algum tipo de deficiência auditiva incapacitante, sendo que, deste total, 32 milhões são crianças.[26] Indicadores internacionais demonstram que a prevalência da deficiência auditiva na população pediátrica aumenta conforme a idade, em função das perdas adquiridas ao longo da infância, como as alterações auditivas de manifestações tardias ou em decorrência dos diagnósticos tardios e dos casos de alterações condutivas (otites médias crônicas como uma das principais causas das perdas auditivas de grau leve a moderado). A estimativa internacional em relação ao número de crianças com perda de audição diagnosticadas a partir da Triagem Auditiva Neonatal varia de 0,8 a 6/1.000, estando este valor diretamente relacionado ao nível de desenvolvimento do país avaliado. Para a faixa etária de 5 a 14 anos, estes valores aumentam para 14/1.000.
- **Tratamento:** O diagnóstico audiológico deve ser realizado por meio de uma bateria de testes audiológicos e eletrofisiológicos, capazes de avaliar a integridade do sistema auditivo, estimar a sensibilidade auditiva para as frequências da fala, determinar o tipo de deficiência auditiva, bem como servir como referência para o acompanhamento audiológico da criança. O modo de intervenção a ser adotado deve ser adequado ao tipo e grau da perda auditiva. Para os casos em que a alteração auditiva não é reversível por meio de tratamento médico ou cirúrgico, o uso de dispositivos eletrônicos, tais como os aparelhos de amplificação sonora individuais (AASI), implante coclear (IC) ou sistemas de Frequência Modulada (FM) podem ser indicados como recurso tecnológico para a utilização da audição residual existente. Quando a estimulação da audição residual não é efetiva, ou por uma opção da família, o uso da Língua Brasileira de Sinais pode ser o modo de comunicação escolhido.

■ DISTÚRBIOS DO SISTEMA MOTOR ORAL[28-36]

Alterações na produção dos sons da fala

- **Definição:** é um termo genérico que se refere a qualquer combinação de dificuldades com a percepção, produção motora e/ou a representação fonológica dos sons de fala e seus segmentos, afetando a inteligibilidade de fala em graus variados de comprometimento. Os distúrbios que afetam a forma de produção dos sons são conhecidos como distúrbios articulatórios.
- **Epidemiologia:** é a alteração de maior incidência na infância, atingindo até 25% das crianças entre 3 e 5 anos, com maior ocorrência em meninos.
- **Atuação fonoaudiológica:** varia conforme o diagnóstico; para os distúrbios que afetam a produção motora, a reabilitação é baseada na adequação das habilidades motoras orais. Para aqueles que afetam a representação fonológica, a reabilitação é baseada na adequação da percepção e manipulação dos sons.

Apraxia da fala

- **Definição:** a apraxia da fala é um distúrbio onde a precisão e a consistência dos movimentos articulatórios é afetada pelo comprometimento do planejamento e/ou programação motora, produzindo erros no movimento sequencial (transição de um modo ou ponto articulatório) da produção dos sons e da curva melódica da fala.
- **Epidemiologia:** a estimativa populacional indica que a apraxia isolada da fala ocorre até em 1% das crianças. Em média, a apraxia idiopática afeta mais meninos do que meninas, em uma proporção de 2 ou 3:1. Taxas de prevalência mais altas (3% a 4%) são relatadas quando associadas às condições médicas neurológicas e/ou sindrômicas.
- **Atuação fonoaudiológica:** os objetivos do tratamento para crianças com apraxia são centrados na promoção de competências de fala, sendo o aumento da produção e inteligibilidade do discurso com apoio somatossensorial, tais como: gestos, sinais manuais, dispositivos de saída de voz e placas de comunicação, nos casos graves e muito graves.

Alterações da voz

- **Definição:** são as alterações relacionadas à qualidade, timbre e altura da voz das crianças, quando comparadas com as outras crianças da mesma idade, gênero e condições socioculturais. Essas alterações podem ser de origem orgânica (alterações respiratórias, laríngeas ou do mecanismo do trato vocal), estrutural (edemas, nódulos etc.), neurogênicas (alterações decorrentes

do sistema nervoso central ou periférico) ou funcionais (pelo uso impróprio ou ineficiente da voz, quando a estrutura física é normal).
- **Epidemiologia:** na população pediátrica, a prevalência dos distúrbios da voz varia de 6% a 9% das crianças.
- **Atuação fonoaudiológica:** a terapia enfoca, principalmente: comportamentos de abuso e cuidados vocais, mudança de padrão vocal e acompanhamento para as variabilidades hormonais do amadurecimento vocal.

Alterações da fluência e gagueira

- **Definição:** a fala é processada de forma automática, autoexpressiva, suave e contínua. As alterações da fluência e a gagueira (desenvolvimental crônica) são as rupturas involuntárias no fluxo da fala, sem recuperação automática da autoexpressividade e com esforço motor não compatível com a naturalidade da fala.
- **Epidemiologia:** as alterações da fluência atingem até 4% das crianças em fase de aquisição e desenvolvimento da fala e linguagem. A gagueira é o distúrbio crônico da fluência, predominantemente por hereditariedade.
- **Atuação fonoaudiológica:** as atividades fonoaudiológicas estão voltadas para a redução da tensão articulatória e a transição coarticulatória suavizada.

Alterações motoras orofaciais

- **Definição:** são os distúrbios relativos às alterações estruturais e/ou funcionais da musculatura craniofacial. A musculatura está envolvida nas ações motoras de sucção, mordida, mastigação, deglutição e respiração, por meio de diferentes modelos de ativação e tônus muscular.
- **Epidemiologia:** aproximadamente 30% da população apresenta alterações (variáveis em graus e padrões motores) sendo a de maior prevalência na infância aquelas associadas às questões ortodônticas (entre 30% e 60% das crianças que usam aparelho ortodôntico precisam de terapia fonoaudiológica em algum momento do tratamento).
- **Atuação fonoaudiológica:** os exercícios e as manobras motoras orais envolvem estimulação perceptivo-sensorial dos músculos dos lábios, mandíbula, língua, palato mole, laringe e musculatura respiratória.

Alterações da alimentação e deglutição

- **Definição:** os distúrbios da alimentação e deglutição (disfagia) incluem as dificuldades em qualquer etapa do processo de alimentação, de aceitar alimentos e líquidos na boca até a entrada de alimentos no estômago e intestinos. Um distúrbio de alimentação ou deglutição inclui condutas alimentares e comportamentais atípicas no desenvolvimento, tais como não aceitar líquidos ou alimentos apropriados à idade, ser incapaz de usar dispositivos e utensílios de alimentação adequados à idade, ou incapacidade de alimentar-se sozinho.
- **Epidemiologia:** entre 25% e 45% das crianças com desenvolvimento normal apresentam problemas motores alimentares e/ou de deglutição.
- **Atuação fonoaudiológica:** aperfeiçoar modelos e técnicas para maximizar a deglutição segura e a eficiência alimentar. Orientações familiares sobre consistência e transição alimentar saudável. Facilitar padrões alimentares adequados para a idade.

■ DISTÚRBIOS DA LINGUAGEM[37-43]

Bilinguismo

- **Definição:** o bilinguismo é a habilidade de se comunicar em mais de uma língua e pode ser considerado como um contínuo de habilidades de linguagem em que a proficiência em qualquer uma das línguas usadas pode variar ao longo do tempo e entre ambientes sociais, parceiros conversacionais e tópicos. O bilinguismo pode ser:
  - simultâneo: a aquisição de duas línguas ao mesmo tempo, tipicamente com as duas línguas introduzidas antes dos 3 anos de idade;
  - sequencial: uma segunda língua é introduzida quando já existe algum nível de proficiência na língua primária, também conhecido como bilinguismo sucessivo ou aquisição de segunda língua;
  - aprendizes de duas línguas: crianças que aprendem duas línguas simultaneamente desde a infância ou que estão aprendendo uma segunda língua após a primeira;
  - aprendizes de segunda língua: crianças que são escolarizadas em língua diferente daquela a que foram expostas. É usada como meio de comunicação familiar e afetiva (língua de imigrantes em que, para fins de integração social e educacionais, as demandas escolares impõem o aprendizado de uma segunda ou terceira língua).
- **Epidemiologia:** ainda não existem dados epidemiológicos sobre as complexidades envolvidas no bilinguismo e a significativa variabilidade que existe entre as habilidades linguísticas em crianças expostas a mais de uma língua.
- **Atuação fonoaudiológica:** ainda não há procedimentos fonoaudiológicos consagrados para a atenção às crianças multilíngues. Há uma crescente demanda fonoaudiológica nesse campo, em decorrência da globalização. É recomendado que o profissional seja bilíngue proficiente nas línguas faladas pela criança, para uma conduta mais eficaz, e para um melhor entendimento da família e da escola.

Atraso simples de linguagem

- **Definição**: é encontrado em crianças que apresentam defasagem no desenvolvimento da linguagem. Essas crianças demoram a falar e parecem imaturas. Seu padrão de linguagem é compatível com crianças mais novas (menor idade cronológica), mas seguindo a mesma ordem de aquisição.
- **Epidemiologia**: em crianças ao redor de 2 anos de idade variam entre 10% e 20%, sendo maiores para crianças com história familiar positiva de ASL, em comparação com aquelas sem história relatada. A ocorrência em meninos é três vezes maior do que em meninas.
- **Atuação fonoaudiológica**: pode ser direta em terapia de linguagem, por meio de estimulação, e/ou indireta, com orientações às famílias sobre como promover o desenvolvimento da linguagem. O tipo de atuação depende da severidade do quadro.

Distúrbio específico de linguagem

- **Definição**: o distúrbio específico da linguagem é considerado um distúrbio que acomete especificamente a linguagem e acompanha o indivíduo ao longo da vida. É considerado específico, pois não é decorrente de uma deficiência intelectual, de atraso de desenvolvimento global, de audição ou de outra deficiência sensorial, motora, de transtorno mental ou condição médica.
- **Epidemiologia**: a prevalência de DEL em pré-escolares, de acordo com estudos internacionais, é de 7,4% no geral, 6% para as meninas e 8% para os meninos.
- **Atuação fonoaudiológica**: reabilitação dos subsistemas de linguagem comprometidos (fonologia e/ou morfologia e/ou sintaxe e/ou semântica e/ou pragmática), além de aspectos das funções executivas e da memória, principalmente a chamada memória curto de prazo verbal, considerada uma marca clínica da patologia.

Transtorno do déficit de atenção/hiperatividade

- **Definição:** o TDAH é um transtorno do neurodesenvolvimento, caracterizado por dificuldades que se manifestam precocemente e influenciam o funcionamento pessoal, social e acadêmico da criança, sendo os principais sintomas: desatenção, hiperatividade e impulsividade, que se manifestam de forma excessiva, persistente e inapropriada para a idade, ocorrendo em contextos variados e não podendo ser atribuídos a outro diagnóstico. A confirmação do quadro depende da combinação de diversos sintomas.
- **Epidemiologia:** estudos nacionais e internacionais concordam que 5% dos escolares apresentam os sintomas do transtorno do déficit de atenção/hiperatividade associado ao transtorno de conduta. Em relação ao sexo, a frequência é maior nos meninos, na proporção de 3:1.
- **Atuação fonoaudiológica**: intervenção direta no desenvolvimento de habilidades metalinguísticas visando à aquisição da leitura/escrita e nas habilidades de processamento da informação auditiva.

Mutismo seletivo

- **Definição**: é um distúrbio complexo de ansiedade infantil caracterizado pela incapacidade de uma criança para falar e se comunicar efetivamente em ambientes sociais específicos, como a escola, o que interfere com o desempenho acadêmico, educacional e/ou social. Às vezes, ela se comunica por formas não orais, como escrevendo ou apontando.
- **Epidemiologia**: as estimativas recentes de prevalência para mutismo seletivo variam entre 0,47% e 0,76% para a população infantil em geral. As taxas mais altas foram observadas em imigrantes, provavelmente pela dificuldade com a nova língua, com maior frequência em meninas.
- **Atuação fonoaudiológica**: sempre realizada em parcerias multiprofissionais com psicólogos e psiquiatras, deve ser baseada em parâmetros estritos de estimulação de linguagem com ênfase em intenção comunicativa, desenvolvimento de expressões faciais e corporais, além de participação em grupos de crianças falantes.

■ CONDIÇÕES COMPLEXAS[44-56]

Fissura labial e/ou palatina

- **Definição**: são anomalias craniofaciais congênitas, causadas pelo desenvolvimento embriológico atípico.
- **Epidemiologia**: ocorre em 1/700 nascimentos, caracterizando-se como a segunda anomalia que mais afeta os nascimentos. As taxas de ocorrência são maiores nos países em desenvolvimento ou em subdesenvolvimento.
- **Atuação fonoaudiológica**: orientação de amamentação e alimentação para as gestantes; acompanhamento das crianças desde a primeira cirurgia, para ajustes na amamentação e alimentação; desenvolvimento e acompanhamento das habilidades motoras orais; terapia para ajustes articulatórios e de ressonância.

Disfagia pediátrica

- **Definição**: a disfagia pode ocorrer em qualquer fase da deglutição: preparatória, oral, faríngea ou esofágica, embora existam diferenças nas relações entre as estruturas anatômicas e na fisiologia do mecanismo de deglutição ao longo do desenvolvimento da criança.

- **Epidemiologia:** estimada entre 30% e 80% das crianças nascidas com síndromes; crianças com doenças crônicas; crianças com condições médicas complexas (extremo baixo peso, baixo peso, estado pulmonar debilitado, desidratação, dentre outras) e crianças prematuras.
- **Atuação fonoaudiológica:** manobras e práticas para a estimulação da função sensoriomotora oral; promoção e prontidão para a alimentação oral; habilitação para o aleitamento natural e/ou artificial; promoção e prontidão para começar dietas com diferentes espessuras.

Deficiência intelectual

- **Definição:** atualmente é vista em uma perspectiva multidimensional, funcional e bioecológica, caracterizada por limitações significativas no funcionamento intelectual e no comportamento adaptativo:[1] comunicação, raciocínio, autocuidados, vida doméstica, habilidades sociais/interpessoais, uso de recursos comunitários, autossuficiência, habilidades acadêmicas, trabalho, lazer e segurança. As limitações devem aparecer antes dos 18 anos de idade. Algumas das características dos portadores de deficiência intelectual são falta de concentração, dificuldade na comunicação e na interação, assim como menor capacidade para entender a lógica de funcionamento das línguas, por não compreender a representação escrita ou necessitar de um sistema de aprendizado diferente.
- **Epidemiologia:** a incidência de deficiência intelectual na infância está entre 1% e 3% no Brasil, com pequena prevalência do sexo masculino (taxas variam de 0,4:1 a 1:1).
- **Tratamento:** crianças com deficiência intelectual geralmente têm atraso no desenvolvimento da linguagem e dificuldades para falar e se expressar. O grau de severidade varia de acordo com o nível de comprometimento da capacidade intelectual. Os casos leves podem atingir habilidades linguísticas que são apenas um pouco mais pobres do que as crianças na faixa normal de desenvolvimento. Nos casos graves ou profundos, elas não conseguem se comunicar de forma plena ou falam apenas algumas palavras. Para estes casos, as pranchas de Comunicação Alternativa e Suplementar auxiliam bastante. As habilidades cognitivas como percepção, atenção e memória também devem ser trabalhadas.

Transtornos do espectro autista

- **Definição:** é um distúrbio do neurodesenvolvimento caracterizado por déficits de comunicação e interação social, além da presença de comportamentos restritos e repetitivos. Os déficits de comunicação social incluem deficiências em aspectos de atenção conjunta e reciprocidade social, bem como desafios no uso de comportamentos verbais e não verbais comunicativos para a interação social. Os comportamentos, interesses ou atividades restritos e repetitivos se manifestam por estereótipos, fala repetitiva, movimentos motores ou uso de objetos, aderência inflexível às rotinas, interesses restritos e hiper e/ou hipossensibilidade à entrada sensorial. Os sintomas não são obrigatórios em todos os casos e a gravidade pode variar de acordo com o contexto e ao longo do tempo.
- **Epidemiologia:** estudos internacionais apontam incidência de 1 em 45, ou seja, cerca de 2,25%. Meninos têm quatro vezes mais chances de apresentar a patologia do que meninas.
- **Atuação fonoaudiológica:** atuar na melhora da funcionalidade da comunicação, nas habilidades de comunicação social, atenção conjunta, reciprocidade social, cognição social, linguagem e competências cognitivas relacionadas, além de comportamento e regulação emocional.

Neuropatologias da infância congênitas e adquiridas

A neuropatologia acarreta alterações estruturais e funcionais cerebrais que poderão prejudicar toda a integralidade do sistema nervoso, o processo de maturação, a integridade sensorial e as habilidades cognitivas e perceptuais, que influenciarão a aquisição e o desenvolvimento da linguagem.

Algumas alterações do sistema nervoso[1] resultam em dificuldades em várias áreas do desenvolvimento. Elas serão elencadas a seguir, com os respectivos dados epidemiológicos. O tratamento fonoaudiológico será apresentado ao final da descrição de todas as neuropatologias.

- **Defeitos do fechamento do tubo neural:** são malformações congênitas frequentes que ocorrem devido a uma falha no fechamento adequado do tubo neural embrionário, durante a quarta semana da embriogênese. Apresentam um espectro clínico variável, sendo os mais comuns a anencefalia, a encefalocele e a espinha bífida.[2]
    - **Epidemiologia:** embora varie consideravelmente nas diversas regiões geográficas, a incidência se situa em torno de 1:1.000 nascimentos vivos. O risco de recorrência em futuras gravidezes de um casal que teve um filho com DFTN é de cerca de 25 a 50 vezes maior que o risco da população em geral, situando-se entre 4% e 5%.
- **Agenesia (Disgenesia) do corpo caloso:** a função principal do corpo caloso é a transferência e coordenação de informações entre os dois hemisférios cerebrais. A expressão disgenesia do corpo caloso aplica-se a variáveis graus de sua malformação, desde a ausência total (agenesia) até alterações parciais no seu desenvolvimento (disgenesia). Assim, existem várias desordens relacionadas à formação do

corpo caloso, entre elas as agenesias total e parcial, a hipoplasia e os lipomas da fissura inter-hemisférica.[3]
- **Epidemiologia**: estima-se que a incidência seja de 1:1.000.
- **Má-formação de Arnold Chiari**: é uma má-formação congênita do sistema nervoso central, localizada na fossa posterior da base cerebral. Essa malformação possui uma variabilidade de sinais e sintomas sendo que as principais consistem em alterações na estrutura do tronco cerebral e algumas vezes acompanhado de hidrocefalia.[4] A forma mais grave dessa patologia consiste na herniação da porção posterior do cerebelo e do tronco cerebral através do forame magno, ocorrendo que algumas partes do cérebro alcançam o canal da medula espinal, comprimindo-a.
    - **Epidemiologia**: no passado, estimava-se em cerca de 1 em cada 1.000 nascimentos. No entanto, o aumento do uso de imagens de diagnóstico mostrou que eles podem ser muito mais comuns. No Brasil, existem mais de 150 mil casos por ano.
- **Complexo de Dandy-Walker**: é composto de um grupo de malformações congênitas do sistema nervoso central, envolvendo a fossa posterior[5] (cerebelo e estruturas adjacentes). É caracterizado por dilatação cística do quarto ventrículo, aplasia ou hipotrofia completa ou parcial do vérmis cerebelar, alargamento da fossa posterior, hidrocefalia e atresia da abertura lateral do quarto ventrículo e da abertura mediana do quarto ventrículo.
    - **Epidemiologia**: estima-se que sua incidência seja de 1:25.000 a 35.000 nascimentos e, sua mortalidade, de 10% a 66%, atribuída principalmente às malformações associadas, presentes em aproximadamente 75% dos fetos acometidos.
- **Hidrocefalia congênita**: atualmente vem sendo definida como uma entidade clínica caracterizada por um distúrbio da circulação liquórica, que causa o acúmulo intraventricular do líquido cefalorraquidiano, resultando em dilatação ventricular progressiva.[6]
    - **Epidemiologia**: a incidência das hidrocefalias varia de 0,3 a 1,0/1.000 nascimentos. Essas variações podem estar relacionadas a diferenças étnicas e geográficas, além de diferenças metodológicas, como casuística de base hospitalar ou populacional, inclusão ou não de natimortos e inclusão ou não de hidrocefalias secundárias ao DFTN.
- **Distúrbios da migração neuronal e glial**: a migração neuronal é um processo pelo qual os neurônios se deslocam de seu local de origem para o seu local permanente no cérebro, durante a fase de desenvolvimento. São as fibras gliais que orientam os neurônios no caminho a ser percorrido. As desordens de migração neuronal resultam em deformidades estruturais focais ou generalizadas dos hemisférios cerebrais.[8]
- **Distúrbios cerebrovasculares**: caracterizados pelo início abrupto do déficit neurológico (diminuição da função), com reflexo focal no sistema nervoso central, resultante de distúrbio na circulação cerebral. Pode ser dividido em isquêmico, quando há a interrupção do fluxo sanguíneo do cérebro, ou hemorrágico, que acontece quando há o extravasamento de sangue para fora dos vasos.
    - **Epidemiologia**: a incidência de AVE em crianças varia de dois a oito casos em cada 100 mil crianças de até 14 anos de idade por ano, incluindo proporções similares de AVC isquêmico agudo e acidente vascular cerebral (AVC) hemorrágico. Excluindo-se o primeiro ano, essa taxa cai em 50%. Dados estadunidenses mostram que 3 mil crianças são afetadas por ano. Os AVE peri e neonatais têm uma incidência de 10 a 18 casos para cada 100 mil nascidos vivos, enquanto outros estudos demonstraram taxas de até 63/100.000.[13]
- **Encefalite crônica não progressiva**: engloba manifestações clínicas muito variadas, que têm em comum a dificuldade motora em consequência a uma lesão cerebral. Para que esse diagnóstico seja realizado, é necessário que a lesão neurológica tenha acontecido durante a fase de desenvolvimento do sistema nervoso central (da concepção aos 2 anos de idade); a lesão neurológica não pode ser progressiva. A criança vai apresentar mudanças decorrentes de seu crescimento e desenvolvimento, mas a lesão é estacionária, não vai piorar nem desaparecer.[11]
    - **Epidemiologia**: no Brasil, há uma carência de estudos que tenham investigado especificamente a prevalência e incidência da encefalite crônica não progressiva (ECNP) no cenário nacional, entretanto, com base em dados de outros países, faz-se uma projeção do dimensionamento em países em desenvolvimento. Nos países desenvolvidos, a prevalência encontrada varia de 1,5 a 5,9/1.000 nascidos vivos; estima-se que a incidência de ECNP nos países em desenvolvimento seja de 7 por 1.000 nascidos vivos. A explicação para a diferença na magnitude da prevalência entre estes dois grupos de países é atribuída às más condições de cuidados pré-natais e ao atendimento primário às gestantes.
- **Traumatismo cranioencefálico**: o traumatismo cranioencefálico é uma forma de lesão cerebral adquirida, não degenerada, resultante de uma pancada, golpe ou choque na cabeça (ou corpo) ou uma lesão na cabeça que altera a função cerebral normal. O TCE pode causar danos cerebrais que são focais (por exemplo, ferimentos de bala), difusos (por exemplo, síndrome do bebê sacudido) ou ambos. Os sintomas podem variar dependendo do local da lesão, da extensão do dano ao cérebro e da idade ou fase de desenvolvimento da criança. O impacto funcional do TCE em crianças pode ser diferente do que ocorre em

adultos. Os déficits podem não ser imediatamente aparentes porque o cérebro da criança ainda está em desenvolvimento. TCE em crianças é um processo de doença crônica, em vez de um evento único, porque os sintomas podem mudar e se desdobrar ao longo do tempo. O TCE pode resultar de uma lesão primária (ocorre no momento do trauma) ou de uma lesão secundária (determinada por processos iniciados no momento do trauma, mas clinicamente evidentes algum tempo depois). A gravidade do TCE pode ser categorizada como leve, moderada ou grave, com base na extensão e natureza da lesão, duração da perda de consciência, amnésia pós-traumática (PTA, perda de memória para eventos imediatamente após a lesão) e gravidade da confusão na avaliação inicial durante a fase aguda da lesão.[12]

- **Epidemiologia**: a incidência precisa no Brasil é difícil de ser avaliada. Até por uma falta de critérios e definições precisas, mesmo na literatura, traumatismos leves superficiais da cabeça são frequentemente referidos como TCE. Por outro lado, traumas importantes associados à lesão de outros segmentos corpóreos são registrados de forma mais abrangente como politraumatismo. Entretanto, estima-se 16.400 casos por ano, sendo que a faixa-etária mais acometida é de 0 a 4 anos de idade, do sexo masculino. Sabe-se que é a principal causa de óbitos na infância. As causas mais frequentes são: colisões automobilísticas, atropelamentos e quedas.

- **Tratamento das neuropatias da infância:** o planejamento de uma intervenção adequada em neuropatologias na infância requer um rigoroso processo de avaliação, que leve em consideração não somente o estado cognitivo atual do paciente, mas também os processos maturacionais e as mudanças cognitivas em curso, de acordo com o estágio do desenvolvimento em que a criança se encontra. Sabe-se que algumas alterações neuropsicológicas podem incidir tardiamente à lesão, implicando a necessidade de avaliações sistemáticas, tanto para a avaliação da eficácia do programa de reabilitação quanto para a investigação da presença de alterações adicionais que requeiram novas estratégias de intervenção. Igualmente, faz-se bastante relevante uma atuação em rede, envolvendo a família, a escola e a comunidade, para ampliar as chances de sucesso terapêutico e maximizar o impacto da intervenção sobre a qualidade de vida e o bem-estar da criança.

O tratamento fonoaudiológico terá como objetivo os distúrbios da comunicação, que vão desde uma comunicação pouco comprometida até distúrbios graves, em que a fala é ausente ou ininteligível. Afasia, apraxia e disartria são alguns dos diagnósticos mais comuns nessa população. As habilidades cognitivas que se inter-relacionam com a linguagem também devem ser foco da terapia (atenção, interesse, percepção, memória e aprendizagem). A disfagia também é um dos sintomas que pode estar presente e deve ser trabalhado pelo fonoaudiólogo. Em alguns casos, há a necessidade de trabalho com a linguagem escrita e a Comunicação Suplementar e Alternativa.

- **Comunicação suplementar e alternativa (CSA):** aborda as necessidades de indivíduos com distúrbios de comunicação significativos e complexos caracterizados por deficiências na produção e/ou compreensão da fala, incluindo os modos de comunicação verbal e escrito.

A CSA utiliza uma variedade de técnicas e ferramentas, incluindo placas de comunicação de imagens, desenhos, dispositivos de produção de fala previamente gravados, *softwares*, sinais manuais e gestos universais para ajudar o indivíduo a expressar pensamentos, desejos, necessidades e ideias.

A CSA é suplementar quando usada para complementar a fala existente, e é alternativa quando usada no lugar da fala que está ausente ou não funcional.

A CSA pode ser temporária, como quando usada pelos pacientes no pós-operatório em terapia intensiva, ou permanente, como quando usada por um indivíduo que exigirá o uso de alguma forma de CSA durante toda a sua vida.

Referências Bibliográficas

1. Andrade CRF. Processamento da fala: aspectos da fluência. Pró-Fono 2000;12(1):69-71.
2. Guenther FH, Ghosh SS, Tourville JA. Neural Modeling and Imaging of the Cortical Interactions Underlying Syllable Production. Brain Lang 2006;96(3):280-301.
3. Guenther FH, Ghosh SS, Nieto-Castanon A, Tourville J. A Neural Model of Speech Production. In: Harrington J, Tabain M. Speech Prodution – Models, Phonetic Process and Techniques. New York: Psychology Press; 2006. p.27-40.
4. Kent RD. Models of Speech Motor Control: implications from recent developments in neurophysiological and neurobehavioral science. In: Maassen B, Kent R, Peters H, van Lieshout P. Speech Motor Control – Normal and Disordered Speech. Oxford: Oxford University Press; 2007. p.3-28.
5. Van Lieshout PHHM. Dynamical systems theory and its application in speech. In: Maassen B, Kent R, Peters H, van Lieshout P. Speech Motor Control – Normal and Disordered Speech. Oxford: Oxford University Press; 2007. p.51-84.

6. Kent RD, Rosen K. Motor Control perspectives on Motor Speech Disorders. In: Maassen B, Kent R, Peters H, van Lieshout P. Speech Motor Control – Normal and Disordered Speech. Oxford: Oxford University Press; 2007. p.283-312.
7. Levelt WJM. Speaking: from intention to articulation. Cambridge, MA: MIT Press; 1989.
8. Barlow SM, Finan DS, Park S. Sensorimotor entrainment of respiratory and orofacial systems in human. In: Maassen B, Kent R, Peters H, van Lieshout P. Speech Motor Control – Normal and Disordered Speech. Oxford: Oxford University Press; 2007. p.211-4.
9. Smith A, Goffman L. Interaction of Motor and Language Factors in the Development of Speech Production. In: Maassen B, Kent R, Peters H, van Lieshout P. Speech Motor Control – Normal and Disordered Speech. Oxford: Oxford University Press; 2007. p.225-52.
10. Mildner V. The Cognitive Neuroscience of Human Communication. New York: Lawrence Erlbaum Associates; 2008. 365p.
11. Duffy JR. Motor speech disorders: substrates, differential diagnosis, and management. 2nd ed. St Louis: Elsevier Mosby; 2005.
12. Morris SE, Klein MD. Pre-Feeding Skills: a comprehensive resource for mealtime development. 2nd ed. Tucson: Therapy Skill Builders; 2000.
13. Nina Capone Singleton, Brian B. Shulman. Language Development. 2nd ed. New Jersey: Jones & Bartlett Learning; 2010. 334p.
14. Hoff E. Language Development. 3rd ed. Wadsworth ed.; 2009.
15. Saxton M. Child Language: acquisition and development. London: Sage Publications; 2010.
16. Werner L, Fay RR, Popper AN. Human auditory development. Basel: Springer ed; 2012.
17. Wolgemuth KS. Coordinator's Column. Perspectives of the ASHA Special Interest Groups, January 2017, Vol. 2 (SIG 6), 1-3.
18. Rao A. Coordinator's Column. Perspectives of the ASHA Special Interest Groups, January 2017, Vol. 2 (SIG 9), 1-2.
19. Wagner LB. Coordinator's Column. Perspectives of the ASHA Special Interest Groups, January 2017, Vol. 2 (SIG 13), 1-2.
20. Muñoz ML. Coordinator's Column. Perspectives of the ASHA Special Interest Groups, January 2017, Vol. 2 (SIG 14), 1-2.
21. Timler GR. Coordinator's Column. Perspectives of the ASHA Special Interest Groups, January 2017, Vol. 2 (SIG 1), 1-3.
22. Finan D. Coordinator's Column. Perspectives of the ASHA Special Interest Groups, January 2017, Vol. 2 (SIG 19), 1-2.
23. Davis A, Davis Katrina AS. Descriptive epidemiology of childhood hearing impairment. In Seewald R, Tharpe AM. Comprehensive Handbook of Pediatric Audiology. San Diego: Plural Publishing Inc.; 2011. p.85-111.
24. Erber N. Auditory training. Washington DC: Alexander Graham Bell Association for the Deaf; 1982.
25. Stevens G, Flaxman S, Brunskill E, Mascarenhas M, Mathers CD, Finucane M. Global and regional hearing impairment prevalence: an analysis of 42 studies in countries. Eur J Public Health. 2013;23:146-52.
26. World Health Organization. Prevention of blindness and deafness. Estimates [Internet]. Geneva: World Health Organization; 2013. Available: http://www.who.int/pbd/deafness/estimates/en/ [accessed 03 January 2017].
27. World Health Organization. Childhood hearing loss. Strategies for prevention and care. [Internet]. Geneva: World Health Organization; 2016. Available: http://apps.who.int/iris/bitstream/10665/204632/1/9789241510325_eng.pdf [acessado 03 Fevereiro 2017].
28. Ackerman H, Riecker A. The contribuition of the insula to motor aspects of speech production: a review and a hypothesis. Brain Lang. 2004;89(2):320-8.
29. Walsh B, Smith A., Weber-Fox C. Short-term plasticity in children's speech motor systems. Dev Psychobiol. 2006;48(8):660-74.
30. Freed D. Motor Speech Disorders: diagnosis and treatment. San Diego: Singular; 2000. 333p.
31. Kleinow J, Smith A. Potential interections among linguistic, autonomic, and motor factors in speech. Dev Psychobiol 2006; 48(4): 275-287.
32. Smith A. Speech motor development: integrating muscles, mevements, and linguistic unicts. Communication Disorders 2006; 39(5):331-349.
33. Walsh B, Smith A., Weber-Fox C. Short-term plasticity in children's speech motor systems. Dev Psychobiol 2006;48(8):660-74.
34. Perrier, P. About Speech Motor Control Complexity. In: Harrington J, Tabain M. Speech Prodution – Models, Phonetic Process and Techniques. New York: Psychology Press; 2006. p.13-26.
35. Ackermann H, Riecker A, Wildgruber D. Functional Brain Imaging of Motor Aspects of Speech Production. In: Maassen B, Kent R, Peters H, van Lieshout P. Speech Motor Control – Normal and Disordered Speech. Oxford: University Oxford Press; 2007. p.85-112.
36. Moore C. Physiologic development of Speech Production. In: Maassen B, Kent R, Peters H, van Lieshout P. Speech Motor Control – Normal and Disordered Speech. Oxford: University Oxford Press; 2007. p. 191-210.
37. Paradis J. The impact of input factors on bilingual development: quantity versus quality. Linguistic Approaches to Bilingualism 2011;1(1):67-70.

38. Befi-Lopes DM, Paula EM. Plano Terapêutico Fonoaudiológico para atraso de linguagem. In: Pró-Fono. Planos Terapêuticos Fonoaudiológicos. Barueri: Pró-Fono; 2012. p.61-6.
39. Gândara JP, Befi-Lopes DM. Tendências da aquisição lexical em crianças em desenvolvimento normal e crianças com Alterações Específicas no Desenvolvimento da Linguagem. Revista da Sociedade Brasileira de Fonoaudiologia. 2010;15:297-304.
40. Puglisi ML, Befi-Lopes DM. Impacto do distúrbio específico de linguagem e do tipo de escola nos diferentes subsistemas da linguagem. CoDAS. 2016;28:388-94.
41. Befi-Lopes DM. Distúrbios Específicos de Linguagem. In: Lopes-Herrera AS, Maximino LP, Orgs. Fonoaudiologia - Intervenções e alterações da linguagem oral infantil. Ribeirão Preto: Novo Conceito; 2011. p.31-50
42. Feldman HM, Reiff MI. Attention Deficit–Hyperactivity Disorder in Children and Adolescents. N Engl J Med 2014;370:838-46
43. Kristensen H, Torgersen S. MCMI-II personality traits and symptom traits in parenes of children with selective mutism: a case-control study. J Abnorm Psychol 2001;110:648-52.
44. Aguiar MJ, Campos AS, Aguiar RA, Lana AM, Magalhães RL, Babeto LT. Defeitos de fechamento do tubo neural e fatores associados em recém-nascidos vivos e natimortos. J Pediatr (Rio J). 2003;79(2):129-34.
45. Amaral JG, Yanaga RH, Geissler HJ, de Carvalho Neto A, Bruck I, Antoniuk SA. Esquizencafalia: relato de onze casos. Arq Neuropsiquiatr. 2001;59(2-A):244-9.
46. Cavalcanti DP, Salomão MA. Incidência de hidrocefalia congênita e o papel do diagnóstico pré-natal. J Pediatr (Rio J). 2003;79(2):135-40.
47. Felício AC, Godeiro-Junior Cde O, Borges V, Silva SM, Ferraz HB. Hemifacial spasm in a patient with neurofibromatosis and Arnold-Chiari malformation: a unique case association. Arq Neuropsiquiatr. 2007;65(3B):855-7.
48. Kinsman SL, Johnston MV. Anomalias congênitas do sistema nervoso central. In: Kliegman R, Stanton BMD, Geme J, Schor NF. Tratado de Pediatria. São Paulo: Elsevier; 2009. p.1996-2010.
49. Lamônica DAC, Ribeiro C, Ferraz PP. Aspectos Clínicos e Neuropatológicos das Distúrbios de Linguagem. In: Lamônica DAC, Britto DBO. Tratado de Linguagem: perspectivas contemporâneas. Ribeirão Preto: Booktoy; 2017. p.125-36.
50. Majnemer A, Shikako-Thomas K, Lach L, Shevell M, Law M, Schmitz N, Poulin C. Rehabilitation service utilization in children and youth with cerebral palsy. Child Care Health Dev. 2014;40(2):275-82.
51. Mekitarian Filho E, Carvalho WB. Acidentes vasculares encefálicos em pediatria. J Pediatr (Rio J). 2009;85(6):469-79.
52. Noronha L, Ghanem RC, Medeiros F, Knopfholz J, Magalhães TA, Sampaio GA, Serapião MJ, Torres LFB. Holoprosencefalia: análise do seu espectro morfológico em doze casos de autópsia. Arq Neuro-Psiquiatr. 2001;59(4):913-9.
53. Pacheco SC, Queiroz AP, Niza NT, da Costa LM, Ries LG. Intervenção neurofuncional pediátrica em agenesia do corpo caloso: relato de caso. Rev Paul Pediatr. 2014;32(3):252-6.
54. Patta CB, Galluzzo RN, Correggio KS, Trapani Jr A, Corrêa AM, Travesso DJ. Malformação de Dandy-Walker: diagnóstico pré-natal: relato de caso. Arq Catarin Med. 2013;42(3):71-5.
55. Sánchez LA, Rojas FJ, Rodríguez RM. Hemimegalencefalia. Presentación de caso. Medisur. 2015;13(6):801-6.
56. Wszalek JA, Turkstra LS. Language impairments in youths with traumatic brain injury: implications for participation in criminal proceedings. J Head Trauma Rehabil. 2015;30(2):86-93.)

capítulo 9

Maria Helena Valente ■ Filumena Maria da Silva Gomes

Distúrbios do Aprendizado

■ INTRODUÇÃO

A aprendizagem se refere à capacidade e possibilidade de os indivíduos adquirirem novos conhecimentos, desenvolverem competências e mudar comportamentos, no sentido de lidar com a realidade externa, em um mundo onde a educação é considerada como um dos principais alicerces para o desenvolvimento infantil e um dos recursos humanos de um país.

A educação traz em si a possibilidade de mudança. As crianças amam aprender e o fazem desde o nascimento, até como estratégia, para garantir sua sobrevivência. O homem, para aprender, lança mão da sua condição humana, que, no momento seguinte, é transformada pelo aprendizado. Este, por si, muda o indivíduo e o mundo.

O processo de aprendizagem envolve a participação integral do sujeito, por meio da sua inteligência e dos processos cognitivos de que dispõe, da condição afetiva e emocional para o novo, do corpo físico como instrumento do aprendizado, da condição biológica do organismo e, evidentemente, do entorno.

Além da participação integral da criança, o processo de aprendizagem envolve vários outros atores, como a família, a escola, os professores, os colegas de classe, que se movimentam em uma época, em determinado cenário socioeconômico e cultural, com forte interferência no aprendizado infantil.

O desenvolvimento infantil e todo o processo de aprendizagem, bastante intenso nos primeiros anos de vida, podem ser observados desde o nascimento, assim como suas dificuldades e inabilidades. No entanto, é no período escolar, quando se estabelece o ensino formal com todas as suas exigências baseadas em programas, limites e controles, e na necessidade da alfabetização, que os problemas do aprendizado e as dificuldades de alfabetização podem claramente se tornar mais evidentes.

O distúrbio do aprendizado, com a perspectiva do fracasso escolar e a retenção do grau escolar, é considerado uma situação grave na infância e na adolescência, por ser permeado pelo estresse tóxico vivido durante anos pelas crianças, pais e escola e, com certeza, do país como um todo.

O desenvolvimento do aprendizado faz parte do cotidiano dos profissionais que assistem a criança, sendo um tema comum entre as áreas da Saúde e da Educação, com o processo de aprendizado transcorrendo de forma natural e tranquila na maioria das crianças saudáveis. No entanto, não é incomum que crianças e adolescentes apresentem distúrbios do aprendizado, nos quais a dificuldade do diagnóstico começa pelas diversas terminologias utilizadas para designar esses quadros. Neste capítulo, dada a extensão do assunto, os distúrbios do aprendizado não farão referência aos quadros de deficiência intelectual, que cursam com problemas em vários outros aspectos além da aprendizagem.

Os transtornos do aprendizado percebidos logo no início da vida podem se estender até a vida adulta, com consequências deletérias em vários aspectos da vida do indivíduo, como educação, emprego, vida familiar e renda, sendo motivo de sofrimento, baixa autoestima, e marginalidade.

Crianças com distúrbios da aprendizagem, quando cuidadas e não ignoradas, necessitam de frequentes e múltiplos atendimentos especializados, o que onera a própria criança, da qual é subtraído o tempo lúdico em detrimento das atividades didáticas, além de onerar também a sua família, serviços de saúde e educação, e o país.[1]

■ DIFICULDADE OU DISTÚRBIO ESPECÍFICO DE APRENDIZAGEM?

A noção de transtornos do aprendizado está absolutamente vinculada ao desempenho acadêmico do indivíduo, sendo fundamental realizar a diferenciação entre os termos dificuldades e distúrbios do aprendizado, que são aplicados sem distinção às situações diversas.

Nem toda dificuldade para aprender configura um distúrbio do aprendizado, podendo se referir às dificuldades apresentadas pelo escolar, geralmente com problemas emocionais e comportamentais, ou aos fatores relacionados ao conteúdo, ao professor, aos métodos de ensino e ao ambiente social da escola, que, em última instância, estabelece um problema acadêmico.

Por sua vez, os distúrbios específicos do aprendizado (DEA) se constituem em um conjunto de dificuldades observadas em crianças sem deficiências auditivas e visuais, que geralmente possuem pelo menos inteligência média e apresentam problemas para processar informações e/ou produzir.

O distúrbio específico do aprendizado é um termo restrito, utilizado para referir-se a certas dificuldades do indivíduo, mais especificamente aos domínios cognitivos. Esses transtornos podem afetar os processos neurocognitivos e a habilidade das crianças para aprender, podendo se manifestar como problemas para ouvir, falar, ler, soletrar, escrever, raciocinar, concentrar-se, solucionar problemas matemáticos ou organizar informações. Algumas crianças podem apresentar dificuldade motora associada. Tais manifestações ocorrem de forma isolada ou em combinações diversas, que variam de dificuldades leves a graves.[2]

Os DEA se referem a quadros com etiologias multifatoriais, com influências genéticas e disfunção de sistemas cerebrais que se associam com fatores de risco socioculturais e incluem a dislexia (distúrbio da leitura), que corresponde a 80% dos casos de distúrbios do aprendizado, disgrafia (distúrbio da escrita) e discalculia (distúrbio de matemática).[2]

Epidemiologia dos distúrbios do aprendizado

A prevalência dos distúrbios do aprendizado varia em função do conceito utilizado ou da classificação considerada. Nos Estados Unidos, entre 1997 e 2015, a proporção de crianças identificadas por funcionário da escola ou profissional de saúde, como tendo distúrbio do aprendizado, varia discretamente, ficando entre 7% e 8%, com a prevalência 8% em 2015 (Figura 9.1).[3]

Com relação ao gênero, os meninos são mais prováveis do que as meninas de serem identificados com distúrbios do aprendizado. Em 2015, 9% dos meninos e 6% das meninas entre 3 e 17 anos de idade foram diagnosticados como tendo distúrbio do aprendizado (Figura 10.1)[3]. Na mesma população, 7% das crianças que vivem em famílias na linha de pobreza ou acima dela e 11% das crianças abaixo dela foram identificadas como tendo distúrbio de aprendizagem.[3]

Na população estudada, filhos de pais com diploma de Ensino Superior tinham menor probabilidade de apresentar distúrbio de aprendizagem do que aqueles com pais com apenas o diploma do Ensino Médio. Crianças que vivem na pobreza e em famílias que recebem assistência pública são mais propensas a serem identificadas como tendo deficiência do aprendizado. Com relação à etnia, crianças negras não hispânicas foram identificadas como tendo maiores taxas de dificuldades de aprendizagem (8%), enquanto as hispânicas foram diagnosticadas com a menor taxa (7%). Crianças brancas não hispânicas foram diagnosticadas em 8% dos casos.[3]

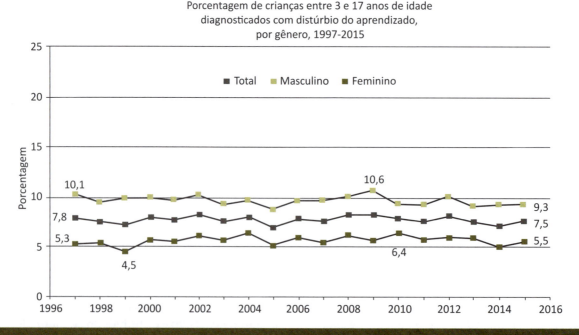

Figura 9.1 Distúrbios de aprendizado em crianças de 3 a 17 anos de idade: porcentagem e gênero.[3]

A percentagem de crianças identificadas como tendo distúrbio do aprendizado aumentou com a idade. Em 2015, 2% dos 3 a 4 anos de idade, 7% das crianças de 5 a 11 anos e 10% de 12 a 17 anos foram diagnosticadas como tendo uma deficiência de aprendizagem, com tais disparidades devidas ao longo período do tempo em que a deficiência de aprendizagem pode se tornar evidente ou ser diagnosticada.[3]

■ DISTÚRBIOS DA LEITURA

O aprendizado da leitura

Aprender a ler é um dos principais objetivos no processo educacional das crianças. Crianças que apresentam dificuldades de leitura, geralmente, entram numa espiral descendente de prejuízo da autoestima, motivação, e escolaridade, com consequências deletérias por toda a vida.

O aprendizado da leitura é um processo complexo, em que o aprender a decodificar a impressão não é tudo. Para ser um leitor proficiente, a criança deve ser capaz de decodificar com precisão e ler com fluência e compreensão, com a ortografia e a escrita sendo considerados aspectos importantes do desenvolvimento da alfabetização.[4,6]

Quando uma criança começa a ser alfabetizada, delineia-se um desafio enfrentado por pais e professores sobre qual é a melhor maneira de aproveitar as habilidades infantis da linguagem oral a serviço da leitura, o que depende de ter uma teoria sobre como a leitura se desenvolve.

Vellutino e colaboradores (2004)[5] discutem que a habilidade de leitura normal assume a compreensão adequada da linguagem e a identificação fluente das palavras. Palavras escritas são representações codificadas (simbolizadas) de palavras faladas, e as palavras faladas são representações codificadas de experiências e entidades ambientais. Assim, a habilidade de aprender a ler depende da aquisição de uma variedade de diferentes tipos de conhecimentos e habilidades, que por si, dependem do desenvolvimento normal das habilidades cognitivas linguísticas e não linguísticas relacionadas à leitura.[5]

A teoria atual sobre o desenvolvimento da leitura discute que os melhores preditores do "aprender a ler" nos estágios iniciais da vida são relacionados ao conhecimento fonoaudiológico e à consciência fonológica.[5,7] Tais habilidades se baseiam no sistema fonológico da linguagem. A consciência fonológica refere-se à compreensão conceitual e à consciência explícita de que as palavras faladas correspondem a sons individuais da fala (fonemas) e a combinação de sons da fala (sílabas). Esse conhecimento é considerado de grande importância para a criança aprender que as letras carregam valores de som e para que ela associe símbolos alfabéticos aos sons.[5]

A consciência ortográfica se refere à sensibilidade da criança para perceber sobre como as letras são organizadas em palavras escritas. As consciências fonológica e ortográfica são conhecimentos reciprocamente relacionados que, em última instância, trabalham em conjunto para auxiliar a criança a adquirir e fazer uso funcional do conhecimento ortográfico geral, sob a forma de sensibilidade às regularidades e redundâncias características de um sistema de escrita alfabética.[5]

Em contraste, os preditores de compreensão de leitura incluem vocabulário e habilidades gramaticais, que dependem de aspectos não fonológicos da linguagem, como a semântica e a gramática.[7]

Após os estágios iniciais, as crianças passam a desenvolver a fluidez na leitura. Crianças leitoras fluentes têm conhecimento mais amplo dos padrões ortográficos que transcendem a letra única, praticam mais a leitura, mostram maior exposição aos ambientes estimuladores da alfabetização (exposição precoce e intensa aos livros, pais leitores), os quais desempenham um papel fundamental no desenvolvimento da fluidez da leitura. Em todos os estágios de desenvolvimento, o papel do ambiente de alfabetização é considerado fundamental.

Assim, a conceitualização simples do "aprender a ler" considera a leitura como um processo de mapeamento recíproco entre a linguagem oral e a linguagem escrita, por meio do qual as letras impressas são convertidas em sons, com conexões ao significado e com a automação dependente da frequência com que esses mapeamentos são acessados.

No aprendizado da leitura, a proficiência na linguagem oral é considerada como um precursor do desenvolvimento da alfabetização, em que as crianças com dificuldades de linguagem correm grande risco de ter problemas de aprendizado e de leitura.[5,7]

O conhecimento atual sobre os processos cognitivos subjacentes aos estágios iniciais do desenvolvimento da leitura de palavras converge na conclusão de que existem três fundamentos cognitivos para a criança aprender a ler: conhecimento da letra-som, consciência fonêmica e habilidades rápida e automatizada de nomeação. Os déficits em cada uma dessas habilidades parecem causalmente relacionados a transtornos na aprendizagem da leitura, com os déficits do conhecimento letra-som e de consciência fonêmica podendo ser corrigíveis pro meio de um ensino adequado. Essa evidência tem implicações práticas para a defesa da educação de qualidade na primeira infância e para o diagnóstico e tratamento precoces de crianças com dificuldades de leitura.[8]

Quando se considera problemas para aprender a ler, é importante fazer uma distinção clara entre as dificuldades da decodificação (precisão ou a fluência da leitura em voz alta) e as da compreensão (adequação da compreensão do texto), com a compreensão da leitura sendo um produto da decodificação e da compreensão linguística.[5,7]

Existem duas formas distintas de distúrbios de leitura nas crianças: a dislexia do desenvolvimento, que se refere à dificuldade para aprender a decodificar (aprender a traduzir o impresso em fala), e a deficiência de compreensão da leitura (problemas na compreensão do texto).[4]

Os problemas para aprender a decodificar (dislexia do desenvolvimento) e problemas na compreensão do texto (deficiência de compreensão de leitura) são formas distintas de dificuldades, que parecem depender principalmente das deficiências do desenvolvimento da linguagem oral.

As dificuldades de decodificação parecem ser causadas por problemas com o processamento fonológico (som da fala),[4,9] enquanto as dificuldades de compreensão da leitura, em contraste, parecem ser causadas por problemas de semântica (incluindo conhecimento deficiente dos significados das palavras) e gramática (conhecimento de morfologia e sintaxe).[4,9]

Quando as habilidades de decodificação são limitadas, a compreensão do texto sofrerá consequências. Quando as habilidades de linguagem se mostram frágeis, a criança vai ler, mas sem compreensão. Dentro dessa visão, podem ser observados três tipos de leitores com precárias habilidades de leitura: aquele com decodificação inadequada (dislexia), aquele com inadequada compreensão da linguagem (pobres "compreendedores"), e aqueles com prejuízo tanto da decodificação como da compreensão da linguagem.[10]

■ DISLEXIA

Definição

A dislexia é um transtorno do neurodesenvolvimento, com uma provável base genética, que compromete a precisão, fluência e habilidade para soletrar. Decorre de problemas na decodificação das palavras, o que, por sua vez, interfere no desempenho da fluidez da leitura e no desenvolvimento ortográfico.[11]

A dislexia está relacionada a transtornos iniciais no desenvolvimento da linguagem oral, com problemas persistentes no desenvolvimento de habilidades de fala-som (fonológicas), sendo um obstáculo particularmente importante para aprender a decodificar a impressão. Esse quadro se estabelece precocemente e persiste durante toda a vida, com resultados variáveis na vida adulta. Embora alguns indivíduos com dislexia consigam concluir a universidade, muitos abandonam a escola sem as qualificações mínimas que possibilitem uma inserção social razoável.[4]

Durante muito tempo, a dislexia foi conceituada como uma dificuldade de leitura específica que afetava as crianças, para as quais o desempenho na leitura era inferior ao esperado para a idade e nível intelectual.[12] O uso da abordagem de discrepância nos ambientes educacionais tem diminuído, pela pouca evidência de diferenças na etiologia e/ou prognóstico para crianças com dificuldades de aprendizagem que têm QI maior ou menor.[13] Atualmente, é reconhecido que a dislexia ocorre em todo o espectro do quociente intelectual (QI), embora, em termos de compreensão da leitura, seja provável que aqueles com maior QI tenham melhor compreensão.[4]

O entendimento cognitivo atual é de que a dislexia decorre de um déficit fonológico que compromete o processamento dos sons da fala em palavras.[5]

As manifestações iniciais são dificuldades com o desenvolvimento da consciência fonológica, e, talvez mais do que isso, problemas da aprendizagem fonológica.[14] Pela deficiência no componente fonológico da linguagem, a característica principal da dislexia é o comprometimento de aspectos cognitivos relacionados com a recepção da linguagem, que se manifesta por dificuldades com a decodificação fonológica (letra-som), reconhecimento das palavras, habilidades de leitura rápida e fluente e dificuldades com o uso do código alfabético para decodificar a escrita. O reconhecimento precário de letras e palavras, que ocorrem pelos déficits de decodificação fonológica, pode ser claramente observado na tentativa de ler novas palavras, o que é considerado um dos primeiros sinais de que uma criança pode se encontrar sob risco de problemas de leitura.[15]

Epidemiologia

A dislexia pode ser considerada o distúrbio do neurodesenvolvimento mais comum na criança. Ao considerar o critério de precisão na leitura, aproximadamente 7% da população tem dislexia.[16] Acredita-se que fatores de risco genéticos e hereditários interajam no estabelecimento da etiologia da dislexia, com os meninos sendo mais afetados que as meninas.[1,3]

A dislexia, como transtorno específico da aprendizagem, pode ser diagnosticada em 50% das crianças com pai disléxico e 50% das pessoas com irmão disléxico, mostrando uma concentração importante nas famílias, o que é entendido como resultado de um déficit do comportamento fonológico subjacente.[5,16] A prevalência de dislexia é maior naquelas crianças de família de risco para esse transtorno, estabelecendo-se como um fator de risco significativo, independentemente da linguagem e do sistema escolar.[17]

Cada vez mais, a dislexia pode estar associada com outros distúrbios, como sintomas de desatenção, transtorno de déficit de atenção, hiperatividade e problemas de coordenação motora.[18]

Fator de risco familiar

Grande parte das investigações pregressas sobre as causas cognitivas da dislexia foram baseadas em estudos de casos e controles de grupos clínicos, com grande possibilidade de viés de referência. Na atualidade, a abordagem mais robusta é oferecida por coortes longitudinais prospectivas que avaliam o desenvolvimento de crianças sob risco para a dislexia nos anos pré-escolares, com o objetivo de examinar as características daqueles que recebem o diagnóstico de dislexia, para identificar fatores de risco causais.

A literatura atual concorda que os fatores de risco hereditários e genéticos são importantes na etiologia da dislexia.[18] A concentração da dislexia nos estudos das famílias e gemelares orientam para fatores de risco hereditários. Mais recentemente, as análises da genética molecular identificaram possíveis genes candidatos de efeitos associados às diferenças individuais na leitura.[19] Além dos fatores genéticos, o ambiente domiciliar de alfabetização em casa[20] e a qualidade do ensino são provavelmente influências adicionais sobre o desenvolvimento da leitura.

Com relação às crianças sob risco familiar de dislexia, entendido como a presença de pelo menos um parente de primeiro grau com esse diagnóstico, a prole de pais afetados apresentou prevalência de dislexia do desenvolvimento de 44%, valores bem maiores do que na população geral.[21]

A interação gene-ambiente também pode afetar os resultados da alfabetização. Pais com dislexia não somente compartilham genes com sua prole, como também propiciam um ambiente familiar para a alfabetização diferente daquele observado nos domicílios onde os pais não experimentam dificuldades de alfabetização.[21] Ou seja, crianças que são leitores pobres têm menor propensão para buscar oportunidades de leitura do que bons leitores e, portanto, terão menos exposição à impressão.[21] Por sua vez, os baixos níveis de exposição infantil à impressão e à leitura podem comprometer o desenvolvimento da leitura.[21] Estudos de crianças sob risco familiar de dislexia, em virtude de um parente de primeiro grau afetado, apontaram para a importância crucial da linguagem oral no ambiente familiar, para o desenvolvimento adequado da alfabetização.[21]

Existe evidências de que a dislexia não é um diagnóstico tipo "tudo ou nada". Nas crianças sob risco familiar de dislexia, os resultados da alfabetização se distribuem continuamente entre as crianças: enquanto algumas não se qualificam para o rótulo de dislexia, podem apresentar sintomas disléxicos, incluindo pouca fluência e incapacidade para soletrar durante a leitura.[21]

Problemas de fala e linguagem na pré-escola

Crianças sob risco familiar de dislexia também apresentam precárias habilidades fonológicas desde muito cedo,[22] com o déficit fonológico nos anos pré-escolares devendo ser considerado como mais um dos numerosos fatores de risco para a dislexia. As repetidas "faltas de palavras" nos anos pré-escolares e a inadequada consciência dos fonemas nos anos escolares, se constituem como fatores de risco primários para as dificuldades de leitura, com a dislexia sendo "diagnosticada" mais tardiamente, quando ocorrem deficiências mais amplas de linguagem, com dificuldades gramaticais e empobrecimento do vocabulário.[22]

Durante muito tempo a dislexia do desenvolvimento e a dificuldade de fala e linguagem (comprometimento específico da linguagem) foram tratadas como transtornos distintos, sendo agora consideradas como manifestações diversas do mesmo problema subjacente, diferindo apenas em graus ou estágio do desenvolvimento infantil em que se estabelecem. A fusão dessas categorias foi motivada pela reconceptualização da dislexia como desordem de linguagem, em que ocorre um deficiente processamento fonológico.[23,24]

Bishop e Snowling (2004)[24] sugeriram, como mostrado na Figura 9.2, que ambas, tanto a dislexia (diagnosticada nos anos escolares) como o comprometimento específico da linguagem (diagnosticado no período pré-escolar), se caracterizam pelo estabelecimento inadequado da fonologia, entendida agora como um fator de risco compartilhado para a pobre decodificação,[23,24] indicando que crianças com dificuldade no aprendizado da leitura no período escolar experimentaram dificuldades e distúrbios de linguagem pregressos, no período pré-escolar.[23,24] A dislexia e o comprometimento específico de linguagem diferem entre si, na medida em que as dificuldades linguísticas mais amplas (vocabulário e compreensão) vão sendo implicadas na dislexia.[4,9]

O desenvolvimento da leitura depende criticamente das habilidades da linguagem oral. Crianças sob risco familiar de dislexia apresentam déficits amplos nas habilidades de linguagem oral nos anos pré-escolares, com uma proporção dessas crianças satisfazendo os critérios para o diagnóstico de uma deficiência de linguagem. A linguagem oral pobre parece comprometer o desenvolvimento posterior da decodificação (via problemas na aquisição de letra-som e consciência dos fonemas), bem como as habilidades de compreensão da leitura.[25]

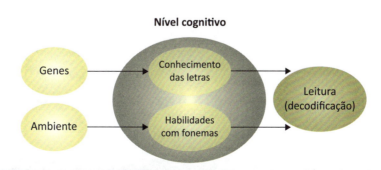

Figura 9.2 Teoria causal das origens da decodificação.[4]

Segue-se que a educação nos primeiros anos de vida da criança deve se concentrar não apenas nas habilidades fonológicas (som da fala) e fonéticas (compreensão das relações entre letra e som), mas também no desenvolvimento de amplas habilidades de linguagem que forneçam a base tanto para aprender a decodificar a impressão como para o desenvolvimento subsequente da compreensão de leitura.[25]

Um estudo sobre os preditores das diferenças individuais no desempenho da leitura observou que a linguagem oral aos 3,5 anos previu os alicerces para a decodificação: nomeadamente, o conhecimento das letras e a consciência dos fonemas, com a relação entre a linguagem e o fonema sendo particularmente forte. Por sua vez, o conhecimento das letras e a consciência do fonema medida aos 4,5 anos de idade previam as habilidades de decodificação aos 5,5 anos. A compreensão da leitura aos 8 anos de idade foi prevista pela decodificação aos 5,5 anos, juntamente com a linguagem aos 3,5 anos, enfatizando a importância da vigilância do desenvolvimento da linguagem oral para o aprendizado da leitura. Ou seja, crianças com habilidades linguísticas precárias nos anos pré-escolares estão sob alto risco para desenvolver dislexia e deficiência de compreensão de leitura.[25]

Dificuldades de decodificação também são comuns entre crianças de áreas socialmente desfavorecidas e naquelas pouco estimuladas no universo da linguagem oral, mostrando que fatores sociais e culturais influenciam a prevalência das dificuldades de leitura, o que traz a questão da dislexia ser bem mais do que uma dificuldade constitucional.

Patogênese

A dislexia reflete déficits dos sistemas da linguagem no sistema nervoso central e, mais especificamente, no componente fonológico do sistema de linguagem envolvido no processamento dos sons da fala. Os indivíduos disléxicos têm dificuldade em desenvolver a consciência de que as palavras podem ser segmentadas em unidades elementares menores de som (fonemas), uma habilidade essencial, dado que a leitura exige que o leitor alinhe ou aponte símbolos impressos para o som. A evidência crescente indica que a interrupção dos mecanismos atencionais também pode desempenhar um papel importante nas dificuldades de leitura.

A imagem funcional do cérebro de crianças com dislexia e leitores disléxicos adultos demonstra um funcionamento ineficiente dos sistemas cerebrais posteriores do hemisfério esquerdo, um padrão referido como a assinatura neural da dislexia, como mostrado na Figura 9.3.[26]

Evidências de variadas linhas de investigação indicam que existem três sistemas neurais na superfície do hemisfério esquerdo envolvidos com o desempenho da leitura, como mostrado do lado esquerdo da Figura 9.3.[26] Um sistema anterior na região do giro frontal inferior (área de Broca), que se acredita servir para a articulação e análise das palavras, e dois sistemas posteriores, um na região parietotemporal, vinculado à análise das palavras, e um segundo na região occipitotemporal (área da forma-palavra), que está associado com a identificação rápida, automática e fluente das palavras.[26] Nos leitores disléxicos, o sistema anterior está ligeiramente superativado, em comparação com os sistemas de leitores não prejudicados. Nos disléxicos (lado direito da Figura 9.3), os dois sistemas posteriores funcionam de forma ineficiente e parecem desativados. Este padrão de inativação nos sistemas de leitura posterior esquerda é referido como a assinatura neural da dislexia.[26]

Quadro clínico

As dificuldades da aprendizagem podem ocorrer desde o nascimento, com a natureza desses transtornos se alterando à medida que a criança cresce. Assim, aos 18 meses, pode-se observar uma dificuldade no controle da

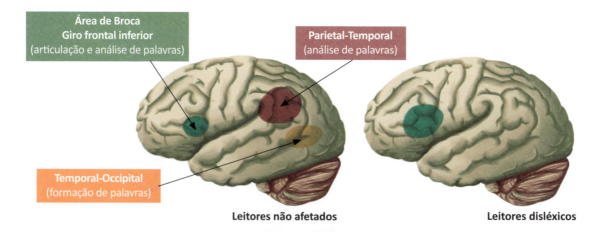

Figura 9.3 A assinatura neural da dislexia. Visão esquemática do hemisfério esquerdo em leitores não afetados (à esquerda) e disléxicos (à direita). Em leitores não prejudicados, os três sistemas são mostrados. Nos leitores disléxicos, o sistema anterior é ligeiramente superativado comparado com sistemas de leitores não prejudicados; em contraste, os dois sistemas posteriores são subativados.[26]

marcha e do equilíbrio. Na criança de 2 anos, pode haver lentidão na aquisição da fala, com um empobrecimento da linguagem, e consequentemente, da comunicação. Aos 3 anos de idade, podem ser observados alguns problemas motores com dificuldades na produção de alguns sons, ou na ordenação correta na pronúncia de palavras polissilábicas. Aos 6 anos, a criança pode ter problemas para lembrar as palavras e reconhecê-las durante a leitura. Ao se concentrar no reconhecimento das palavras, pode ter dificuldade em reter o sentido de uma história, precisando lê-la duas ou três vezes para compreendê-la. A leitura das crianças com dislexia é realizada com esforço e lentidão, dificuldade para soletrar e realizar a expressão escrita, que podem ser associados com problemas de memória, atenção e organização.[5,6]

É evidente que algumas crianças com dislexia têm problemas de compreensão na leitura, atribuíveis à leitura lenta e imprecisa das palavras, deixando poucos recursos atencionais disponíveis para a compreensão. No entanto, algumas crianças com esse problema encontram formas de compreender razoavelmente bem aquilo que leem, apesar dos erros na leitura de palavras individuais. Por outro lado, a deficiência de compreensão da leitura pode ocorrer em crianças que não são dislexicas e que se encontram bem desenvolvidas nas habilidades de decodificação, sugerindo ser uma desordem distinta.[18]

É evidente que, frente a essas dificuldades, a criança disléxica dificilmente lê por prazer, apresenta precário desenvolvimento da fluência na leitura e se constitui em um indivíduo que lê menos e, por consequência, aprende menos.

Nessas crianças, as dificuldades motoras podem limitar o controle dos movimentos da mão durante a escrita, o que pode ser associado com problemas de memória das formas e dos sons e as respectivas dificuldades de representação das palavras escritas. Assim, a expressão das ideias por escrito é frequentemente impedida ou restringida, com predisposição para o erro, trazendo dificuldades para a compreensão social da produção infantil, com prejuízo daquilo que a criança quer comunicar.[5,6]

Os problemas escolares dos alunos disléxicos não se limitam à leitura e à escrita. Algumas crianças revelam dificuldades significativas para ler, escrever, ortografar e manipular números, dificuldades essas que não refletem o nível geral das suas capacidades. Podem aprender rapidamente em certos domínios e demonstrar uma grande aptidão para a comunicação oral, ao mesmo tempo em que se confrontam com dificuldades persistentes na leitura, na escrita e no cálculo. Ela podem, também, ter dificuldades cognitivas ao lidar com um tipo diferente de "linguagem", a relacionada aos números. Cerca de 70% dos disléxicos experimentam dificuldades no cálculo mental e escrito e em acompanhar um raciocínio matemático.

A triagem e a avaliação dos distúrbios específicos do aprendizado devem ser iniciadas no período pré-escolar para a identificação das crianças sob risco de dislexia, já que o prognóstico é melhor nas intervenções mais precoces. No entanto, a busca de crianças pré-escolares sob risco deve levar em consideração que os fatores de risco e de proteção interagem durante todo o aprendizado da leitura.

Um estudo finlandês mostrou que estar sob risco familiar de dislexia aumenta a probabilidade da prole de deficiência da leitura. Mas, que se as habilidades de nomeação das letras se desenvolverem precocemente, esse risco é consideravelmente diminuído. Da mesma forma que, se ocorre pobre habilidade para nomear letras entre 4,5 e 5,5 anos de idade, a probabilidade de dislexia é menor se a criança mostrar uma boa consciência fonológica ou eficiente nomeação alfanumérica rápida.[27] É importante considerar que o padrão de predição da dislexia muda com a idade. Embora no pré-escolar a situação de risco familiar seja um preditor mais forte da dislexia do que as dificuldades de linguagem, no momento da entrada na escola, a fraca habilidade linguística se estabelece como um fator de risco mais significativo.

Os preditores adicionais nos anos pré-escolares incluem o conhecimento das letras, consciência fonológica, nomeação alfanumérica rápida e habilidades executivas. Essas descobertas sublinham o fato de que a dislexia é o resultado de múltiplos fatores de risco e confirmam que crianças com dificuldades de linguagem, ao entrarem na escola, estão sob alto risco de dislexia.[28]

A triagem para dislexia atinge um nível clínico aceitável na época da entrada na escola primária, quando devem ser avaliados o conhecimento da letra, a consciência fonológica e a nomeação alfanumérica rápida, que, juntamente com o risco familiar, se constituem na adequada bateria para triar a dislexia.[9]

No mundo atual, com a competição permeando todas as relações, o ambiente escolar não é exceção. Na escola, no grupo de crianças que se reúne para uma atividade comum, que é o aprendizado, a permanência da criança com distúrbio do aprendizado na sala de aula pode ser muito angustiante, com o desenvolvimento de distúrbios do comportamento que se somam aos de aprendizado.

Nas crianças com distúrbios específico do aprendizado, é muito comum a presença de distúrbios do comportamento, como quadros de ansiedade, fobia, pânico, agressão, depressão e mesmo suicídio, devidos à baixa autoestima consequente às dificuldades e aos fracassos escolares.

■ PROBLEMAS DA COMPREENSÃO DA LEITURA

A deficiência da compreensão da leitura é um distúrbio distinto da dislexia.

Já a habilidade de compreensão da leitura é o produto da decodificação e compreensão auditiva, com o perfil dos quadros de deficiência de compreensão da leitura contrastando marcadamente com a dislexia.

As crianças com problemas de compressão de leitura ("pobres compreensores") podem decodificar e soletrar palavras com precisão, mas têm problemas para entender o significado do que leem.

Estudos recentes revelaram que 5,3% das crianças na escola primária e 5% da escola secundária apresentam problemas de compreensão de leitura.[9]

O distúrbio da compreensão da leitura é um transtorno bastante comum que se situa como uma deficiência "oculta" na sala de aula, tanto pelo não reconhecimento como pela não diferenciação da dislexia.[29]

Os transtornos da compreensão da leitura dependem criticamente de problemas mais amplos da linguagem oral; particularmente problemas com a compreensão dos significados das palavras e habilidades gramaticais. Crianças com dificuldade de compreensão de leitura possuem deficiências de linguagem oral amplas, juntamente com boa fonologia. São suas habilidades fonológicas intactas que explicam sua capacidade de decodificação.

Estudos prospectivos que começam nos estágios iniciais do aprendizado da leitura sugerem que as crianças que passam a ser "pobres compreensores" têm fraquezas nas habilidades básicas de linguagem, incluindo precários conhecimentos de vocabulário, gramática e sintaxe precoces desde muito cedo.[30]

Condições socioeconômicas culturais precárias se associam com a exposição das crianças a ambientes com poucos estímulos de linguagem oral e exposição à leitura e muitas horas de exposição passiva à tela de computadores e televisores. O pouco incentivo à aquisição de conhecimentos pode favorecer as dificuldades de linguagem, incluindo problemas de inferência e uso da linguagem figurativa, bem como transtornos nos processos relacionados ao texto, incluindo o monitoramento de compreensão e conhecimento da estrutura da história.[30]

Na prática, as crianças que entram na escola com pouca fonologia correm o risco de dificuldades de decodificação, enquanto aquelas com deficiências de linguagem mais amplas, como a falta de estímulos e/ou exposição à leitura, correm o risco de desenvolver as dificuldades de compreensão de leitura.[4]

Classificação dos distúrbios do aprendizado pelo DSM-V[2]

Para o *Diagnostic and Statistical Manual of Mental Disorders* (DSM-V) da American Psychiatric Association (APA), que classifica os distúrbios da saúde mental de crianças e adultos nos Estados Unidos,[2] o distúrbio específico da aprendizagem é entendido como um transtorno do neurodesenvolvimento que se inicia na infância e tem origem biológica. Essa é a base das anormalidades no nível cognitivo, caracterizadas por dificuldades na aprendizagem que comprometem de forma significativa a realização acadêmica. A origem biológica inclui uma interação de fatores genéticos, epigenéticos e ambientais que influenciam a capacidade do cérebro para perceber ou processar informações verbais ou não verbais com eficiência e exatidão.[2]

No DMS-V, os distúrbios da aprendizagem são agrupados com os transtornos de comunicação, com ambos descritos como distúrbios do desenvolvimento neurológico, pelo início precoce. Eles incluem dislexia, discalculia e desordem da expressão escrita.[2] O DSM-V diminui a necessidade de o indivíduo preencher qualquer critério de discrepância como no DSM-IV, não sendo consistente com as habilidades intelectuais da pessoa.[2]

Sendo assim, a definição de dislexia proposta para o DSM-V[2] diz respeito a:

- Dificuldades na acurácia ou fluência da leitura não compatíveis com a idade cronológica da pessoa, oportunidades educacionais ou habilidades intelectuais.
- Perturbações descritas no critério anterior, sem acomodações, que interferem significativamente com o desempenho acadêmico ou as atividades da vida diária que exigem habilidades de leitura.

Vale a pena discutir algumas das características dos critérios diagnósticos propostos pelo DMS-V, segundo a perspectiva educacional. Primeiro, é digno de nota que o termo dislexia seja utilizado pela primeira vez e a fluência da leitura seja reconhecida como relevante para o diagnóstico. Uma desvantagem é que não há menção à dificuldade de ortografia, que passou a ser considerada sob "desordem da expressão escrita".[2]

Tanto o CID-10 como o DSM-V apresentam basicamente três tipos de distúrbios específicos do aprendizado: o transtorno com prejuízo na leitura, o transtorno com comprometimento na expressão escrita e o transtorno com prejuízo na matemática.[2]

O transtorno da habilidade de leitura ou dislexia é caracterizado por dificuldades no reconhecimento preciso ou fluente de fonemas e letras e, consequentemente, da decodificação destes.[2]

O DSM-V dá os seguintes critérios diagnósticos para o transtorno da leitura:[2]

- Leitura de palavras de forma imprecisa ou lenta, e com esforço (p. ex., lê palavras isoladas em voz alta, de forma incorreta ou lenta e hesitante, frequentemente adivinha palavras e apresenta dificuldade para soletrá-las).
- Dificuldade para compreender o sentido do que é lido (p. ex., pode ler o texto com precisão, mas não consegue compreender a sequência, as relações, inferências ou o sentido mais amplo do que foi lido).

O *transtorno da aplicação da matemática* ou discalculia não se relaciona com a ausência de habilidades matemáticas básicas, como contagem; a dificuldade se encontra na forma como a criança associa essas habilidades com o mundo que a rodeia. Em geral, a discalculia associa-se com o transtorno da leitura e/ou da expressão escrita. Pelo DSM-V, o transtorno de matemática pode ser expresso por:[2]

- Dificuldades para dominar o senso numérico, fatos numéricos ou cálculos (p. ex.: entende números, magnitude e relações de forma insatisfatória; conta nos dedos para adicionar números, em vez de lembrar o fato aritmético; fica "perdido" no meio dos cálculos aritméticos, troca operações).
- Dificuldades com o raciocínio (p. ex.: apresenta dificuldade importante na aplicação de conceitos, fatos ou operações matemáticas para solucionar problemas quantitativos).

O *transtorno da expressão escrita* não se refere apenas a problemas com a ortografia ou caligrafia na ausência de outras dificuldades da expressão escrita. Neste quadro existe uma combinação de dificuldades na capacidade de compor textos escritos, evidenciada por erros de gramática e pontuação dentro das frases, má organização dos parágrafos, múltiplos erros ortográficos ou caligrafia sofrível. O transtorno da expressão escrita descrito pelo DMS-V considera:[2]

- Dificuldades para escrever ortograficamente (p. ex.: pode adicionar, omitir ou substituir vogais e consoantes).
- Dificuldades com a expressão escrita (p. ex.: comete múltiplos erros de gramática ou pontuação nas frases; mostra organização inadequada dos parágrafos; a expressão escrita das ideias são pouco claras.[2]

■ DIAGNÓSTICO DOS DISTÚRBIOS DO APRENDIZADO

A avaliação básica para o diagnóstico dos distúrbios do aprendizado na infância é principalmente clínica, por meio de vários fatores: história, avaliação da criança, observação do professor e da sala de aula, testes de linguagem (particularmente a fonologia) e leitura, incluindo a avaliação da fluência e a ortografia. Não há um único teste que seja patognomônico dos problemas do aprendizado, com o diagnóstico refletindo a síntese de todos os dados clínicos disponíveis.

O diagnóstico deve ser multidisciplinar, para a melhor definição do perfil cognitivo do indivíduo, realizado pela interação e não justaposição das diferentes percepções de uma equipe composta por professores, pediatras, neuropediatras, psicopedagogos e fonoaudiólogos.

Os profissionais que assistem a criança devem ser capazes de identificar sinais precoces que sugerem que uma criança está sob risco para dificuldade de aprendizado, para implementar intervenções antes que ocorra "uma espiral descendente de dificuldades", com redução da autoestima, perda da motivação para aprender e tratamentos ineficazes.[31]

A multidisciplinaridade possibilita diferentes olhares na definição do perfil cognitivo da criança ou adolescente, identificação do estilo de aprendizagem e estabelecimento das dificuldades que o impactam. O diagnóstico da equipe deve possibilitar que a criança e sua família tenham um entendimento da natureza das dificuldades e habilidades que apresentam, com a perspectiva de soluções que contornem as dificuldades.

O processo diagnóstico deve diferenciar quadros que parecem, mas não necessariamente caracterizam um transtorno específico de aprendizagem, pelo que os diagnósticos diferenciais precisam ser considerados, já que diagnósticos equivocados podem causar desgaste emocional e financeiro a toda a família, além de desviar pais e educadores da busca por soluções mais adequadas para o desenvolvimento do indivíduo.

Inicialmente, o estudo do caso prevê entrevistas com pais e cuidadores para obter informações relacionadas aos vários ciclos de vida da criança (pré-natal e eventuais exposições parentais às situações de risco para o desenvolvimento, nascimento, primeiros anos de vida, pré-escolar, escolar, adolescência), desenvolvimento neuropsicomotor pregresso, evolução detalhada da linguagem, comportamento infantil, sono, patologias associadas, ambiente familiar e escolar e condições socioeconômicas e culturais da família.

Os distúrbios específicos do aprendizado são um resultado de múltiplos fatores de risco, com o familiograma e o histórico familiar de problemas de saúde, podendo avaliar a presença de distúrbios de aprendizagem nos pais e irmãos, uma vez que o histórico familiar de dislexia é um preditor do resultado da alfabetização dos anos pré-escolares.

A história deve explorar o cotidiano da criança com a família, lazer, brincadeiras, leituras de história, ambiente domiciliar facilitador da leitura, valorização do aprendizado e tempo de exposição da criança às telas de aparelhos eletrônicos ou digitais; conhecer a psicodinâmica da família e como se dá a inserção da criança nesse núcleo, para avaliar o suporte parental na alfabetização e a capacidade de aprendizagem visual-verbal. Além disso, é importante perceber a exigência parental em relação à educação, o acolhimento da dificuldade de aprendizado e a disponibilidade parental para eventuais tratamentos longos e onerosos.

Após a anamnese e a história clínica com os pais e cuidadores, deve ser realizada uma avaliação direta com a criança. Neste encontro com ela, são levantados dados sobre o desenvolvimento global e intelectual, atenção, fala e linguagem, leitura, sociabilidade, limites, humor, memória, interesse no aprendizado, relação com a escola, eventuais dificuldades e como ela lida com essas limitações. Ainda na avaliação da criança, a partir do reconhecimento de que o aprendizado da leitura tem como alicerce as habilidades da linguagem oral, é fundamental a vigilância da fala e da linguagem infantil nos primeiros três anos de vida, uma vez que o estabelecimento da fraca consciência fonológica, má memória verbal e velocidade lenta do processamento verbal são considerados como precursores da dislexia. A hipótese de que existe uma relação próxima entre aprender a ler e as habilidades fonológicas infantis pregressas orienta para que crianças com dificuldades na linguagem na pré-escola que persistem na entrada do período escolar estão sob alto risco de dislexia.[32]

Na triagem informal, o médico da atenção primária no atendimento ambulatorial deve ouvir a criança ler, em voz alta, um texto adequado para sua idade. A leitura oral é uma medida sensível da precisão e fluência da leitura. Para que o processo de alfabetização ocorra de forma satisfatória com as habilidades linguísticas mais amplas, as aptidões de decodificação devem estar automatizadas, não podendo depender da consciência do conhecimento dos fonemas e das letras.[7] Na tentativa de ler em voz alta, a maioria das crianças com dislexia apresenta esforço para decodificar e reconhecer palavras, caracterizadas por hesitações, pronúncias erradas e tentativas repetidas de ler palavras desconhecidas. Em contraste com as dificuldades que experimentam na decodificação das palavras, os indivíduos com distúrbios específico do aprendizado normalmente possuem vocabulário, sintaxe e habilidades envolvidas com a compreensão adequados.

A incapacidade de reconhecer ou de medir a falta de fluência na leitura é talvez o erro mais comum no diagnóstico dos distúrbios do aprendizado em crianças.[7] A dislexia é distinta de outros distúrbios por apresentar proeminentes dificuldades de leitura de natureza única e circunscrita ao déficit fonológico. Assim, é imprescindível observar a capacidade infantil para separar e manipular fonemas nas palavras faladas, enquanto habilidades para a leitura das palavras.[7] Crianças com deficiências da linguagem oral mais amplas (particularmente fraquezas no conhecimento do vocabulário e habilidades gramaticais) correm o risco de dificuldades de compreensão de leitura.

Para que a criança possa ser alfabetizada, espera-se que ela consiga desenvolver a capacidade de decodificar com fluência os códigos impressos das letras, assim como tenha habilidade para entender aquilo que lê. O diagnóstico do distúrbio do aprendizado deve avaliar também o desenvolvimento das habilidades de alfabetização, pois a formação da palavra é influenciada pelo conhecimento anterior das letras e, também, associada à consciência dos fonemas pelas crianças.[33] Assim, o conhecimento e o reconhecimento da letra, geralmente do próprio nome da criança, é considerado como o preditor "chave" independente na pré-escola, para o desenvolvimento da leitura da palavra, embora isso não implique que o conhecimento das letras possa melhorar as habilidades de leitura.

Do ponto de vista prático, aceita-se que o conhecimento das letras, a consciência fonológica e a habilidade para nomear rapidamente fornecem uma boa "bateria de triagem" no início da escola primária.[7]

Boas habilidades motoras e executivas podem ser protetoras para crianças que apresentam fraquezas no conhecimento das letras, consciência fonológica ou habilidade para nomear rapidamente.

Com relação ao ambiente escolar, é importante verificar a motivação do aluno, a habilitação dos professores e orientadores, a relação professor-aluno-família, a proposta pedagógica e a exigência da escola, assim como os resultados e as dificuldades observadas. A avaliação dos professores e da escola devem observar: atividades físicas, sociabilidade, envolvimento nas atividades pedagógicas, leitura oral alta e em silêncio, compreensão de textos, produções de desenho, redação, cálculos e grafia.

Em algumas situações, pode ser necessária a avaliação do neuropediatra em busca de sinais neurológicos que comprometam a capacidade de aprendizado da criança.

Testes adicionais para avaliação da fala e linguagem, habilidade intelectual, atenção, memória, habilidades linguísticas gerais e matemática podem ser realizados como parte de uma avaliação mais abrangente das funções cognitiva, linguística e acadêmica.

A identificação precoce das dificuldades linguísticas também pode ser realizada por meio de testes com listas de verificação ou testes de triagem para linguagem, medida de vocabulário/nomeação expressiva, dificuldades fonológicas e teste de repetição sem palavra.

■ TRATAMENTO

Inicialmente, deve-se exigir o acesso ao ensino geral de alta qualidade para todas as crianças, desde a primeira infância. Em seguida, devem ser propostas intervenções mais específicas, no sentido de promover uma base sólida para o desenvolvimento da habilidade oral na pré-escola, incentivando o vocabulário, a gramática e as habilidades narrativas, assim como a compreensão da leitura.

Em geral, não é necessário aguardar até que a criança apresente o diagnóstico de "problema de leitura" para a realização de intervenções que promovam os alicerces da leitura por meio do treinamento explícito do conhecimento das letras e da consciência do fonema.

O tratamento dos distúrbios do aprendizado deve ser baseado em técnicas especiais de educação, que será específica para cada criança.

Após a detecção dos principais problemas, os profissionais que realizaram o estudo de caso da criança devem elaborar um plano terapêutico conjunto, do qual podem participar fonoaudiólogos, terapeutas ocupacionais, psicopedagogos, professores especializados, neuropediatras e pediatras. Tal plano terapêutico deve considerar as outras demandas da criança, que não apenas aquelas relacionadas com o aprendizado.

Durante todo o tratamento, deve haver uma avaliação continuada da evolução da criança pela equipe multidisciplinar, família e escola. Seu progresso deve ser monitorado e repassado para a escola, que precisa ser encorajada a se adaptar às demandas da criança, para que esta absorva os conhecimentos esperados para sua idade.

As técnicas específicas de ensino incluem a assessoria de professores especializados, que podem utilizar brincadeiras, exercícios, treinamentos com livros de história com muitas figuras, uso de calculadoras e tablets que au-

Capítulo 9 — Distúrbios do Aprendizado

xiliem no reconhecimento fonológico, com o objetivo de ensinar o conhecimento das letras, a consciência fonológica e a melhorar a habilidade para nomear rapidamente.

As abordagens de leitura oral que incorporem o desenvolvimento de vocabulário e compreensão auditiva podem ser tão eficazes (ou possivelmente mais eficazes) como o tratamento para a compreensão das dificuldades de leitura com abordagens baseadas em textos.

Em alguns casos, pode haver necessidade de suporte psicológico para situações de baixa autoestima, ansiedade, depressão, transtornos do déficit da atenção e hiperatividade.

Referências Bibliográficas

1. Pastor P, Reuben C. Attention deficit disorder and learning disability: United States 1997-98. National Center for Health Statistics. Vital Health Stat. 2002;10(206):1. Available: http://www.cdc.gov/nchs/data/series/sr_10/sr10_206.pdf). (acesso junho 2017).
2. American Psychiatric Association. Diagnostic and Statistical Manual of Mental Disorders. 5th ed. Washington, DC: American Psychiatric Association; 2014.
3. Child Trends of National Health Interview Survey data. Data for 2015: Bloom B, Simpson JL.(2016). Tables of Summary Health Statistics for U.S. Children: 2015 National Health Interview Survey. National Center for Health Statistics. Available from http://www.cdc.gov/nchs/nhis/SHS/tables.htm.(https://www.childtrends.org/wp-content/uploads/2014/08/65_Learning_Disabilities.pdf)
4. Snowling MJ, Hulme C. Evidence-based interventions for reading and language difficulties: Creating a virtuous circle. Br J Educ Psychol. 2011;81(Pt 1):1-23.
5. Vellutino FR, Fletcher JM, Snowling MJ, Scanlon DM. Specific reading disability (dyslexia): what have we learned in the past four decades? J Child Psychol Psychiatry. 2004;45(1):2-40.
6. Fletcher JM, Lyon GR, Fuchs LS, Barnes MA. Learning disabilities: From identification to intervention. New York: Guilford Press; 2007.
7. Muter V, Hulme C, Snowling MJ, Stevenson J. Phonemes, rimes, vocabulary, and grammatical skills as foundations of early reading development: evidence from a longitudinal study. Dev Psychol. 2004;40(5):665-81.
8. Hulme C, Snowling MJ. Learning to Read: What We Know and What We Need to Understand Better. Child Dev Perspect. 2015;7(1):1-5.
9. Hulmes C, Snowling MJ. Reading disorders and dyslexia. Curr Opin Pediatr. 2016;28(6):731-5.
10. Gough PB, Tunmer WE. Decoding, Reading and Reading disability. Remedial Spec Educ. 1986;7:6-10.
11. International Dyslexia Association. What is dyslexia? (2002). Available: http://www.interdys.org (acesso 01Jul2017).
12. American Psychiatric Association. Diagnostic and Statistical Manual of Mental Disorders. 4th ed. Washington, DC: American Psychiatric Association; 1994.
13. Stanivich KE, Siegel LS. The phenotypic performance profile of reading-disable children: a regression-based test of the phonological-core variable-difference model. J Educ Psychol. 1994;86:24-53.
14. Caroll JM, Snowling JM. Language and phonological skill in children at high-risk of Reading difficulties. J Child Psychol Psychiatry. 2004;45(3):631-40.
15. Rack J, Snowling MJ, Olson R. The non-word reading deficit in dyslexia: a review. Read Res Q. 1992;27:28-53.
16. Peterson RL, Pennington BF. Developmental dyslexia. Lancet 2012;379(9830):1997-2007.
17. Snowling MJ, Hulme C. Annual research review: the nature and classification of reading disorders--a commentary on proposals for DSM-5. J Child Psychol Psychiatry. 2012;53(5):593-607.
18. Snowling MJ. Early identification and interventions for dyslexia: a contemporary view. J Res Spec Edu Needs 2013;13:7-14.
19. Paracchini S, Scerri T, Monaco AP. The genetic lexicon of dyslexia. Ann Rev Genomics Hum Genet. 2007;8:57-79.
20. Sénéchal M, LeFevre J. Parental involvement in the development of children's reading skill: a 5-year longitudinal study. Child Dev. 2002;73(2):445-60.
21. Snowling MJ, Melby-Lervåg M. Oral language deficits in familial dyslexia: a meta-analysis and review. Psychol Bull. 2016;142(5):498-545.
22. Pennington BF, Santerre-Lemmon L, Rosenberg J, MacDonald B, Boada R, Friend A, Leopold DR, Samuelsson S, Byrne B, Willcutt EG, Olson RK. Individual prediction of dyslexia by single versus multiple deficit models. J Abnorm Psychol. 2012;121(1):212-24.
23. Pennington BF, Bishop DV. Relations among speech, language, and reading disorders. Ann Rev Psychol. 2009;60:282-306.
24. Bishop DV, Snowling MJ. Developmental dyslexia and specific language impairment: same or different? Psychol Bull. 2004;130(6):858-86.

25. Hulme C, Nash HM, Gooch D, Lervåg A, Snowling MJ. The Foundations of Literacy Development in Children at Familial Risk of Dyslexia. Psychol Sci. 2015;26(12):1877-86.
26. Shaywitz SE, Shaywitz BA. Paying attention to reading: The neurobiology of reading and dyslexia. Dev Psychopathol. 2008Fall;20(4):1329-49.
27. Puolakanaho A, Ahonen T, Aro M, Eklund K, Leppänen PH, Poikkeus AM, Tolvanen A, Torppa M, Lyytinen H. Very early phonological and language skills: estimating individual risk of reading disability. J Child Psychol Psychiatry. 2007;48(9):923-31.
28. Thompson PA, Hulme C, Nash HM, Gooch D, Hayiou-Thomas E, Snowling MJ. Developmental dyslexia: predicting individual risk. J Child Psychol Psychiatry. 2015;56(9):976-87.
29. Hulme C, Snowling MJ. Children's Reading comprehension difficulties: nature, causes, and treatment. Current Perspectives in Psychological Science 2011;20(3):139-42.
30. Catts H, Adlof S, Ellis Weismer, Language déficits in poor comprehendes: a case of for the simple view. J Speech Lang Hear Res. 2006;49(2):278-93.
31. Fricke S, Bowyer-Crane C,2 Haley AJ Hulme C, Snowling MJ. Efficacy of language intervention in the early years. J Child Psychol Psychiatry. 2013;54(3):280-90.
32. Melby-Lervåg M, Lyster SA, Hulme C. Phonological skills and their role in learning to read: a meta-analytic review. Psychol Bull. 2012;138(2):322-52.
33. Hulme C, Caravolas M, Málkovaá G, Brigstocke S. Phoneme isolation ability is not simply a consequence of letter-sound knowledge. Cognition 2005;97(1):B1-11.

capítulo 10

Gabriela Viegas Stump ■ Mirian de Cesaro Revers Biasão ■ Fabio Pinato Sato ■
Rosa Magaly Campelo Borba de Morais ■ Helena Paula Brentani

Espectro Autista

■ INTRODUÇÃO

Os comportamentos humanos podem ser representados como conjuntos de traços fenotípicos quantitativos. Por exemplo, existe uma variação que vai desde indivíduos muito pouco sociáveis até indivíduos extremamente sociáveis.

Um traço fenotípico é produto da soma de variações de pequeno efeito em vários genes, ou seja, existe uma distribuição quantitativa de diferentes alelos em vários genes que, em conjunto, caracterizam um traço comportamental. Assim, não existe um gene para um comportamento humano. Quando pensamos desta forma, fica claro que a alteração em um único traço não necessariamente altera um comportamento, mas traz sua variabilidade. Essa possibilidade de variação é fundamental para a adaptabilidade da espécie.

Essa visão dimensional dos comportamentos humanos deixa fácil a compreensão de que um conjunto de variações de diferentes traços alterando diferentes comportamentos em conjunto e ao longo do tempo são a base de estudo para a compreensão dos transtornos mentais.

O transtorno do espectro autista (TEA) é considerado um transtorno do neurodesenvolvimento poligênico e multifatorial. Isto significa que alterações da estrutura e da conectividade cerebral ocorrem durante a gestação, assim como no início da vida dos portadores de TEA. Essas alterações são decorrentes tanto de fatores genéticos como das respostas individuais à exposição a fatores de risco ambientais. É importante ressaltar que a arquitetura genética do TEA é bastante complexa e variações de uma única base, assim como variações estruturais de mais de uma base, contribuem para a etiopatogenia. Vale ressaltar, também, que variações comuns, ou seja, presentes em mais que 1% da população, assim como variações muito raras, contribuem para a arquitetura genética complexa. Desta forma as alterações fenotípicas do TEA são consequência de: interação entre variantes genéticas ou mutações muito raras e de grande efeito, da presença de muitas variantes genéticas comuns de pequeno efeito agindo em conjunto, e ainda associadas a alterações epigenéticas decorrentes da exposição a fatores de risco ambiental. O produto final, ou seja, o TEA é caracterizado por alterações de circuitos cerebrais relacionados com o processamento e a integração multissensorial, alterações motoras e de funções executivas, além de circuitos de processamento da informação social. Este capítulo espera contribuir para a capacitação de pediatras, normalmente os primeiros a serem procurados, para o diagnóstico do TEA.

■ CRITÉRIOS DIAGNÓSTICOS

Desde a publicação, em 1943, do *Distúrbio Autístico do Contato Afetivo*, por Leo Kanner (John Hopkins University, EUA),[1] tem havido uma grande discussão do diagnóstico, dos subtipos e dos limiares diagnósticos do que agora é conhecido como Transtorno do Espectro Autista (TEA).

A concepção diagnóstica do autismo infantil (AI) teve início em 1952, com a publicação da primeira edição[2] do *Manual Diagnóstico e Estatístico de Transtornos Mentais* (DSM), como um sintoma da esquizofrenia infantil – reação esquizofrênica, tipo infantil. Em 1968, com o DSM II,[3] é incorporado com esquizofrenia, tipo infantil; e somente na terceira edição do DSM,[4] em 1980, é elaborada a classe diagnóstica Transtornos Globais do Desenvolvimento (TGD), no qual o AI se configura como uma entidade nosológica propriamente dita, o transtorno autista (TA). No DSM IV,[5] em 1994, os TGDs são ampliados, recebendo o transtorno de Asperger, o transtorno de Rett, o transtorno desintegrativo da infância e os sem especificações. A partir de 2013, a nomenclatura dos TGDs foi extinta e reelaborada como uma classificação dimensional e não mais categorial, passando a ser conhecida como TEA na quinta edição do DSM.[6] Outra categoria também foi criada, o transtorno de comunicação social, incorporando, assim, aqueles que faziam parte dos TGDs sem outra especificação e que, de alguma forma, não se encaixassem na nova classificação de TEA.[7]

Os TEAs estão incluídos nos Transtornos do Neurodesenvolvimento (TN), assim como as deficiências intelectuais (DI); os transtornos de comunicação (TC), o transtorno de déficit de atenção/hiperatividade (TDAH); o transtorno específico da aprendizagem (TAp) e os transtornos motores (TM). São caracterizados por déficits persistentes na comunicação social e na interação social em múltiplos contextos, incluindo déficits na reciprocidade social, em comportamentos não verbais de comunicação usados para interação social e em habilidades para desenvolver, manter e compreender relacionamentos. Requerem, ainda, a presença de padrões restritos e repetitivos de comportamento, interesses ou atividades[6] (Quadro 10.1).

Os especificadores de gravidade são usados para descrever a sintomatologia atual, reconhecendo que esta pode variar de acordo com o contexto ou oscilar com o tempo[6] (Quadro 10.2).

A heterogeneidade de apresentação do quadro clínico é uma característica importante associada aos TEA, reforçando, assim, o conceito espectral ou dimensional da nova classificação do DSM-5.[8,9] Outro ponto importante nas modificações propostas pelo DSM-5, em função da grande heterogeneidade fenotípica, foi aceitar a presença de comorbidades clínicas, ou seja, um mesmo indivíduo pode ser portador de mais de um transtorno psiquiátrico.

■ COMORBIDADES E TEA

O estudo das comorbidades envolvidas no TEA é uma atividade relativamente recente, e as pesquisas envolvendo o assunto têm se destacado nos últimos anos. Grande parte dos estudos teve um impulso maior em 2008, muito provavelmente antevendo as mudanças no DSM-5 em 2013, o qual formalizou a co-ocorrência entre TDAH e TEA.[10]

De 2000 a 2013, 72 estudos de relevância foram publicados sobre comorbidades no TEA.[11] Atualmente, o foco das pesquisas é a diferenciação entre as comorbidades propriamente ditas e os sintomas desafiantes, os quais, muitas vezes, se constituem por um emaranhado de sintomas psicopatológicos pouco distintos, mas extremamente incapacitantes (estereótipos, reações de agressividade às frustrações – crises de raiva – desregulação do humor, oposições graves, autoagressividade, irritabilidade).[12-14]

Algumas questões envolvendo a caracterização das comorbidades são de maior relevância, como, por exemplo, quais são as patologias comórbidas mais comuns, como os seus sintomas acontecem, qual a extensão dos sintomas, se existem etiologias comuns, se são patologias psiquiátricas ou médicas em geral e como estabelecer um plano terapêutico.[15,16]

As comorbidades psiquiátricas mais prevalentes nos TEAs são: DI (30% a 70%),[17,18,20] TDAH (35% a 75%),[19,21] transtorno de ansiedade (11% a 84%)[22] e transtorno depressivo (TD) (1,4% a 38%).[23] Já as médias gerais são: epilepsia (30%),[24] alterações do ciclo sono-vigília (40% a 86%),[25] doenças gastrintestinais,[26] disfunções mitocondriais (5%)[27] e alterações do sistema autoimune.[28]

Quadro 10.1 Critérios Diagnósticos do Transtorno do Espectro Autista – DSM-5.[6]

A	Deficiências persistentes na comunicação e interação social: 1. Limitação na reciprocidade social e emocional; 2. Limitação nos comportamentos de comunicação não verbal utilizados para interação social; 3. Limitação em iniciar, manter e entender relacionamentos, variando de dificuldades com adaptação de comportamento para se ajustar às diversas situações sociais.
B	Padrões restritos e repetitivos de comportamento, interesses ou atividades, manifestados pelo menos por dois dos seguintes aspectos observados ou pela história clínica: 1. Movimentos repetitivos e estereotipados no uso de objetos ou fala; 2. Insistência nas mesmas coisas, aderência inflexível às rotinas ou padrões ritualísticos de comportamentos verbais e não verbais; 3. Interesses restritos que são anormais na intensidade e foco; 4. Hiper ou hiporreativo a estímulos sensoriais do ambiente.
C	Os sintomas devem estar presentes nas primeiras etapas do desenvolvimento. Eles podem não estar totalmente manifestos até a demanda social exceder suas capacidades ou podem ficar mascarados por algumas estratégias de aprendizado ao longo da vida.
D	Os sintomas causam prejuízo clinicamente significativo nas áreas social, ocupacional ou outras áreas importantes de funcionamento atual do paciente.
E	Esses distúrbios não são melhores explicados por deficiência cognitiva ou atraso global do desenvolvimento.

Quadro 10.2 Níveis de gravidade do transtorno do espectro autista.[6]

Nível de gravidade	Comunicação social	Comportamentos repetitivos e restritos
Nível 3 "Exigindo apoio muito substancial"	Déficits graves nas habilidades de comunicação social verbal e não verbal causam prejuízos graves de funcionamento, limitação em iniciar interações sociais e resposta mínima a aberturas sociais que partem de outros.	Inflexibilidade de comportamento, extrema dificuldade em lidar com a mudança ou outros comportamentos restritos/repetitivos interferem acentuadamente no funcionamento em todas as esferas. Grande sofrimento/dificuldade para mudar o foco ou as ações.
Nível 2 "Exigindo apoio substancial"	Déficits graves nas habilidades de comunicação social verbal e não verbal, prejuízos sociais aparentes, mesmo na presença de apoio, limitação em dar início a interações sociais e resposta reduzida ou anormal a aberturas sociais que partem dos outros.	Inflexibilidade do comportamento e dificuldade de lidar com a mudança ou outros comportamentos restritos/repetitivos aparecem com frequência suficiente para serem óbvios ao observador casual e interferem no funcionamento em uma variedade de contextos. Sofrimento/dificuldade para mudar o foco ou as ações.
Nível 1 "Exigindo apoio"	Na ausência de apoio, déficits na comunicação social causam prejuízos notáveis. Dificuldade para iniciar interações sociais e exemplos claros de respostas atípicas ou sem sucesso a aberturas sociais dos outros. Pode aparentar pouco interesse por interações sociais.	Inflexibilidade de comportamento causa interferência significativa no funcionamento em um ou mais contextos. Dificuldade em trocar de atividade. Problemas para organização e planejamento são obstáculos à independência.

A presença de uma ou mais comorbidades está associada à intensidade dos sintomas, com um aumento dos sintomas-alvo a serem tratados. Muitas associações são feitas com as comorbidades, como, por exemplo, DI ligada a um pior padrão adaptativo, TD às melhores condições de percepção, TA às demandas cotidianas, epilepsia à piora da sociabilidade, os padrões ruins de sono durante à noite e às alterações de comportamento durante o dia e as alterações gastrintestinais às estereotipias graves.[29]

A melhor caracterização das comorbidades é de fundamental importância para o desenvolvimento de uma compreensão abrangente da heterogeneidade do TEA, podendo levar à identificação de subgrupos distintos e de tratamentos específicos para cada subgrupo.[30]

■ O DIAGNÓSTICO DEVE SER PRECOCE

O diagnóstico de TEA precoce é muito importante, pois possibilita o início do tratamento em um período crucial para o neurodesenvolvimento, com maior neuroplasticidade e, também, pode permitir aos pais melhor planejamento familiar, uma vez que a recorrência do transtorno em irmãos é em torno de 18% a 20%.[31]

Sabe-se que, quanto antes as intervenções iniciarem, melhor é o prognóstico da criança. O tratamento, quando iniciado antes dos 3 anos, diminui a severidade dos sintomas clássicos do TEA. Essas respostas positivas persistem ao longo dos anos, reduzindo o custo do tratamento ao longo da vida.[32,33]

Geralmente, o diagnóstico é feito entre os 4 e 6 anos, mas cerca de metade dos pais observaram alterações no comportamento antes do primeiro ano de vida,[34] sendo 86% antes dos 2 anos de idade.[35] A queixa inicial é inespecífica, a de que há algo de diferente com a criança, e ocorre em média aos 17 meses.[36] Diminuir o intervalo entre as queixas dos pais e o diagnóstico de TEA é essencial para que o tratamento seja instituído o mais rápido possível, com melhores resultados ao longo de toda a vida, bem como para reduzir o estresse parental na busca pelo diagnóstico.[37]

A primeira tentativa para identificar sintomas precoces foi por meio de estudos retrospectivos, realizados pela entrevista com os pais ou análise de vídeos caseiros. Apesar de depender da memória, nem sempre confiável, e de informações coletadas de vídeos produzidos de forma aleatória, esses estudos mostraram dados relevantes.

Crianças que receberam o diagnóstico de TEA apresentavam aos 12 meses interesse reduzido em pessoas, pouca resposta ao nome, diminuição da frequência do sorriso social e de gestos comunicativos. Mas a frequência de gestos comunicativos e de vocalizações foi um achado de pouca sensibilidade, pois não diferiu as crianças que tinham o diagnostico de TEA e aquelas com diagnóstico de deficiência intelectual (DI).

Nessa idade, também foram observadas estereotipias motoras e com objetos e respostas sensoriais incomuns. Aos 24 meses, os sinais ficam mais evidentes, com diminuição do interesse em pares, ignoram pessoas, preferem estar sozinhos e há piora do contato ocular.[38] Nas crianças com diagnóstico de DI o interesse em outras pessoas e o contato ocular tende a melhorar com o passar do tempo.

A dificuldade de coletar dados objetivos e de forma sistemática é uma grande limitação desses estudos. Por isso, estudos prospectivos, que avaliaram periodicamente irmãos de crianças com TEA, considerados de alto risco para o desenvolvimento do transtorno, possibilitaram a identificação de comportamentos sugestivos do transtorno antes do primeiro ano de vida.

Um exemplo é a análise de crianças de risco a partir dos 6 meses de idade, que evidenciou uma diferença significativa na resposta social, na atenção compartilhada e no contato social aos 12 meses, mas não antes.[39] Outro estudo mostrou que aos 6 meses a frequência do olhar para a face, do sorriso e do olhar direcionado não diferencia crianças que posteriormente receberam o diagnóstico de TEA daqueles que receberam diagnóstico de DI. No entanto, a observação destas crianças aos 36 meses mostrou claramente que as crianças com TEA apresentavam piora ou não apresentavam aumento desses comportamentos esperados para a idade, enquanto isso não ocorria com as crianças com DI.[40]

Dos 12 aos 14 meses, o que diferencia o grupo com TEA é a frequência reduzida de comportamentos sociais como imitação à lalação, resposta ao nome, vocalização direcionada, além de atraso no desenvolvimento da comunicação verbal e não verbal.[38] E dos 12 aos 24 meses, fica mais evidente a presença de comportamentos repetitivos com o corpo e objetos, além do seu uso incomum e o modo atípico de os explorar visualmente.[39]

Alguns achados inespecíficos também são sugestivos de TEA, como diminuição do controle motor e postural aos 6 meses,[41] pouco afeto positivo e maior tempo atencional em bebês de 7 meses.[42] A partir desses achados, descobriu-se que dois grupos de sintomas são altamente preditivos do diagnóstico em crianças de alto risco:

1. contato ocular pobre, poucos gestos comunicativos e pouco compartilhamento de objetos;
2. comportamentos repetitivos associados a não compartilhar objetos de forma espontânea ou quando solicitado, sem alterações no contato ocular.

As crianças que apresentavam um ou outro tinham três vezes mais chances de receberem o diagnóstico aos 3 anos.[43] Nesse grupo, que tem irmãos já diagnosticados, o atraso motor aos 18 meses é altamente preditivo para TEA aos 3 anos.

Sintomas comuns nas crianças com TEA, como pouco contato ocular e sorriso social, aparecem, geralmente, após o primeiro ano de vida. Portanto, a presença deles nos 12 primeiros meses não exclui a possibilidade do diagnóstico. Atraso e atipias podem ocorrer nessa idade, mas são sutis e difíceis de serem observados clinicamente.[37]

Os sintomas de pródromo são:

1. Passividade: a criança não reage adequadamente aos estímulos do ambiente.
2. Sensibilidade perceptual aumentada: estímulos comuns provocam respostas exageradas de medo, irritabilidade, euforia.
3. Atrasos motores inespecíficos: por exemplo, consegue sentar com apoio, mas por pouco tempo.[44]

Ao avaliar o neurodesenvolvimento dos pacientes, deve-se ter em mente os sinais de alerta para o transtorno. Caso estes estejam presentes, a criança deve ser avaliada com mais cuidado para confirmar a necessidade de encaminhamento para avaliação especializada[45] (Quadros 10.3 e 10.4).

Quadro 10.3 Sinais de alerta para transtorno do espectro autista.[45]	
Idade	**Sinais de alerta**
Qualquer idade	Perda de habilidades sociais, fala ou balbucio.
6 meses	Falta de sorriso, não apresenta expressão facial alegre.
9 meses	Não compartilha sons ou expressões faciais.
12 meses	Não aponta, não balbucia, não faz gestos comunicativos.
16 meses	Não fala palavras.
24 meses	Não faz frases de duas palavras que não sejam ecolálicas.

Como fazer o diagnóstico

O diagnóstico de TEA, até o presente momento, é clínico. Em 2013, a Academia Americana de Psiquiatria (APA) lançou a 5ª edição do DSM 5, o *Manual Diagnóstico Estatístico*,[6] havendo mudanças nos critérios diagnósticos utilizados até então como apontado no Quadro 10.1. É importante notar que estas modificações não implicam como fazemos o diagnóstico, mas como entendemos as alterações que são centrais para o diagnóstico, tentando reconhecê-las o mais cedo possível. Alguns sintomas frequentemente associados não são mais critério diagnóstico, como é o caso do atraso da linguagem, enquanto as alterações sensoriais, antes tidas como características frequentemente encontradas, passam a fazer parte dele. Além disso, há o surgimento dos especificadores que nos levam a dar mais atenção e buscar ativamente as comorbidades, sejam elas psiquiátricas ou clínicas e possíveis etiologias, bastante importantes para o prognóstico e o planejamento terapêutico.[45,46]

Capítulo 10

Espectro Autista **87**

Quadro 10.4 Representação esquemática da sequência de sinais clínicos precoces do TEA.[45]

	6 meses	12 meses	18 meses	24 meses
Comportamento visual	Rastreamento visual atípico Atenção visual atípica Persistência visual			
		Atenção visual atípica ao estímulo Dificuldade em desviar atenção		
		Fixação visual não social		
Comunicação e comportamento social			Alteração do contato ocular Rastreamento ocular pobre Diminuição do sorriso social Diminuição da resposta ao nome Diminuição da resposta positiva	
			Diminuição da imitação Diminuição dos gestos comunicativos	
Desenvolvimento da fala				Atraso no desenvolvimento da fala receptiva e expressiva
Comportamento e temperamento			Irritabilidade Aumento da resposta aos estímulos sensoriais Diminuição da regulação às emoções negativas Comportamentos orientados aos estímulos sensoriais	
Brincar simbólico				Ausência ou redução do jogo simbólico

Dado que o TEA é um transtorno do neurodesenvolvimento, o início da suspeição deve ocorrer a partir do momento em que há atraso das habilidades que estarão alteradas. Conforme visto no item de diagnóstico precoce, estas alterações ocorrem por volta dos 6 meses, daí a importância das consultas regulares de puericultura, com atenção aos marcos de desenvolvimento sociocognitivo, olhando-se, assim, a comunicação para além da fala, que aparece mais tardiamente no desenvolvimento.

Um dos papéis centrais do pediatra é identificar as crianças com risco para o TEA, pois as intervenções devem ser feitas antes mesmo de se fechar o diagnóstico de certeza e sabe-se que a intervenção precoce é a medida que mais tem impacto no prognóstico.[47]

As recomendações de boas práticas orientam o uso de escalas, pois sabe-se que apenas 30% dos casos de atraso do desenvolvimento são percebidos antes da idade escolar, se não houver um processo de vigilância.[48]

A Academia Americana de Pediatria orienta que se faça uma triagem para o atraso de desenvolvimento aos 9, 18 e 30 meses, e para TEA, especificamente, aos 18 e 24 meses, no entanto, os sinais de alerta estão presentes antes disso, justificando então, avaliações com enfoque nestes antes dos 18 meses.[49]

As escalas específicas de triagem para o TEA só estão disponíveis a partir dos 16 meses. Existe um esforço na validação de instrumentos para crianças mais novas, porém, estes ainda estão sendo estudados, não havendo recomendações de uso em larga escala. Uma revisão feita por Towle P. e Patrick P. orienta que escalas específicas sejam aplicadas apenas as crianças de risco para TEA, que são: crianças que tenham um irmão mais velho com TEA; crianças que tiveram alteração em escalas de triagem de desenvolvimento, aquelas cujo comportamento causa preocupação aos pais, profissional da saúde ou haja preocupação dos pais com sinais de TEA ou alteração de desenvolvimento. Cabe lembrar que estas escalas não estão disponíveis em português.[50] Embora não específicos ou validados como triagem para TEA, o Teste de Triagem de Desenvolvimento de Denver – Revisado ou Denver II é amplamente usado no Brasil pelos pediatras e a Atenção Integrada a Doenças Prevalentes na Infância (AIDPI), escala validada pela OMS e Unicef, avalia alterações do neurodesenvolvimento global e tem em seus subitens aqueles que avaliam os domínios pessoal-social que englobam os sinais de alerta para TEA e podem, assim, guiar esta avaliação e auxiliar na suspeição.[48,51,52]

No Denver II, nos subitens pessoal-social, os quesitos "sorrir em resposta e sorrir espontaneamente", bem como o subitem "linguagem à imitação de sons, sílabas isoladas e duplicação de sons", fazem parte dos sinais de alerta. Embora o atraso de linguagem não seja mais um critério diagnóstico, este continua sendo um sinal de alerta para o TEA, dado que frequentemente se encontra alterado e muitas vezes é a primeira queixa dos pais. Também avaliados pela escala os quesitos "*dar tchau*" e "bater palmas", pois são gestos importantes de interação social e imitação, que devem estar presentes até aproximadamente 1 ano de idade e frequentemente não é feito por crianças com TEA ou ocorrem tardiamente.

Dentre as escalas de triagem específicas, a APA divide a triagem em nível 1, que deve ser aplicada rotineiramente para todas as crianças, e a de nível 2, utilizadas em crianças que apresentam algum dos fatores de risco elencados.[53] O M-Chat (*Modified Checklist for Autism in Toddlers*/Escala Modificada de Autismo em Pré-escolares) é a escala para triagem de nível 1 que temos no Brasil, usada para crianças entre 16 e 30 meses. É de fácil aplicação, podendo ser respondida pelos cuidadores em poucos minutos. Contém 23 itens com respostas sim/não. A escala é positiva se houver pontuação ≥ 3 dos 23 itens, ou ≥ 2 dos 6 itens críticos. Estudos mostram que a utilização do M-Chat aumentou em quatro vezes a possibilidade de detecção pelos pediatras dos casos de TEA e possibilitou que o diagnóstico fosse feito aproximadamente um ano mais cedo que a média de idade diagnosticada.[54,55]

Uma das preocupações da aplicação de instrumentos de rastreio é o risco de obtermos um grande número de casos falsos positivos; no entanto, verificou-se que, embora a especificidade para TEA não seja grande, 98% dos casos que tiveram resultado positivo foram diagnosticados com algum transtorno do neurodesenvolvimento, ou seja, casos que merecem avaliações mais específicas.[53,55]

Temos ainda validadas no Brasil as seguintes escalas para triagem em nível 2: ABC (*Autism Behavior Checklist* ou Inventário de Comportamentos Autísticos) para crianças maiores de 18 meses e a *Autism Screening Questionnaire* (ASQ) (Questionário para a Avaliação do Autismo), para crianças a partir dos 4 anos de idade.[53,56,57] A primeira escala deve ser aplicada pelo examinador, na entrevista com os pais, e leva de 10 a 20 minutos. Para crianças cuja pontuação fica acima de 47, orienta-se que seja feita uma avaliação diagnóstica por especialistas. A segunda é um questionário que pode ser respondido diretamente pelos pais e tem duração de 5 a 10 minutos, com resposta sim/não; tem como nota de corte 15, para que a criança seja encaminhada a uma avaliação mais aprofundada.[53,56,57]

Passada a fase da triagem, vamos para a avaliação da criança cuja suspeita de TEA já existe. Por ser um diagnóstico clínico, é imprescindível que se faça uma anamnese completa em que se investigue de forma minuciosa a história do desenvolvimento da criança, buscando-se ativamente as habilidades de comunicação social, verificando não apenas se estão presentes na idade da avaliação, mas, também, como foram suas aquisições, se houve possíveis atrasos e momentos de preocupação por parte dos pais ou cuidadores, ou ainda se houve involução. Aproximadamente 30% das crianças têm regressão da linguagem e sociabilidade entre o primeiro e o segundo ano de vida, que pode ser abrupto ou gradual, após o período de desenvolvimento normal.[58] São pontos importantes de serem questionados se a criança busca por interação, como o faz e se a mantém. Se ela apresenta compartilhamento de atenção e de interesses por prazer ou se busca atenção apenas para suprir suas necessidades, se ela imita, se tem um brincar imaginativo/faz de conta de acordo com o esperado para a idade.

Ao questionar sobre os critérios B, é importante perguntar por alterações comportamentais que nem sempre são relatadas, a menos que sejam bastante características. Os movimentos e as falas estereotipados podem ser sutis. Os movimentos de mãos são mais sutis do que o *flapping*. A ecolalia pode não ser produzida imediatamente, mas pode ser tardia, como por exemplo a repetição das falas dos desenhos animados, estas falas podem ser usadas de forma estereotipada, mas dentro do contexto de uma conversa; é importante questionar a sua presença dando os exemplos dos mesmos. Sobre a restrição de interesses e a forma de brincar, é interessante saber se a criança gosta de diversos brinquedos, se os utiliza de forma típica ou se há uma repetição do modo de brincar ou da história.

A dificuldade em modificações de rotinas é parte dos sintomas do critério B e bastante frequente. Muitas vezes, a criança se incomoda e pode ter reações bastante exacerbadas sempre que há alguma atividade que sai do previsto e costumeiro para o dia. Outras vezes, a ida à consulta pode ser um exemplo disto. Como faz parte dos novos critérios a hiper e a hiporresponsividade sensoriais, é importante averiguar sua existência, pois demandam intervenções específicas e frequentemente são motivos de comportamentos disruptivos e estresse. Dentre outros, são relatos frequentes fixar o olhar em objetos em movimento ou luminosos, não tolerar barulhos que normalmente não são muito incômodos, como de transporte coletivo, por exemplo, busca tátil por objetos rígidos que não tenham a função de "acalentar", levar excessivamente objetos à boca em idade em que isto não é mais esperado e exploração olfativa de objetos. A seletividade alimentar é parte deste critério e deve ser diferenciada da restrição alimentar, que frequentemente ocorre por volta de 12 meses, quando a criança passa a diminuir a aceitação de alguns alimentos por uma preferência. Na seletividade, há rejeição ou busca por determinadas texturas, cores, formas ou sabores.[59]

Os diagnósticos diferenciais para o TEA são outras alterações de neurodesenvolvimento, como distúrbio específico de linguagem (DEL), distúrbio da comunicação social (DCS), sendo que, no primeiro, há uma dificuldade da linguagem expressiva e/ou compreensiva, sem alteração da parte não verbal da comunicação, e no segundo estão presentes todos os critérios A da comunicação social do TEA, mas sem sintomas de restrição de interesses e repetição. A deficiência intelectual pode ser um diagnóstico diferencial quando julgamos que a dificuldade na comunicação social está de acordo com o nível das demais habilidades cognitivas ou comórbido, quando a comunicação social está aquém das demais habilidades. É sempre importante excluir déficits sensoriais, principalmente a surdez. Outras patologias psiquiátricas, como ansiedade e transtornos obsessivos compulsivos podem ser diferenciais, mas também comórbidos.[60]

Feita a hipótese de TEA, deve-se elencar os especificadores, que são: (1) com ou sem comprometimento intelectual concomitante; (2) com ou sem comprometimento de linguagem concomitante; (3) associado a alguma condição médica ou genética conhecida ou a um fator ambiental; (4) associado a outro transtorno do neurodesenvolvimento, mental ou comportamental; (5) com catatonia. Também é importante especificar a idade da primeira preocupação com os sintomas; se o quadro ocorreu com ou sem perda de habilidades estabelecidas e a gravidade do quadro clínico. Tais especificadores geram a oportunidade de uma descrição mais detalhada dos indivíduos afetados.

Aqui vale ressaltar que, para a caracterização de fatores ambientais durante a anamnese, deve-se perguntar ativamente sobre a exposição ambiental a agrotóxicos, poluentes, drogas farmacológicas de uso restrito na gestação, assim como tabaco, álcool e outras drogas e doenças gestacionais, como diabetes, infecções virais e bacterianas, além de distúrbios metabólicos, como excesso de ganho de peso durante a gestação. Eventos perinatais que possam indicar a presença de isquemia e hipóxia também devem ser questionados.[61]

Além da anamnese, o diagnóstico se baseia também nos exames físico e psíquico. No exame físico, é importante verificar se há indicativos de patologias neurológicas ou genéticas, verificando peso e estatura, perímetro cefálico, dimorfismos, manchas na pele, hipotonia, entre outros. O exame psíquico é feito ao brincar e avalia-se o contato da criança com os pais e avaliador, se há o compartilhamento de atenção, resposta ao nome, integração de gestos, expressão facial, olhar ao se comunicar, se a criança imita, se engaja em brincadeiras de faz de conta e jogos sociais, como "achou", se há alterações sensoriais, observação de movimentos, fala repetitiva. Observa-se se, de forma geral, a linguagem e a cognição estão adequadas para a idade.

Avaliações subsidiárias podem ser solicitadas de acordo com estes dados, como a auditiva e a fonoaudiológica, além testagem neuropsicológica e com terapeuta ocupacional, sobre questões sensoriais. Exames genéticos específicos devem ser solicitados, caso haja suspeita clínica de síndromes genéticas associadas, como X-Frágil, neurofibromatose, perímetro cefálico maior que P97, entre outras. Quando a criança apresenta mais de três dismorfismos menores, sem caracterização sindrômica específica, e/ou DI, e/ou histórico familial, a Sociedade Americana de Genética Humana (ASHG) indica a busca genômica de variações do número de cópias. Em todos estes casos, na dúvida, a criança deve ser encaminhada para avaliação com geneticista.[62]

■ A CONSTRUÇÃO DO PLANO TERAPÊUTICO

A importância da construção do plano terapêutico

O tratamento não medicamentoso, intensivo, individualizado e constantemente reavaliado constitui o pilar na construção de um plano terapêutico para indivíduos com transtorno do espectro autista. Priorizamos uma abordagem global, envolvendo também esferas educacionais, sociais, familiares e assistência social. Uma vez que os sintomas centrais para os critérios diagnósticos ainda permanecem sem medicamento específico, o uso de fármacos é definido pelo perfil dos sintomas presentes: frequência, intensidade, impacto, resposta a intervenções não farmacológicas e presença de comorbidades.

A elaboração do plano terapêutico

Ao pensarmos o plano terapêutico individualizado (PTI), devemos deixar clara a lista de problemas elencados com prioridades para aquele momento. Determinar os pontos fortes e as necessidades é a primeira fase para decidirmos os objetivos específicos a serem trabalhados. O desafio maior, provavelmente, é harmonizarmos as prioridades dos cuidadores, com o conhecimento técnico oferecido pela equipe e as necessidades a curto, médio e longo prazo dos indivíduos com TEA. Há uma diferença importante entre as demandas dos pais, que enfatizam objetivos como o bem-estar emocional da criança e o impacto da melhora dos sintomas na qualidade de vida da família, e as demandas dos profissionais que têm a prática voltada para a abordagem clínica do núcleo de deficiências do autismo e do comportamento mais disfuncional. Não necessariamente há uma visão global dos sintomas, inclusive, com a avaliação de como a criança é afetada por seu ambiente.[63]

É necessário também determinar a duração do plano elaborado, bem como o intervalo de avaliação, a composição da equipe, a responsabilidade de gerenciamento e os níveis atuais de adaptação da pessoa avaliada. As decisões sobre programas, serviços e apoios convenientes para atender às necessidades do indivíduo devem constar no plano terapêutico individualizado. Todos os envolvidos devem estabelecer registos da linha de base para avaliarmos metodologias e servirem de parametros para a comparação com resultados futuros. Uma vez que a sintomatologia do TEA permeia diversas áreas relativas aos cuidados com Saúde e Educação, a composição da equipe de intervenção pode envolver psiquiatras, pediatras, neurologistas, geneticistas, psicólogos, fonoaudiólogos, terapeutas ocupacionais, educadores físicos, fisioterapeutas, nutricionistas e pedagogos, ao longo do processo de tratamento proposto. Os componentes da equipe dependerão da gravidade do quadro clínico. A necessidade de diagnóstico diferencial, da presença de comorbidades, padrões de funcionalidade e dos sintomas centrais do autismo deverão ser avaliados.[64]

O nível de funcionalidade do indivíduo deve ser determinado não só para que as intervenções necessárias sejam hierarquizadas, mas também para identificação de áreas de competência, do nível cognitivo e da avaliação funcional global.[65] Esses itens estão diretamente relacionados ao prognóstico da resposta terapêutica e são elucidados pela associação entre investigação clínica, avaliação neuropsicológica e utilização de instrumentos padronizados.

As orientações à escola devem também constar na elaboração do plano terapêutico. Os profissionais de educação que atuam diretamente com o aluno com TEA devem ser não só informados dos critérios diagnósticos que abrangem o transtorno, mas de particularidades no processo de aprendizagem. O uso de material concreto, a adoção de instruções específicas, claras e simplificadas, a presença de figuras na estruturação do ambiente, o seguimento de rotinas, o cuidado na redução de estímulos sensoriais e distrações, a avaliação de necessidade de tutoria especializada e o estímulo a trabalhos em dupla com os pares são algumas das estratégias sugeridas para melhorar a adaptação escolar. É importante frisarmos que o processo de aprendizagem nos transtornos do espectro autista não é linear. Períodos de aparente estagnação podem ser seguidos por ganhos de aquisição surpreendentes. E as informações não são armazenadas de maneira hierárquica. Os alunos podem ser capazes de desenvolver atividades mais complexas, sem obrigatoriamente demonstrarem conhecimento básico. Processos de repetição ao apresentarmos novas informações, programas de recompensas e estímulo à generalização de conceitos já aprendidos são fundamentais na adaptação do currículo escolar.[66]

Finalmente, não podemos nos esquecer de que os pais devem ser nossos parceiros na elaboração do plano terapêutico individualizado. É essencial que eles tenham oportunidades de se envolver no planejamento e na revisão de programas educacionais. Por permanecer a maior parte do tempo com as crianças, os cuidadores contribuem com uma perspectiva diferenciada em relação à equipe, ampliando a compreensão sobre as potencialidades e dificuldades do indivíduo. A participação dos pais contempla o planejamento das ações para o tratamento, ajuda na determinação de objetivos e métodos, informando as estratégias motivacionais mais apropriadas e eficazes para seus filhos. Aliás, as famílias fornecem oportunidades adicionais para o paciente praticar competências adquiridas. Isso influencia positivamente na capacidade de generalizar habilidades.[67]

Elegendo sintomas-alvo

A avaliação do déficit de linguagem, da capacidade do brincar e da habilidade social é fundamental para a identificação dos sintomas-alvo da intervenção. Instrumentos como os Fundamentos para Avaliação de Comportamento Verbal e Elaboração de Programa de Intervenção (VB – MAPP)[68] e o Perfil Psicoeducacional (PEP3)[69] são exemplos de ferramentas úteis para a concepção de práticas terapêuticas realizadas.

A teoria comportamental, por meio da análise aplicada do comportamento (ABA) é o tratamento não medicamentoso com maior evidência para a intervenção no TEA. A ABA usa métodos baseados em princípios científicos de aprendizagem e comportamento para construir repertórios úteis e reduzir comportamentos-problema. É usada de acordo com as necessidades individuais de cada aluno e pode ser aplicada ao desenvolvimento de habilidades acadêmicas ou comportamentos relacionados a habilidades sociais, comunicação ou autocuidado. O foco em uma abordagem instrucional que usa a ABA é medir e rastrear comportamentos ao longo do tempo, determinar a função do comportamento-alvo (para o paciente) e alterar o comportamento (aumentando ou diminuindo sua ocorrência). Antecedentes e reforçadores comportamentais mantenedores de uma conduta indesejável ou desencadeantes de repertório comportamental alternativo ou novos observados, são registrados e analisados. O objetivo final ABA é a generalização das habilidades aprendidas e dos comportamentos, para outras configurações e situações. As intervenções baseadas em princípios de padrões de aprendizagem e comportamento são, então, planejadas e implementadas para que o repertório de funcionamentos apropriados seja alcançado.[67] Técnicas como Denver (*Early Beginner Denver Model*)[70] e o TEACCH (*Treatment and Education of Autistic and Communication Handicapped Children*),[71] ambos com base comportamental, também podem ser utilizados na identificação de comportamentos-alvo e na confecção do PTI.

Encaminhamentos

O encaminhamento deve ser feito dentro de equipe multidisciplinar, de acordo com as demandas constantes no plano de intervenção terapêutica e considerando o grau do transtorno do espectro autista (leve, moderado ou grave, de acordo com os critérios diagnósticos do Manual Diagnóstico e Estatístico de Transtornos Mentais[6] e do perfil funcional individual).

Ao construirmos o plano terapêutico individualizado, precisam ser avaliadas as estratégias para abordagem de dificuldades na comunicação social que envolvem reforçamento; adaptação do ambiente, visando criar demandas para a necessidade de comunicação; oferecimento de modelo de comunicação a ser seguido por imitação dos indivíduos com transtorno do espectro autista; utilização de dicas visuais, físicas e verbais; e pausas frequentes durante o processo de interação, para favorecer a motivação do paciente. Sistemas de comunicação alternativos e aumentativos, com gestos, por troca de figura ou uso de eletrônicos, são estratégias consideradas no caso de pacientes não verbais.[72]

Com relação ao déficit na interação social estratégicas, como o uso de história social,[73] vídeo-modelagem, terapia cognitivo-comportamental e treino específico de habilidades sociais, seja individualmente ou em grupos, devem ter seu uso encorajado por toda equipe.

Os sintomas de comorbidades clínicas e psiquiátricas, frequentemente negligenciados, devem ser continuamente elencados e direcionados para abordagens nas devidas especialidades. Episódios de acidentes, intoxicação e ingestão de corpo estranho não são raros. Complicações odontológicas e alterações ginecológicas podem ser fonte de comportamentos inadequados não identificados. A dificuldade em reconhecer e nomear a dor contribui na exacerbação dos sintomas principais do TEA. A adaptação do ambiente de atendimento e o conhecimento dos princípios básicos da patologia evita crises de agressividade, sintomas de ansiedade e estimula a adesão à prescrição nos cuidadores.[74]

Métodos de reavaliação e seguimento

Há pouca evidência sobre escalas e instrumentos visando acompanhar o progresso de indivíduos ao longo do tempo ou em resposta a uma intervenção específica para os sintomas centrais do transtorno do espectro autista. Há avaliações padronizadas (por ex.: de linguagem, cognição e brincadeira) e muitos questionários (por ex.: avaliação do comportamento, atenção e regulação emocional) desenvolvidos para a população em geral, porém, com evidências limitadas de suas propriedades de medida, quando usados em pacientes com TEA. Entretanto, avaliações com o ABC, *The Childhood Autism Rating Scale* (CARS)[75] e *The Autism Observation Scale for Infants* (ADOS)[76] podem ser utilizadas com medidas de comparação e mensuração de melhora para o transtorno do espectro autista.[77]

Referências Bibliográficas

1. Kanner L. Autistic disturbances of affective contact. Nervous Child 1943;2:217-50.
2. APA American Psychiatric Association. Diagnostic and Statistical Manual of Mental Disorders. 1ª ed. Washington, DC: American Psychiatric Association; 1952.
3. APA American Psychiatric Association. Diagnostic and Statistical Manual of Mental Disorders. 2ª ed. Washington, DC: American Psychiatric Association; 1968.
4. APA American Psychiatric Association. Diagnostic and Statistical Manual of Mental Disorders. 3ª ed. Washington, DC: American Psychiatric Association; 1980.
5. APA American Psychiatric Association. Diagnostic and Statistical Manual of Mental Disorders. Fourth Edition. Washington, DC: American Psychiatric Association, 1994.
6. APA American Psychiatric Association. Diagnostic and Statistical Manual of Mental Disorders. 5ª ed. Washington, DC: American Psychiatric Association; 2013.
7. Kim YS, Fombonne E, Koh YJ, Kim SJ, Cheon KA, Leventhal BL. A comparison of DSM-IV pervasive developmental disorder and DSM-5 autism spectrum disorder prevalence in an epidemiologic sample. J Am Acad Child Adolesc Psychiatry. 2014;53(5):500-8.
8. Abrahams BS, Geschwind DH. Advances in autism genetics: on the threshold of a new neurobiology. Nat Rev Genet 2008;9:341-55.
9. Geschwind DH. Advances in autism. Annu Rev Med 2009;60:367-80.
10. Matson JL, Rieske RD, Williams LW. The relationship between autism spectrum disorders and attention-deficit/hyperactivity disorder: an overview. Res Dev Disabil. 2013;34(9):2475-84.
11. Matson JL, Cervantes PE. Commonly studied comorbid psychopathologies among persons with autism spectrum disorder. Res Dev Disabil. 2014;35(5):952-62.
12. Kuhn DE, Matson JL. Assessment of feeding and mealtime behavior problems in persons with mental retardation. Behav Modif. 2004;28(5):638-48.
13. Matson JL, Dixon DR, Matson ML. Assessing and treating aggression in children and adolescents with developmental disabilities. J Educ Psychol. 2005;25:151-81.
14. Johnny L. Matson, Rachel L. Goldin. Comorbidity and autism: Trends, topics and future directions. Res Autism Spectr Disord. 2013;7:1228-33.
15. Matson JL, LoVullo SV. Trends and topics in autism spectrum disorders. Res Autism Spectr Disord. 2009;3:252-57.
16. Matson JL, Wilkins J, Sharp B, Knight C, Sevin JA, Boisjoli J. A. Sensitivity and specificity of the baby and infant screen for children with autism traits (BISCUIT). Validity and cutoff scores for autism and PDD-NOS in toddlers. Res Autism Spectr Disord. 2009;3:924-30.
17. Srivastava AK, Schwartz CE. Intellectual disability and autism spectrum disorders: causal genes and molecular mechanisms. Neurosci Biobehav Rev. 2014;46 Pt 2:161-74.
18. A Developmental Disabilities Monitoring Network Surveillance Year 2010 Principal Investigators; Centers for Disease Control and Prevention (CDC). Prevalence of autism spectrum disorder among children aged 8 years - autism and developmental disabilities monitoring network, 11 sites, United States, 2010. MMWR Surveill Summ. 2014;63(2):1-21.

19. Sprenger L, Buhler E, Poustka L, Bach C, Heinzel-Gutenbrunner M, Kamp- Becker I, et al. Impact of ADHD symptoms on autism spectrum disorder symptom severity. Res Dev Disabil. 2013;34(10):3545-52.
20. Schieve L, Clayton H, Durkin M, Wingate M, Drews-Botch C. Comparison of Perinatal Risk Factors Associated with Autism Spectrum Disorder (ASD), Intellectual Disability (ID), and Co- occurring ASD and ID. J Autism Dev Disord. 2015;45(8):2361-372.
21. Davis NO, Kollins SH. Treatment for co-occuring attention defict/hyperactivity disorder and autism sprecttrum disorder. Neurotherapeutics. 2012;9(3):518-30.
22. Whitea S, Oswald D, Ollendicka T, Scahill L. Anxiety in Children and Adolescents with Autism Spectrum Disorders. Clin Psychol Rev. 2009;29(3): 216-29.
23. Magnuson K, Constantino J. Characterization of Depression in Children with Autism Spectrum Disorders. J Dev Behav Pediatr. 2011;32(4):332-40.
24. Tuchman R, Cuccaro M, Alessandri M. Autism and epilepsy: historical perspective. Brain Dev. 2010;32(9):709-18.
25. Maski K, Jeste S, Spence S. Common Neurological Co-Morbidities In Autism Spectrum Disorders. Curr Opin Pediatr. 2011;23(6):609-15.
26. McElhanon BO, McCracken C, Karpen S, Sharp WG. Gas- trointestinal symptoms in autism spectrum disorder: a meta-analysis. Pediatrics 2014;133:872-83.
27. Rossignol DA, Frye RE. Mitochondrial dysfunction in autism spectrum disorders: a systematic review and meta-analysis. Mol Psychiatry. 2012;17:290-314.
28. Ashwood P, Wills S, Van de Water J. The immune response in autism: a new frontier for autism research. J Leukoc Biol. 2006;80:1-15.
29. Masi A, DeMayo MM, Glozier N, Guastella AJ. An Overview of Autism Spectrum Disorder, Heterogeneity and Treatment Options. Neurosci Bull. 2017;33(2):183-193.
30. Ousley O, Cermak T. Autism spectrum disorder: defining dimensions and subgroups. Curr Dev Disord Rep 2014;1:20-8.
31. Ozonoff S, Young GS, Carter A, Messinger D, Yirmiya N, Zwaigenbaum L, et al. Recurrence risk for autism spectrum disorders: a Baby Siblings Research Consortium study. Pediatrics. 2011;128(3):e488-95.
32. Dawson G, Rogers S, Munson J, Smith M, Winter J, Greenson J, Donaldson A, Varley J. Randomized, controlled trial of an intervention for toddlers with autism: the Early Start Denver Model. Pediatrics. 2010;125(1):e17-23.
33. Kasari C, Gulsrud AC, Wong C, Kwon S, Locke J. Randomized controlled caregiver mediated joint engagement intervention for toddlers with autism. J Autism Dev Disord. 2010;40(9):1045-56
34. Kishore, M. Thomas, and Anirban Basu. "Early concerns of mothers of children later diagnosed with autism: Implications for early identification." Research in Autism Spectrum Disorders 5.1 (2011): 157-163.
35. Jónsdóttir SL, et al. Children diagnosed with autism spectrum disorder before or after the age of 6 years. Res Autism Spectr Disord. 2011;(1):175-84.
36. Kleinman JM, Ventola PE, Pandey J, Verbalis AD, Barton M, Hodgson S, Green J, Dumont-Mathieu T, Robins DL, Fein D. Diagnostic stability in very young children with autism spectrum disorders. J Autism Dev Disord. 2008;38(4):606-15.
37. Szatmari P, Chawarska K, Dawson G, Georgiades S, Landa R, Lord C, Messinger DS, Thurm A, Halladay A. Prospective Longitudinal Studies of Infant Siblings of Children With Autism: Lessons Learned and Future Directions. J Am Acad Child Adolesc Psychiatry. 2016;55(3):179-87.
38. Zwaigenbaum L, Bryson S, Garon N. Early identification of autism spectrum disorders. Behav Brain Res. 2013;251:133-46.
39. Bryson SE, Zwaigenbaum L, Brian J, Roberts W, Szatmari P, Rombough V, McDermott C. A prospective case series of high-risk infants who developed autism. J Autism Dev Disord. 2007;37(1):12-24.
40. Ozonoff S, Iosif AM, Baguio F, Cook IC, Hill MM, Hutman T, Rogers SJ, Rozga A, Sangha S, Sigman M, Steinfeld MB, Young GS. A prospective study of the emergence of early behavioral signs of autism. J Am Acad Child Adolesc Psychiatry. 2010;49(3):256-66.e1-2.
41. Flanagan JE, Landa R, Bhat A, Bauman M. Head lag in infants at risk for autism: a preliminary study. Am J Occup Ther. 2012;66(5):577-85.
42. Clifford SM, Hudry K, Elsabbagh M, Charman T, Johnson MH; BASIS Team. Temperament in the first 2 years of life in infants at high-risk for autism spectrum disorders. J Autism Dev Disord. 2013;43(3):673-86.
43. Chawarska K, Shic F, Macari S, Campbell DJ, Brian J, Landa R, et al. 18-month predictors of later outcomes in younger siblings of children with autism spectrum disorder: a baby siblings research consortium study. J Am Acad Child Adolesc Psychiatry. 2014;53(12):1317-27.
44. Yirmiya N, Charman T. The prodrome of autism: early behavioral and biological signs, regression, peri- and post-natal development and genetics. J Child Psychol Psychiatry. 2010;51(4):432-58.
45. Deconinck N, Soncarrieu M, Dan B. Toward better recognition of early predictors for autism spectrum disorders. Pediatr Neurol. 2013;49(4):225-31.
46. Lord C, Bishop SL. Recent advances in autism research as reflected in DSM-5 criteria for autism spectrum disorder. Annu Rev Clin Psychol. 2015;11:53-70.
47 Dawson G, Rogers S, Munson J, Smith M, Winter J, Greenson J, Donaldson A, Varley J. Randomized, controlled trial of an intervention for toddlers with autism: the Early Start Denver Model. Pediatrics. 2010;125(1):e17-23.

48. Coelho R, Ferreira JP, Sukiennik R, Halpern R. Child development in primary care: a surveillance proposal. J Pediatr (Rio J). 2016;92:505-11.
49. Daniels AM, Halladay AK, Shih A, Elder LM, Dawson G. Approaches to enhancing the early detection of autism spectrum disorders: a systematic review of the literature. J Am Acad Child Adolesc Psychiatry. 2014;53(2):141-52.
50. Towle PO, Patrick PA. Autism Spectrum Disorder Screening Instruments for Very Young Children: A Systematic Review. Autism Res Treat. 2016;2016:4624829.
51. Recommendations and Guidelines. Autism A.L.A.R.M. Guideline. Available: https://www.cdc.gov/ncbddd/autism/hcp-recommendations.html
52. Manual para vigilância do desenvolvimento infantil no contexto da AIDPI. Washington, D.C.: OPAS; 2005. (Serie OPS/FCH/CA/05.16.P)
53. Johnson CP, Myers SM; American Academy of Pediatrics Council on Children With Disabilities. Identification and evaluation of children with autism spectrum disorders. Pediatrics. 2007;120(5):1183-215.
54. Robins DL. Screening for autism spectrum disorders in primary care settings. Autism. 2008;12(5):537-56.
55. Chlebowski C, Robins DL, Barton ML, Fein D. Large-scale use of the modified checklist for autism in low-risk toddlers. Pediatrics. 2013;131(4):e1121-7.
56. Marteleto MRF, Pedromonico MRM. Validity of Autism Behavior Checklist (ABC): preliminary study. Rev Bras Psiquiatr. 2005;27(4):295-301.
57. Sato FP, Paula CS, Lowenthal R, Nakano EY, Brunoni D, Schwartzman JS, et al. Instrument to screen cases of pervasive developmental disorder: a preliminary indication of validity. Rev Bras Psiquiatr. 2009;31(1):30-3.
58. Choueri RN, Zimmerman AW. New assessment and treatment in ASD. Curr Treat Options Neurol. 2017;19:6.
59. Marí-Bauset S, Zazpe I, Mari-Sanchis A, Llopis-González A, mMorales-Suárez-Varela M. Food selectivity in autism spectrum disorders: a systematic review. J Child Neurol. 2014;29(11):1554-61.
60. Volkmar F, Siegel M, Woodbury-Smith M, King B, McCracken J, State M; American Academy of Child and Adolescent Psychiatry (AACAP) Committee on Quality Issues(CQI). Practice parameter for the assessment and treatment of children and adolescents with autism spectrum disorder. J Am Acad Child Adolesc Psychiatry. 2014;53(2):237-57.
61. Modabbernia A, Velthorst E, Reichenberg A. Environmental risk factors for autism: an evidence-based review of systematic reviews and meta-analyses. Mol Autism. 2017;8:13.
62. Anagnostou E, Zwaigenbaum L, Szatmari P, Fombonne E, Fernandez BA, Woodbury-Smith M, et al. Autism spectrum disorder: advances in evidence-based practice. CMAJ. 2014;186(7):509-19.
63. McConachie H, Parr JR, Glod M, Hanratty J, Livingstone N, Oono IP, et al. Systematic review of tools to measure outcomes for young children with autism spectrum disorder. Health Technol Assess. 2015;19(41):1-506.
64. Massachusetts Department of Education. Individualized education program process guide. 2001. p.3-6.
65. Secretaria de Saúde de São Paulo. Secretaria do Direito das Pessoas com Deficiência. Governo do Estado de São Paulo. Protocolo do Estado de São Paulo de Diagnóstico, Tratamento e Encaminhamento de Pacientes com Transtorno do Espectro Autista. São Paulo: Secretaria de Saúde de São Paulo. Secretaria do Direito das Pessoas com Deficiência. Governo do Estado de São Paulo.
66. Costa DS, Malloy-Diniz LF, Souza DM. Cartilha de Aprendizagem. Miranda Pediatra Núcleo de Investigação da Impulsividade e da Atenção – NITIDA da Universidade Federal de Minas Gerais – UFMG; 2016.
67. Ministry of Education. Efective educational practices for students with autism spectrum disorders: a resource guide. Ontario. Ministry of Education; Government of Canada; 2007. p.18-36.
68. Sundberg ML. Verbal Behavior Milestones Assessment and Placement Program. Concord, CA: AVB Press; 2008.
69. Preston S. PEP–3: Psychoeducational Profile — 3th ed. Schopler, Lansing, and Marcus; 2005
70. Rogers SJ, Dawson G. Play and Engagement in Early Autism: The Early Start Denver Model. Volume I: The Treatment. New York: Guilford Press; 2009.
71. Fischer I, Glanville BW. Programmed teaching of autistic children. Scholastic progress over one year. Arch Gen Psychiatry. 1970 Jul;23(1):90-4.
72. Frost L, Bondy A. PECS: The Picture Exchange Communication System Training Manual. Cherry Hill, NJ: Pyramid Educational Consultants; 1994.
73. Gray CA, Garand JD. Social Stories: improving responses of students with autism with accurate social information. Focus on Autistic Behavior. 1993;8 1:1-10.
74. Johnson NL, Rodriguez D. Children with autism spectrum disorder at a pediatric hospital: a systematic review of the literature. Pediatr Nurs. 2013;393:131-41.
75. Schopler E, Reichler J, Renner B. The Childhood Autism Rating Scale C.A.R.S. Los Angeles, CA: Western Psychological Services; 1988
76. Bryson SE, McDermott C, Rombough V, Brian J, Zwaigenbaum L. The Autism Observation Scale for Infants. New York: Basic Books; 2000.
77. McConachie H, Parr JR, Glod M, Hanratty J, Livingstone N, Oono IP, et al. Systematic review of tools to measure outcomes for young children with autism spectrum disorder. Health Technol Assess. 2015;19(41):1-506.

capítulo 11

Mariana Facchini Granato • Erasmo Barbante Casella

Transtorno do Déficit de Atenção e Hiperatividade

■ CONTEXTUALIZAÇÃO

O transtorno de déficit de atenção e hiperatividade (TDAH) é um transtorno comportamental caracterizado por um padrão persistente de desatenção e/ou hiperatividade e impulsividade mais frequente e grave do que aquele tipicamente observado em indivíduos em nível equivalente de desenvolvimento.[1] Esses sintomas podem ocasionar prejuízos nos âmbitos familiar, escolar e social, com impactos no aprendizado e no estado emocional dos portadores do transtorno. É o transtorno comportamental mais frequente na infância, com prevalência estimada em 5,29% da população infanto-juvenil.[2] A prevalência do TDAH varia com a idade, sendo mais frequente em crianças em idade escolar, quando comparadas a pré-escolares e adolescentes. Apesar de menos frequente, o TDAH também é observado entre adultos, com prevalência em torno de 2,5% a 4,4%.[3]

Historicamente, o diagnóstico de TDAH foi estabelecido pela primeira vez no *Manual de Diagnósticos e Estatísticas de Transtornos Mentais* (DSM III),[4] em 1980, porém, as primeiras descrições de crianças com sintomas compatíveis com o TDAH remetem ao início do século XX. Em 1902, o pediatra inglês George Still descreveu um grupo de crianças que apresentavam sintomas de inquietação, desatenção e inabilidade em seguir regras e limites, atribuindo a condição a um defeito de "caráter moral".[5] Mais tarde, nos anos 60, surgiu o termo "disfunção cerebral mínima (DCM)", cujos sintomas incluíam dificuldade de aprendizado, hiperexcitação, impulsividade e déficit de atenção.[6] Pouco depois, em 1968, o *Manual de Diagnósticos e Estatísticas de Transtornos Mentais* (DSM II)[7] cunhou o termo "reação hipercinética da infância e adolescência", que foi utilizado até a publicação do DSM III. Atualmente, o DSM 5, publicado em 2013, categoriza o TDAH entre os transtornos do neurodesenvolvimento.[8]

■ ETIOLOGIA

Do ponto de vista etiológico, os mecanismos pelos quais o TDAH se instala ainda não são totalmente compreendidos, porém, acredita-se haver uma interação entre fatores genéticos e ambientais com uma provável disfunção das atividades dopaminérgica e noradrenérgica cerebrais.

Diversos estudos de neuroimagem, envolvendo uso de tomografia por emissão de pósitrons (PET Scan) e ressonância magnética funcional (RMNf) demonstraram o papel de determinadas regiões do cérebro na fisiopatogenia do TDAH, principalmente o córtex pré-frontal, o estriato e o cerebelo.[9]

Em um trabalho de 1989, Lou e colaboradores mostraram que pacientes com TDAH apresentavam um fluxo sanguíneo reduzido no núcleo caudado direito, em relação aos pacientes-controle. Essa alteração foi revertida quando os pacientes receberam tratamento para o TDAH.[10] Em outro importante trabalho, publicado em 2007, Shaw e colaboradores demonstraram, pela RMNf, a ocorrência de um atraso na maturação cortical de pacientes com diagnóstico de TDAH, em comparação a controles com desenvolvimento típico. Este atraso ocorreu principalmente nas regiões pré-frontais do cérebro, responsáveis pelo controle de processos cognitivos, incluindo a atenção e o planejamento motor.[11]

Trabalhos envolvendo testes neuropsicológicos evidenciaram que indivíduos portadores de TDAH apresentam um desempenho ruim em tarefas que avaliam funções executivas. Para Barkley, um importante estudioso do TDAH, a criança portadora da afecção apresenta dificuldade de inibição de condutas indesejadas.[12] Fatores motivacionais também parecem influenciar na etiopatogenia do TDAH. Alguns autores sugerem que os portadores de TDAH apresentam uma "aversão à demora" (*delay aversion*) e preferem receber pequenas recompensas em um curto espaço de tempo a aguardar um período maior e receber recompensas melhores.[13]

Um estudo de 2009, de Dopheide e Pliszka, aponta os principais aspectos que parecem estar relacionados com a neurobiologia do TDAH:[14]

- Comprometimento do controle inibitório e das funções executivas, associado à disfunção da rede fronto-estriatal e a um padrão imaturo do desenvolvimento cortical.
- Comprometimento do controle motor e do tempo de resposta, relacionado a uma provável disfunção cerebelar e do núcleo caudado.
- Comprometimento dos mecanismos de resposta a estímulos que geram recompensas (conforme descrito), associado a uma provável disfunção estriatal ventral.
- Comprometimento do controle de rede *default* (que representa o estado de repouso vigil), que parece falhar em ser desativado, quando é requerida atenção específica.

Do ponto de vista genético, estudos envolvendo famílias e pares de gêmeos monozigóticos e dizigóticos sugerem alto grau de herdabilidade do TDAH. O chamado "índice de herdabilidade" é calculado por meio da comparação da prevalência de determinada característica (ou doença) entre gêmeos monozigóticos e dizigóticos. Quanto mais próximo de 1, maior a influência de causas genéticas na aquisição dessa característica, ao passo que, quanto mais próximo de 0 (zero), maior é a influência de fatores ambientais. No TDAH, estima-se que o índice de herdabilidade gire em torno de 0,75, o que reflete a grande importância de fatores genéticos na etiologia do quadro.[15] Diversos genes podem estar envolvidos na fisiopatologia do TDAH, com destaque para os genes relacionados a neurotransmissores, como receptores de dopamina (DRD4, DRD5) e transportadores de dopamina (DAT1). Outros fatores biológicos, como prematuridade e baixo peso ao nascer, também estão relacionados a um maior risco de TDAH.[3,16]

Com relação a fatores ambientais, não há evidências de associação com aspectos étnicos, raciais ou socioeconômicos, porém, há estudos demonstrando que a exposição precoce a chumbo e a exposição pré-natal a álcool, cocaína e nicotina podem aumentar o risco de desenvolver o transtorno. História familiar de psicopatologia é também observada com maior frequência em famílias de crianças portadoras de TDAH, em relação a controles.[16]

Quadro clínico e diagnóstico

As manifestações clínicas se iniciam na infância e os indivíduos podem apresentar fenótipos em que predominam sintomas de hiperatividade, sintomas de desatenção ou fenótipos combinados, sendo que alguns indivíduos podem "migrar" de um fenótipo para outro ao longo da vida.

A proporção de meninos diagnosticados é superior à de meninas afetadas, cerca de 2,5:1.[16] Uma hipótese levantada para justificar esta diferença é o fato de que meninas apresentam predominantemente sintomas de desatenção, ao contrário dos meninos, que apresentam mais sintomas de hiperatividade. Como o fenótipo de desatenção gera menos incômodo nos ambientes familiar e escolar, possivelmente estas crianças são menos encaminhadas para avaliação médica e, consequentemente, menos diagnosticadas.

O diagnóstico de TDAH é fundamentalmente clínico e se baseia em critérios de sistemas classificatórios como o *Manual Diagnóstico e Estatístico de Transtornos Mentais* (DSM-V),[8] exposto na Tabela 11.1.

Algumas escalas desenvolvidas com base nos critérios do DSM, como "Conners-3", "Vanderbilt ADHD Rating Scale" e "SNAP-IV" podem ser utilizadas para auxiliar a avaliação clínica inicial, bem como na resposta ao tratamento.[16,17]

A escala de triagem mais utilizada no Brasil é o SNAP-IV, cuja versão em português foi desenvolvida por Mattos e colaboradores.[17] A ferramenta se baseia nos critérios clínicos de TDAH do DSM e considera-se que a criança ou o adolescente apresenta mais sintomas de desatenção do que o esperado se entre os itens 1 a 9 houver 6 ou mais respostas "bastante" ou "demais" e que há mais sintomas de hiperatividade e impulsividade do que o esperado, se entre os itens 10 a 18 houver 6 ou mais respostas "bastante" ou "demais".

Vale lembrar, entretanto, que um resultado positivo não define o diagnóstico de TDAH, que deve ser estabelecido por meio de uma avaliação clínica mais completa, envolvendo inquérito de possíveis diagnósticos diferenciais e comorbidades.

Dentre os principais diagnósticos diferenciais que poderiam mimetizar os sintomas de TDAH, estão alterações sensoriais (visão, audição), distúrbios do sono, violência doméstica, epilepsia, ambiente escolar inadequado, transtornos de aprendizado e déficit intelectual. Pacientes portadores de afecções psiquiátricas como autismo, transtorno de ansiedade e transtornos de humor também podem ser erroneamente interpretados como portadores de TDAH. É importante frisar, no entanto, que é bastante frequente a ocorrência de comorbidades entre TDAH e outras afecções. Estudos apontam que mais de 60% dos portadores de TDAH podem ter outra afecção coexistente, predominando, neste sentido, transtorno opositor desafiador, transtorno de conduta, transtorno de ansiedade e transtornos de humor.[16]

Tabela 11.1 Critérios para o diagnóstico de TDAH, de acordo com o DSM 5.

A. Um padrão persistente de desatenção e/ou hiperatividade-impulsividade que interfere no funcionamento e no desenvolvimento, conforme caracterizado por (1) e/ou (2):

1. **Desatenção:** Seis (ou mais) dos seguintes sintomas persistem por pelo menos seis meses em um grau que é inconsistente com o nível do desenvolvimento e têm impacto negativo diretamente nas atividades sociais e acadêmicas/profissionais:
    a. Frequentemente, não presta atenção em detalhes ou comete erros por descuido em tarefas escolares, no trabalho ou durante outras atividades (p. ex.: por negligência ou por deixar passar detalhes, o trabalho é impreciso).
    b. Frequentemente tem dificuldade de manter a atenção em tarefas ou atividades lúdicas (p. ex.: dificuldade de manter o foco durante aulas, conversas ou leituras prolongadas).
    c. Frequentemente parece não escutar quando alguém lhe dirige a palavra diretamente (p. ex.: parece estar com a cabeça longe, mesmo na ausência de qualquer distração óbvia).
    d. Frequentemente não segue instruções até o fim e não consegue terminar trabalhos escolares, tarefas ou deveres no local de trabalho (p. ex.: começa as tarefas, mas rapidamente perde o foco e facilmente perde o rumo).
    e. Frequentemente tem dificuldade para organizar tarefas e atividades (p. ex.: dificuldade em gerenciar tarefas sequenciais; dificuldade em manter materiais e objetos pessoais em ordem; trabalho desorganizado e desleixado; mau gerenciamento do tempo; dificuldade em cumprir prazos).
    f. Frequentemente evita, não gosta ou reluta em se envolver em tarefas que exijam esforço mental prolongado (p. ex.: trabalhos escolares ou lições de casa; para adolescentes mais velhos e adultos, preparo de relatórios, revisão de trabalhos longos).
    g. Frequentemente perde coisas necessárias para tarefas ou atividades (p. ex.: materiais escolares, lápis, livros, instrumentos, carteiras, chaves, documentos, óculos, celular).
    h. Com frequência, é facilmente distraído por estímulos externos (para adolescentes mais velhos e adultos, pode incluir pensamentos não relacionados).
    i. Com frequência é esquecido em relação a atividades cotidianas (p. ex.: realizar tarefas, obrigações; para adolescentes mais velhos e adultos, retornar ligações, pagar contas, manter horários agendados).

2. **Hiperatividade e impulsividade:** Seis (ou mais) dos seguintes sintomas persistem por pelo menos seis meses em um grau que é inconsistente com o nível do desenvolvimento e têm impacto negativo diretamente nas atividades sociais e acadêmicas/profissionais:
    a. Frequentemente remexe ou batuca as mãos ou os pés ou se contorce na cadeira.
    b. Frequentemente levanta da cadeira em situações em que se espera que permaneça sentado (p. ex.: sai do seu lugar em sala de aula, no escritório ou em outro local de trabalho ou em outras situações que exijam que se permaneça em um mesmo lugar).
    c. Frequentemente corre ou sobe nas coisas em situações em que isso é inapropriado. (Nota: Em adolescentes ou adultos, pode se limitar a sensações de inquietude.)
    d. Com frequência é incapaz de brincar ou se envolver em atividades de lazer calmamente.
    e. Com frequência "não para", agindo como se estivesse "com o motor ligado" (p. ex.: não consegue ou se sente desconfortável em ficar parado por muito tempo, como em restaurantes, reuniões; outros podem ver o indivíduo como inquieto ou difícil de acompanhar).
    f. Frequentemente fala demais.
    g. Frequentemente deixa escapar uma resposta antes que a pergunta tenha sido concluída (p. ex., termina frases dos outros, não consegue aguardar a vez de falar).
    h. Frequentemente tem dificuldade para esperar a sua vez (p. ex., aguardar em uma fila).
    i. Frequentemente interrompe ou se intromete (p. ex., mete-se nas conversas, jogos ou atividades; pode começar a usar as coisas de outras pessoas sem pedir ou receber permissão; para adolescentes e adultos, pode intrometer-se em ou assumir o controle sobre o que outros estão fazendo).

B. Vários sintomas de desatenção ou hiperatividade-impulsividade estavam presentes antes dos 12 anos de idade.

C. Vários sintomas de desatenção ou hiperatividade-impulsividade estão presentes em dois ou mais ambientes (p. ex.: em casa, na escola, no trabalho; com amigos ou parentes; em outras atividades).

D. Há evidências claras de que os sintomas interferem no funcionamento social, acadêmico ou profissional ou de que reduzem sua qualidade.

E. Os sintomas não ocorrem exclusivamente durante o curso de esquizofrenia ou outro transtorno psicótico e não são mais bem explicados por outro transtorno mental (p. ex.: transtorno do humor, transtorno de ansiedade, transtorno dissociativo, transtorno da personalidade, intoxicação ou abstinência de substância).

Fonte: APA (2013).[8]

Prognóstico e tratamento

A importância de se diagnosticar adequadamente pacientes portadores de TDAH reside no fato de que há fortes evidências de que os indivíduos com TDAH que não são adequadamente tratados apresentam maiores riscos de abuso de álcool e drogas, tabagismo, doenças sexualmente transmissíveis, gravidez indesejada, além de apresentarem maiores índices de abandono escolar e acidentes automobilísticos.

No que diz respeito ao tratamento, o manejo do TDAH envolve a aplicação de intervenções não farmacológicas, mas, em boa parte dos casos, o tratamento medicamentoso é indicado.

As medidas não farmacológicas podem incluir:[18]

- Orientação do paciente e da família em relação aos sintomas do TDAH, etiologia do quadro, tratamento, prognóstico e esclarecimento de mitos e verdades sobre a afecção.
- Orientação de ferramentas que possam ajudar o indivíduo a se organizar, como calendários, agendas, lista de tarefas, alarmes etc.
- Orientar aos pais que tentem valorizar atividades nas quais a criança tenha bom desempenho (como esportes, música, habilidades manuais etc.), a fim de melhorar sua autoestima, que muitas vezes está comprometida nos pacientes portadores de TDAH. Nesse mesmo sentido, estabelecer também o "reforço positivo", quando a criança/adolescente apresentar um comportamento ou desempenho adequado.
- Mudanças no estilo de vida, como higiene do sono e inclusão de atividade física. Um sono de boa qualidade e a atividade física regular melhoram o bem-estar, o humor e o foco do indivíduo.
- Treinamento de habilidades sociais e autocontrole, caso a criança/adolescente tenha dificuldade em se relacionar ou apresente sintomas de agressividade (muitas vezes, crianças muito agitadas "irritam" outras crianças e acabam sendo excluídas pelos colegas).
- Psicoterapia (diversas modalidades podem ser utilizadas, como terapia comportamental e familiar, intervenções lúdicas, técnicas de relaxamento etc.).
- Treinamento parental visando ensinar os pais a como lidar com o comportamento da criança/adolescente.
- Adaptações em sala de aula: orientar a criança/adolescente a se sentar nas primeiras fileiras e longe de portas e janelas (para evitar fatores distraidores); permitir pequenos intervalos durante aulas ou tarefas longas, segmentar provas e tarefas longas em etapas, oferecer um prazo prolongado para a criança/adolescente concluir tarefas que exijam maior concentração.

O principal trabalho realizado até o momento acerca do tratamento do TDAH foi o *National Institute of Mental Health Collaborative multi-site multimodal treatment study of children with attention déficit/hyperactivity disorder* ou *MTA Study*, publicado em 1999. Trata-se de um estudo envolvendo 579 crianças de 7 a 10 anos que foram randomizadas em quatro grupos: (1) tratamento medicamentoso, (2) treinamento comportamental, (3) combinação de tratamento medicamentoso e treinamento comportamental e (4) tratamento padrão com os médicos da comunidade (grupo controle). Ao final de 14 meses de intervenção, os resultados evidenciaram que o tratamento farmacológico foi mais eficaz que o treinamento comportamental. O tratamento combinado (farmacológico e comportamental) se mostrou superior ao tratamento medicamentoso isolado apenas em pacientes que apresentaram comorbidade com transtorno de ansiedade ou transtorno opositor desafiador. O tratamento combinado também foi superior porque alcançou maior satisfação por parte dos pais e professores.[19]

O tratamento medicamentoso é preconizado após os 6 anos de idade, embora a Academia Americana de Pediatria (AAP) estabeleça que, em situações específicas, a terapia farmacológica possa ser utilizada a partir dos 4 anos, desde que não haja sucesso com educação e terapia comportamental.[20]

As medicações estimulantes são as drogas de escolha no tratamento do TDAH. Mais de 80% das crianças portadoras de TDAH têm boa resposta a estes medicamentos. Há duas categorias de estimulantes que compõem a primeira linha de tratamento do TDAH e cujos estudos indicam serem igualmente eficazes: metilfenidato e compostos de anfetamina. Essas drogas atuam inibindo a recaptura de dopamina e noradrenalina nas fendas sinápticas do circuito frontal córtico-estriatal, promovendo regulação da atenção, da excitabilidade e da impulsividade. Estes agentes farmacológicos proporcionam alívio importante dos sintomas, levando também à melhora do rendimento escolar e da interação social.[16,21]

A escolha do tipo de medicação a ser utilizada depende de vários fatores, como tempo de ação necessária, custo e possíveis efeitos adversos. Se o estimulante escolhido não for efetivo para determinado paciente, a próxima opção terapêutica deverá ser a troca por outro estimulante.

O metilfenidato de curta duração tem meia-vida de duas a três horas. Por conta disso, a dosagem deve exigir uma administração de duas a três vezes por dia. A dose habitual é de 0,3 a 0,5 mg/kg/dose. Habitualmente, utilizamos uma dose máxima de 1 mg/kg/dia, com máximo de 60 mg/dia, mas alguns autores sugerem que se possa atingir a dose de 2 mg/kg/dia.[22,23]

O metilfenidato de longa duração é apresentado em duas composições diferentes, o *Spheroidal Oral Drug Absortion* (SODAS, sob o nome comercial, disponível no Brasil, de Ritalina-LA®) e *Osmotic Release Oral System* (OROS, sob o nome comercial, disponível no Brasil, de Concerta®). A apresentação OROS é uma cápsula insolúvel, liberada por um processo de bomba osmótica, no período de ação de aproximadamente 12 horas. Já a apresentação SODAS utiliza uma cápsula com microgrânulos de dois tamanhos diferentes, sendo que 50% atuam inicialmente e correspondem ao metilfenidato de ação imediata e os outros 50% são liberados após quatro horas da administração. Dessa forma, esta formulação mimetiza a administração de duas doses sequenciais do MFD de curta ação. A cápsula do MFD-SODAS pode ser aberta e os grânulos ingeridos sem alteração das propriedades farmacodinâmicas, o que facilita a sua administração para as crianças incapazes de deglutir uma cápsula.[22,24]

As anfetaminas são outra classe de estimulantes utilizados para o tratamento do TDAH. No Brasil, é disponível atualmente a lisdexanfetamina (nome comercial Venvanse®). Trata-se de uma pró-droga, cujo metabólito ativo, a d-anfetamina é liberada enzimaticamente da lisina na corrente sanguínea. Em diversos estudos controlados, verificou-se que, além de apresentar eficácia semelhante ao MFD, também apresenta o mesmo perfil de segurança e tolerabilidade, com duração de efeito por cerca 13 horas. Assim como o MFD-SODAS, a cápsula de lisdexanfetamina pode ser ingerida ou ter seu conteúdo dissolvido em água. Essa medicação é preconizada para uso em pacientes com peso superior a 20 kg.[25]

Os efeitos colaterais mais frequentemente associados ao uso de estimulantes são diminuição do apetite, dores abdominais, cefaleia, irritabilidade e alterações do sono. Efeitos adversos mais raros incluem perda de peso, tiques, retraimento social e mudanças na afetividade.

Outras drogas também podem ser utilizadas como alternativa às medicações estimulantes, embora apresentem tamanho de efeito inferior. São elas: antidepressivos tricíclicos (como a imipramina), bupropiona, clonidina e atomoxetina.

A imipramina pode ser particularmente benéfica quando há associação entre TDAH e depressão ou ansiedade, e tem sido preconizada nas doses de 1 a 5 mg/kg/dia, dividida em duas vezes. Pessoalmente, preferimos doses de até 2 mg/kg/dia e destacamos que efeitos colaterais cardiovasculares têm sido relacionados a doses mais altas. Deve ser realizado eletrocardiograma antes e durante o uso de tricíclicos em crianças e adolescentes. Os efeitos colaterais mais comumente relatados associados ao uso de imipramina são boca seca, obstipação e taquicardia.[22,24]

Os agonistas alfa-adrenérgicos clonidina e guanfacina (esta ainda não disponível no Brasil) apresentam maior eficácia para situações de impulsividade, hiperatividade e agressividade, sendo pouco efetivos para o déficit atencional. Esta classe de medicações pode estar indicada em pacientes com tiques ou insônia e apresentam tamanho de efeito de 0,6. Esta classe terapêutica não está indicada em situações em que há predomínio de sintomas de desatenção, estando contraindicada em pacientes com história de arritmias cardíacas, síncope ou depressão. A introdução e suspensão da medicação devem ser graduais, já que, por ser agonista alfa-adrenérgico há ação direta na pressão arterial. A clonidina é uma droga de liberação imediata, podendo ser necessária a administração de duas doses diárias, o que facilita a manifestação do seu efeito colateral mais importante, que é a sedação. A titulação começa com 0,025 mg, podendo chegar a 0,2 mg/dia. Outros efeitos colaterais podem ocorrer, tais como boca seca, hipotensão ou distúrbios psíquicos.[22,24]

A bupropiona é um antidepressivo que apresenta efeitos agonistas dopaminérgicos e noradrenérgicos, com eficácia moderada no TDAH e tamanho de efeito significativamente inferior ao observado com o uso de estimulantes. A dose preconizada é de 2 a 6 mg/kg, até um máximo de 250 mg para crianças (não aprovada pelo FDA nesta faixa de idade) e 300 a 400 mg para adolescentes. Os efeitos colaterais são raros, incluindo insônia, perda de peso, ansiedade, agitação e boca seca, porém apresenta risco levemente maior que o de outros antidepressivos para diminuição do limiar convulsígeno; tem sido contraindicada em pacientes com epilepsia ou com distúrbios alimentares. Em adolescentes e adultos, está indicada em casos de dependência a drogas, inclusive nicotina e distúrbios do humor.[22,24]

A atomoxetina (ATX), que atua na inibição da recaptura da noradrenalina e, em menor intensidade, de dopamina, também se mostra eficaz no tratamento do TDAH. A dose inicial utilizada é de 0,5 mg/kg/dia, em tomada única (pela manhã ou à noite), com alvo de 1,2 mg/kg/dia, podendo atingir um limite de 1,8 mg/kg/dia (máx. 100 mg/dia). Diferentemente do que ocorre com os estimulantes, a eficácia da ATX no controle dos sintomas pode ser atingida até seis semanas após o início do tratamento. Esta medicação ainda não é disponível para comercialização no mercado brasileiro.[24,26]

A Tabela 11.2 traz um resumo sobre as principais medicações que podem ser utilizadas no tratamento do TDAH.

Existe uma preocupação no meio científico acerca dos possíveis riscos cardiovasculares associados ao uso dos estimulantes. Sabe-se que estas medicações podem ocasionar pequenas elevações na frequência cardíaca e na pressão arterial e, por isso, esses parâmetros devem ser monitorizados durante seu uso. Além disso, antes de iniciar o uso dessa classe de medicações, é importante que seja realizada uma anamnese cuidadosa, questionando o paciente a respeito de história prévia de cardiopatia ou sintomas de palpitações, síncopes e pré-síncopes. Também é importante se obter no histórico familiar se há ocorrência de síndrome de QT longo, morte súbita ou inexplicada. Se houver algum desses fatores de risco, é indicado que o paciente seja encaminhado a uma avaliação cardiológica antes de iniciar o tratamento. Em pacientes sem fatores de risco não há uma indicação formal para que sejam realizados exames cardiológicos, como o eletrocardiograma.[18]

Outra questão relacionada ao uso de estimulantes está associada aos possíveis efeitos do tratamento em lon-

Tabela 11.2 Medicamentos usados no tratamento da TDAH.

Medicamento	Nome comercial	Apresentações disponíveis	Vida média	Dose inicial	Dose máxima
Metilfenidato de ação imediata	Ritalina	10 mg	4h	5 mg, 2 ×/dia	1 a 2 mg/kg/dia (ou 60 mg/dia)
Metilfenidato LA (SODAS)	Ritalina LA	10 mg, 20 mg, 30 mg e 40 mg	8h	10 mg	1 a 2 mg/kg/dia (ou 60 mg/dia)
Metilfenidato (OROS)	Concerta	18 mg, 36 mg, 54 mg	12h	18 mg	1 a 2 mg/kg/dia (ou 72 mg/dia)
Lisdexanfetamina	Venvance	30 mg, 50 mg, 70 mg	13h	30 mg	1 mg/kg/dia (ou 70 mg/dia)
Imipramina	Tofranil	10 mg, 25 mg	6 – 18h	1 mg/kg/dia ou 25 mg/dia	2-5 mg/kg/dia ou 300 mg*
Bupropiona	Welbutrim	150 mg	3 – 4h	2 mg/kg/dia ou 150 mg/dia	6 mg/kg/dia ou 250 mg (crianças) e 300-400 mg (adolescentes)
Clonidina	Atensina	0,100 mg, 0,150 mg, 0,200 mg	6h	0,025 mg/dia (à noite)	0,2 mg/dia
Atomoxetina**	Strattera	10 mg, 18 mg, 25 mg, 40 mg, 60 mg, 80 mg, 100 mg	5h	0,5 mg/kg/dia	Alvo = 1,2 mg/kg/dia Dose máx.: 1,8 mg/kg/dia (máx. 100 mg/dia)

* Doses elevadas estão relacionadas com maiores riscos cardiovasculares.
** Não disponível no Brasil.

go prazo no crescimento dos pacientes, já que alguns trabalhos evidenciaram uma discreta redução na velocidade de crescimento de indivíduos que utilizaram essa classe de medicações. Entretanto, trabalhos mais recentes sugerem que os efeitos dos estimulantes na estatura atenuam-se no decorrer do tempo, podendo gerar certo atraso no crescimento a curto e médio prazo, porém, sem impactar significativamente a estatura final do indivíduo.[16,27]

■ CONCLUSÕES

O TDAH é o transtorno comportamental mais prevalente na infância e pode ocasionar importantes impactos tanto para o convívio familiar quanto no desempenho acadêmico e na socialização de seus portadores. A etiologia do quadro ainda não é totalmente esclarecida, mas sabe-se que envolve a interação de fatores genéticos e ambientais com uma provável disfunção das atividades dopaminérgica e noradrenérgica cerebrais e implicações neurobiológicas. É papel do pediatra saber identificar e direcionar para o tratamento adequado os indivíduos portadores da afecção. O tratamento se baseia na aplicação de medidas comportamentais e, em boa parte dos casos, a terapia farmacológica é indicada, sendo a primeira escolha o uso de uma medicação estimulante (metilfenidato ou lisdexanfetamina).

Referências Bibliográficas

1. American Psychiatric Association. Diagnostic and statistical manual of mental disorders. 4th ed. Washington, DC.: American Psychiatric Association; 2000.
2. Polanczyk G, de Lima MS, Horta BL, Biederman J, Rohde LA. The worldwide prevalence of ADHD: a systematic review and metaregression analysis. Am J Psychiatry. 2007;164(6):942-8.
3. Sharp SI, McQuillin A, Gurling HM. Genetics of attention-deficit hyperactivity disorder (ADHD). Neuropharmacology. 2009;57(7-8):590-600.

4. American Psychiatric Association. Diagnostic and statistical manual of mental disorders. 3rd ed. Washington, DC.: American Psychiatric Association; 1980.
5. Still GF. The Goulstonian lectures on some abnormal psychical conditions in children. Lectures I-III. Lancet. 1902;159(4104):1008-12.
6. Clements SD, Peters JE. Minimal brain dysfunctions in the school-age child. Diagnosis and treatment. Arch Gen Psychiatry. 1962;6:185-97.
7. American Psychiatric Association. Diagnostic and statistical manual of mental disorders. 2nd ed. Washington, DC.: American Psychiatric Association; 1968.
8. American Psychiatric Association. Diagnostic and statistical manual of mental disorders. 5th ed. Arlington, VA: American Psychiatric Publishing; 2013.
9. Comings DE, Blum K. Reward deficiency syndrome: genetic aspects of behavioral disorders. Prog Brain Res. 2000;126:325-41.
10. Lou HC, Henriksen L, Bruhn P, Borner H, Nielsen JB. Striatal dysfunction in attention deficit and hyperkinectic disorder. Arch Neurol. 1989;46(1):48-52.
11. Shaw P, Eckstrand K, Sharp W, Blumenthal J, Lerch JP, Greenstein D, et al. Attention-deficit/hyperactivity disorder is characterized by a delay in cortical maturation. Proc Natl Acad Sci U S A. 2007;104(49):19649-54.
12. Barkley RA. Attention-deficit hyperactivity disorder: a handbook for diagnosis and treatment. New York: Guilford Press; 1997.
13. Dalen L, Sonuga-Barke EJ, Hall M, Remington B. Inhibitory deficits, delay aversion and preschool AD/HD: implications for the dual pathway model. Neural Plast. 2004;11(1-2):1-11.
14. Dopheide JA, Pliszka SR. Attention-deficit hyperactivity disorder: an update. Pharmacotherapy. 2009;29(6):656-79.
15. Faraone SV, Biederman J, Spencer J, Wilens T, Seidman LJ, Mick E, et al. Attention-deficit/hyperactivity disorder in adults: an overview. Biol Psychiatry. 2000;148(1):9-20.
16. Floet AM, Scheiner C, Grossman L. Attention-deficit/hyperactivity disorder. Pediatr Rev. 2010;31(2):56-69.
17. Mattos P, Serra-Pinheiro MA, Rohde LA, Pinto D. Apresentação de uma versão em português para uso no Brasil do instrumento MTA-SNAP-IV de avaliação de sintomas de transtorno do déficit de atenção/hiperatividade e sintomas de transtorno desafiador e de oposição. Rev Psiquiatr RS. 2006;28(3):290-7.
18. Canadian Attention Deficit Hyperactivity Disorder Resource Alliance (CADDRA): Canadian ADHD Practice Guidelines. 3th ed. Toronto ON: CADDRA; 2011.
19. The MTA Cooperative Group. A 14-month randomized clinical trial of treatment strategies for attention-deficit/hyperactivity disorder. The MTA Cooperative Group. Multimodal Treatment Study of Children with ADHD. Arch Gen Psychiatry. 1999;56(12):1073-86.
20. Subcommittee on Attention-Deficit/Hyperactivity Disorder; Steering Committee on Quality Improvement and Management, Wolraich M, Brown L, Brown RT, DuPaul G, Earls M, Feldman HM, et al. ADHD: clinical practice guideline for the diagnosis, evaluation, and treatment of attention-deficit/hyperactivity disorder in children and adolescents. Pediatrics. 2011;128(5):1007-22.
21. Pliszka S; AACAP Work Group on Quality Issues. Practice parameter for the assessment and treatment of children and adolescents with attention-deficit/hyperactivity disorder. J Am Acad Child Adolesc Psychiatry. 2007;46(7):894-921.
22. Matos P, Casella EB. Tratamento farmacológico do TDAH. In: Oliveira IR, Sena EP, Scippa A, Quarantini L. Manual de psicofarmacologia clínica. Rio de Janeiro: Guanabara Koogan [in press].
23. Pliszka S; AACAP Work Group on Quality Issues. Practice parameter for the assessment and treatment of children and adolescents with attention-deficit/hyperactivity disorder. J Am Acad Child Adolesc Psychiatry. 2007;46(7):894-921.
24. Connor DF. Stimulants. In: Barkley RA. Attention-deficit hyperactivity disorder: a handbook for diagnosis and treatment. New York: The Guiltford Press; 2006. p.608-47.
25. Findling RL, Childress AC, Cutler AJ, Gasior M, Hamdani M, Ferreira-Cornwell MC, Squires L. Efficacy and safety of lisdexamfetamine dimesylate in adolescents with attention-deficit/hyperactivity disorder. J Am Acad Child Adolesc Psychiatry. 2011;50(4):395-405.
26. Garnock-Jones KP, Keating GM. Atomoxetine: a review of its use in attention-deficit hyperactivity disorder in children and adolescents. Paediatr Drugs. 2009;11(3):203-26.
27. Faraone SV, Biederman J, Morley CP, Spencer TJ. Effect of stimulants on height and weight: a review of the literature. J Am Acad Child Adolesc Psychiatry. 2008;47(9):994-1009.

capítulo 12

Renato Alves ■ Aline Morais Mizutani Gomes

Negligência, Maus-Tratos e Abuso e Suas Consequências no Desenvolvimento da Criança

■ INTRODUÇÃO

Toda violência contra a criança é também uma violação aos direitos humanos, pois, ao não a reconhecer como sujeito de direitos, nega-se tanto seu estágio particular de desenvolvimento como, consequentemente, suas condições necessárias para que o desenvolvimento ocorra de forma segura e saudável. É a partir da compreensão dessas necessidades que as garantias de tratamentos especiais passam a ser atribuídas e as relações entre adultos e crianças, discutidas.

Com a promulgação do Estatuto da Criança e do Adolescente (ECA), em 1990, os cuidados dirigidos à infância passaram a ser garantidos por lei. O artigo 5º, mais especificamente, afirma que:

> nenhuma criança ou adolescente será objeto de qualquer forma de negligência, discriminação, exploração, violência, crueldade e opressão, punido na forma da lei qualquer atentado, por ação ou omissão, aos seus direitos fundamentais.

Contudo, ao olhar para a realidade das crianças e adolescentes em nosso país, percebe-se que enormes desafios ainda se fazem presentes. Cotidianamente, milhares de crianças sobrevivem em condições de abandono. São, das mais diferentes formas, exploradas e negligenciadas, vítimas de castigos físicos e/ou punições humilhantes e degradantes, quando não são violentamente mortas. A exposição a esta série de privações materiais e emocionais afeta o desenvolvimento, deixando muitas vezes sequelas que perdurarão ao longo de toda a vida.

Os profissionais de Saúde e Educação frequentemente se deparam com casos que poderiam configurar como situações de negligências, abuso, maus-tratos ou violência contra as crianças, mas muitas vezes se sentem desconfortáveis e inseguros sobre como manejá-los. Lidar com estes casos é sempre uma situação delicada, especialmente porque, na maioria das vezes, envolvem aqueles que deveriam zelar pela saúde e pelo bem-estar da criança.

Somam-se a isto outras dificuldades, sendo a principal definir o que é violência e, consequentemente, como reconhecer suas mais diferentes formas de expressão, especialmente aquelas menos explícitas, em que a evidência nem sempre é objetiva ou diretamente observável.

Por ser um conceito fluido, não é incomum se deparar, na discussão do tema, com certos paradoxos: nem sempre o que é classificado como violência por uns é aceito e reconhecido por outros. O manejo destas situações torna-se ainda mais complexo quando aqueles que, por determinado crivo, seriam considerados "vítimas", não se entendem ou aceitam como tal.

Nesta discussão, há também que se lembrar que a definição e, consequentemente, o reconhecimento do que é violento, muda ao longo do tempo. Atitudes atualmente consideradas violentas como, por exemplo, adultos baterem em crianças, eram, até há muito pouco tempo, não só comportamentos tolerados, mas até mesmo esperados no processo de disciplinamento de crianças.

Em virtude da fluidez do conceito, lábeis também são as ações que levam à violência. Se, por um lado, os agressores podem ser identificados por sua ação, como no caso de violências físicas e dos maus tratos, por outro, podem também ser caracterizados por sua omissão, como nos casos do abandono e das negligências.

Por fim, dever-se destacar que, no Brasil, as relações sociais são ainda muito permeadas pela violência, estando, inclusive, presentes em nosso próprio processo de socialização.[1] As agressões físicas, as ofensas e os assédios são amplamente utilizados e tolerados por parcela significativa da população, não apenas contra crianças, mas também contra grupos não hegemônicos, como mulheres, negros, LGBTs, moradores de rua, entre outros.

Em contextos violentos como o nosso, a violência é parte da semântica das relações. Os mais agressivos são, geralmente, os mais vistos, os respeitados e valorizados. Aos demais, restam apenas o constante medo e a permanente sensação de insegurança.

É nesta realidade que nossas crianças estão crescendo e sendo educadas. Falar sobre as formas de prevenção da violência contra as crianças implica refletirmos sobre como e o que estamos produzindo no mundo que apresentamos a elas.

Neste sentido, mais do que tratar sobre os efeitos nocivos dos maus tratos na infância, este capítulo visa abranger a discussão sobre as múltiplas determinações da violência e como a atual conjuntura social contribui para a construção de relações abusivas ou negligentes e quais as possibilidades de superação e prevenção desse quadro.

■ VIOLÊNCIA: UM FENÔMENO COMPLEXO E COM MÚLTIPLAS DETERMINAÇÕES

> "Não existe uma definição consensual ou incontroversa de violência. O termo é potente demais para que isso seja possível".
>
> Anthony Asblaster
> (Dicionário do Pensamento Social do Século XX)

Apesar de, em nossos dias, violência ser uma palavra bastante utilizada e termos razoáveis noções sobre sua presença e influência em nossas vidas, definir com precisão o que é violência não é uma tarefa simples.

Por meio da consulta bibliográfica, pode-se notar que há diferentes matrizes para compreendermos o fenômeno. Para a discussão proposta neste capítulo, seguiremos alguns autores, mostrando o quanto estamos diante de uma questão complexa e multifacetada.

Segundo Michaud,[2] a palavra violência vem do latim *violentia*, que significa "de caráter violento ou bravio, força". O verbo *violare* significa tratar com violência, profanar e transgredir. Tanto *violentia* como *violare* compartilham do mesmo radical *vis*, que quer dizer força, vigor, potência, emprego de força física, mas também quantidade, abundância, essência ou caráter essencial de alguma coisa. A palavra *vis* significa a força em ação, recurso do corpo para exercer sua força e potência, valor, força vital.

Percebe-se ainda que, a passagem do latim para o grego confirma este mesmo núcleo de significação. O *vis* latino corresponde ao *vis* grego, que significa músculo, ou, ainda, força e vigor. Vincula-se também a *bia*, que quer dizer força vital, força do corpo, vigor e, consequentemente, o emprego da força, o que coage e faz violência.

Pela etimologia da palavra "violência", percebe-se que força é uma das características que ajudam a definir se uma ação é ou não violenta. Contudo, é preciso destacar que, apesar de estar no âmago das ações violentas, força não é sinônimo de violência. Afinal, nem toda ação que envolve força pode ser diretamente classificada como violenta. A força, segundo Michaud,[2] não se qualifica nem em positiva nem em negativa. Enquanto potência, a força tanto pode ser essencial à vida, como também, quando ilimitada ou descomedida, torna-se nefasta, tendo como uma de suas consequências mais graves a morte.

A questão que se coloca aqui é: Quais critérios que definem até que ponto o uso da força é positivo ou negativo? Quando o uso da força pode ser entendido como violento? É neste ponto que a discussão sobre o que é ou não violência torna-se extremante fluida e complexa. Para tentar responder a esta pergunta, retomemos novamente Michaud.[2] Para este autor, um dos critérios que define quando o uso da força pode ser entendido como violento é o direito. Contudo, ao analisarmos as determinações expressas nas leis francesas, percebemos que esta discussão também é complexa mesmo em Direito. Pode-se ver esta complexidade por meio das diferentes tentativas legais em definir quais e em que circunstâncias uma situação pode ser definida como violenta. Vejamos, a seguir, alguns exemplos retirados do sistema jurídico francês.

No Direito Penal, segundo Michaud[2] em um primeiro momento, definia-se violência como: "[...] atos através dos quais se exprimem a agressividade e a brutalidade do homem, dirigidas contra seus semelhantes e causando-lhe lesões ou traumatismos mais ou menos graves".[2]

O que nos mostra esta definição? Por um lado, mostra-nos uma preocupação objetiva: julgar se determinado ato pode ou não ser classificado como violento. Para isso, tenta basear-se em critérios que podem ser observáveis, no caso, a existência de danos físicos e a correlação entre estes danos e a ação julgada. Contudo, essa objetividade também se mostra problemática, pois se corre o risco de reduzir o reconhecimento da violência apenas às situações que se enquadram aos danos físicos, que, por serem de imediata percepção, estão entre os legados deixados pela violência de mais fácil identificação.

Reconhece-se, entretanto, que os danos causados pela violência transcendem as marcas que podem ser deixadas no físico. Esse reconhecimento transforma não apenas o entendimento do que pode ser definido como violência, como também buscará outras formas para que a correlação entre uma violência vivenciada e as consequências que, a princípio, não possuem relações diretas com ela, sejam estabelecidas.

Michaud[2] observa este movimento no Direito francês, ainda. Segundo ele, para que o sistema jurídico superasse parte dos problemas apontados, a definição de violência foi, em um segundo momento, ampliada, assumindo a seguinte forma:

> Às agressões propriamente ditas que compreendem apenas as lesões causadas por um contato brutal com um agente exterior, acrescentam-se aspectos internos (doenças provocadas, danos físicos) que não exigem violência exercida sobre o próprio corpo da vítima.

Para o autor, esta ampliação do conceito de violência foi de tal modo relevante que alterou a própria rubrica do Código Penal francês, deixando de ser "Violências, Agressões e Ferimentos" para dar espaço a uma definição mais ampla e imaterial: "Violências, Agressões e Vias de Fato".

As vias de fato são agressões que, apesar de não deixarem necessariamente marcas no corpo da vítima, constituem danos como, por exemplo, empurrar ou jogar alguém ao chão, cuspir, atingindo ou não a pessoa, ou cortar, à força, seus cabelos. Nesta classificação também estão as ameaças ou danos brutais aos bens que causam perturbações psicológicas à vítima.

Nesta mesma direção caminha também o Código Civil francês, que entende que o simples fato de utilizar a força para coagir alguém por meio do medo ou concordar com algo contra a sua vontade já deve ser entendido como violência. Segundo Michaud[2] violência é "[...] todo ato que inspire temor presente de um mal considerável para a pessoa, seus bens e eventualmente àqueles com quem ela está solidamente ligada".

Uma definição única e precisa sobre a violência torna-se ainda mais complexa quando também se considera que, em algumas circunstâncias bem definidas, ela pode ser permitida pela lei como, por exemplo, em alguns esportes, como boxe ou lutas marciais, em alguns atos médicos, como cirurgias, ou ainda no uso da força pelo Estado, para a manutenção da ordem.

Esta discussão realizada por Michaud[2] nos dá uma pequena amostra do quanto é complexa a tarefa de definir quando o uso da força pode ser qualificado como violento. Em parte, pode-se dizer que esta complexidade pode ser atribuída à amplitude que possui a palavra violência, pois, este mesmo termo pode ser usado para definir situações que diferem muito entre si. Além disso, dependendo do contexto, um mesmo ato pode ou não ser qualificado de como violento. Por exemplo, utilizar um instrumento de corte em alguém é um ato violento em um roubo, mas não o é quando um médico o utiliza para salvar a vida de uma pessoa.

Outro ponto que ainda deve ser considerado nesta discussão é que o entendimento e a definição da violência podem variar entre as culturas, como também, em uma mesma cultura, em seus diferentes momentos históricos. Por exemplo, as normas e costumes que temos hoje no Brasil em relação aos negros não são as mesmas que aqui existiam na época da escravidão. Assim, muitos atos na época da escravidão, hoje, quando cometidos, podem ser identificados e nomeados como violência. Outro exemplo é a variação em relação ao tratamento destinado às mulheres em diferentes culturas: em alguns países, a forma como se tratam as mulheres é considerado ultrajante e violento pela cultura ocidental.

Considerar a questão por este ponto de vista nos permite pensar que a violência, por ser uma forma de ação, pode estar presente nas diferentes práticas cotidianas, inclusive naquelas que, por sua aparente "normalidade", estão abaixo de qualquer suspeita, como aponta Pinheiro e Almeida:[3]

> Apesar da palavra "violência" ser substantivo, ela funciona como qualificador do agir humano. Quando se age, exerce-se a violência ou não. Não há posição intermediária. Aí radica o perigo da ação, pois quem age é capaz de tudo – do ato mais sublime ao mais bestial.

A violência, desta forma, nunca se reduzirá a algo que pode ser totalmente definido. Por estar conjugada às múltiplas possibilidades do agir humano, sua definição será sempre incompleta e inacabada.

Para Michaud,[2] são as normas e os valores de determinada cultura que definem o que deve ou não ser compreendido como violência e, neste sentido, pode haver quase tantas formas de se compreender e definir a violência quantas forem as normas.

Esta mesma posição também é partilhada por Chauí,[4] que, discutindo as relações entre ética e violência, diz:

> Quando acompanhamos a história das ideias éticas, desde a Antiguidade clássica (greco-romana) até nossos dias, podemos perceber que, em seu centro, encontra-se o problema da violência e dos meios para evitá-la, diminuí-la, controlá-la. Diferentes formações sociais e culturais instituíram conjuntos de valores éticos como padrões de conduta, de relações intersubjetivas e interpessoais, de comportamentos sociais que pudessem garantir a integridade física e psíquica de seus membros e a convivência do grupo social. Evidentemente, as várias culturas e sociedades não definiram ou definem a violência da mesma maneira, mas, ao contrário, dão-lhes conteúdos diferentes, segundo os tempos e lugares.

Neste sentido, tal como as normas e a cultura, a própria definição de violência deve ser entendida como produto de determinada forma social e histórica e, assim sendo, não é eterna, universal ou imutável. Ao compartilhar desta condição relativa e circunstancial, qualquer definição sobre violência é passível de questionamentos, reflexões e críticas, como também está constantemente sujeita a transformações.

Tradicionalmente, os tipos de violência são classificados em quatro categorias principais: abuso físico, abuso sexual, abuso emocional ou psicológico (incluindo a exposição à violência doméstica) e negligência. Há também estudos que dividem os tipos de violência entre: estrutural, intrafamiliar, institucional e delinquencial.[5]

Contudo, apoiados na *discussão apresentada anteriormente, não pretendemos focar nosso argumento nas diversas classificações possíveis – ainda que tenham sua função –, mas ampliar a reflexão sobre o sentido que os atos violentos podem ter nas relações humanas.*

Segundo Hannah Arendt,[6] o uso da violência, enquanto possibilidade de intermediação das relações humanas, possui caráter meramente instrumental. Isto é, a violência, enquanto ferramenta, é planejada e usada com o propósito de multiplicar o vigor natural para que se atinja, por meio da anulação do outro, os fins que se deseja. A violência é, neste sentido, a imposição da força no lugar do argumento e, por este motivo, onde há violência não há poder e autoridade. Em outras palavras, a violência, enquanto uso da força, tende a imperar em situações onde o poder do argumentativo é relegado ou impotente.

Não é apenas Arendt que trabalha com a ideia de que a violência impera onde o espaço para a palavra está tolhido ou limitado. No Brasil, esta ideia parece ter inspirado vários autores que têm discutido essa temática.

Segundo Zaular e Leal,[7] a violência tende a ser definida como "o não reconhecimento, a anulação ou a cisão do outro"; "a negação da dignidade humana"; "ausência de compaixão"; "a violência como a palavra emparedada ou o excesso de poder". Para essas autoras, todas estas definições ressaltam, explicitamente ou não, o pouco espaço existente para o aparecimento do sujeito da argumentação, da negociação ou da demanda, enclausurado que fica na exibição da força física pelo seu oponente ou esmagado pela arbitrariedade dos poderosos que se negam ao diálogo.

Negar a palavra ao outro é, neste sentido, negar a humanidade alheia, pois o anula não apenas física, mas também simbolicamente. Fisicamente, por ser por meio do argumento da força que, muitas vezes, se cala o outro, negando-lhe o direito de ser sujeito da palavra. Simbolicamente, porque a negação do diálogo ou acordo é, em geral, uma imposição arbitrária e unilateral da palavra daquele que tem a força física ou simbólica. Neste último caso, exerce-se a violência pela força "das palavras que negam, oprimem e destroem psicologicamente o outro".[7]

Para Tavares dos Santos,[8] a permanência da violência pode determinar formas de sociabilidade cada vez mais fragmentárias e societárias. Nelas, as relações, cada vez menos mediadas pelo diálogo e pela palavra, passam a ser regidas pela imposição da força e pelo medo. Nestes casos, a relação com o outro não apenas vai sendo atravessada pela violência, mas torna-se, também, determinada por ela.

> Como efeito dos processos de fragmentação social e de exclusão econômica e social, emergem práticas de violência como norma social particular de amplos grupos da sociedade, presentes em múltiplas dimensões da violência social e política contemporânea. A interação social passa a ser marcada por estilos violentos de sociabilidade [...].

Além disso, baseada no constante processo de diferenciação, as relações humanas são cada vez menos homogêneas e, portanto, campo de potenciais conflitos. Desenvolver maneiras de negociar preservando as diferenças é, por essa lógica, não apenas necessária, mas vital para a vida coletiva.

O permanente processo de diferenciação entre o eu e outro, ao mesmo tempo em que afirma, por meio da oposição, a individualidade e a particularidade de cada um, recoloca, também, para cada um de nós, questões sobre como lidamos com as diferenças que muitas vezes se impõem entre o eu e o outro. Sobre isso, vejamos também o que nos diz Velho:[9]

> A própria noção de outro ressalta que a diferença constitui a vida social, à medida que esta efetiva-se através da dinâmica das relações sociais. Assim sendo, a diferença é, simultaneamente, a base da vida social e a fonte permanente de tensão e conflito.

Assim, se o outro é elemento indispensável para o processo de individualização, é também necessário que a afirmação da diferença não se torne, no limite, um entrave para qualquer outra possibilidade de interação.

A própria ideia de negociação pressupõe a existência de diferenças que, para formatar qualquer acordo, devem ser minimamente equalizadas. Contudo, para que isso seja possível, não é apenas suficiente reconhecer o outro e considerar a diferença, mas, também, como nos mostram as ideias desenvolvidas por Velho (1996),[9] construir sistemas de reciprocidade por meio dos quais seja possível a relação entre as partes: "A construção de um sistema de reciprocidade através do qual as partes de uma sociedade, sejam elas indivíduos ou grupos, não é um dado da natureza, mas sim um fenômeno sócio-histórico".

Como as relações humanas são sempre dinâmicas, cada contexto ou conjuntura exige uma forma específica de reciprocidade para que a construção do consenso seja possível. Pensando desta forma, tanto a noção de reciprocidade como a de consenso não são dadas de forma natural, mas construídas historicamente nas interações entre indivíduos e grupos.

Na busca dos meios para lidar com o conflito, a não negação, ainda que seja um passo importante, não é suficiente para, isoladamente, dar conta de toda a questão. Abrir possibilidades para que conflitos e frustrações advindas das tentativas de resolução possam ser expressos parece ser, nestes casos, um dos principais caminhos.

Quando se abre a possibilidade de que as divergências e os interesses opostos sejam expressos, não por meio da força ou da palavra que nega, oprime e destrói física ou psicologicamente o outro, mas por meio da palavra que busca o diálogo, aumentam-se as chances de que regras de condutas não apenas sejam desenvolvidas, mas sejam também internalizadas e aceitas como legítimas por todas as partes.

Apesar de ser por meio do conflito que muitas vezes a violência emana, vale aqui destacar que esta é apenas uma, e não a única, possibilidade de se lidar com o conflito; é considerada a forma mais arcaica (ou pré-civilizada), ou, ainda, aquela com o menor poder de ser reconhecida como legítima.

O que dizem as pesquisas sobre negligência, abusos e maus-tratos na infância: alguns dados

Embora o campo de pesquisas sobre a negligência, abusos e maus-tratos, especialmente sobre as formas de medição de seus riscos e efeitos venha avançando, não há consenso entre os pesquisadores sobre a melhor forma medir e definir seus diferentes efeitos.

Estimativas sobre maus-tratos contra a criança indicam que 22,6% dos adultos em todo o mundo sofreram abusos físicos na infância, 36,3% sofreram abuso emocional e 16,3% sofreram negligência, sem diferenças significativas entre meninos e meninas. Apenas no caso de abuso sexual, observam-se as diferenças mais acentuadas por gênero: 18% para meninas e 7,6% para meninos.[10]

No Brasil, as agressões (CID 10/ X85-Y09) constituíram a primeira causa de óbito por causas externas na faixa etária de 0 a 19 anos de idade (52%), com proporção expressiva na faixa etária de 15 a 19 anos (61%), em 2015.*

Ainda que a faixa etária entre 15 e 19 anos concentre a maior parte dos óbitos por agressão, não é desprezível o quanto elas representam para as demais faixas etárias. No ano de 2015, as agressões foram responsáveis por 30% das mortes por causas externas para a faixa etária entre 10 e 14 anos e por 10% para a faixa entre 0 (zero) e 9 anos.

Estes dados são ainda mais alarmantes quando se observa a tendência ao longo do tempo. No período entre 2000 e 2015, as mortes por agressão entre crianças e adolescentes não apenas subiram, mas cresceram para todas as faixas etárias. A variação média foi de 35% para o grupo entre 0 e 19 anos. Além disso, quando se observam os dados desagregados, a situação se torna mais chocante: nesse período, não se observa apenas uma tendência de alta para todas as faixas etárias, mas as maiores variações se concentram nas faixas etárias mais baixas. Entre 0 e 9 anos, as mortes por agressão passaram de 5% para 10%. Isto é, em 15 anos, cresceram 100%. Para a faixa etária entre 10 e 14 anos, passaram de 19% para 30%, em uma variação de 58%. E, para a faixa etária entre 15 e 19 anos, passaram de 54% para 61%, variando 13%.

Para além desses dados sobre a mortalidade, há poucas informações sistematizadas sobre a prevalência e as características de outras formas de violência às quais crianças e adolescentes são submetidos, principalmente daquelas que não redundaram em graves ferimentos ou mortes, para se tornarem visíveis e, consequentemente, contabilizadas. Esses dados são apenas a face visível de um problema ainda maior, já que as violências cometidas

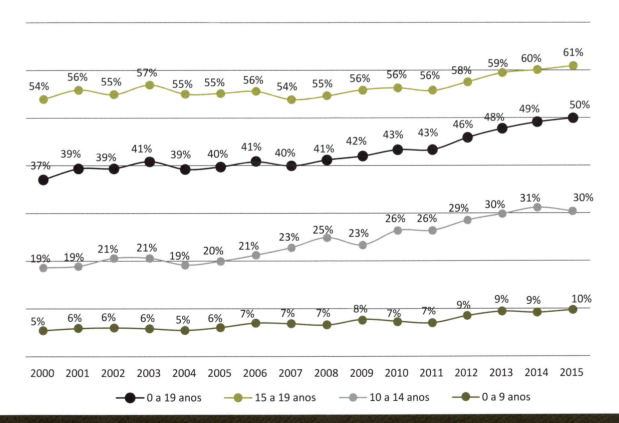

Figura 12.1 Proporção dos óbitos por agressão em relação ao total de óbitos por causas externas.

---

* Datasus: http://tabnet.datasus.gov.br/cgi/tabcgi.exe?sim/cnv/ext10uf.def Acessado 04/2017. As informações mais atuais no banco de dados TABNET/DATASUS na data da consulta, referiam-se ao ano de 2015.

contra crianças e adolescentes nem sempre chegam a ser identificadas e, consequentemente registradas.[11]

Apesar de cada vez mais evidências demonstrarem as consequências pessoais e sociais de outras formas de violência, como abusos e negligências, estas ainda são muito pouco difundidas.

Em geral, o que os estudos têm mostrado é que a vivência de maus-tratos durante a infância tende a gerar não só consequências a curto prazo (como dificuldade de aprendizado, de vinculação, isolamento e agressividade) e sequelas físicas, como também efeitos mais profundos e duradouros, como maior tendência para se envolverem em situações de risco na adolescência e na vida adulta, abuso de substâncias, depressão, desordens de comportamento e problemas no funcionamento cognitivo.[12-17] Pesquisas na área das neurociências também têm demonstrado os efeitos perversos dos maus-tratos para a formação cerebral e suas consequências ao longo da vida.[18]

Ainda vale destacar que, associada à idade da criança, à duração e ao tipo de relacionamento entre a vítima e o abusador, o impacto das violações não apenas podem demarcar a vida daqueles que, diretamente, as experienciaram, mas comprometer a vida das próximas gerações. Assim, quando se vivencia a violência desde a infância, há maior probabilidade de se tornarem vítimas futuras e de agir violentamente como adultos, podendo a vítima tornar-se, também, agressora.

Conforme enfatiza Oliveira-Formosinho e Araújo,[13] "os efeitos mais detrimentais dos maus-tratos na infância se situam ao nível do desenvolvimento das relações de vinculação e dos afectos". São crianças que crescem com medo, inseguras, apresentam dificuldades de relacionamento e aprendem que a violência é o modo mais adequado de resolver qualquer problema.

Crianças aprendem a cuidar e a respeitar o outro em seus primeiros anos de vida, principalmente a partir das relações estabelecidas com seus cuidadores e familiares. Por meio da maneira como elas são tratadas e dos exemplos que elas observam ao seu redor, as crianças começam a ter consciência de que as outras pessoas têm sentimentos e necessidades e passam a se preocupar com isso. Contudo, se o padrão que elas observam é de falta de controle e de reações violentas frente às situações de raiva ou frustração, o resultado disso é que as crianças, em vez de desenvolverem atitudes de respeito, empatia e diálogo, vão preferir a distância e o silêncio, constituindo relacionamentos pautados no medo, na humilhação, em que nada se resolve sem gritos, ameaças ou agressões físicas.

Se a criança cresce em um ambiente seguro e sob cuidados consistentes de seus familiares, ela pode desenvolver um vínculo de afeto e confiança que lhe permitirá experimentar novas situações, inserir-se no mundo social e tornar real seu potencial de contato interpessoal. A construção desse vínculo emocional com os cuidadores é um pré-requisito para o desenvolvimento global da criança, pois representa a condição básica para a constituição de um *self* organizado, humanizado e integrado.

■ DESAFIOS E PREVENÇÃO

Partindo de uma visão global e integrada de desenvolvimento, pode-se dizer que ele só se torna plenamente possível em um contexto no qual estão assegurados o acesso e a concretização dos direitos básicos de todo ser humano: assistência à saúde, oportunidades educacionais e de trabalho, além de ambientes seguros e salutares para viver, bem como fontes de nutrientes de qualidade e renda. Nesse sentido, um ambiente livre de violência deveria ser um direito de toda criança.

Contudo, apesar de toda a violência ser passível de prevenção,[19] sabe-se que a prevenção da violência contra a criança nem sempre é fácil de ser operacionalizada e rápida de ser alcançada. Uma das grandes dificuldades neste campo é que, muitas vezes, a violência se apresenta travestida e é justificada como ferramenta para a "educação" da criança.

As crenças e os valores relacionados ao uso do castigo físico como forma de disciplina ainda estão enraizados em nossa sociedade, como aponta o Relatório Mundial sobre a Violência contra a Criança.[20] Bater em uma criança ou colocá-la de castigo, forçando-a a ficar imóvel por várias horas ou ainda humilhá-la frente aos colegas são, ainda, alguns dos métodos empregados na educação de crianças, o que, não raras vezes, redundam em situações de severos maus-tratos. Soma-se a isso, como apontam Peres, Cardia e Santos,[21] que o uso deste expediente é extremamente instável, variando de acordo com a percepção e o humor do cuidador em relação ao comportamento da criança, o que aumenta ainda mais o potencial de danos.

Contudo, não se trata de culpar os pais – até porque, durante muito tempo, acreditou-se que os castigos físicos e humilhantes eram a maneira correta de se educar e formar pessoas de bem. Pelo contrário, é preciso apoiá-los e encorajá-los a utilizarem estratégias de educação positiva, mostrando-lhes que existem alternativas para disciplinar sem violência e que o primeiro passo é nunca agirem movidos pela raiva. Muitas vezes, os adultos, por desconhecerem as características e os limites de cada etapa do desenvolvimento infantil, esperam que a criança entenda ou faça determinadas coisas que ela ainda não é capaz de realizar. Por isso, conhecer o que é esperado para cada fase do desenvolvimento pode evitar interpretações erróneas de alguns comportamentos infantis. Por volta dos 6 meses, por exemplo, a criança tende a jogar no chão tudo o que pega e isso não significa rebeldia ou malcriação, mas é por meio da repetição dessa brincadeira que ela vai desenvolvendo seus movimentos e conhecendo sua força.

Nesse sentido, Mikton e colaboradores[22] destacam que há forte evidência que programas de promoção ao desenvolvimento saudável e para prevenção às negligências, maus tratos e violências contra a criança são estratégias privilegiadas para se evitar este ciclo de violência e maus tratos. Estes programas, ao longo do tempo, custam menos à sociedade e aos estados e são mais efetivos que programas de proteção, pois, via de regra, atuam no período pós-fato, tendo que compensar ou remediar danos já instalados.

Dentre esses programas, diversos estudos têm comprovado que os programas de visitas domiciliares e os que buscam desenvolver habilidades parentais são os que apresentam melhores resultados.[23] Contudo, isto não basta para garantir a promoção ao desenvolvimento saudável, se forem implementados como ações isoladas.

Tão importante quanto as evidências de seus resultados é a existência de um "estado de prontidão para agir", pública e socialmente, em relação a esta temática. Segundo Mikton e Butchart,[24] este "estado de prontidão" é que permite que questões relacionadas ao desenvolvimento na primeira infância e à prevenção primária e precoce de abusos, negligências, maus-tratos e violências contra a criança sejam consideradas de relevância pública e, consequentemente, áreas prioritárias de investimento.

Referências Bibliográficas

1. Guimarães SP, Campos PHF. Sociabilidade violenta: contemporaneidade e os novos processos sociais. Estudos. 2008;35(5):901-13.
2. Michaud Y. A violência. São Paulo: Ed. Ática; 1989.
3. Pinheiro OS, Almeida GA. Violência Urbana. São Paulo: Publifolha; 2003.
4. Chauí M. Convite à filosofia. São Paulo: Ática; 1995.
5. Sanchez RN, Minayo MCS. Violência contra crianças e adolescentes: questão histórica, social e de saúde. In: Lima CA, coord. Violência faz mal à saúde. Brasília: Ministério da Saúde; 2004. p.29-38.
6. Arendt H. Da Violência. Rio de Janeiro: Vozes; 1994.
7. Zaluar A, Leal MC. Violência extra e intramuros. Rev Bras Ciên Soc. 2001;16(45);145-64.
8. Tavares dos Santos JV. A violência na escola: conflitualidade social e ações civilizatórias. Educação e Pesquisa. 2001;27(1):105-22.
9. Velho G. Violência, reciprocidade e desigualdade: uma perspectiva antropológica. In: Velho G, Alvito M, orgs. Violência e cidadania. Rio de Janeiro: Editora UFRJ/Editora FGV; 1996.
10. World Health Organization. Relatório Mundial Sobre a Prevenção da Violência 2014. Geneva, World Health Organization, 2014. Available: http://apps.who.int/iris/handle/10665/145086
11. Costa COM, Carvalho RC, Bárbara JFRS, Santos CAST, Gomes WA, Sousa HL. O perfil da violência contra crianças e adolescentes, segundo registros de Conselhos Tutelares: vítimas, agressores e manifestações de violência. Ciên Saúde Coletiva. 2007;12(5):1129-41.
12. Minayo MCS. O significado social e para a saúde da violência contra crianças e adolescentes. In: Westphal MF. Violência e criança. São Paulo: EDUSP; 2002. p.95-110.
13. Oliveira-Formosinho J, Araújo SB. Entre o risco biológico e o risco social: um estudo de caso. Educação e Pesquisa. 2002;28(2):87-103.
14. Trickett PK, McBride-Chang C. The developmental impact of different forms of child abuse and neglect. Developmental Review. 1995;15(3);311-37.
15. Veltman MWM, Browne KD. Three decades of child maltreatment research: Implications for the school years. Trauma Violence & Abuse. 2001;2(3):215-39.
16. Cicchetti D, Toth SL. Developmental processes in maltreated children. In: Hansen DJ, ed. Nebraska Symposium on Motivation vol. 46, 1998: Motivation and child maltreatment. Lincoln: University of Nebraska Press; 2000. p.85-160.
17. Irigaray TQ, Pacheco JB, Grassi-Oliveira R, Fonseca, RP, Leite JCC, Kristensen CH. Child Maltreatment and Later Cognitive Functioning: A Systematic Review; 2013.
18. Oliveira PA, Scivoletto S, Cunha PJ. Estudos neuropsicológicos e de neuroimagem associados ao estresse emocional na infância e adolescência. Rev Psiquiatr Clín. 2010;37(6):271-9.
19. Pinheiro PS. World Report on Violence against Children. Geneva: United Nations; 2006.
20. Peres MFT, Cardia N, Santos PC. Homicídios de crianças e jovens no Brasil, 1980 a 2002. 1ª ed. São Paulo: Núcleo de Estudos da Violência/USP; 2006.
21. Mikton C, et al. Technical Report on Fetzer Project. Geneva: OMS; 2012.
22. Cardia N, Alves R, Astolfi R, orgs. Visitação Domiciliar: Prevenção da Violência e a promoção do desenvolvimento saudável na primeira infância. São Paulo: Edusp; 2016.
23. Mikton C, Butchart A. Child maltreatment prevention: a systematic review of reviews. Bull World Health Organ. 2009;87(5):353-61.
24. Mikton CR, Butchart A, Dahlberg LL, Krug EG. Global Status Report on Violence Prevention 2014. Am J Prev Med. 2016;50(5):652-9.

capítulo 13

Rosana S. Cardoso Alves

Distúrbios do Sono

■ INTRODUÇÃO

O sono e seus distúrbios são, atualmente, uma grande preocupação de saúde pública. Os distúrbios do sono são frequentes na criança e ainda mais prevalentes quando consideramos os primeiros anos de vida e as crianças com alteração no desenvolvimento. O sono insuficiente é particularmente prevalente em crianças e adolescentes. O sono perturbado na infância pode comprometer o convívio familiar e estressar os cuidadores da criança. Destacam-se as alterações relacionadas ao início e manutenção do sono, que habitualmente são mais graves nas crianças com quadro neurológico ou psiquiátrico.

Nos dias de hoje, a privação de sono que atinge os adultos também afeta as crianças. Há estudos que sugerem que a privação crônica do sono é endêmica para crianças e adolescentes do mundo todo.[1] Estudos indicam que crianças e adolescentes não estão tendo a quantidade de sono que precisam. Nos últimos anos observamos um aumento de estudos avaliando o impacto da perda do sono. Vale lembrar que o sono é a principal atividade do cérebro durante o desenvolvimento precoce e que o sono reduzido ou de má qualidade afeta o bem-estar das crianças e adolescentes e seu funcionamento diurno, variando de diminuição do funcionamento cognitivo, como, por exemplo, desatenção, diminuição da concentração, baixo desempenho acadêmico e aumento dos problemas de comportamento. A redução do sono também pode aumentar o risco de obesidade infantil. Assim, podemos afirmar que o impacto potencial da qualidade inadequada do sono afeta o desenvolvimento físico e cognitivo da criança.[1]

O padrão de sono nos primeiros anos de vida está relacionado à maturação acelerada do sistema nervoso que ocorre nessa fase. O recém-nascido (RN) dorme cerca de 16 a 18 horas (no total das 24 horas) e acorda a cada 3 a 4 horas. Já com seis meses o bebê dorme cerca de 14 horas e, assim, o número de horas vai reduzindo progressivamente. Os ciclos de sono em RN a termo duram em torno de 60 minutos, aumentando no decorrer dos meses. Por volta dos dois meses, metade dos bebês já consegue dormir 5 horas durante a noite; no final do primeiro ano, a maioria das crianças dorme a noite inteira, padrão que se mantém até o período do adulto.

A seguir, citaremos a **Classificação Internacional de Distúrbios do Sono** e, na sequência, destacaremos os principais distúrbios do sono na faixa etária pediátrica. A Classificação Internacional de Distúrbios do Sono (ICSD-3) é o texto clínico de referência para o diagnóstico de distúrbios do sono.[2] Foi atualizada em 2014 e agora também apresenta os códigos de diagnóstico para os correspondentes CID-9 e CID-10 no início de cada seção da ICSD-3. Os distúrbios são agrupados em seis categorias principais: insônia, distúrbios respiratórios do sono, hipersonias de origem central, transtornos do ritmo circadiano, parassonias e transtornos do movimento relacionados ao sono. Os tópicos principais da ICSD-3 são apresentados na Tabela 13.1.

■ INSÔNIA NA INFÂNCIA

A principal forma de insônia na infância é a "insônia comportamental", caracterizada basicamente por uma dificuldade em iniciar e/ou manter o sono. Pode ser dividida em distúrbio de associação, distúrbio da falta de limites ou se apresentar como uma associação destes dois tipos.[3] No entanto, a insônia comportamental é um diagnóstico de exclusão que necessita de avaliação extensa para afastar causas clínicas ou outros distúrbios do sono. A insônia é uma queixa comum entre os pais. Na avaliação clínica dos distúrbios do sono na infância, algumas questões são fundamentais para o melhor entendimento do quadro, como: horário do sono, rotinas para dormir, eventos associados ao sono, comportamento diurno e funções cognitivas.

Tabela 13.1 Classificação dos distúrbios do sono (de acordo com *International Classification of Sleep Disorders* ou ICSD-3).[2]

1. Insônia

- Transtorno de insônia crônica
- Insônia aguda
- Outras insônias
- Sintomas isolados e variantes da normalidade
  - Tempo excessivo na cama
  - Dormidor curto

2. Distúrbios respiratórios do sono

- Apneia obstrutiva do sono
  - Adulto
  - Criança
- Síndromes da apneia central
  - Apneia central do sono com respiração de *Cheyne-Stokes*
  - Apneia central do sono decorrente de doença clínica sem respiração de *Cheyne-Stokes*
  - Apneia central do sono decorrente de alta altitude com respiração periódica
  - Apneia central do sono decorrente de medicação ou substância
  - Apneia central do sono primária
  - Apneia central do sono primária da infância
  - Apneia central do sono primária do prematuro
  - Apneia central do sono decorrente do tratamento (*Treatment-emerged*)
- Transtornos da hipoventilação relacionada ao sono
  - Síndrome da obesidade-hipoventilação
  - Síndrome da hipoventilação alveolar congênita
  - Hipoventilação central de início tardio com disfunção hipotalâmica
  - Hipoventilação alveolar central idiopática
  - Hipoventilação decorrente de medicação ou substância
  - Hipoventilação decorrente de doença médica
- Transtorno de hipoxemia relacionado ao sono
  - Hipoxemia relacionada ao sono
- Sintomas isolados e variantes da normalidade
  - Ronco
  - Catatrenia

3. Hipersonias de origem central

- Narcolepsia tipo 1
- Narcolepsia tipo 2
- Hipersonia idiopática
- Síndrome de *Kleine-Levin*
- Hipersonia decorrente de doença médica
- Hipersonia decorrente de uso de medicação ou substância
- Hipersonia associada a transtorno psiquiátrico
- Síndrome do sono insuficiente
- Sintomas isolados e variantes da normalidade
  - Dormidor longo

4. Transtornos do ritmo circadiano

- Transtorno do atraso da fase de sono
- Transtorno do avanço da fase de sono
- Transtorno do ritmo sono-vigília irregular
- Transtorno do ritmo sono-vigília não 24h
- Transtorno do trabalho em turno
- Transtorno do fuso horário (*jet lag*)
- Transtorno do ritmo circadiano sono-vigília não especificado

(Continua)

Tabela 13.1 Classificação dos distúrbios do sono (de acordo com *International Classification of Sleep Disorders* ou ICSD-3).[2]
(Continuação)

5. Parassonias

- Parassonias relacionadas ao sono NREM
  - Transtornos do despertar (de sono NREM)
  - Despertares confusionais
  - Sonambulismo
  - Terror noturno
  - Transtorno alimentar relacionado ao sono
- Parassonias relacionadas ao sono REM
  - Transtorno comportamental do sono REM
  - Paralisia do sono isolada recorrente
  - Transtorno do pesadelo
- Outras parassonias
  - Síndrome da cabeça explodindo
  - Alucinações relacionadas ao sono
  - Enurese do sono
  - Parassonia decorrente de doença médica
  - Parassonia decorrente de medicação ou substância
  - Parassonia não especificada
- Sintomas isolados e variantes da normalidade
  - Sonilóquio

6. Transtornos do movimento relacionados ao sono

- Síndrome das pernas inquietas
- Transtorno dos movimentos periódicos dos membros
- Câimbras das pernas relacionadas ao sono
- Bruxismo relacionado ao sono
- Transtorno do movimento rítmico relacionado ao sono
- Mioclonia benigna do sono da infância
- Transtorno do movimento relacionado ao sono decorrente de doença médica
- Transtorno do movimento relacionado ao sono decorrente de medicação ou substância
- Transtorno do movimento relacionado ao sono não especificado
- Sintomas isolados e variantes da normalidade
  - Mioclonia fragmentar excessiva
  - Tremor hipnagógico do pé e ativação muscular alternante dos pés
  - Abalos hípnicos (*sleep-starts*)

7. Outros transtornos do sono

Apêndice A
- Insônia familiar fatal
- Epilepsia relacionada ao sono
- Cefaleias relacionadas ao sono
- Laringoespasmo relacionado ao sono
- Refluxo gastresofágico relacionado ao sono
- Isquemia miocárdica relacionada ao sono

Apêndice B
- Codificação do CID10 para transtornos do sono induzidos por substância

Insônia comportamental da infância

Uma vez que se descarte causas clínicas, a primeira hipótese a ser aventada é a insônia comportamental, que ocorre em 10% a 30% das crianças pré-escolares. A Classificação Internacional dos Distúrbios do Sono (ISCD) define como a característica essencial da insônia comportamental a dificuldade de uma criança em adormecer e/ou manter o sono.[3] Esses problemas podem ser classificados em dois tipos: distúrbio de associação ou distúrbio de falta de limites.[4,5]

Distúrbio de associação

Ocorre quando existe alguma condição associada ao início do sono, e esta é necessária para a criança adormecer e voltar a dormir após cada despertar no decorrer da noite. Associações positivas são condições que a criança pode prover para si mesma (p. ex.: chupeta), enquanto associações negativas necessitam de assistência de outra pessoa (p. ex.: mamadeira). As associações negativas também incluem estímulos externos (p. ex.: carrinho) ou situações diferentes (p. ex.: cama dos pais). Quando a condição associada ao sono está presente, a criança adormece rapidamente. Se a condição associada com o sono não está presente, a criança apresenta despertares noturnos longos e frequentes.

O distúrbio de associação acomete principalmente crianças entre 6 meses a 3 anos de idade. O diagnóstico de insônia comportamental antes dos seis meses de idade não é adequado, pois a capacidade de dormir a noite inteira é uma aptidão que se desenvolve do terceiro ao sexto mês de vida. Em lactentes e pré-escolares, os despertares noturnos frequentes e persistentes irão continuar, se não houver intervenção. Geralmente, a prevalência dos despertares noturnos se reduz após três anos de idade, porém, o distúrbio de associação pode perdurar até a vida adulta, como observado em crianças com problemas de desenvolvimento e algumas síndromes neurológicas.

Distúrbio da falta de limites

Apresenta-se como recusa ou atraso para ir para a cama no horário estabelecido. Quando os limites são determinados, as crianças tendem a adormecer com mais facilidade. A recusa caracteriza-se por não estar pronto para dormir ou não ir para a cama. Por outro lado, prorrogar o horário de dormir pode incluir diversos pedidos (p. ex.: sede, banheiro) ou atividades adicionais no horário de dormir (p. ex.: assistir à televisão, ler mais uma história). Uma vez que a criança adormece, a qualidade do sono é normal e eles tendem a ter poucos despertares. No entanto, crianças com o distúrbio da falta de limites costumam ter um tempo de sono mais curto (30 a 60 minutos).

O distúrbio da falta de limites está associado ao desenvolvimento da criança. As crianças pré-escolares, que estão aprendendo a se tornar mais independentes durante o dia, frequentemente irão testar essa nova independência no horário de dormir. Além disso, o distúrbio da falta de limites pode ocorrer durante a soneca diurna. Em geral, ocorre quando os pais colocam pouco limite no comportamento de seus filhos. Por exemplo, os pais podem deixar que a criança determine o horário de dormir ou permitem que durmam assistindo à televisão no quarto dos pais, prolongando o tempo para o início do sono. Há pais que estabelecem limites imprevisíveis e irregulares e isso pode resultar na manutenção ou no aumento dos comportamentos indesejáveis.

Insônia em populações especiais

A maioria das síndromes que cursam com disfunção do sistema nervoso central apresenta em seu quadro clínico algum tipo de alteração do sono.[6] Em crianças que apresentam síndromes neurológicas como, por exemplo, síndrome de Angelman, síndrome de Rett e várias síndromes heredodegenerativas, frequentemente se observa dificuldade para iniciar e manter o sono. As crianças com autismo, em geral, apresentam uma redução do tempo total de sono e um padrão irregular de ritmo-vigília.

A insônia é prevalente em crianças com depressão e pode ser um dos primeiros sintomas do quadro. No transtorno bipolar, há uma redução importante da necessidade de sono. Nos casos de estresse pós-traumático, há dificuldade para as crianças iniciarem e manterem o sono, além de apresentarem, frequentemente, pesadelos.

Há uma forte associação entre alterações do sono e o transtorno do déficit de atenção-hiperatividade (TDAH). Em geral, as crianças com TDAH apresentam fragmentação do sono e dificuldade para iniciá-lo.

O diagnóstico de **insônia na infância** é eminentemente clínico e geralmente é realizado a partir da queixa dos responsáveis, não sendo necessária a queixa da criança. Assim, a definição de insônia nesta faixa etária é influenciada por aspectos do desenvolvimento da criança e aspectos ambientais e culturais envolvendo a criança e os familiares.[5]

A Classificação Internacional dos Distúrbios do Sono (CIDs) da Academia Americana de Medicina do Sono (AASM, *American Academy of Sleep Medicine*) estabeleceu os critérios diagnósticos para a insônia comportamental da infância (ICI), conforme Tabela 13.2. Segundo tais critérios, assim como em adultos, para o diagnóstico de insônia na infância deve estar presente a queixa de dificuldade de início ou consolidação do sono, apesar de oportunidade, horário e ambiente adequados, resultando em algum grau de comprometimento funcional diurno para a criança e/ou para a própria família.[2]

Conforme já citado, a insônia comportamental da infância é caracterizada por dois subtipos que podem coexistir. No subtipo em que há dificuldade de associação para o início do sono, a criança apresenta um longo período até adormecer ou apresenta dificuldade em reconciliar o sono após despertar, necessitando de condições especiais para tal, como o uso de objetos de transição. A queixa de despertares noturnos frequentes é, em geral, categorizada no subtipo de dificuldade de associação. No subtipo com dificuldade para se estabelecer limites para dormir, há dificuldade de iniciar e/ou manter o sono. A criança resiste ou se recusa a ir para a cama no horário apropriado ou a se deitar novamente após um despertar.

A compreensão da evolução dos padrões de sono normais para cada faixa etária é importante na distinção entre o sono normal e o anormal. Quando o sono é anormal, suas características, determinantes e diagnósticos diferenciais também variam conforme a idade. É importante salientar que outros transtornos do sono e várias condições clínicas, neurológicas ou psiquiátricas podem causar dificuldade de início e manutenção do sono ou podem ser condições comórbidas de insônia na faixa etária pediátrica.[7]

Tabela 13.2 Insônia comportamental da infância – critérios diagnósticos.[2]

A. Os sintomas da criança preenchem critérios para insônia com base no relato dos pais ou outro cuidador.

B. A criança demonstra um padrão consistente com um dos dois tipos de insônia descritos a seguir:

 i. O tipo "dificuldade de associação para o início do sono" inclui cada um dos seguintes critérios:
 1. adormecer é um processo demorado que requer condições especiais;
 2. as associações para o início do sono são altamente problemáticas ou desgastantes;
 3. na ausência das condições associadas, o início do sono é significativamente atrasado ou o sono é interrompido;
 4. despertares noturnos requerem intervenções do cuidador para que a criança reconcilie o sono.

 ii. O tipo "dificuldade para estabelecer limites para dormir" inclui cada um dos seguintes critérios:
 1. a criança tem dificuldade de iniciar ou manter o sono;
 2. a criança se recusa a ir para a cama no horário adequado ou reluta em retornar ao leito após um despertar noturno;
 3. o cuidador demonstra incapacidade de impor limites comportamentais para o estabelecimento de um sono adequado.

C. O transtorno do sono não é mais bem explicado por outro transtorno do sono, condição clínica ou neurológica, transtorno mental ou uso de medicação.

O **tratamento da insônia** em crianças requer uma avaliação detalhada das causas e dos fatores predisponentes. Assim, uma estratégia adequada de tratamento pode ser estabelecida. É importante saber os horários de dormir e acordar, a duração do sono, o horário de cochilos, o número de despertares noturnos, os hábitos de sono, as doenças médicas e o uso de medicamentos. Uma avaliação mais detalhada do padrão do sono pode ser feita com um diário do sono ou actímetro (ou actígrafo). Não há indicação formal de polissonografia em crianças menores de 5 anos de idade que não tenham suspeita de insônia.

Na insônia secundária a doenças clínicas (refluxo gastresofágico, otite média aguda de repetição, alergia ao leite de vaca, asma brônquica, doenças neurológicas e psiquiátricas), o tratamento da doença de base e o controle dos sintomas são fundamentais. No entanto, algumas das estratégias para o tratamento da insônia primária podem ser benéficas.[8]

Na insônia comportamental, as estratégias mais utilizadas são (1) higiene de sono e (2) terapia comportamental. A higiene de sono consiste em um grupo de medidas importantes, tanto no tratamento como na prevenção de dificuldades de iniciar o sono e despertares frequentes. Como são estratégias benignas e sem efeitos colaterais, devem ser instituídas para todos os casos.[5]

Higiene do sono

 a) Horário de sono regular e apropriado.
 b) Evitar cafeína (chá, café, refrigerante).
 c) Evitar atividades físicas após o anoitecer.
 d) Ambiente calmo e pouco iluminado que conduz ao sono.
 e) Evitar o uso de equipamentos eletrônicos (televisão, rádio, computador, *tablet*, celular).
 f) Estabelecer uma rotina da hora de ir para cama.
 g) Horários regulares de acordar pela manhã, independentemente do que aconteceu na noite anterior, de forma a regular o relógio interno e sincronizar o ciclo vigília-sono.

As técnicas comportamentais apresentam resultados duradouros e, na maioria das vezes, efetivos.[5] Revisões de literatura recente mostraram que as terapias comportamentais produzem mudanças tanto na resistência de iniciar o sono, como nos despertares noturnos. Em 94% dos estudos demonstrou-se a eficácia das terapias comportamentais, sendo que 80% das crianças mostraram melhora clínica por até 3 a 6 meses. Alguns dos estudos também demonstraram efeitos positivos dessas medidas comportamentais em desfechos secundários, tais como comportamentos diurnos (choro, irritabilidade, separação, autoestima, estado emocional). O alívio dos problemas de sono com as medidas comportamentais também levou a melhoras no bem-estar dos pais (efeitos no humor, estresse e satisfação conjugal).[8]

Terapias comportamentais

 a) Extinção isolada: pais colocam a criança no berço em horário determinado e a ignoram até a manhã do outro dia. Essa estratégia tem o objetivo de reduzir comportamentos indesejáveis (choro, gritar) pela eliminação da atenção paterna.
 b) Extinção com presença paterna: similar à extinção isolada, mas o pais permanecem no quarto da criança.
 c) Educação paterna: programas preventivos no pré-natal, na maternidade e nas consultas de puericultura que procuram orientar os pais e prevenir a ocorrência de problemas de sono. Basicamente, inclui o desenvolvimento de hábitos de sono positivos na criança, informações sobre horários de sono regulares, para que ela aprenda a se autoninar e a dormir sozinha.

d) Extinção gradativa: os pais ignoram as birras e o choro no horário de dormir por períodos pré-determinados e, em seguida, verificam rapidamente como está a criança. Um plano de aumento gradativo do tempo entre essas verificações (cada 2, 3, 5, 10 minutos) é usado para que ela desenvolva a capacidade de se autoninar, sem que seja necessário o elemento de associação (p. Ex.: presença materna, mamadeira).
e) Rotinas positivas: os pais desenvolvem uma rotina antes do horário de dormir, caracterizada por atividades prazerosas e calmas, para estabelecer uma cadeia de comportamento até o início do sono.
f) Declínio do horário de dormir: temporariamente atrasar o horário de dormir para próximo do horário que a criança adormece e, nos dias subsequentes, assim que a criança adormecer rapidamente, adiantar lentamente o horário do sono. Se a criança não adormecer, os pais devem retirá-la do berço por breves períodos. Essas estratégias se baseiam no controle de estímulos, já que o estímulo primário do comportamento se modifica e há redução de despertares fisiológicos e afetivos no horário de dormir.
g) Despertares programados: pais preventivamente acordam a criança antes do horário típico de despertar, oferecendo a resposta usual (mamar, embalar, ninar), como se a criança tivesse acordado espontaneamente.

■ PARASSONIAS

As parassonias são manifestações físicas indesejáveis que acometem os sistemas motor e/ou neurovegetativo e podem ocorrer durante o sono ou na transição sono-vigília. São mais comuns na infância, com prevalência em torno de 14% em crianças entre 7 a 11 anos.[9,10] A queixa de movimentação excessiva durante o sono é frequente, chegando a mais de 25% das crianças em idade escolar.

São classificadas segundo a Classificação Internacional dos Distúrbios do Sono (ICSD), destacando-se, na infância, das seguintes parassonias:

- Distúrbios do despertar (do Sono NREM)
  - Despertar Confusional
  - Sonambulismo
  - Terror noturno
- Parassonias do sono REM
  - Transtorno do Comportamento do Sono REM
  - Pesadelo
- Outras parassonias
  - Enurese noturna

Distúrbios do despertar

Os distúrbios do despertar geralmente ocorrem no início do sono. São comuns na infância e tendem a desaparecer com a idade. Geralmente apresentam histórico familiar positivo, com predisposição genética, e ocorrem mais frequentemente na fase N3 do sono não REM. Alguns aspectos em comum entre os distúrbios do despertar incluem uma transição incompleta do sono de ondas lentas, comportamentos automáticos, percepção alterada do ambiente e amnésia ao evento. Há vários fatores que podem influenciar os distúrbios do despertar. A idade parece ser importante, uma vez que predominam na infância. A privação de sono aumenta a complexidade e frequência dos eventos.[11]

O **sonambulismo** é caracterizado por episódios de despertar parcial do sono NREM com comportamentos motores estereotipados e automáticos e amnésia ao evento. O sonambulismo ocorre no sono delta, com comportamento de sentar na cama, levantar e deambular de duração variável, mas, em geral, de poucos minutos. Os episódios ocorrem predominantemente no terço inicial da noite, por causa da maior porcentagem de sono delta nesta parte do sono. Os episódios são mais comuns em crianças entre 8 e 12 anos.[12]

Fatores como febre, privação de sono, drogas, atividade física, estresse, ansiedade, álcool e apneia do sono podem aumentar a frequência dos episódios de sonambulismo. O diagnóstico diferencial deve ser feito com transtorno comportamental de sono REM e crises parciais complexas durante o sono.

O tratamento do sonambulismo inclui o apoio familliar a respeito do caráter benigno da doença e adoção de medidas de segurança, para evitar acidentes. Os sonâmbulos podem precisar de proteção para evitar lesões, como trancar portas e janelas, ou instalação de alarme na porta da criança, alertando os familiares se ela sair do quarto. Deve-se desaconselhar o uso de cafeína e a privação de sono. Quando os episódios forem frequentes, o uso de medicação (clonazepam) está indicado.

O **terror noturno** consiste de episódios de despertar parcial do sono NREM. Estes episódios são caracterizados por despertar súbito e o paciente em geral grita, sentando-se na cama com fácies de pavor; há um predomínio de intensas manifestações autonômicas com taquicardia, taquipneia, rubor de pele, sudorese e midríase. Há usualmente amnésia total dos episódios. O terror noturno geralmente ocorre no sono delta. Os episódios duram de 5 a 20 minutos e o retorno ao sono é imediato. Há uma incidência maior entre 4 a 12 anos de idade. O diagnóstico diferencial inclui pesadelos e epilepsia. O tratamento é semelhante ao do sonambulismo.

Os **despertares confusionais** consistem de despertares parciais, com fala arrastada, amnésia ao evento, sudorese, comportamento inadequado, como choro inconsolável ou agressividade. Em geral, duram poucos minutos, mas podem durar até mais de 1 hora. Os episódios podem ser precipitados por medicações com ação no SNC, atividade física e privação de sono. A associação com sonambulismo é frequente, e um estudo revelou que 36% das crianças com sonambulismo haviam apresentado despertares confusionais anteriormente.[13]

Parassonias do sono REM

O **transtorno comportamental de sono REM** (RBD-REM *behavior disorder*) caracteriza-se pela ausência da atonia muscular durante o sono REM e é raro na infância.[14] No RBD, o paciente literalmente "vivencia" os sonhos, gerando os mais variados comportamentos motores, violentos, podendo se ferir. A suspensão abrupta de algumas medicações em crianças pode desencadear os episódios (p. ex.: benzodiazepínicos, antidepressivos, estimulantes do SNC). Na investigação neurológica, deve-se fazer uma TC ou RNM de crânio. O tratamento é feito com benzodiazepínicos, preferencialmente clonazepam.

O **pesadelo** é um episódio em que a criança acorda assustada e, a seguir, relata estórias de conteúdo desagradável. Ao contrário do terror noturno, os pesadelos geralmente ocorrem durante o sono REM, ou seja, predominam na segunda metade da noite. Os pesadelos raramente incluem fala, gritos ou andar durante o sono. Os pesadelos são mais frequentes entre 3 e 6 anos de idade. O tratamento, na maioria dos casos, consiste no apoio familiar e na orientação quanto ao caráter benigno dos episódios.[15]

Na maioria das vezes, o diagnóstico das parassonias pode ser obtido com base na historia clínica. No entanto, alguns casos requerem o exame de polissonografia (PSG). As principais indicações de PSG nas parassonias são:

1. Riscos de lesões ou violência
2. Diagnóstico diferencial com crises epilépticas
3. Presença de sonolência excessiva diurna
4. Associação com outros distúrbios neurológicos, médicos ou psiquiátricos.
5. Ausência de resposta terapêutica

Outras parassonias

A **enurese noturna** se caracteriza por micção recorrente involuntária durante o sono. Na enurese primária, há ausência de controle vesical após 5 anos de idade e ausência de outras doenças médicas. Na enurese secundária, ocorre reaparecimento do fenômeno após um período de 3 a 6 meses de controle vesical. A enurese noturna é vista com um distúrbio somente após os 5 anos de vida. A prevalência de enurese é em torno de 10% em crianças de 6 anos e diminui progressivamente com a idade. Se os pais têm história pregressa de enurese, há um risco aumentado de seus filhos também a desenvolverem. O tratamento da enurese noturna inclui apoio psicológico e medidas comportamentais. Em casos mais graves, pode-se utilizar antidepressivos tricíclicos ou DDAVP (acetato de desmopressina).[16]

■ DISTÚRBIOS RESPIRATÓRIOS DO SONO

A síndrome da apneia-hipopneia obstrutiva do sono (SAOS) é caracterizada pela obstrução parcial ou completa da via aérea durante o sono, geralmente associada à dessaturação da oxihemoglobina e/ou hipercapnia. É mais frequente na idade pré-escolar, quando o crescimento das tonsilas palatinas e da adenoide é maior em relação ao tamanho da via aérea superior. A SAOS ocorre desde em recém-nascidos até adolescentes. Acredita-se que é mais frequente na idade pré-escolar, quando o crescimento do tecido linfoide (tonsilas palatinas e adenoide) é maior em relação ao tamanho da via aérea superior.

Considera-se, para o diagnóstico da síndrome da apneia-hipopneia do sono (SAOS) na criança, um índice de apneia (IAO) maior que 1 por hora de sono, podendo haver múltiplos despertares e microdespertares e dessaturação da oxihemoglobina.[17]

No caso das alterações respiratórias do sono, indica-se a PSG quando há presença de pelo menos dois dos itens a seguir:[18]

- quadro de ronco habitual associado a um ou mais dos seguintes sintomas: agitação, problemas de comportamento ou acadêmico, enurese, despertares frequentes e desnutrição;
- apneia observada pela família;
- sonolência excessiva diurna;
- policitemia;
- *cor pulmonale*;
- aumento do esforço respiratório durante o sono;
- paciente irá realizar qualquer cirurgia eletiva e apresenta sintomas sugestivos SAOS;
- síndromes genéticas e malformações craniofaciais.

Recomenda-se a repetição da PSG:

- na persistência de ronco e apneia dois meses após a adenotonsilectomia;
- no acompanhamento da terapia de emagrecimento;
- no acompanhamento da terapia com CPAP.

Quanto à terapêutica, na maioria dos casos, o tratamento da SAOS é realizado de forma multidisciplinar, com acompanhamento pediátrico, otorrinolaringológico, odontológico e fonoaudiológico. A adenotonsilectomia consiste na principal forma de tratamento para crianças com SAOS, com uma alta taxa de sucesso, devendo ser sempre considerada. Em casos de SAOS moderada ou grave, em que a adenotonsilectomia não apresentou resultado satisfatório ou é contraindicada, deve-se avaliar o uso de aparelhos de pressão aérea positiva. A terapia com pressão positiva em vias aéreas (CPAP/bilevel) raramente é necessária em crianças, pois a maioria melhora com o tratamento cirúrgico. A necessidade do CPAP, em geral, se restringe a crianças com obesidade, doenças neuromusculares ou síndromes genéticas. A maior limitação ao tratamento com PAP é a baixa adesão em crianças. As complicações mais frequentes são eritema de pele, hiperemia ocular, vazamento de ar, rinorreia, congestão nasal e boca seca. Esses problemas, em geral, são bem controlados com a troca de máscara, o uso de queixeira e/ou umidificador.

■ DIAGNÓSTICO POLISSONOGRÁFICO

Em muitos distúrbios do sono, o diagnóstico pode ser firmado do ponto de vista clínico. No entanto, toda vez que houver necessidade de esclarecimento diagnóstico, a polissonografia (PSG) é o exame padrão-ouro. O ideal é que sempre se realize a polissonografia com vídeo, para registro de possíveis comportamentos anormais durante o sono. Quando houver suspeita clínica de epilepsia, deve-se realizar a PSG com montagem completa de EEG, para registro de crises e/ou descargas epileptiformes.

Resumimos, na Tabela 13.3, a seguir, os principais achados polissonográficos nos distúrbios do sono mais frequentes na infância.[19]

Tabela 13.3 Principais achados polissonográficos nos distúrbios do sono mais comuns na criança.[19]

Alteração do sono	Achados PSG
Síndrome da apneia-hipopneia do sono (SAOS)	Índice de apneia obstrutiva (IAO) >1 por hora de sono, múltiplos despertares e microdespertares, dessaturação da oxi-hemoglobina.
Síndrome da hiper-resistência das vias aéreas superiores (SHVAS)	Aumento do número de microdespertares (>10 por hora de sono). Esses despertares são precedidos de aumento do esforço respiratório (documentado pelo registro da pressão intraesofágica negativa medida por balão esofágico) e queda do volume corrente com limitação de fluxo aéreo.
Síndrome da movimentação periódica dos membros (PLMS)	Série de quatro ou mais episódios de contração muscular (duração: 0,5-10 s) separados por intervalo típico de 20-40 s, muitas vezes acompanhados por microdespertares.
Síndrome das pernas inquietas	Movimentos em MMII no início do sono; frequentemente há associação com PLMS.
Síndrome de Kleine-Levin	Alta eficiência de sono, estágios 3 e 4 reduzidos, latências de sono e de sono REM reduzidas.
Distúrbios do despertar: sonambulismo, terror noturno e despertar confusional	Aumento de microdespertares, hipersincronia de ondas delta durante o sono NREM, aumento da instabilidade do sono, aumento de sono delta. A macroestrutura do sono, em geral, é normal; muitas vezes é possível registrar um episódio de sonambulismo ou terror noturno. No caso do sonambulismo, há atividade motora no final do 1º ou 2º período de sono delta. No terror noturno, os episódios ocorrem usualmente no 1º terço da noite em sono delta, com intensa atividade neurovegetativa.
Transtorno comportamental do sono REM	Ausência de atonia durante o sono REM. No sono NREM, pode haver também movimentos periódicos e não periódicos de MMII.

Referências Bibliográficas

1. Mindell JA, Owens J, Alves R, Bruni O, Goh DY, Hiscock H, et al. Give children and adolescents the gift of a good nights sleep: A call to action. Sleep Med. 2011;12(3):203-4.
2. American Academy of Sleep Medicine. International classification of sleep disorders. 3.ed. Darien: American Academy of Sleep Medicine, 2014.
3. Owens JA, Mindell JA. Pediatric Insomnia. Pediatr Clin North Am. 2011;58(3):555-69.
4. Mindell JA, Owens JA. A Clinical Guide to Pediatric Sleep: Diagnosis and Management of Sleep Problems. Philadelphia: Lippincott Williams & Wilkins, 2003. p.156-62.
5. Moreira G, Hallinan MP. Insonia Comportamental da Infancia. In: Pessoa JHL, Pereira Jr JC, Alves RSC. Disturbios do sono na criança e no adolescente. 1.ed. São Paulo: Editora Atheneu, 2008. p.236.
6. Meltzer LJ, Mindell JA. Behavioral Sleep disorders in children and adolescents. Sleep Med Clin. 2008;3:269-79.
7. Ivanenko A, Johnson K. Sleep Disturbances in Children with Psychiatric Disorders. Semin Pediatr Neurol. 2008;15:70-8.
8. Nunes ML, Cavalcante V. Clinical evaluation and treatment of insomnia in childhood. J Pediatr. 2005;81(4):277-86.
9. Agargun MY, Cilli AS, Sener S, Bilici M, Ozer OA, Selvi Y, et al. The prevalence of parasomnias in preadolescent schoolaged children: a Turkish sample. Sleep. 2004;27(4):701-5.
10. Alves RSC, Prado G, Bauab J, Passos AFE, Silva AB. Prevalence of Sleep Problems among 7 to 10 year-old normal children. Sleep. 1998;21:137.
11. Mason TBA, Pack AI. Pediatric Parasomnias. Sleep. 2007;30(2):141-51.
12. Klackenberg G. Somnambulism in childhood: prevalence, course and behavioral correlation. Acta Paediatr Scand.1982;71:495-9.

13. Laberge L, Tremblay RE, Vitaro F, Montplaisir J. Development of parasomnias from childhood to early adolescence. Pediatrics. 2000;106:67-74.
14. Sheldon SH, Jacobsen J. REM sleep motor disorder in children. J Child Neurol. 1998;13:257.
15. Li SX, Yu MWM, Lam SP, Zhang J, Li AM, Lai KYC, et al. Frequent nightmares in children: familial aggregation and associations with parent-reported behavioral and mood problems. Sleep. 2011;34(4):487-93.
16. Norgaard JP, Djurhuus JC, Watanabe H, Stenberg A, Lettgen B. Experience and current status of research into the pathophysiology of nocturnal enuresis. Br J Urol. 1997;79:825-35.
17. American Thoracic Society: Standards and Indications for Cardiopulmonary Sleep Studies in Children. Am J Respir Care Med. 1996;153:866-78.
18. Bittencourt L. Síndrome da Apnéia Obstrutiva do Sono em Crianças e Adolescentes. In: Rosana SC. Diagnóstico e Tratamento da Síndrome da Apnéia Obstrutiva do Sono: guia prático. Alves e demais autores, sob coordenação de Lia Bittencourt. São Paulo: Livraria Médica Paulista Editora, 2008. p.81-93.
19. Alves RSC. Polissonografia. In: Distúrbios do sono na infância e adolescência. Rio de Janeiro: Editora Atheneu, 2009. p.34-42.

capítulo 14

Formação do Hábito Alimentar e dos Transtornos Alimentares

Juliana Bergamo Vega ■ Alessandra Donzelli Fabbri ■ Vanessa Dentzien Pinzon

■ INTRODUÇÃO

A alimentação nos primeiros anos de vida é norteadora dos cuidados na infância, por cumprir um papel fundamental na promoção do crescimento e desenvolvimento adequados, bem como na prevenção de algumas doenças ao longo da vida. No entanto, alimentar-se ou ser alimentado é um ato complexo que envolve diversos fatores socioeconômicos, fisiológicos, psicológicos, culturais e comportamentais.[1] Alimentar uma criança não é apenas uma atividade nutritiva, uma vez que o crescimento físico ou biológico ocorre concomitantemente ao desenvolvimento emocional.[2]

As dificuldades alimentares estão entre as principais queixas dos consultórios de Pediatria por causar preocupações e angústias entre os pais e familiares. No entanto, apenas uma minoria dos casos preenche os critérios diagnósticos para transtornos alimentares.[3] Entre crianças de até três anos de idade, os transtornos alimentares se manifestam de forma específica, gerando dúvidas nos cuidadores e profissionais da saúde quanto ao limite entre comportamentos alimentares esperados para a idade e as dificuldades alimentares que causam prejuízos e que precisam de uma intervenção precoce especializada.

Este capítulo tem por objetivo compreender o processo da formação do hábito alimentar e as influências multifatoriais que definem as práticas alimentares nesta faixa etária, além de discutir as características clínicas e diagnósticas dos transtornos alimentares entre crianças de até três anos de idade.

■ ALIMENTAÇÃO NOS PRIMEIROS ANOS DE VIDA E FATORES DE INFLUÊNCIA NA FORMAÇÃO DO HÁBITO ALIMENTAR

Existem evidências importantes sobre a relação entre as preferências alimentares nos primeiros anos de vida e as escolhas alimentares futuras. Logo, a alimentação da criança, desde o nascimento, vai construindo, de modo dinâmico, os hábitos alimentares que permanecerão ao longo da vida.[1]

A formação do hábito alimentar é um processo complexo, que envolve fatores individuais e ambientais. Desde a gestação, a dieta materna modula, de forma indireta, a predileção dos sabores do bebê, uma vez que o líquido amniótico é aromático e influenciado pelas escolhas alimentares da mãe. O mesmo acontece com o leite materno, que oferece uma complexidade de aromas e sabores, em função do que a mãe ingere. Ambos cumprem o papel de apresentar a alimentação usualmente realizada pela família, servindo como "ponte", que facilitará a aceitação alimentar futura.[1,4-6]

As crianças nos primeiros anos de vida se encontram em uma fase crítica de alta vulnerabilidade biológica, devido ao intenso crescimento e desenvolvimento de habilidades psicomotoras, como aprender a sentar, engatinhar, andar e falar. As necessidades energéticas até os 2 anos de idade são bem altas, para suprir essas demandas. A alimentação nessa fase também se desenvolve intensamente. Em um curto período de tempo, a criança passa do consumo do alimento líquido, como o leite materno ou a fórmula infantil, para a refeição realizada pela família, contendo todos os grupos alimentares em consistências variadas, saindo da alimentação completamente dependente rumo à conquista da autonomia.[7-11]

A partir dos 6 meses de idade, o leite materno ou a fórmula infantil não suprem mais todas as necessidades nutricionais da criança, sendo necessária a oferta de alimentos complementares ao leite. Logo, a alimentação adequada para esse período deve ser planejada com alimentos variados e naturais, de todos os grupos alimentares (com exceção de alguns alimentos proibidos para a idade, devido ao risco de contaminação e à alergia), respeitando os hábitos regionais e a cultura alimentar local. O número de refeições varia entre 4 e 5 vezes por dia, incluindo os lanches da manhã e da tarde. Os cuidados com a higiene e a consistência dos alimentos devem ser reforçados, respeitando a vulnerabilidade biológica e o desenvolvimento fisiológico do bebê.[7-11] Nesse período, todo o prazer está voltado para a alimentação e, por esse motivo, é conhecido como "janela de oportunidades" para a formação dos hábitos alimentares. Isso porque a criança, até aproximadamente os dois anos de idade, tem um apetite voraz e aceita facilmente conhecer novos sabores, desde que devidamente apresentados e estimulados.[7]

A disponibilidade cotidiana e repetida de alimentos oferecidos e consumidos pela família é um dos fatores primordiais para a formação das preferências alimentares: o que é familiar tende a se tornar preferência.[4] Assim, os primeiros aprendizados sobre o que e como comer vêm da família, uma vez que é ela quem traduz a cultura e as crenças sobre alimentação, a partir do ambiente proporcionado para a criança, servindo de modelo para ela. É a família que ensina comportamentos alimentares, desde como segurar uma colher, o tamanho da porção habitualmente oferecida, a determinação dos horários e contextos sociais da alimentação, até comportamentos, como pressionar ou coagir a criança a comer. Outros hábitos também são de responsabilidade dos pais, tais como assistir televisão ou usar *tablets* e celular durante as refeições. Os parâmetros que determinam o início e o fim da alimentação igualmente são ensinados pela família: se ela é determinada pelos seus sinais internos de fome e saciedade ou se é por estímulos externos do ambiente, como a quantidade de comida disponível no prato.[4]

Além da familiarização, as preferências alimentares também se estabelecem pela associação do alimento com experiências positivas ou negativas. Por exemplo, o uso de alimentos como recompensa, punição, coação ou chantagem podem refletir nas preferências ou aversões futuras, dependendo da experiência positiva ou negativa vivenciada.[4,12]

Paralelamente, desde as primeiras experiências alimentares, estabelece-se uma relação estreita entre o alimento e os sentimentos. Ao oferecer o leite para um bebê, a mãe ou aquele que cuida também pode oferecer conforto emocional, prazer, proteção e aconchego.[13] Nóbrega (2009) destaca que o "alimento afetivo" é indispensável à sobrevivência do ser humano, tanto quanto o alimento como nutriente biológico, e é a principal função psicossocial da família.[14] As dificuldades na regulação da alimentação estão intimamente ligadas à qualidade do vínculo mãe-bebê. Mães com dificuldades em se conectar às necessidades, tanto físicas quanto emocionais dos seus bebês, tais como aquelas com transtornos psiquiátricos, tendem a não responder adequadamente às necessidades dos seus filhos, podendo causar problemas relativos à alimentação e sensíveis prejuízos ao desenvolvimento da criança.[13,15,16]

No período dos 0 (zero) aos 3 anos, algumas práticas em relação à alimentação podem ser fatores de risco para a saúde da criança, tais como a introdução de alimentos antes dos 6 meses, a introdução tardia de grupos alimentares, como carnes e leguminosas; papas de sabores e texturas homogêneas, liquidificadas ou peneiradas; pequena variedade de alimentos ofertados; evolução tardia da consistência dos alimentos amassados para a consistência normal e introdução precoce de alimentos ultraprocessados, ricos em açúcar, gordura e sal.[10,11,17] Os alimentos ultraprocessados são aceitos de imediato pelas crianças, possivelmente por estimularem a preferência inata dos seres humanos aos sabores doce, salgado e *umami* e a rejeição do sabor amargo ou azedo. Quando consumidos com regularidade, podem atrapalhar a aceitação de alimentos mais naturais, por serem menos palatáveis.[4] Todas essas práticas desfavorecem a aceitação alimentar futura, uma vez que não estimulam a criança a experimentar a variedade de sabores e texturas na regularidade necessária para a familiarização com a biodiversidade da sua cultura alimentar, além de produzir condições favoráveis ao aparecimento de distúrbios alimentares, como desnutrição ou excesso de peso.[4,10]

É importante salientar também a existência do contexto atual da alta disponibilidade de alimentos, em comparação com uma história de milhares de anos de escassez. Comportamentos passados de geração em geração, como, por exemplo, oferecer alimento imediatamente em resposta ao choro da criança, alimentá-la sempre que há chance, oferecer grandes porções de alimentos e pressioná-la a comer quando ela se recusa a fazê-lo, tentavam protegê-la do cenário da falta de alimentos, mas, atualmente, acabam prejudicando a construção de uma relação saudável com o ato de comer e podem influenciar o aparecimento de problemas alimentares.[4]

A partir dos 2 anos de idade, a criança apresenta uma diminuição significativa do apetite, uma vez que é uma fase que se caracteriza por uma diminuição abrupta da velocidade de crescimento e, consequentemente, das necessidades energéticas. O interesse pela alimentação é substituído pelo desejo de explorar o mundo. Nesse momento, a criança tem necessidade de conhecer o ambiente e, portanto, permitir que a criança manipule, cheire e prove novos alimentos, pode contribuir para uma melhor aceitação alimentar. Estima-se que é necessário estimular a criança a experimentar de 8 a 15 vezes cada alimento, para que este seja incorporado nas suas escolhas alimentares. No entanto, é frequente que os alimentos inicialmente rejeitados sejam excluídos da alimentação, reforçando o problema alimentar.[9,18]

Nesse período, portanto, é comum que a alimentação se torne irregular, a criança se mostre mais inapetente, e que haja uma diminuição da quantidade de alimentos consumidos. Além disso, é nesse momento que as crianças passam por uma fase de tentativa de autonomia, muitas vezes expressa na alimentação: escolhem comer apenas os alimentos preferidos e recusam experimentar alimentos novos, fase conhecida como neofobia alimentar.[9,18] Quando os pais não são devidamente orientados em relação a essa fase, é possível que a hora de comer seja um momento de tensão da família, levando os pais, muitas vezes, a usar técnicas coercitivas para que a criança se alimente. Isso pode ser o início de um período de dificuldades alimentares que pode ou não se manter ao longo da infância.

■ DAS DIFICULDADES ALIMENTARES NA INFÂNCIA AOS TRANSTORNOS ALIMENTARES

Estima-se que aproximadamente 35% dos bebês e crianças pequenas apresentem dificuldades na alimentação, como ingestão insuficiente ou excessiva de alimentos, seletividade, inapetência, medo de se alimentar, atrasos na passagem para a alimentação autônoma, rituais durante as refeições e hábitos alimentares bizarros.[15] Apenas uma pequena parte dos casos preenchem os critérios diagnósticos para transtornos alimentares.[3]

Neste capítulo serão empregados os termos mais amplos "dificuldades alimentares" ou *feeding difficulty* e "transtornos alimentares" ou *feeding disorders*, porque são mais abrangentes. "Dificuldade alimentar" engloba qualquer alteração alimentar apresentada pela criança, independentemente da intensidade e da gravidade. Esta definição inclui desde as queixas mais leves, como a interpretação distorcida dos pais em relação ao problema alimentar dos filhos, até quadros mais graves que trazem prejuízos à saúde da criança, como aqueles que preenchem critérios diagnósticos para transtornos alimentares.[3]

Uma dificuldade alimentar não é necessariamente um transtorno alimentar. O *Manual Diagnóstico e Estatístico de Transtornos Mentais* DSM-V (*Diagnostic and Statistical Manual of Mental Disorders* DSM-V)[19] define os transtornos alimentares como uma perturbação persistente na alimentação ou no comportamento relacionado à alimentação que resulta no consumo alterado de alimentos e que, por consequência, compromete significativamente a saúde biológica, psicológica ou social do indivíduo. Aquele que mais acomete crianças na faixa etária de 0 (zero) a 3 anos é o transtorno alimentar restritivo/evitativo (TARE) ou *avoidant/restrictive food intake disorder* (ARFID),[19] que substituiu os transtornos de alimentação da primeira infância descrito na versão anterior (DSM-IV).[20,21]

O TARE acomete mais crianças do que adultos e ocorre em ambos os sexos.[19] A recusa ou esquiva alimentar na primeira infância é a sua principal característica diagnóstica, que se manifesta por meio de três diferentes tipos de comportamentos: consumo de pouca quantidade de comida, comer um número seletivo de alimentos ou grupos alimentares ou ter medo de comer.[4,22] Esses comportamentos serão detalhados ao longo do texto. Existem crianças que podem apresentar mais de um desses comportamentos. A segunda característica diagnóstica fundamental do TARE é que essas formas de recusa alimentar determinem prejuízos à saúde física, psicológica ou social do indivíduo.[19]

As principais alterações físicas características desse TA são desnutrição, baixo peso, atraso no crescimento e necessidade de nutrição enteral, mesmo na ausência de outra condição médica que a justifique.[19] Muitas vezes, as consequências físicas não aparecem em função do uso de alimentação suplementar ou enteral pela criança.

A dificuldade de participar de eventos sociais que envolvam comida pode ser uma indicação de prejuízo psicossocial, característico desse transtorno. Características pessoais, como temperamento e distúrbios no desenvolvimento do bebê, podem reduzir a responsividade à alimentação.[19]

Durante a avaliação desse tipo de transtorno alimentar (TA), devem ser investigados outros diagnósticos psiquiátricos (transtorno do espectro autista, transtornos de ansiedade, anorexia nervosa, transtorno obsessivo-compulsivo, depressão, esquizofrenia), condições médicas que causem a recusa alimentar (doenças do trato gastrintestinal, alergias e intolerâncias alimentares, câncer, condições congênitas e neurológicas que apresentam problemas estruturais na função oral, esofágica e faríngea), escassez de alimentos própria da situação de insegurança alimentar, práticas culturais em que há recusa alimentar ou comportamento alimentar normal e esperado para a idade, mas que diferem da expectativa idealizada pelos pais.[19] O TARE deve ser diagnosticado concomitantemente a tais doenças, quando todos os critérios forem satisfeitos para ambos os transtornos e quando a perturbação alimentar demandar tratamento específico. Transtornos de ansiedade, do espectro autista, obsessivo-compulsivo e déficit de atenção e hiperatividade, assim como doenças do trato gastrintestinal, ansiedade familiar e transtornos alimentares maternos são fatores de risco para o TARE.[19]

■ FORMAS DE RECUSA ALIMENTAR

Consumo de comida em pequenas quantidades: crianças inapetentes

A ingestão insuficiente (restrição quantitativa de alimentos) ou a falta de interesse pela comida é mais comumente desenvolvida na primeira infância, mas pode se manter até a vida adulta. A gravidade do quadro vai depender da sua intensidade. Algumas situações dentro da normalidade podem ser confundidas como consumo insuficiente de alimentos. Por exemplo, preocupações exacerbadas sobre o ritmo de crescimento dos filhos, mesmo que eles acompanhem a curva de crescimento dentro de parâmetros adequados e a queda abrupta do apetite a partir dos 2 anos de idade. Tais cenários são favoráveis à adoção de práticas alimentares inapropriadas pelos cuidadores, que possivelmente resultarão em dificuldades alimentares, mas não necessariamente preenchem os critérios de TA.[3,12,22]

Alguns bebês não conseguem atingir a capacidade de autorregulação de suas emoções e sensações físicas de fome e saciedade, podendo se mostrar estressados ou sonolentos durante as mamadas. Isso poderá resultar em uma alimentação ineficiente e possivelmente gerará um sentimento de frustração nos pais.[22] Paralelamente, as dificuldades podem ser dos cuidadores, por uma psicopatologia que interfira na sua capacidade de relação com os bebês ou por situações de negligência e abuso. Nesses casos, a mudança do cuidador pode resolver o problema.[19]

Em crianças maiores, Chatoor (2009)[22] descreveu um quadro de inapetência conhecido como anorexia infantil. Esse perfil clínico inicia-se na fase de busca por maior autonomia alimentar, quando a criança demonstra ser mais ativa, curiosa pelo mundo ao redor e, por isso, apresenta pouco interesse em se alimentar e mais interesse em falar ou brincar durante as refeições. Frequentemente, recusa-se a sentar durante as refeições, come pequenas quantidades de comida e apresenta dificuldade de ganho de peso ou retardo no crescimento. Este cenário leva à ansiedade dos pais no momento das refeições, proporcionando um ambiente de conflitos e estresse, que reforçam os comportamentos de recusa alimentar da criança, perpetuando o problema.[3,12,22] Esse comportamento torna-se um TARE quando a recusa alimentar é intensa o suficiente para promover um fracasso em manter as necessidades nutricionais e energéticas da criança, associado a um ou mais critérios diagnósticos descritos na Tabela 14.1.

Algumas doenças orgânicas também podem provocar a inapetência em crianças pequenas. Condições clínicas que causam dor, como doença celíaca, alergia alimentar, refluxo, esofagite e constipação, podem preceder a recusa alimentar. Nesses casos, a causa orgânica deve ser devidamente diagnosticada e tratada.[3,22] Torna-se um TARE caso, após a solução da doença de base, os sintomas alimentares ainda persistirem. Pode ser uma

Tabela 14.1 Comparação dos critérios diagnósticos das versões do DSM-IV e DSM-V dos transtornos alimentares mais acometidos na primeira infância.

Manual diagnóstico e estatístico de transtornos mentais

Edição IV: Transtorno da alimentação da primeira infância[20]

A. Perturbação na alimentação, manifestada pelo fracasso persistente em comer ou mamar adequadamente, com fracasso significativo em ganhar peso ou perda significativa de peso ao longo do período mínimo de 1 mês.
B. A perturbação não se deve a uma condição gastrintestinal ou outra condição médica geral associada (p. ex., refluxo gastresofágico).
C. A perturbação não é melhor explicada por outro transtorno mental (p. ex., Transtorno de Ruminação) ou pela falta de alimentos.
D. O início ocorre antes de 6 anos

Edição V: Transtorno alimentar evitativo/restritivo[19]

A. Uma perturbação alimentar (p. ex., falta aparente de interesse na alimentação ou em alimentos; esquiva baseada nas características sensoriais do alimento; preocupação acerca de consequências aversivas alimentar) manifestada por fracasso persistente em satisfazer as necessidades nutricionais ou energéticas apropriadas associada a um (ou mais) dos seguintes aspectos:
   1. Perda de peso significativa (ou insucesso em obter o ganho de peso esperado ou atraso de crescimento em crianças).
   2. Deficiência nutricional significativa.
   3. Dependência de alimentação enteral ou suplementos nutricionais orais.
   4. Interferência marcante no funcionamento psicossocial.
B. A perturbação não é mais bem explicada por indisponibilidade de alimento ou por uma prática culturalmente aceita.
C. A perturbação alimentar não ocorre exclusivamente durante o curso de anorexia nervosa ou bulimia nervosa, e não há evidência de perturbação na maneira como o peso ou a forma corporal é vivenciada.
D. A perturbação alimentar não é atribuível a uma condição médica concomitante ou mais bem explicada por outro transtorno mental. Quando a perturbação alimentar ocorre no contexto de uma outra condição ou transtorno, sua gravidade excede a habitualmente associada à condição ou ao transtorno e justifica atenção clínica adicional.

Especificar se:
Em remissão: Depois de terem sido preenchidos os critérios para transtorno alimentar restritivo/evitativo, esses critérios não foram mais preenchidos por um período de tempo sustentado.

patologia comórbida ao quadro orgânico, quando a queixa alimentar for intensa o suficiente para necessitar de uma intervenção especializada.[19]

Consumo de tipos ou grupos de alimentos: crianças seletivas

Crianças com seletividade são aquelas que escolhem determinados tipos de alimentos e excluem outros. Existem intensidades diferentes de seletividade. A fase de crescimento e desenvolvimento, que se inicia entre 18 e 24 meses, conhecida como neofobia alimentar, muitas vezes pode ser percebida como um problema alimentar grave pelos pais, mesmo que não seja. Nesse período é comum que crianças pequenas selecionem alimentos pela cor ou por características semelhantes aos alimentos de maior preferência. Quando orientados adequadamente, os pais diminuem a ansiedade em relação à alimentação dos filhos, por compreenderem que é um comportamento esperado para a idade. Normalmente, exposições repetidas dos alimentos resolvem o problema da aceitação e ampliam o repertório alimentar da criança.[3,22]

Crianças que apresentam um grau de seletividade moderada, ou seja, consomem uma variedade menor de alimentos, comparando-se com a média da população da mesma faixa etária, são identificadas por especialistas como *"picky eater"* ou "beliscadores". É comum essas crianças apresentarem dificuldade na evolução da consistência dos alimentos no momento de transição da papinha para a refeição da família, quando a dificuldade alimentar normalmente se inicia. Nesses casos, os parâmetros de crescimento e desenvolvimento são normais, mas a exposição repetida de alimentos não promove a ampliação do repertório alimentar. O grande prejuízo, nesses casos, está relacionado aos impactos psicossociais, uma vez que a alimentação é motivo de conflitos em torno da mesa e poderá causar ansiedade, estresse e depressão, tanto nas crianças quanto nos familiares.[3,12] Este cenário de dificuldade alimentar pode ou não se perpetuar ao longo da vida, uma vez que as preferências alimentares são determinadas por múltiplos fatores de influência e podem ser uma característica pessoal do indivíduo.[23]

Crianças que apresentem um grau de seletividade mais grave, com prejuízos à saúde, preenchem os critérios diagnósticos para TARE. Segundo especialistas, tais crianças normalmente têm um repertório muito limitado, em torno de 10 a 15 tipos de alimentos.[3] Podem apresentar sensibilidades sensoriais expressas nas características dos alimentos, tais como cheiro, textura, sabor, temperatura e aspecto ou aparência. Podem também apresentar sensibilidade a barulho, luz e texturas na pele. O transtorno do espectro autista está muito associado a problemas alimentares manifestados pela seletividade.[3,19,22] Algumas crianças que apresentam uma predisposição genética à hiper ou hipossensibilidade sensorial ao alimento ou atraso no desenvolvimento motor oral podem apresentar seletividade alimentar.[22] A evitação alimentar baseada nas características do alimento pode surgir na primeira década de vida e pode persistir até a vida adulta.[4,19,22]

Crianças com medo de se alimentar

Especialistas identificam três distintas causas que levam crianças pequenas a terem medo de se alimentar: após a ocorrência de um evento traumático (normalmente asfixia); por terem sido submetidas a uma alimentação oral dolorosa ou desagradável; ou que usaram sonda por algum motivo e pularam etapas da evolução da alimentação, sentindo-se ameaçadas quando os alimentos foram introduzidos.[3,22]

Em lactentes, é comum que os pais interpretem o estresse e o choro excessivo como fome ou medo de se alimentar, mesmo que os motivos do estresse não estejam associados à alimentação e, sim, à dificuldade de os pais em acalmar o bebê ou devido à presença de cólica. Nestes casos, normalmente a criança está bem alimentada, mas os pais, por não compreenderem o que está acontecendo, interpretam a queixa como uma recusa alimentar grave.[3,22]

Se o lactente sente dor ao se alimentar quando está com fome, mostra-se ávido pela mamadeira ou pelo seio materno, mas, logo em seguida, os rejeita. Posteriormente, pode apresentar uma reação antecipatória de medo assim que vê o seio ou a mamadeira, representado por choro ou resistência em se alimentar. Já em crianças com mais de seis meses de idade, é comum haver recusa de alimentos sólidos quando ocorreram episódios de engasgos, vômitos ou alimentação forçada. Ambas as manifestações podem preencher critérios diagnósticos para TARE, caso a recusa alimentar seja grave o suficiente para promover perda de peso ou atraso no crescimento.[3,19,22]

Muitas patologias orgânicas comuns na infância, como doenças do trato gastrintestinal (TGI), podem causar dor no processo de alimentação e são potenciais causas da recusa alimentar por medo. Normalmente, as reações que demonstram ansiedade antecipatória à alimentação (p. ex.: choro, estresse, medo) podem sinalizar se esse é o motivo da recusa alimentar. Crianças que dependem da alimentação por sonda são um grupo de risco para desenvolver dificuldades alimentares, muitas vezes em intensidade suficiente para serem diagnosticadas com TARE e necessitarem de uma intervenção multiprofissional especializada.[3,19,22]

Estilos de cuidados parentais

Especialistas identificam quatro modelos de cuidados dos pais em relação à alimentação dos filhos e afirmam que compreendê-los é fundamental para uma intervenção mais eficaz:[3]

- **Responsivos:** único modelo de cuidados com consequências positivas. Estes pais não controlam a alimentação da criança, mas servem de modelo para elas, estabelecendo limites claros, orientando-os sobre alimentação saudável de forma positiva.

Estabelecem horários regulares que estimulam o apetite da criança, determinando o que, quando e onde a criança se alimenta e a criança define o quanto vai comer. Não usam técnicas coercitivas e desagradáveis para forçar a criança a se alimentar. Este modelo está associado à menor prevalência de excesso de peso e consumo de alimentos ultraprocessados e maior consumo de vegetais.[3]

- **Controladores:** modelo de cuidados mais comum entre os pais. Utilizam frequentemente técnicas de persuasão para convencer a criança a comer, tais como forçar, punir ou recompensar, ignorando os sinais internos de fome e saciedade da criança. Este modelo está associado ao menor consumo de vegetais e à maior prevalência de baixo peso e excesso de peso.[3]
- **Indulgentes:** pais que não estabelecem limites claros. Nesse modelo de cuidados, a criança é quem define as regras. Os pais tendem a satisfazer suas vontades e alimentá-la sempre que ela quiser. É comum fazer alimentos especiais para atendê-la, mas ignorar seus sinais de fome e saciedade. Este modelo está associado ao excesso de peso, maior consumo de alimentos ultraprocessados e palatáveis e menor consumo de alimentos tradicionais.[3]
- **Negligentes:** pais negligentes tendem a ignorar não apenas os sinais de fome, como também outras necessidades emocionais e físicas da criança. Deixam de estabelecer limites e abandonam a responsabilidade de alimentar seus filhos. Em casos mais graves, causam sérios prejuízos à saúde da criança, como depressão, déficit de crescimento e desenvolvimento e problemas emocionais. Modelo de cuidados associado à obesidade e à desnutrição.[3]

■ TRATAMENTO

O papel da família ou do modelo de cuidados em torno da criança na etiologia do problema alimentar deve ser considerado em todas as avaliações de dificuldades alimentares. Especialistas afirmam que as dificuldades alimentares, incluindo os quadros de transtornos alimentares, devem ser compreendidas como uma desordem relacional entre a criança e aquele que a alimenta, em que o modelo de cuidados parentais deve ser considerado para o manejo adequado do problema.[3,13]

O tratamento para as dificuldades alimentares varia de acordo com a intensidade da queixa e da origem do problema. Quando os pais trouxerem a queixa da dificuldade alimentar, será necessária uma investigação clínica eficaz para identificar a necessidade da intervenção. Alguns sinais ou sintomas sugestivos da presença de dificuldades alimentares são: tempo de refeições muito prolongados; recusa alimentar persistente; estresse e momentos desagradáveis durante as refeições em família; falta de apetite; alimentação noturna do lactente; distração no momento da refeição; uso prolongado de mamadeira ou seio materno; dificuldade em evoluir texturas.[3,22]

A investigação clínica deve contemplar a anamnese e a história alimentar completa desde o nascimento, com histórico de peso, avaliação física, avaliação antropométrica e avaliação do consumo alimentar. Caso haja sinais de alerta, como a presença de sintomas físicos ou comportamentais, deve-se aprofundar a investigação para entender a origem do problema e iniciar o tratamento especializado mais indicado. Alguns sinais de alertas físicos: diarreia, vômitos, disfagia, aspiração, dor aparente ao se alimentar e atraso no crescimento ou desenvolvimento. Os sinais de alerta comportamentais mais frequentes são: alimentação seletiva, necessidade de alimentação forçada, interrupção abrupta da alimentação após um evento "gatilho", engasgos antecipatórios à alimentação.[3,22]

Após a minuciosa investigação clínica, o profissional de saúde será capaz de identificar a origem do problema alimentar, bem como o modelo de cuidados dos pais em relação à alimentação dos filhos. Muitas queixas serão identificadas como uma interpretação equivocada dos pais sobre o problema alimentar deles. Nestes casos, as crianças acompanham adequadamente a curva de crescimento e os marcos de desenvolvimento, mas os pais entendem os comportamentos alimentares apresentados como um problema. Essa situação é normalmente resolvida acolhendo os pais, acalmando-os sobre o estado de saúde dos filhos e explicando as particularidades de cada idade e suas necessidades, tanto físicas quanto emocionais.[3,22]

Para crianças inapetentes e agitadas, o foco principal da intervenção será estimulá-la a entrar em contato com seus sinais de fome e saciedade, bem como desestimular os pais a utilizarem técnicas de alimentação que gerem estresse e experiências negativas. O uso de suplementos nutricionais pode ser indicado em alguns casos. Para as crianças inapetentes e apáticas, a avaliação do ambiente familiar é fundamental, garantindo a segurança da criança. Acionar os serviços de proteção social pode ser um recurso. Em alguns casos, a hospitalização para recuperação nutricional é necessária.[3,22]

Para crianças que apresentem seletividade, a intervenção dependerá da intensidade do quadro. Para aquelas com uma seletividade média, podem ser recursos interessantes e exitosos introduzir novos alimentos a partir de consistências que elas já aceitem e estimulá-las a participar das preparações culinárias ou fazer pratos divertidos. Em casos de crianças que apresentem quadro de seletividade grave, pode ser necessária uma equipe multiprofissional, com fonoaudiólogos, terapeutas ocupacionais, nutricionistas, psicólogos, pediatras e psiquiatras.[3,22]

A intervenção em crianças com medo de se alimentar tem como principal foco a diminuição da ansiedade durante a alimentação. Para isso, é fundamental identificar qual o evento "gatilho" que dispara esse medo. Caso ele seja em função de uma condição orgânica que cause dor, o mais indicado é primeiramente resolver a causa da dor. Em lactentes com medo de mamar, alimentá-los

Tabela 14.2 Queixa frequentes dos pais em relação às dificuldades alimentares dos filhos de 0 a 3 anos e possível origem da dificuldade ou do transtorno alimentar.[22]

Faixa etária	Queixas frequentes	Possível origem da dificuldade ou transtorno alimentar*
Menores de seis meses de idade	• Choro e agitação quando colocado na posição da mamada ou ao ver o seio ou a mamadeira	• Medo de se alimentar decorrente de uma experiência traumática
	• Não demonstra sinais de fome ou sente sono ou chora estressado para se alimentar • Birra, choro ou manha durante a alimentação	• Inapetência por dificuldade de se autorregular ou incapacidade dos pais em atender as necessidades do bebê
De seis meses a três anos de idade	• Tem pouco apetite e mais interesse em brincar	• Inapetência normalmente encontrada em crianças mais agitadas
	• Alimentação restrita a alguns alimentos, recusa alguns tipos de alimentos ou grupos alimentares	• Aversão sensorial ao alimento • Medo de se alimentar decorrente de uma experiência traumática
	• Recusa líquidos de copos ou mamadeiras mas aceita sólidos • Recusa sólidos mas aceita líquidos de mamadeiras ou copos	• Medo de se alimentar decorrente de uma experiência traumática
	• Recusa sólidos mas aceita consistência purê	• Aversão sensorial ao alimento • Medo de se alimentar decorrente de uma experiência traumática
	• Recusa se alimentar, mas não com regularidade	• Comportamento opositor esperado para a idade • Se implicações no peso: Inapetência normalmente encontrada em crianças mais agitadas
	• Recusa alimentar total e depende de Terapia Nutricional Enteral	• TARE associado a alguma condição médica específica • TARE associado ao medo de se alimentar decorrente de uma experiência traumática
	• Vômitos e engasgos antes, durante e depois da alimentação	• Aversão sensorial ao alimento • Medo de se alimentar decorrente de uma experiência traumática

* A queixa alimentar dependerá da sua intensidade e bem como de seus prejuízos. Será considerada como TARE caso preencha os critérios diagnósticos escritos na Tabela 14.1.

no momento de sonolência pode ser eficaz para que não apresentem resistência e possam suprir suas necessidades energéticas. Em alguns casos, será necessário antecipar a introdução alimentar ou a utilização de copinhos para o leite. Em crianças maiores que apresentem medo de comer alimentos sólidos, pode trazer resultados retroceder a consistência dos alimentos ou usar recompensas. O uso de suplementos nutricionais pode ser um auxiliar na manutenção do estado nutricional até a evolução gradual da consistência. Crianças com seletividade grave ou que fizeram uso de alimentação por sonda podem necessitar de intervenções mais intensivas com uma equipe multiprofissional especializada.[3,22]

■ CONSIDERAÇÕES FINAIS

Ainda são escassos os estudos para a compreensão de características clínicas, fatores de risco, prognóstico e tratamento para o TARE, em especial na população com idade inferior a três anos.

Como a alimentação é um fenômeno complexo e multifatorial, conhecer os agentes influenciadores do hábito alimentar e os critérios diagnósticos para os transtornos alimentares é fundamental para o delineamento dos limites entre a queixa esperada para a idade e um eventual distúrbio instalado que necessite de uma intervenção suficiente, a fim de proporcionar os cuidados indicados para tais crianças.

Referências Bibliográficas

1. Mais LA, Warketin S, Veja JB, Taddei JAAC. Alimentação complementar e formação de hábitos alimentares. In: Silva GL, Taddei JÁ, Toloni MHA, Lang RMF. Nutrição em Saúde Pública. 2a ed. Rio de Janeiro: Rúbio: 2016. p.343-9.
2. Costa CZG, Romano KMG, Morais RMCB. Transtornos da Alimentação. In: Weinberg C. Transtornos Alimentares na infância e na adolescência, uma visão multidisciplinar. São Paulo: Sá Editora; 2008. p.21-46.
3. Kerzner B, Milano K, MacLean WC, Berall G, Stuart S, Chatoor I. A Practical Approach to Classifying and Managing Feeding Difficulties. Pediatrics. 2015;135(2):344-53.
4. Birch LL, Doub AE. Learning to eat: birth to age 2 y. Am J Clin Nutr. 2014;99(Suppl):723S-8S.
5. Palma D, Dishchekenian VRM. Alimentação complementar. In: Palma D, Escrivão MAMS, Oliveira FLC. Nutrição clínica na infância e adolescência. Barueri: Manole; 2009. p.97-110.
6. Mennella JA, Beauchamp GK. Experience with a flavor in mother's milk modifies the infant's acceptance of flavored cereal. Dev Psychobiol.1999; 35(3):197-203.
7. Ministério da Saúde. Secretaria de Atenção à Saúde, Departamento de Atenção Básica. Saúde da Criança: Nutrição infantil - aleitamento materno e alimentação complementar. Brasília: Ministério da Saúde; 2009. (Série A. Normas e Manuais Técnicos, Cadernos de Atenção Básica, nº 23).
8. Ministério da Saúde. Secretaria de Atenção à Saúde, Departamento de Atenção Básica. Dez passos para uma alimentação saudável: guia alimentar para crianças menores de dois anos - um guia para o profissional da saúde na Atenção Básica. 2ª ed. Brasília: Ministério da Saúde; 2010.
9. Sociedade Brasileira de Pediatria. Manual de orientação para alimentação do lactente, do pré-escolar, do escolar, do adolescente e na escola. Rio de Janeiro: Sociedade Brasileira de Pediatria; 2006.
10. Instituto Nacional de Alimentação e Nutrição. Instituto Materno - Infantil de Pernambuco. 2ª ed. Pesquisa estadual de saúde e nutrição. Pernambuco: INAN, IMIP; 1998. 115 p.
11. Ministério da Saúde. Guia alimentar para crianças menores de 2 anos / Ministério da Saúde, Organização Pan-Americana da Saúde. – Brasília: Ministério da Saúde; 2005.
12. Batsell WR Jr, Brown AS, Ansfield ME, Paschall GY. "You will eat all of that!": a retrospective analysis of forced consumption episodes. Appetite. 2002;38(3):211-9.
13. Araújo BC. Aspectos psicológicos da alimentação. In: Philippi ST, Alvarenga M. Transtornos alimentares, uma visão nutricional. Barueri: Manole; 2004. p.103-18.
14. Nóbrega FJ. Nutrição e Vínculo mãe-filho. In: Palma D, Escrivão MAMS, Oliveira FLC. Nutrição clínica na infância e adolescência. Barueri: Manole; 2009. p.81-8.
15. Spada PV. Aspectos psicológicos da Alimentação/Nutrição. In: Nobrega FJ. Distúrbios da Nutrição na Infância e adolescência. 2a ed. Rio de Janeiro: Revinter; 2007. p.61-4,.
16. Brum EHM, Schermann L. Vínculos iniciais e desenvolvimento infantil: abordagem teórica em situação de nascimento de risco. Ciênc Saúde Coletiva. 2004;9(2):457-67.
17. Hollis JL, Crozier SR, Inskip HM, Cooper C, Godfrey KM, Robinson SM. Age at introduction of solid foods and feeding difficulties in childhood: findings from the Southampton Women's Survey. Br J Nutr. 2016;116(4):743-50.
18. Oliveira MN, Brasil ALD. Alimentação do Pré-escolar e do Escolar. In: Palma D, Escrivão MAMS, Oliveira FLC. Nutrição clínica na infância e adolescência. Barueri: Manole; 2009. p.111-22.
19. American Psychiatric Association (APA). Diagnostic and Statistical Manual of Mental Disorders. 5th ed. Washington, DC: American Psychiatric Association; 2013.
20. American Psychiatric Association (APA). Diagnostic and Statistical Manual of Mental Disorders (DSM-IV-TR). Washington, D.C.: APA Press; 2000.
21. Fisher MM, Rosen DS, Ornstein RM, Mammel KA, Katzman DK, Rome ES, et al. Characteristics of avoidant/restrictive food intake disorder in children and adolescents: a "new disorder" in DSM-5. J Adolesc Health. 2014;55(1):49-52.
22. Chatoor I. Diagnosis and Treatment of feeding disorders in infants, toddlers and Young children. Zero to three; 2009.
23. Almeida ACN, Mello ED, Maranhão HS, Vieira MC, Barros R, Fisberg M, et.al. Dificuldades alimentares na infância: revisão da literatura com foco nas repercussões à saúde. Pediatr Mod. 2012;12(48):340-8.

capítulo 15

Caio Borba Casella • Jackeline Suzie Giusti •
Daniel Lucas da Conceição Costa • Euripedes Constantino Miguel

Comportamentos Atípicos: Automutilação, Pica, Tiques, Obsessões, Compulsões e Somatização

■ INTRODUÇÃO

Durante o desenvolvimento, crianças podem apresentar comportamentos poucos usuais, muitos dos quais teriam raízes ainda nos primeiros anos de vida. Este capítulo irá tratar de alguns desses comportamentos: automutilação, pica, tiques, obsessões, compulsões e somatização.

■ AUTOMUTILAÇÃO

Definições

A automutilação é definida por lesões deliberadas e diretas ao próprio corpo, sem intenção consciente de suicídio, não aceita socialmente e também sem objetivos estéticos, como tatuagens e *piercings*.[1] Está descrita no Manual Diagnóstico e Estatístico de Transtornos Mentais (DSM 5), Seção III, nas Condições para Estudos Posteriores, como *"non-suicidal self-injury"* e traduzida para o português como *"autolesão não suicida"*.[2]

Epidemiologia e fatores de risco

A automutilação tem início, geralmente, entre os 13 e 14 anos, e costuma durar por 10 a 15 anos, mas pode persistir por décadas.[3] Sua prevalência é mais alta na adolescência: 14% a 46% dos adolescentes referem automutilação pelo menos uma vez na vida.[4-6] Esta prevalência vem aumentando nos últimos anos.[7,8] Entre os adultos jovens, varia de 12% a 20%, dependendo do estudo.[9,10] Entre os pré-adolescentes, a prevalência é menor: aproximadamente 7% referem automutilação.[11]

Embora a automutilação não seja considerada comum entre as crianças, quando comparada aos adolescentes e adultos jovens, não podemos assumir que crianças não se mutilam. Alguns estudos mostram que a automutilação pode começar em uma idade bem precoce, aos 4 anos de idade.[12] Em outro estudo com estudantes universitários, 5% dos que se mutilavam referiram ter iniciado este comportamento aos 10 anos de idade.[9]

Vários são os fatores de risco associados à automutilação. Experiências traumáticas, ocorridas principalmente na infância, geralmente precedem e parecem contribuir para o desenvolvimento da automutilação. Traumas na fase adulta, como combates ou sequestros, também são descritos como relacionados ao desenvolvimento de automutilação em adultos.[13,14]

Linehan (1993) sugere que ambientes inseguros/ inconsistentes (negligência, repressão de expressão emocional, abuso emocional, físico ou sexual) levam o indivíduo a ter um desenvolvimento interpessoal pobre e pouca habilidade para regular emoções, o que levaria a comportamentos mal-adaptados, dentre eles, a auto-

130 DESENVOLVIMENTO DA CRIANÇA

mutilação.[15] Dentre as pessoas que se mutilam, são mais frequentes as histórias de separação precoce dos pais, violência familiar, relações parentais disfuncionais,[16] ou terem sofrido negligência física ou emocional.[17,18]

Oliveira e colaboradores (2011) avaliaram 30 adolescentes com história de exposição a estresse emocional precoce e compararam com adolescentes que não foram expostos a essas experiências. Os adolescentes com histórico de estresse emocional precoce apresentaram pior desempenho executivo e mais sintomas de impulsividade. Além disso, tenderam a desenvolver hipervigilância a estímulos interpretados como ameaçadores, pois o estresse ativa o eixo hipotalâmico-hipofisário-adrenal, ou seja, há um aumento da produção de glicocorticoides, hiperativação da amígdala e, consequentemente, podem ocorrer comportamentos impulsivos, agressivos e ansiedade generalizada. Também encontraram associação entre um maior nível de estresse emocional precoce e piora do desempenho executivo e do controle da impulsividade.[19] Esses resultados poderiam explicar os achados de Van der Kolk e colaboradores (1991), que observaram que, quanto menor a idade em que o abuso ocorreu, maior a chance de apresentar automutilação. Estes autores concluíram que a imaturidade do sistema nervoso central na infância pode deixá-los mais vulneráveis a falhas no sistema biológico de autorregulação, como uma consequência de traumas e negligência.[18]

Além das experiências traumáticas vivenciadas na infância, existem outros fatores de risco, citados na literatura: saber que algum membro da família ou algum amigo pratica automutilação; abuso de álcool e tabaco ou outras substâncias; adolescentes vitimas de *bullying*; a presença de sintomas depressivos, ansiosos, impulsividade e baixa autoestima; ideação ou tentativa de suicídio prévia; transtorno dissociativo, associado ou não com transtorno de personalidade *borderline*.[9,20-22]

Aspectos clínicos

A automutilação geralmente se inicia durante a adolescência e está relacionada a dificuldades com a regulação de emoções.[23] As formas mais comuns de automutilação são cortes superficiais, arranhões, queimaduras, mordidas, bater partes do corpo contra a parede ou contra objetos e cutucar ferimentos, com consequente aumento e sangramento. Frequentemente, são utilizadas de mais de uma forma de autolesão.[7]

A automutilação costuma ser repetitiva, podendo ocorrer mais de 50 atos independentes em um mesmo indivíduo, mas as lesões são geralmente superficiais e sem repercussões sistêmicas.[24] Sensações de rejeição ou abandono (real ou não), culpa e "vazio"[25] geralmente precedem a automutilação. As razões para a automutilação se sobrepõem no mesmo indivíduo.[25]

Após a automutilação, é descrita uma sensação de bem-estar e alívio momentâneo[26] e/ou culpa, vergonha e tristeza por ter praticado a automutilação.[27] Estas sensações de bem-estar e alívio podem persistir por algumas horas, alguns dias e, mais raramente, por algumas semanas, retornando, em seguida, os sentimentos precipitantes.[28] Durante o comportamento, é comum não sentirem dor ou sentirem dor de leve intensidade, associada às lesões.[28]

Comorbidades entre pacientes com automutilação são bastante comuns. Nock e colaboradores (2006) avaliaram adolescentes que apresentavam automutilação e 87,6% deles apresentavam algum transtorno psiquiátrico do eixo I e 67,4% apresentavam algum transtorno psiquiátrico do eixo II,[29] segundo a classificação usada até o DSM-IV-TR. Os transtornos psiquiátricos frequentemente citados na literatura, associados a este comportamento, são: transtorno depressivo, transtornos de ansiedade, transtorno obsessivo-compulsivo, transtorno é conduta, transtorno opositivo-desafiador, transtornos dissociativos, abuso de substâncias, transtorno explosivo-intermitente, transtorno de estresse pós-traumático, transtornos alimentares e transtorno dismórfico corporal. Entre os transtornos do eixo II, destacam-se os transtornos de personalidade *borderline,* transtornos de personalidade histriônica e transtornos de personalidade antissocial.[11,26,29,30]

Tratamento

Alguns dos que se mutilam param este comportamento independentemente de qualquer intervenção, provavelmente devido ao desenvolvimento de mecanismos mais eficientes para lidar com situações adversas, que ocorrem naturalmente com o desenvolvimento neurocognitivo.[31,32] A persistência deste comportamento pode estar relacionada à presença de comorbidades.[32] Há evidências de que os quadros mais graves de automutilação, com comportamentos mais frequentes e intensos, são os mais persistentes. Embora seja um comportamento distinto de tentativas de suicídio, a automutilação, quando se mantém por um período prolongado, está associada ao aumento no risco de pensamentos e tentativas de suicídios posteriores.[8]

O tratamento precoce destes adolescentes, com o objetivo de ajudar a lidar com dificuldades emocionais, aumentando a resiliência, reduz subsequentemente o risco de automutilação e suicídio. Por isso, facilitar o acesso destes pacientes para o tratamento é tarefa importante.

Apesar do aumento na prevalência e visibilidade da automutilação, a procura por tratamento ainda é baixa e, na maioria das vezes, o adolescente vem para o tratamento após a família descobrir "acidentalmente" que ele se automutilação. Isto acontece porque a automutilação ainda é confundida com tentativas de suicídio ou como um comportamento manipulativo. É importante que este comportamento seja revelado para a busca de tratamento futuro, mas, por outro lado, esta revelação pode levar a reações nos adultos, como medo ou negação.[33] Podem piorar ainda mais a tensão psicológica, a sensação de isolamento vivenciada pelo adolescente, aumentando o medo do adolescente para procurar ajuda e não revelando seu comportamento. A maneira como a família e os amigos reagem à revelação da automutilação impacta diretamente no tratamento e nas relações familiares e sociais. Falar sobre automutilação pode ajudar o adolescente a lidar melhor com situações adversas e também reduz o risco de suicídio.[23]

Mesmo após a descrição clínica da automutilação no DSM 5, estudos sobre tratamento farmacológico ainda são escassos. Apesar disso, existem evidências de que algumas medicações podem ajudar no controle deste comportamento, enquanto outras parecem agravar o quadro.

Tratamento farmacológico

Considerando que a automutilação está associada ao aumento de emoções negativas, como depressão, ansiedade e impulsividade,[34] e é, muitas vezes, motivada pelo desejo de enfrentar emoções negativas muito intensas,[35] isto nos leva a pensar que medicações que reduzem estas emoções negativas podem ajudar a reduzir, consequentemente, a automutilação. Essas emoções negativas, na maioria das vezes, são causadas por comorbidades que são frequentes nestes pacientes. Nesses casos, o tratamento medicamentoso deve ter como principal objetivo o tratamento destas comorbidades.

Alguns medicamentos têm mostrado diminuição da automutilação por reduzirem a impulsividade. Dentre eles, estão:

- inibidores seletivos de recaptura de serotonina, os agonistas GABA e os antagonistas glutamatérgicos estão associados à inibição dos comportamentos impulsivos, por meio da ação inibitória desses neurotransmissores no sistema de recompensa, ativado pela ação da dopamina.
- antipsicóticos atípicos, que agiriam na redução da automutilação pelo bloqueio seletivo de receptores dopaminérgicos e, consequentemente, o sistema de recompensa.
- naltrexone – pacientes que sentem alívio com a automutilação poderiam ter alterações na distribuição de receptores μ-opioides, que são responsáveis pela sensação hedônica; quanto mais μ-receptores, maior prazer e repetição do comportamento. O naltrexone bloqueia os receptores μ, que levaria à diminuição da ocorrência de automutilação.

Drogas que aumentam a atividade da dopamina, como os antidepressivos tricíclicos e a bupropiona, devem ser evitadas em pacientes com automutilação, já que o aumento da atividade dopaminérgica está associado ao aumento de comportamentos impulsivos. Também os benzodiazepínicos devem ser evitados, pois diminuem o autocontrole, o que poderia levar a um aumento da automutilação.[36]

Psicoterapia

A terapia cognitivo-comportamental tem se mostrado uma abordagem promissora,[37] principalmente na resolução de problemas que envolvem treino de habilidades e atitudes para promover uma resolução de problemas mais ativa. Dentro desse modelo, a automutilação é conceituada como uma solução disfuncional para os problemas e, com a melhora das atitudes e habilidades para a resolução de problemas, há consequentemente uma diminuição da automutilação. A terapia cognitivo-comportamental que mostrou ser mais eficaz na redução de episódios de automutilação é a terapia dialético-comportamental. Ela foi adaptada para uso em adolescentes com problemas de comportamento, incluindo automutilação. Esta versão adaptada para adolescentes reduziu episódios de automutilação e sintomas depressivos em uma amostra de adolescentes que estavam em tratamento ambulatorial por repetitivos episódios de automutilação.[38]

Terapia em grupo

A terapia em grupo é bastante recomendada, principalmente no tratamento de adolescentes. Os principais objetivos do grupo são: desenvolver estratégias para regulação das emoções, habilidades para tolerar situações de estresse, habilidades para comunicar e procurar ajuda e treino de resolução de problemas.[39]

Terapia familiar

A terapia familiar é importante, especialmente quando o tratamento envolve adolescentes com automutilação. A família pode ser um fator de risco para a automutilação, influenciando no seu aparecimento e manutenção, como um fator protetor e importante no tratamento de adolescentes com automutilação.

Para o tratamento de adolescente com automutilação, especialistas recomendam a associação da terapia individual com terapia em grupo familiar. Este grupo familiar tem o objetivo de desenvolver técnicas e habilidades entre familiares e pacientes para melhorar a coesão e o acolhimento familiar. É recomendado que estes grupos tenham funções psicoeducacionais e também de treino de habilidades.[39]

■ PICA

Definições

"Pica" consiste na ingestão persistente de substâncias não nutritivas, de forma inapropriada ao estágio de desenvolvimento do indivíduo e que não faz parte de uma prática culturalmente aceita.[2] Essas substâncias podem ser muito diversas, como papel, fios de cabelo, giz, pedras, terra, gelo etc.[2] O nome desse transtorno vem do latim da ave "pega", que era conhecida por ingerir diversos itens não alimentares.[40] Esse transtorno já é descrito desde a época de Hipócrates.[41]

Epidemiologia e fatores de risco

Faltam estudos maiores da prevalência desse transtorno. As estimativas variam de acordo com a população estudada e os critérios usados para o diagnóstico. A prevalência parece estar entre 5,7% e 25,8%, dentre as pessoas com deficiência intelectual, com uma prevalência associada a maior gravidade do quadro.[42] Alguns estudos também mostram prevalências de até 48% dentre os pacientes com transtorno do espectro autista (TEA).[40]

Esse transtorno também é mais comum em regiões com piores indicadores socioeconômicos. Gestantes de regiões menos desenvolvidas também apresentam uma prevalência aumentada, em especial no primeiro trimestre, podendo chegar a até 50%.[43,44] Possivelmente, a prevalência seria ainda maior, se considerados os casos mais leves, que não chegam a receber atenção clínica.

Com frequência, é encontrada também uma associação entre pica e deficiência nutricional, porém, isso não é observado em todos os casos e não está totalmente estabelecida qual a direção dessa associação, se a pica seria causa da deficiência nutricional, já que muitas substâncias não alimentares poderiam competir com a ingestão de alimentos ou ainda interferir na absorção de nutrientes, ou uma consequência desta, visto que alguns casos parecem remitir com suplementação dos nutrientes em deficiência, em especial ferro e zinco.[41] Na Tabela 15.1 estão descritos os principais fatores de risco para a pica.

Tabela 15.1 Principais fatores de risco para pica.
Deficiência intelectual
Transtornos do espectro autista
Deficiências nutricionais (em especial ferro e zinco)
Gestação
Menor nível socioeconômico
Poucos anos de escolaridade

Aspectos clínicos

Durante os primeiros anos do desenvolvimento, é esperada uma exploração oral dos objetos pela criança, os quais podem ser eventualmente ingeridos. Freud já descrevia que no primeiro ano de vida, na "fase oral", muito do prazer do bebê vem dessa exploração oral de objetos.[45] Por conta disso, o DSM 5 recomenda que esse diagnóstico não seja feito antes dos 2 anos de idade. A duração do comportamento também deve ser de no mínimo um mês para se fazer esse diagnóstico.

Esse transtorno pode iniciar-se em qualquer fase da vida, mas é mais comumente relatado no início na infância. A persistência na vida adulta, em geral, aparece associada à deficiência intelectual ou outros transtornos mentais.[2]

De forma geral, a população que apresenta esse comportamento alimentar não nutritivo é bastante heterogênea e poderia ser dividida em alguns grupos:

- Primeira infância, como parte da exploração oral esperada nessa fase.
- Parte de práticas culturais, em especial em algumas culturas africanas e asiáticas, acredita-se que a ingestão de terra e outras substâncias sem valor nutricional teria valor espiritual ou medicinal.
- Comorbidade de transtornos psiquiátricos, dentre os quais se destacam a deficiência intelectual e os transtornos do espectro autista, esquizofrenia e tricotilomania, na qual o cabelo pode ser ingerido.
- Gestantes, em especial no primeiro trimestre.
- Comorbidade com deficiências nutricionais, destacando-se a de ferro e zinco.

Nos dois primeiros casos, não é feito o diagnóstico do transtorno de pica. Alguns estudos sugerem que, em pelo menos alguns casos, o comportamento de pica estaria no espectro dos quadros obsessivo-compulsivos, porém, isso não é um consenso. O fato de alguns pacientes terem respondido a inibidores seletivos da recaptura de serotonina reforçaria essa hipótese, mas ainda é algo que precisa ser mais estudado.[40]

Outro aspecto bastante importante ao se avaliar um quadro de pica são as possíveis complicações clínicas que podem estar associados a ele. Além das deficiências nutricionais, que devem ser investigadas, complicações possíveis desse quadro podem incluir obstrução e perfuração intestinal, infecções parasitárias, desgaste dentário e intoxicações, já que muitos pigmentos de tinta podem conter chumbo, por exemplo.[46]

Tratamento

É necessário investigar comorbidade que podem estar associadas, como TEA e deficiência intelectual, além das deficiências nutricionais e das possíveis complicações do quadro, que podem requerer intervenções específicas. Se encontradas deficiências nutricionais, sabe-se que a reposição dos nutrientes deficitários pode reverter o quadro, em alguns casos.[44]

Além da supervisão mais próxima dos pais, casos mais severos podem necessitar de intervenções específicas. A psicoterapia comportamental com princípios em ABA (*applied behavior analysis*) é a de maior embasamento na literatura e inclui práticas como reforçamento diferencial (reforço de usos alternativos aos itens anteriormente ingeridos, como jogar no lixo ou dar ao terapeuta), reforçamento de respostas concorrentes à ingestão dos itens não nutritivos (como reforçar a participação em atividades de lazer) e bloqueio da resposta de ingestão desses itens.[47]

Existem poucos estudos com medicação. Em sua maioria, trata-se de relatos de casos de adolescentes e adultos que apresentaram alguma resposta ao uso de inibidores seletivos da recaptura de serotonina.[43]

■ TIQUES

Definições

Tiques são movimentos ou produções fônicas súbitos, repetitivos, estereotipados e involuntários, que envolvem grupos musculares distintos. Podem ser vistos como fragmentos de uma ação motora ou produção vocal normais, mas que são descontextualizados. Podem ser facilmente imitados e, por vezes, confundidos com algum comportamento dirigido a determinado objetivo.[48]

Epidemiologia e fatores de risco

A prevalência da síndrome de Tourette na população geral situa-se entre 1% e 3%.[49] Estima-se que a ocorrência da síndrome seja de 3 a 9 vezes maior no sexo masculino do que no feminino.[50] A prevalência de tiques crônicos é maior, variando de 4% a 6%.[51] Já a prevalência do espectro dos tiques, no qual se incluem a síndrome de Tourette e os tiques crônicos e transitórios, ultrapassa 20%.[52]

Dentre os fatores de risco para o quadro, encontram-se predisposição genética (com uma herdabilidade de cerca de 50%) e intercorrências obstétricas (exposição ao tabagismo durante a gestação, parto prematuro, hipóxia perinatal, baixo peso ao nascer). Raramente o quadro de tiques pode ser secundário a alterações como tumores, envenenamentos, infecções, trauma cranioencefálico ou doença vascular.[53]

Fatores psicossociais são parecem um risco para o surgimento do quadro, porém, podem modular sua severidade, pois períodos de maior estresse tendem a agravar a apresentação dos sintomas.[53]

Aspectos clínicos

Os tiques podem ser classificados em relação à sua localização anatômica, número, frequência, intensidade e complexidade. A intensidade é uma característica importante, já que alguns tiques chamam a atenção simplesmente pela forma exagerada com que são realizados ou emitidos. A complexidade refere-se a quão simples ou enredados os movimentos ou sons são, variando de fragmentos abruptos, breves e sem sentido aos mais longos, enredados e aparentemente dirigidos a algum objetivo específico.[54]

As possibilidades de movimentos ou vocalizações caracterizados como tiques são ilimitadas, podendo ser simples e abruptos, como piscar os olhos, virar a cabeça, encolher os ombros, pigarrear ou fungar, até comportamentos mais complexos, como expressões faciais ou gestos com as mãos. Em uma minoria, podem ser gestos ou vocalizações obscenos (copropraxia e coprolalia) ou autoagressivos, em que o indivíduo pode se beliscar ou bater.

Muitos pacientes com tiques relatam a presença de fenômenos sensoriais associados, incluindo sensações premonitórias.[55] Tais sensações corporais são frequentemente localizadas em regiões corporais específicas, como, por exemplo, necessidade de esticar os braços ou de limpar a garganta. Estas sensações e as tentativas de controlá-las podem ser tão debilitantes quantos os tiques em si. Outro fenômeno sensorial que pode acompanhar os tiques é a tensão interna generalizada, que só pode ser aliviada com a realização de um tique em particular.

Os tiques costumam se iniciar entre 2 e 15 anos de idade, com a maioria dos casos começando a manifestar-se entre 6 a 8 anos de idade.[53] Em geral, os tiques motores na face são os primeiros sintomas; com o tempo, passam a acometer também os ombros, as extremidades e o torso. Os tiques vocais costumam surgir apenas 2 a 4 anos após o início do quadro. O quadro clínico costuma flutuar ao longo do tempo, com variação nos locais acometidos, no tipo e complexidade dos tiques, havendo também períodos de melhora de duração variável. Em mais de 50% dos casos, os tiques remitem ou diminuem significativamente após os 18 anos.[53]

Os tiques são as manifestações nucleares do transtorno de tiques crônico, transtorno de tiques transitório e síndrome de Tourette. Seus critérios diagnósticos, de acordo com o DSM 5, são:

A. Síndrome de Tourette
- dois ou mais tiques motores e pelo menos um tique vocal, que não necessariamente precisam estar presentes ao mesmo tempo;
- presença de tiques que ocorrem várias vezes ao dia, quase todos ou de vez em quando, por pelo menos um ano;
- início dos sintomas antes dos 18 anos de idade;
- os sintomas não podem ser explicados por outras condições médicas que podem causar tiques (doença de Huntington ou encefalite pós-viral, por exemplo) ou pelo uso de medicamentos ou substâncias psicoativas.

B. Transtorno de tiques crônico:
- presença de um ou mais tiques motores ou tiques vocais, mas não ambos;
- presença de tiques que ocorrem várias vezes ao dia, quase todos ou de vez em quando por pelo menos um ano;
- início dos sintomas antes dos 18 anos de idade;
- os sintomas não podem ser explicados por outras condições médicas que podem causar tiques (doença de Huntington ou encefalite pós-viral, por exemplo) ou pelo uso de medicamentos ou substâncias psicoativas;
- não ter recebido o diagnóstico de síndrome de Tourette.

C. Transtorno de tiques transitório:
- presença de um ou mais tiques motores ou tiques vocais;
- duração máxima de 12 meses consecutivos;
- início dos sintomas antes dos 18 anos de idade;
- os sintomas não podem ser explicados por outras condições médicas que podem causar tiques (doença de Huntington ou encefalite pós-viral, por exemplo) ou pelo uso de medicamentos ou substâncias psicoativas;
- não ter recebido o diagnóstico de síndrome de Tourette ou de transtorno de tiques crônico.

Crianças com tiques apresentam maiores taxas de comorbidade com TOC, transtorno de déficit de atenção e hiperatividade, transtornos ansiosos (ansiedade de separação, fobias, agorafobia), depressão maior e transtorno opositor-desafiador.

Tratamento

O tratamento deve sempre incluir psicoeducação, ou seja, informar o paciente e outras pessoas relevantes (como a família e a escola) sobre o transtorno. A orientação e a noção de que os tiques melhoram com a idade, muitas vezes, tornam desnecessários tratamentos adicionais. Os tiques em si, geralmente não trazem sofrimento aos pacientes. Estes sofrem mais pelo estigma e incômodo que eles provocam em seus pares e familiares. Nos casos onde os tiques trazem sofrimento marcado aos seus portadores, são indicadas intervenções psicoterápicas de maior embasamento na literatura, como as técnicas cognitivo-comportamentais (terapia de reversão de hábito), e, quando necessário, o uso de medicações de maior nível de evidência para tique na população pediátrica, como os agonistas alfa-adrenérgicos (clonidina e guanfacina). Como segunda escolha, os antipsicóticos (típicos e atípicos).[53]

■ TRANSTORNO OBSESSIVO-COMPULSIVO

Definições

O transtorno obsessivo-compulsivo (TOC) é um transtorno mental caracterizado pela presença de obsessões e/ou compulsões. Obsessões são pensamentos, ideias ou imagens de caráter repetitivo e intrusivo, associados a angústia, ansiedade e/ou desconforto. Compulsões são comportamentos repetitivos ou rituais mentais, realizados de forma rígida e estereotipada, a fim de diminuir o desconforto causado pelas obsessões.[56,57]

Epidemiologia e fatores de risco

Em um levantamento epidemiológico realizado nos Estados Unidos, os autores estimaram a prevalência do TOC na população em 2,3% ao longo da vida e em 1,2% no ano anterior.[58] Na Inglaterra, a prevalência do TOC no último mês, de acordo com a pesquisa nacional de morbidade psiquiátrica, foi de 1,1%.[59] No Brasil, um estudo com dados coletados em três diferentes regiões urbanas do país[60] estimou a prevalência de TOC ao longo da vida em 2,1% em Porto Alegre e 0,7% em Brasília. Na cidade de São Paulo, Andrade e colaboradores[61] estimaram a prevalência de TOC, cujo diagnóstico de 0,3% foi estabelecido de acordo com os critérios da 10ª edição da Classificação Internacional de Doenças (CID-10), tanto ao considerar o ano anterior quanto ao longo da vida. Um estudo mais recente, sobre a frequência de transtornos mentais em adultos residentes na área metropolitana de São Paulo, estimou a prevalência de TOC em 3,9%, de acordo com os critérios do DSM-IV, nos 12 meses anteriores à pesquisa.[62]

Estima-se que um terço dos portadores de TOC sejam crianças e/ou adolescentes[63] e que metade dos adultos com TOC tenha apresentado o início dos sintomas do transtorno durante a infância.[64]

A literatura a respeito da distribuição dos casos de TOC infantil entre os sexos indica a existência de um perfil bimodal de apresentação, de acordo com a idade de início do quadro: o sexo masculino associa-se ao início mais precoce dos sintomas e à presença de tiques, enquanto o sexo feminino associa-se ao início mais tardio. Em um estudo a respeito da fenomenologia do TOC em crianças e adolescentes, 70% da amostra era composta por meninos.[65] Este número praticamente se iguala com o aumento da incidência do transtorno no sexo feminino durante a adolescência, chegando a uma proporção de 1:1 na idade adulta.[66,67]

Não existe consenso na literatura a respeito da definição de TOC de início precoce. Diferentes autores propõem variados limiares de idade. Alguns consideram precoce o início do transtorno antes dos sete anos de idade,[65] dez anos,[68-70] 15 anos[71-73] ou 18 anos.[74-77]

Outra controvérsia refere-se à própria definição de idade de início. Alguns autores consideram a idade em que o paciente ou familiar percebem pela primeira vez a presença de qualquer sintoma do transtorno,[70,78] enquanto outros consideram a idade em que o portador passou a apresentar prejuízo ou sofrimento significativos em decorrência dos sintomas.[76,77]

Dentre os fatores de risco conhecidos para o desenvolvimento de um quadro de TOC, estão:[79]

- **Genético**: dentre os genes em estudo, estão SLC1A1 e SAPAP.
- **Familiar**: antecedentes de TOC e transtornos relacionados (como tricotilomania e transtorno dismórfico corporal).
- **Individuais**: sintomas obsessivo-compulsivos, alterações neuropsicológicas (déficits cognitivos, inflexibilidade mental, déficits de visão espacial, alteração em habilidades motoras), outras comorbidades psiquiátricas (como síndrome de Tourette).
- **Ambientais**: intercorrências obstétricas (ganho de peso excessivo durante a gestação, trabalho de parto prolongado, parto prematuro, exposição a álcool, cocaína, estimulantes e hormônios durante a gestação), infecção estreptocócica.

Aspectos clínicos

O conteúdo dos sintomas do TOC pode ser muito variado.[80] Os mais comuns são:

- **obsessões de agressão:** medo de que algum familiar venha a falecer ou sofra um acidente, medo de que a casa seja assaltada ou pegue fogo, medo de ter um impulso violento e empurrar ou machucar alguém, medo de se ferir por não ser suficientemente cuidadoso etc.
- **rituais de verificação:** verificar portas, janelas, fechaduras, a saída do gás, checar se familiares estão

bem, verificar mentalmente se não se esqueceu de nenhuma medida de segurança etc.
- obsessões com perfeccionismo, ordenação e simetria (necessidade de que objetos estejam perfeitamente posicionados e alinhados, de que a escrita esteja perfeita, etc.); rituais de arrumação e arranjo (perda de muito tempo organizando minuciosamente as roupas no armário; reescrever muitas vezes a mesma frase para ter certeza de que esteja perfeita, etc.); obsessões de contaminação e sujeira (medo de pegar uma doença por contaminação ao sentar em bancos ou ao tocar em maçanetas, preocupação excessiva com sujeira, etc.); rituais de limpeza e lavagem (banhos excessivos e ritualizados, limpeza excessiva de móveis, lavagem de roupas que não foram usadas, etc.); obsessões sexuais e religiosas (medo de blasfemar contra Deus, medo de ser homossexual, etc.), rituais religiosos (rezar de forma ritualizada e excessiva, checar repetidamente com o padre ou pastor se fez algo que pode ser considerado pecaminoso, fazer o sinal da cruz certo número de vezes, etc.); obsessões de acumulação (medo de jogar coisas fora, pois pode vir a precisar delas no futuro, etc.); rituais de acumulação (acumular objetos inúteis ou sem valor etc.).[81]

O DSM 5 estabelece os critérios operacionais mais atuais para o diagnóstico do TOC.[2] Nesta nova edição, foi criado um capítulo específico em que foram incluídos o TOC e os transtornos relacionados: transtorno dismórfico corporal, transtorno de arrancar pelos e cabelos, transtorno de escoriação, transtorno de acumulação, TOC e transtorno relacionado induzido por substância/medicamento, TOC e transtorno relacionado devido a outra condição médica, TOC e transtorno relacionado especificado e TOC e transtorno relacionado não especificado.

Segundo este manual, o diagnóstico de TOC é feito caso os seguintes critérios sejam satisfeitos:

A. Presença de obsessões e/ou compulsões;
B. As obsessões e/ou compulsões tomam tempo (por exemplo, tomam mais de uma hora por dia) ou causam sofrimento clinicamente significativo ou prejuízo do funcionamento social, profissional ou em outras áreas importantes da vida do indivíduo;
C. Os sintomas obsessivo-compulsivos não se devem aos efeitos fisiológicos de uma substância (por exemplo, droga de abuso ou medicamento) ou a outra condição médica;
D. A perturbação não é mais bem explicada pelos sintomas de outro transtorno psiquiátrico.

Especificar se:
- TOC com *insight* bom ou moderado, com *insight* pobre ou sem *insight*;
- TOC relacionado a transtorno de tiques.

Tratamento

O tratamento deve sempre incluir psicoeducação, ou seja, informar o paciente e outras pessoas relevantes (como a família e a escola) sobre o transtorno. Das intervenções psicoterápicas, as de maior embasamento na literatura são as técnicas cognitivo-comportamentais e, quando necessário, o uso de medicações, as de maior nível de evidência para tique na população pediátrica são os agonistas alfa-adrenérgicos (clonidina, guanfacina) e antipsicóticos (típicos e atípicos).[79]

■ SOMATIZAÇÃO

Definições

Queixas somáticas são muito frequentes na população pediátrica, a qual tem dificuldade em expressar sofrimento psíquico por meio da linguagem e, por conta disso, muitas vezes o faz pelas queixas. Com frequência, os pais reconhecem que esses sintomas estão associados a situações de estresse (como quando a criança apresenta "dor de barriga" associada a um medo de ir para escola), porém, nem sempre é o caso.[82]

Essas queixas podem trazer prejuízos diversos à criança, como faltas à escola, isolamento social, procedimentos invasivos desnecessários etc. Em suas formas mais graves, podem constituir quadros psiquiátricos, como o transtorno de sintomas somáticos e quadros relacionados.[2,82]

Essa manifestação de sofrimento psíquico através de sintomas físicos é conhecida por somatização e, com frequência, vem acompanhada da busca por serviços médicos.

Epidemiologia e fatores de risco

Estudos mostram que a somatização, principalmente na forma de queixas dolorosas recorrentes, é muito frequente na infância. Cerca de 2% a 10% das crianças, por exemplo, queixam-se de dores que provavelmente não têm "explicação médica" e em 25% a 50% dos casos de crianças com alguma queixa física são encontrados fatores psicológicos associados.[82] Cerca de 2% a 4% das consultas pediátricas são por conta de dor abdominal recorrente funcional, isto é, sem uma correlação orgânica clara.[83]

A prevalência dos transtornos somatoformes não é tão bem estudada quanto essas queixas somáticas mais inespecíficas, mas um estudo alemão em jovens de 14 a 24 anos identificou que 12% teve pelo menos um diagnóstico de um desses transtornos ao longo de sua vida.[82]

A maioria dos quadros dolorosos e de transtornos de sintomas somáticos indiferenciados começa na infância ou no início da adolescência. Quadros dolorosos abdominais, por exemplo, têm um aumento na frequência dos 3 aos 9 anos de idade. Os quadros conversivos, em que ocorrem alterações motoras e/ou sensoriais funcionais, tendem a começar mais tarde (ao redor dos 16 anos). Na adolescência também começa a haver uma diferença mais marcada na apresentação de quadros somatoformes entre os gêneros, com uma nítida predominância feminina.[82]

Além do sexo feminino, existem outros fatores de risco bem documentados para esses quadros de somatização:[2,82,84-85]

a) **Individuais:**
   - Temperamento/personalidade: traço de temperamento "neuroticismo" (tendência a experienciar emoções "negativas", como raiva, tristeza ou ansiedade).
   - Antecedentes de quadros somáticos, como epilepsia.
   - Preocupação intensa com rendimento.
   - Maior foco em sintomas físicos.
   - Antececente de abuso (físico, emocional, sexual).
   - Alexitimia (dificuldade em reconhecer e comunicar as próprias emoções).
   - Genética.
   - Poucos anos de escolaridade.

b) **Familiares:**
   - Doenças clínicas e psiquiátricas na família.
   - Pais com tendência a somatizar.
   - Excesso de envolvimento emocional familiar com queixas físicas da criança.
   - Dificuldades familiares de falar sobre dificuldades emocionais.

c) **Ambientais:**
   - Cultura de estigmatizar e desvalorizar o sofrimento psíquico em comparação ao físico.
   - Nível socioeconômico baixo.
   - Estressores ambientais recentes: *bullying*, outros eventos vitais estressores (morte de parente, abuso etc.). Pressão por rendimento acadêmico é uma das formas mais comuns de estressor sobre a criança.

Aspectos clínicos

Os pacientes com quadros de somatização costumam aparecer para o pediatra ou o médico de família e raramente chegam ao psiquiatra, já que os sintomas são predominantemente "físicos". As queixas principais na população pediátrica são de dor abdominal recorrente, cefaleia, fadiga e náusea, porém, há certa variação com a idade.[2] No início da infância, as queixas predominantes são as abdominais, com pico aos 9 anos. Um pouco depois, costumam surgir as queixas de cefaleia, com pico aos 12 anos e, ainda mais tarde, queixas de fadiga e de dores musculoesqueléticas e torácicas.[86] Preocupação com diagnóstico específico (p. ex.: medo de ter câncer) e quadros conversivos só costumam surgir na adolescência.[2] Na infância, os quadros costumam ser monossintomáticos, porém, com o desenvolvimento, a tendência é surgirem novos sintomas.[2,84]

Não parece haver diferenças significativas da apresentação clínica quanto ao gênero da criança. Porém, a partir da puberdade, há um aumento dessas queixas somáticas nas adolescentes do sexo feminino, que passam a ter preponderância nesse quadro.[87] Essas diferenças podem ser pelo menos parcialmente explicadas a um menor relato desses sintomas pelos adolescentes do sexo masculino.[87] Em amostras clínicas, os sintomas pseudoneurológicos parecem predominar no sexo feminino, independentemente da idade.[87]

Há um componente no comportamento de somatização que é aprendido.[85] É comum que a criança experiencie uma maior atenção de seus familiares quando apresenta um quadro doloroso, por exemplo, do que quando mostra ansiedade, medo, raiva ou outras emoções, o que acaba reforçando a ocorrência dessas queixas somáticas.[87] Por conta disso, a resposta dos pais e outros familiares a esses quadros é muito importante em seu desenvolvimento. É a forma de os cuidadores lidarem com essas queixas que "ensinam" a criança a como agir com elas e o quanto valorizá-las. Além disso, também depende deles quanto tempo a criança vai perder de aulas, quanto tempo vai despender em consultas médicas e na realização de exames etc. É dessa busca por serviços médicos, muitas vezes desnecessárias, tentando encontrar uma causa "orgânica", e o consequente afastamento das atividades habituais da criança e a realização de procedimentos muitas vezes invasivos, que resulta boa parte dos prejuízos relacionados aos quadros somatoformes.

Cerca de 30% a 50% das crianças com quadros de somatização podem ter comorbidade, sendo as mais comuns os quadros de ansiedade e de humor.[88] Comumente também são crianças com personalidade mais obsessiva, insegura e ansiosa, com grande preocupação com o rendimento.[88]

Os quadros de somatização podem variar também de intensidade, indo desde dores funcionais isoladas, por exemplo, até quadros mais complexos e com maior impacto na vida dos pacientes. O DSM 5 classifica esses transtornos no capítulo de transtornos somáticos e transtornos relacionados, que inclui os seguintes quadros:

- **Transtorno de sintomas somáticos:** o paciente apresenta sintomas somáticos que causam sofrimento significativo, sofrimento este maior do que o que seria esperado para aquele quadro clínico.
- **Transtorno de ansiedade de doença:** o paciente apresenta preocupação intensa em ter ou contrair uma doença grave.
- **Transtorno conversivo (ou transtorno de sintomas neurológicos funcionais):** há alterações motoras e/ou sensoriais incompatíveis com os eventuais achados clínicos/neurológicos.
- **Fatores psicológicos que afetam outras condições médicas:** fatores psicológicos ou comportamentais agravam uma condição médica, aumentando o risco de sofrimento, morte ou incapacidade (por exemplo, crises de asma exacerbadas por ansiedade).
- **Transtorno factício:** quando o indivíduo falsifica sinais/sintomas ou induz lesão/doença em si para ficar no papel de doente, sem um objetivo externo mais evidente do que ficar nesse papel. Quando a falsifi-

Capítulo 15 — Comportamentos Atípicos: Automutilação, Pica, Tiques, Obsessões, Compulsões e Somatização

cação de sinais/sintomas é em outro indivíduo (por exemplo, uma mãe em seu filho), fala-se de transtorno factício imposto a outro.

Vale ressaltar que esses critérios foram estabelecidos focando-se principalmente em adultos. Ainda faltam modelos mais específicos para a infância.

Tratamento

Muitas vezes, não está claro se as queixas se devem a uma doença subjacente ou a um quadro de somatização. Estabelecer esse diagnóstico envolve três etapas fundamentais:[85]

1. Excluir etiologia orgânica para os sintomas apresentados.
2. Identificar uma questão psicossocial.
3. Identificar possíveis estressores relacionados ao quadro atual.

Se por um lado é necessário excluir um quadro orgânico subjacente aos sintomas, por outro lado investigações excessivas acabam sendo prejudiciais, pois reforçam a ideia de doente para o paciente e para a família, acabam por afastá-lo das atividades habituais, como a escola, além de submetê-lo custos e potenciais danos envolvidos com a realização de procedimentos invasivos desnecessários.[82] Uma "regra" que ajuda a avaliar a importância de se prosseguir na investigação é a busca por sinais de alarme, como perda de peso, febre, anemia, síncope no exercício.[84] Na ausência desses sinais, a investigação complementar pode ser mais breve.

É importante ressaltar que, conforme os passos descritos, para um diagnóstico de um quadro somatoforme não basta descartar causas orgânicas. É necessário, também, encontrar pontos na história que falem a favor desse diagnóstico. Dentre as características que o sugerem, estão uma correlação com conflitos pelos quais a criança está passando (por exemplo, uma grande cobrança acadêmica na escola, separação dos pais etc.), queixas de diversos sintomas somáticos inespecíficos, a presença de outros familiares com condições clínicas com sintomas parecidos aos da criança, uma busca da família por diversos especialistas, dentre outras.[85]

Frequentente, a família tem alguma resistência em receber o diagnóstico de um quadro de somatização. É importante sempre lembrar de perguntar quais são as crenças do paciente e da família a respeito do quadro apresentado. Ouvir a família é um primeiro passo para estabelecer uma aliança e para que os familiares fiquem mais receptivos ao diagnóstico. Nunca se deve dizer que a criança "não tem nada". Uma sugestão é reforçar que a dor da criança é real, que possui um componente neural nociceptivo e um componente afetivo, ambos analisados pelo sistema nervoso central e afetados pelo ambiente e pela genética.[85] Retomar conceitos como o de podemos ter um "incômodo na barriga" quando estamos ansiosos pode ajudar a família a aceitar essa influência psicológica em sintomas físicos. Outra alternativa seria associar a somatização a uma "amplificação" de sensações corpóreas normais.[84]

Quadros mais leves e com menor tempo de duração, como náuseas associadas a um período de adaptação a uma nova escola, costumam resolver-se espontaneamente.[86] Outros casos podem beneficiar-se de intervenções psicossociais, como intervenções de relaxamento e outras cognitivo-comportamentais. Deve-se atentar aos conflitos que estão associados a esses sintomas e tentar remediá-los, dentro do possível. É importante também orientar a postura da família e o próprio médico deve estar atento a sua postura, para não reforçar a ideia do paciente somatoforme como um doente. Para isso, deve-se enfatizar o retorno precoce às atividades habituais e evitar investigações complementares excessivas.

Com frequência, a criança com somatização pode ter quadros comórbidos, como ansiedade ou depressão, e essa possibilidade deve ser sempre analisada, em especial quando os sintomas somatoformes mostrarem-se refratários à terapêutica.[85] O uso de medicações, em geral, fica restrito à ocorrência de comorbidades.

Referências Bibliográficas

1. Nock MK, Favazza AR. Nonsuicidal self-injury: Definition and classification. In: Understanding nonsuicidal self-injury: Origins, assessment, and treatment. Washington, DC, US: American Psychological Association; 2009. p.9-18.
2. Association AP. Diagnostic and statistical manual of mental disorders. 5th ed. Washington, DC: American Psychological Association; 2013.
3. Favazza AR. The coming of age of self-mutilation. J Nerv Ment Dis. 1998;186(5):259-6.
4. Ross S, Heath N. A study of the frequency of self-mutilation in a community sample of adolescents. J Youth Adolesc. 2002;31(1):67-77.
5. Lloyd-Richardson EE, Perrine N, Dierker L, Kelley ML. Characteristics and functions of non-suicidal self-injury in a community sample of adolescents. Psychol Med. 2007;37(8):1183-92.
6. Brunner R, Kaess M, Parzer P, Fischer G, Carli V, Hoven CW, et al. Life-time prevalence and psychosocial correlates of adolescent direct self-injurious behavior: a comparative study of findings in 11 European countries. J Child Psychol Psychiatry. 2014;55(4):337-48.
7. Klonsky ED. Non-suicidal self-injury in United States adults: prevalence, sociodemographics, topography and functions. Psychol Med. 2011;41(9):1981-6.

8. Csorba J, Dinya E, Plener P, Nagy E, Páli E. Clinical diagnoses, characteristics of risk behaviour, differences between suicidal and non-suicidal subgroups of Hungarian adolescent outpatients practising self-injury. Eur Child Adolesc Psychiatry. 2009;18:309-20.
9. Whitlock J, Eckenrode J, Silverman D. Self-injurious Behaviors in a College Population. Pediatrics. 2006;117(6):1939-48.
10. Gollust SE, Eisenberg D, Golberstein E. Prevalence and correlates of self-injury among university students. J Am Coll Health J ACH. 2008;56(5):491-8.
11. Hilt LM, Nock MK, Lloyd-Richardson EE, Prinstein MJ. Longitudinal Study of Nonsuicidal Self-Injury Among Young Adolescents. J Early Adolesc. 2008;28(3):455-69.
12. Yates TM, Carlson EA, Egeland B. A prospective study of child maltreatment and self-injurious behavior in a community sample. Dev Psychopathol. 2008;20(2):651-71.
13. Greenspan GS, Samuel SE. Self-cutting after rape. Am J Psychiatry. 1989;146(6):789-90.
14. Pitman RK. Self-mutilation in combat-related PTSD. Am J Psychiatry. 1990;147(1):123-4.
15. Linehan M. Cognitive-Behavioral Treatment of Borderline Personality Disorder. 1st ed. The Guilford Press; 1993. 558p.
16. Gratz KL, Conrad SD, Roemer L. Risk factors for deliberate self-harm among college students. Am J Orthopsychiatry. 2006;72(1):128-40.
17. Dubo ED, Zanarini MC, Lewis RE, Williams AA. Childhood antecedents of self-destructiveness in borderline personality disorder. Can J Psychiatry Rev Can Psychiatr. 1997;42(1):63-9.
18. van der Kolk BA, Perry JC, Herman JL. Childhood origins of self-destructive behavior. Am J Psychiatry. 1991;148(12):1665-71.
19. Oliveira PA, Scarpari GK, Fuentes C, Cunha PJ, Scivoletto S. Comparação do desempenho neuropsicologico e de sintomas de impulsividade em adolescentes com e sem histórico de estresse emocional precoce: dados preliminares. Paula Approbato de Oliveira.
20. Hawton K, Rodham K, Evans E, Weatherall R. Deliberate self harm in adolescents: self report survey in schools in England. BMJ. 2002;325(7374):1207-11.
21. Ystgaard M, Reinholdt NP, Husby J, Mehlum L. [Deliberate self harm in adolescents]. Tidsskr Den Nor Lægeforen Tidsskr Prakt Med Ny Række. 2003;123(16):2241-5.
22. Zlotnick C, Mattia JI, Zimmerman M. Clinical correlates of self-mutilation in a sample of general psychiatric patients. J Nerv Ment Dis. 1999;187(5):296-301.
23. Hasking P, Rees CS, Martin G, Quigley J. What happens when you tell someone you self-injure? The effects of disclosing NSSI to adults and peers. BMC Public Health. 2015;15:1039.
24. Briere J, Gil E. Self-mutilation in clinical and general population samples: prevalence, correlates, and functions. Am J Orthopsychiatry. 1998;68(4):609-20.
25. Suyemoto KL. The functions of self-mutilation. Clin Psychol Rev. 1998;18(5):531-554.
26. Simeon D, Favazza AR. Self-Injurious Behaviors: Phenomenology an Assessment. In: Self-injurious behaviors: assessment and treatment. First. American Psychiatric Pub; 2001. p.1-28.
27. Laye-Gindhu A, Schonert-Reichl KA. Nonsuicidal Self-Harm Among Community Adolescents: Understanding the "Whats" and "Whys" of Self-Harm. J Youth Adolesc. 2005;34(5):447-57.
28. Favazza AR, Conterio K. Female habitual self-mutilators. Acta Psychiatr Scand. 1989;79(3):283-9.
29. Nock MK, Joiner TE, Gordon KH, Lloyd-Richardson E, Prinstein MJ. Non-suicidal self-injury among adolescents: diagnostic correlates and relation to suicide attempts. Psychiatry Res. 2006;144(1):65-72.
30. Giusti JS. Automutilação: características clínicas e comparação com pacientes com transtorno obsessivo-compulsivo [Tese]. São Paulo: Faculdade de Medicina da Universidade de São Paulo; 2013.
31. Walsh BR. Self-Mutilation: Theory, Research, and Treatment. Guilford Press; 1988.
32. Moran P, Coffey C, Romaniuk H, Olsson C, Borschmann R, Carlin JB, Patton GC. The natural history of self-harm from adolescence to young adulthood: a population-based cohort study. Lancet. 2012;379(9812):236-43.
33. Heath NL, Toste JR, Beettam EL. "I Am Not Well-Equipped" High School Teachers' Perceptions of Self-Injury. Can J Sch Psychol. 2006;21(1-2):73-92.
34. Klonsky ED, Oltmanns TF, Turkheimer E. Deliberate self-harm in a nonclinical population: prevalence and psychological correlates. Am J Psychiatry. 2003;160(8):1501-8.
35. Klonsky ED, Muehlenkamp JJ. Self-injury: A research review for the practitioner. J Clin Psychol. 2007;63(11):1045-56.
36. Giusti, JS, Garreto, AKR, Scivoletto, S. Automutilação. In: Manual clínico dos transtornos do controle dos impulsos. Porto Alegre: Artmed Editora; 2008. p. 181-200.
37. Muehlenkamp JJ. Empirically Supported Treatments and General Therapy Guidelines for Non-Suicidal Self-Injury. J Ment Health Couns. 2006;28(2):166-85.
38. Fleischhaker C, Böhme R, Sixt B, Brück C, Schneider C, Schulz E. Dialectical Behavioral Therapy for Adolescents (DBT-A): a clinical Trial for Patients with suicidal and self-injurious Behavior and Borderline Symptoms with a one-year Follow-up. Child Adolesc Psychiatry Ment Health. 2011;5:3.
39. Klonsky ED, Muehlenkamp JJ, Lewis SP, Walsh B. Nonsuicidal Self-Injury. Auflage. Hogrefe Publishing; 2012. 98p.

Capítulo 15   Comportamentos Atípicos: Automutilação, Pica, Tiques, Obsessões, Compulsões e Somatização   **139**

40. Michalska A, Szejko N, Jakubczyk A, Wojnar M. Nonspecific eating disorders - a subjective review. Psychiatr Pol. 2016;50(3):497-507.

41. Miao D, Young SL, Golden CD. A meta-analysis of pica and micronutrient status. Am J Hum Biol. 2015;27(1):84-93.

42. Hagopian LP, Rooker GW, Rolider NU. Identifying empirically supported treatments for pica in individuals with intellectual disabilities. Res Dev Disabil. 2011;32(6):2114-20.

43. Woolston JL, Hasbani SM. Eating and Growth Disorders in Infants and Children. "In": Martin A; Volkmar FR. Lewis's Child and Adolescent Psychiatry: A Comprehensive Textbook. 4th ed. Philadelphia: Lippincott Williams & Wilkins; 2007.

44. Borgna-Pignatti C, Zanella S. Pica as a manifestation of iron deficiency. Expert Rev Hematol. 2016;9(11):1075-80.

45. Shaffer DR, Kipp K. Developmental Psychology. 8th ed. Belmont (CA): Wadsworth; 2010. p.41-75: Theories of Human Development.

46. Rose EA, Porcerelli JH, Neale AV. Pica: common but commonly missed. J Am Board Fam Pract. 2000;13(5):353-8.

47. Rabel A, Leitman SF, Miller JL. Ask about ice, then consider iron. J Am Assoc Nurse Pract. 2016;28(2):116-20.

48. Miguel EC, Coffey BJ, Baer L, Savage CR, Rauch SL, Jenike MA. Phenomenology of intentional repetitive behaviors in obsessive-compulsive disorder and Tourette's disorder. J Clin Psychiatry. 1995;56(6):246-55.

49. Mason A, Banerjee S, Eapen V, Zeitlin H, Robertson MM. The prevalence of Tourette syndrome in a mainstream school population. Dev Med Child Neurol. 1998;40(5):292-6.

50. Robertson MM. Annotation: Gilles de la Tourette syndrome--an update. J Child Psychol Psychiatry. 1994;35(4):597-611.

51. Zohar AH, Ratzoni G, Pauls DL, Apter A, Bleich A, Kron S, et al. An epidemiological study of obsessive-compulsive disorder and related disorders in Israeli adolescents. J Am Acad Child Adolesc Psychiatry. 1992;31(6):1057-61.

52. Kurlan R, Como PG, Miller B, Palumbo D, Deeley C, Andresen EM, et al. The behavioral spectrum of tic disorders: a community-based study. Neurology. 2002;59(3):414-20.

53. Metzger H, Wanderer S, Veit Roessner V. Tic disorders. In: Rey JM (ed), IACAPAP e-Textbook of Child and Adolescent Mental Health. Geneva: International Association for Child and Adolescent Psychiatry and Allied Professions; 2012.

54. Leckman JF. Phenomenology of tics and natural history of tic disorders. Brain Dev. 2003;25(Suppl 1):S24-8.

55. Miguel EC, do Rosário-Campos MC, Prado HS, do Valle R, Rauch SL, Coffey BJ, et al. Sensory phenomena in obsessive-compulsive disorder and Tourette's disorder. J Clin Psychiatry. 2000;61(2):150-6.

56. Insel TR. Obsessive-compulsive disorder. Psychiatr Clin North Am. 1985;8(1):105-17.

57. Shavitt RG, de Mathis MA, Oki F, Ferrao YA, Fontenelle LF, Torres AR, et al. Phenomenology of OCD: Lessons from a large multicenter study and implications for ICD-11. J Psychiatr Res. 2014;57:141-8.

58. Mrabet Khiari H, Achouri A, Ben Ali N, Cherif A, Batti H, Messaoud T, et al. Obsessive-compulsive disorder: a new risk factor for Alzheimer disease? Neurol Sci. 2011;32(5):959-62.

59. Zhang T, Wang J, Yang Y, Wu Q, Li B, Chen L, et al. Abnormal small-world architecture of top-down control networks in obsessive-compulsive disorder. J Psychiatry Neurosci. 2011;36(1):23-31.

60. Bloch MH, Landeros-Weisenberger A, Rosario MC, Pittenger C, Leckman JF. Meta-analysis of the symptom structure of obsessive-compulsive disorder. Am J Psychiatry. 2008;165(12):1532-42.

61. Fontenelle LF. Pareidolias in obsessive-compulsive disorder: neglected symptoms that may respond to serotonin reuptake inhibitors. Neurocase. 2008;14(5):414-8.

62. Andrade LH, Wang YP, Andreoni S, Silveira CM, Alexandrino-Silva C, Siu ER, et al. Mental disorders in megacities: findings from the são paulo megacity mental health survey, Brazil. PLoS One. 2012;7(2):e31879.

63. Black DW. Epidemiology and genetics of OCD: a review and discussion of future directions for research. CNS Spectrums; 1996. p.10-6.

64. Kessler RC, Chiu WT, Demler O, Merikangas KR, Walters EE. Prevalence, severity, and comorbidity of 12-month DSM-IV disorders in the National Comorbidity Survey Replication. Arch Gen Psychiatry. 2005;62(6):617-27.

65. Swedo SE, Rapoport JL, Leonard H, Lenane M, Cheslow D. Obsessive-compulsive disorder in children and adolescents. Clinical phenomenology of 70 consecutive cases. Arch Gen Psychiatry. 1989;46(4):335-41.

66. Riddle MA, Scahill L, King R, Hardin MT, Towbin KE, Ort SI, et al. Obsessive compulsive disorder in children and adolescents: phenomenology and family history. J Am Acad Child Adolesc Psychiatry. 1990;29(5):766-72.

67. Leckman JF, Grice DE, Boardman J, Zhang H, Vitale A, Bondi C, et al. Symptoms of obsessive-compulsive disorder. Am J Psychiatry. 1997;154(7):911-7.

68. Pauls DL, Alsobrook JP, Goodman W, Rasmussen S, Leckman JF. A family study of obsessive-compulsive disorder. Am J Psychiatry. 1995;152(1):76-84.

69. Geller D, Biederman J, Jones J, Park K, Schwartz S, Shapiro S, et al. Is juvenile obsessive-compulsive disorder a developmental subtype of the disorder? A review of the pediatric literature. J Am Acad Child Adolesc Psychiatry. 1998;37(4):420-7.

70. Rosario-Campos MC, Leckman JF, Mercadante MT, Shavitt RG, Prado HS, Sada P, et al. Adults with early-onset obsessive-compulsive disorder. Am J Psychiatry. 2001;158(11):1899-903.

71. Millet B, Kochman F, Gallarda T, Krebs MO, Demonfaucon F, Barrot I, et al. Phenomenological and comorbid features associated in obsessive-compulsive disorder: influence of age of onset. J Affect Disord. 2004;79(1-3):241-6.

72. Hemmings SM, Kinnear CJ, Lochner C, Niehaus DJ, Knowles JA, Moolman-Smook JC, et al. Early- versus late-onset obsessive-compulsive disorder: investigating genetic and clinical correlates. Psychiatry Res. 2004;128(2):175-82.
73. Chabane N, Delorme R, Millet B, Mouren MC, Leboyer M, Pauls D. Early-onset obsessive-compulsive disorder: a subgroup with a specific clinical and familial pattern? J Child Psychol Psychiatry. 2005;46(8):881-7.
74. Sobin C, Blundell ML, Karayiorgou M. Phenotypic differences in early- and late-onset obsessive-compulsive disorder. Compr Psychiatry. 2000;41(5):373-9.
75. Albert U, Picco C, Maina G, Forner F, Aguglia E, Bogetto F. [Phenomenology of patients with early and adult onset obsessive-compulsive disorder]. Epidemiol Psichiatr Soc. 2002;11(2):116-26.
76. Fontenelle LF, Mendlowicz MV, Marques C, Versiani M. Early- and late-onset obsessive-compulsive disorder in adult patients: an exploratory clinical and therapeutic study. J Psychiatr Res. 2003;37(2):127-33.
77. Tükel R, Ertekin E, Batmaz S, Alyanak F, Sözen A, Aslanta B, et al. Influence of age of onset on clinical features in obsessive-compulsive disorder. Depress Anxiety. 2005;21(3):112-7.
78. Diniz JB, Rosario-Campos MC, Shavitt RG, Curi M, Hounie AG, Brotto SA, et al. Impact of age at onset and duration of illness on the expression of comorbidities in obsessive-compulsive disorder. J Clin Psychiatry. 2004;65(1):22-7.
79. Alvarenga PG, Mastrorosa RS, Rosário MC. Obsessive compulsive disorder in children and adolescents. In Rey JM (ed), IACAPAP e-Textbook of Child and Adolescent Mental Health. Geneva: International Association for Child and Adolescent Psychiatry and Allied Professions; 2012.
80. Rasmussen SA, Tsuang MT. Epidemiologic and clinical findings of significance to the design of neuropharmacologic studies of obsessive-compulsive disorder. Psychopharmacol Bull. 1986;22(3):723-9.
81. Miguel EC, Rauch SL, Jenike MA. Obsessive-compulsive disorder. Psychiatr Clin North Am. 1997;20(4):863-83.
82. Fiertag O, Taylor S, Tareen A, Garralda E. Somatoform disorders. In: Rey JM (ed), IACAPAP e-Textbook of Child and Adolescent Mental Health. Geneva: International Association for Child and Adolescent Psychiatry and Allied Professions; 2012.
83. Schulte IE, Petermann F, Noeker M. Functional abdominal pain in childhood: from etiology to maladaptation. Psychother Psychosom. 2010;79(2):73-86.
84. Silber TJ, Pao M. Somatization disorders in children and adolescents. Pediatr Rev. 2003;24(8):255-64.
85. Silber TJ. Somatization disorders: diagnosis, treatment, and prognosis. Pediatr Rev. 2011;32(2):56-63.
86. Brill SR, Patel DR, MacDonald E. Psychosomatic disorders in pediatrics. Indian J Pediatr. 2001;68(7):597-603.
87. Campo JV, Fritsch SL. Somatization in children and adolescents. J Am Acad Child Adolesc Psychiatry. 1994;33(9):1223-35.
88. Garralda ME. Somatization in children. J Child Psychol Psychiatry. 1996 37(1):13-33.

capítulo 16

Guilherme Vanoni Polanczyk

Psicofarmacologia na Primeira Infância

■ INTRODUÇÃO

A utilização de terapias farmacológicas na primeira infância é foco de controvérsias e desconhecimento, mesmo entre profissionais de saúde. De fato, os princípios do tratamento de problemas de saúde mental nesta faixa etária centram-se na perspectiva desenvolvimental e nas relações parentais, com ênfase em intervenções psicoterápicas que abordam a relação criança-pais.[1]

Entre crianças abaixo de 3 anos de idade, os rápidos processos de desenvolvimento cerebral em curso, que tornam os circuitos neurais especialmente vulneráveis, a grande influência que as relações parentais e o ambiente exercem sobre o seu comportamento e a ausência de evidências científicas amparando a eficácia e segurança de fármacos, tornam o uso de fármacos não recomendável. Entre crianças na idade pré-escolar (a partir de 3 anos de idade), a farmacoterapia pode desempenhar funções específicas em casos selecionados, informada por evidências e como parte de um plano de tratamento amplo, implementada por especialistas, que também consideram aspectos desenvolvimentais e abordam o contexto das relações no qual a criança está inserida.[2]

Subjacente às controvérsias sobre farmacoterapias, está a noção equivocada de que crianças, nos primeiros anos de vida, não apresentam transtornos mentais diagnosticáveis. Ainda, há a ideia de que eventuais alterações emocionais ou comportamentais seriam resultado direto e exclusivo de distúrbios das relações emocionais ou do contexto em que estão inseridas. Estas noções, no entanto, não se mantêm frente a um corpo robusto de estudos que demonstrou que transtornos mentais podem ser diagnosticados com relativa confiabilidade e validade nos primeiros anos de vida, principalmente a partir da idade pré-escolar.[3] Muitos transtornos nessa faixa etária, como o transtorno do espectro do autismo, apresentam continuidade ao longo do desenvolvimento e outros, como o transtorno de ansiedade, predizem transtornos variados ao longo do tempo.[4] Assim, essas condições devem ser tratadas o mais precocemente possível. Infelizmente, o treinamento em avaliação e o diagnóstico de transtornos mentais na primeira infância não fazem parte da maior parte dos programas de residência médica em Psiquiatria da Infância e Adolescência do Brasil e muitos profissionais que atuam nesta área não receberam treinamento formal. Portanto, apresentam grandes dificuldades de estabelecer diagnósticos confiáveis e de elaborar planos de tratamento globais específicos para este momento do desenvolvimento. A avaliação e o diagnóstico dos transtornos mentais na primeira infância são discutidos em detalhes no Capítulo 4, Sistemas de Classificação dos Diagnósticos dos Problemas de Saúde Mental na Infância.

Subjacente ao desconhecimento sobre farmacoterapias, estão também as reais limitações do conhecimento em relação à eficácia e segurança dos agentes farmacológicos na idade pré-escolar. Há grande escassez de ensaios clínicos controlados testando medicações para o tratamento de transtornos mentais nesta faixa etária e um número pequeno de estudos avaliando propriedades farmacocinéticas. Ainda, os efeitos em longo prazo são largamente desconhecidos.[5] Por outro lado, também há escassez de estudos testando intervenções psicoterápicas e há pequena disponibilidade de profissionais treinados em intervenções baseadas em evidências, principalmente na rede pública de assistência. Em paralelo, há uma demanda clínica crescente e recursos cada vez mais escassos. Consequentemente, os clínicos adotam condutas terapêuticas heterogêneas, muitas vezes incluindo medicações em função da não disponibilidade de intervenções psicoterápicas efetivas, baseados na extensão de evidências geradas em escolares e adolescentes, sem um plano de tratamento amplo e racional para cada intervenção. Essas condutas frequentemente são ineficazes ou causam efeitos adversos significativos, o que contribui para incertezas da comunidade sobre a psicofarmacoterapia na primeira infância.

Neste capítulo, serão apresentadas as evidências científicas relacionadas às principais classes de medicações empregadas e os princípios da psicofarmacoterapia na primeira infância.

■ ESTIMULANTES

As medicações estimulantes são utilizadas há muitas décadas para o tratamento do TDAH. No Brasil, estão disponíveis o metilfenidato e a lisdexanfetamina. Ensaios clínicos randomizados reunidos em metanálises demonstraram consistentemente a eficácia dos estimulantes para o tratamento do TDAH entre crianças na idade escolar, adolescentes e adultos, com tamanhos de efeito variando entre 0,8 e 1,1 e resposta clínica favorável inicial em aproximadamente 70% dos casos.[6,7] No entanto, um número menor de estudos avaliou a eficácia e tolerabilidade desta medicação em crianças pré-escolares, com limitações metodológicas significativas.[8,9]

Até o momento, existe apenas um grande ensaio clínico randomizado controlado multicêntrico seguindo uma metodologia rigorosa e testando a eficácia do metilfenidato comparado ao placebo em crianças pré-escolares: o Preschool ADHD Treatment Study (PATS).[10]

Outros ensaios clínicos controlados e ensaios abertos também avaliaram a eficácia do metilfenidato nesta população.[8] O PATS foi desenhado com o objetivo de avaliar a eficácia em curto prazo e a segurança em longo prazo do metilfenidato de liberação imediata (MFD-IR) em crianças pré-escolares entre 3 e 5 anos de idade com TDAH moderado-grave, que não responderam à terapia comportamental. Os desfechos avaliados foram habilidades sociais, comportamento em sala de aula, sintomas emocionais e estresse parental. O estudo foi composto por diferentes fases, entre elas, uma comparação de grupo paralelos que durou cinco semanas na melhor dose previamente definida (1,25, 2,5, 5, ou 7,5 mg, três vezes ao dia, como dose média de 14,2 mg/dia, DP 8,1 mg/dia). Houve redução significativa dos sintomas de TDAH com o uso de MFD-IR, em relação ao placebo, em todas as doses, exceto com 1,25 mg. Apenas 21% dos pré-escolares em tratamento com a melhor dose alcançaram remissão, em comparação a 13% no grupo placebo, chegando a um tamanho de efeito de 0,4 a 0,8. Houve maior frequência de eventos adversos associados ao metilfenidato, incluindo labilidade emocional, irritabilidade, insônia e redução de apetite. Eventos adversos levaram 8% da amostra a não concluir o estudo.[11] Na fase de manutenção, alcançada em 40 semanas, houve incremento da dose, que esteve associada à melhora em habilidades sociais, competência social e redução de ataques de raiva.[12] Recentemente, o seguimento de 3 e 6 anos após os estudos demonstrou que a vasta maioria dos participantes seguia apresentando TDAH e indicou que apenas 1 entre 4 não fazia mais uso de medicações e 1 entre 10 fazia uso de antipsicóticos. Naquela ocasião, com 3 e 6 anos de seguimento, 60% e 70% dos participantes, respectivamente, estavam em tratamento com estimulantes ou atomoxetina.[13-14]

Formulações de metilfenidato de longa ação e dextroanfetamina não foram avaliadas em ensaios clínicos randomizados focados em pré-escolares, apesar de a última ser aprovada para uso nos EUA em crianças a partir de 3 anos de idade.

■ ANTIPSICÓTICOS ATÍPICOS

Os antipsicóticos atípicos, principalmente a risperidona e o aripiprazol, foram estudados para o tratamento de agressividade, crises de raiva e comportamento autoagressivo em crianças com transtorno do espectro do autismo (TEA) a partir dos 5 anos de idade, sendo medicamentos aprovados para estas indicações. O tratamento do TEA envolve o desenvolvimento de habilidades cognitivas, de linguagem, sensório-motoras e adaptativas e a redução de sintomas-alvo. Estas medicações devem estar inseridas em plano de tratamento mais amplo, com programas intensivos de longa duração, com análise aplicada ao comportamento, e aprendizado estruturado.[15]

A aprovação da risperidona foi baseada nos dados do estudo *Research Units on Pediatric Psychopharmacology (RUPP) Autism Network*, um ensaio clínico multicêntrico que avaliou a eficácia de curto e de longo prazo desta medicação em crianças e adolescentes com TEA, acompanhado de graves explosões de raiva com auto ou heteroagressão).[16] As crianças tratadas com risperidona (dose média de 1,8 mg/dia), comparadas com aquelas em uso de placebo, apresentaram uma redução de 43% nos escores de irritabilidade e agressão, incluindo estereotipias e hiperatividade, nas primeiras 8 semanas de tratamento. Aquelas que inicialmente responderam ao tratamento foram acompanhadas por 16 semanas adicionais e subsequentemente randomizadas para um período de 8 semanas de descontinuação controlada por placebo. Durante a manutenção, 80% dos inicialmente respondedores seguiram respondendo ao tratamento. Durante a descontinuação, 62% dos tratados com placebo apresentaram recaída, em comparação com 12% daqueles tratados com risperidona, segundo a Research Units on Pediatric Psychopharmacology Autism Network.[17]

Dois ensaios clínicos pequenos e um estudo prospectivo demonstraram modesta redução dos sintomas de TEA em crianças pré-escolares. Os eventos adversos incluem sedação, aumento de apetite, ganho de peso, enurese, sialorreia e aumento de prolactina.[5] A aprovação do aripiprazol para o tratamento de agressividade, crises de raiva e comportamento autoagressivo em crianças com TEA foi baseada em dois ensaios clínicos de curto prazo (8 semanas), com doses flexíveis, que também demonstraram eficácia em comparação ao placebo no controle de agressividade e irritabilidade para crianças a partir de 6 anos de idade.[18,19] Há evidência de menor nível para crianças a partir de 5 anos de idade.[20,21]

As evidências existentes de ensaios clínicos randomizados indicam a eficácia e segurança de antipsicóticos para o tratamento de agressividade em pré-escolares (geralmente a partir de 5 anos de idade) com diagnósticos de TEA e de deficiência intelectual.[22] Estas medicações devem ser utilizadas na vigência de intervenções comportamentais com foco no treinamento parental, que apresentam o maior tamanho de efeito demonstrado em metanálise.[23] No entanto, para outros diagnósticos, as evidências são limitadas em número e qualidade. Apesar disso, os antipsicóticos vêm sendo crescentemente prescritos para crianças pré-escolares e, eventualmente, nos primeiros 3 anos de vida, sem transtornos do neurodesenvolvimento, com sintomas de oposição, agressividade ou alterações de sono, frequentemente de forma isolada, sem um plano de intervenção psicoterápica, o que é bastante preocupante.[24,25]

Um estudo de série de casos retrospectivo de crianças em uso de risperidona, com comportamento agressivo, associado com diversos transtornos, demonstrou uma redução de 36% da gravidade dos sintomas.[26] Em pré-escolares com TDAH e transtornos disruptivos graves, há ensaios clínicos controlados limitados, avaliando os efeitos da risperidona e do aripiprazol, com redução dos sintomas, sem diferenças significativas entre eles. Os efeitos adversos mais comuns para ambas as medicações foram a elevação de prolactina (maior no grupo risperidona) e o aumento de peso (equivalente entre os dois grupos).[9]

Para o tratamento de sintomas maníacos, há evidências de estudos abertos que indicam efeito clínico positivo da risperidona e da olanzapina.[5]

■ ANTIDEPRESSIVOS

Não existem ensaios clínicos randomizados multicêntricos avaliando a eficácia e segurança de inibidores seletivos da recaptação da serotonina para o tratamento de pré-escolares com transtornos de ansiedade ou depressão. As evidências neste sentido são amparadas por relatos de caso, que reportam efeitos clínicos positivos, mas taxas altas de ativação comportamental, e usualmente não descrevem uma avaliação diagnóstica padronizada.[27] Portanto, o uso de medicações não é recomendado como primeira ou segunda linha para o tratamento destas condições e é reservado apenas para casos graves, resistentes ao tratamento.[28]

Os antidepressivos tricíclicos não foram estudados em crianças pré-escolares, mas são frequentemente prescritos. Em função da ausência de evidências para o tratamento de pré-escolares com TDAH, depressão e transtornos do sono e da janela terapêutica restrita, com potenciais eventos adversos relevantes, como os cardiovasculares, os antidepressivos tricíclicos não são recomendados para o tratamento de transtornos psiquiátricos em crianças na primeira infância.[5]

■ PRINCÍPIOS DA PSICOFARMACOTERAPIA NA PRIMEIRA INFÂNCIA

É fundamental que o tratamento farmacológico esteja inserido em um plano de tratamento global e siga princípios norteadores claros, a partir das melhores evidências disponíveis e do conhecimento disponível sobre psicopatologia na primeira infância e psicofarmacoterapia clínica. Assim, são sugeridos os seguintes princípios:[2, 29,30]

- Todo plano de tratamento deve ser iniciado por avaliação e formulação diagnóstica cuidadosa.
- Em crianças de até os 3 anos, o tratamento farmacológico não é recomendado. A partir dessa idade, abordagens psicoterápicas são o tratamento de primeira linha; devem preceder qualquer consideração sobre o tratamento farmacológico e devem ser mantidas em combinação.
- Iniciar com apenas uma medicação, associada a uma intervenção psicoterápica já em curso.
- Iniciar com pequenas doses e fazer a progressão lenta da dose.
- Alcançar uma dose eficaz e a manter pelo tempo adequado.
- Programar o tempo de manutenção da medicação em dose plena e a sua descontinuação.
- Descontinuar as medicações que não estão funcionando ou que não são mais necessárias.
- Evitar trocas frequentes para novas medicações sem razões claras e consistentes, basedas em evidências.
- Informar os pacientes sobre os potenciais efeitos adversos, para que possam reconhecê-los imediatamente.
- Manter um alto grau de suspeição em relação aos efeitos adversos, monitorando-os periodicamente.
- Não é recomendável o uso de medicações para tratar efeitos adversos de outras medicações.
- A avaliação ou o tratamento de psicopatologia parental pode ser muito relevante para melhorar a habilidade familiar na participação do tratamento e também na melhora do ambiente familiar.

A colaboração entre profissionais responsáveis por elementos específicos do plano de tratamento de uma criança é essencial para o seu sucesso.

■ CONCLUSÕES

A psicofarmacoterapia na primeira infância pode fazer parte de um plano de tratamento amplo, que aborda toda a complexidade de um transtorno mental nesta faixa etária, virtualmente sempre incluindo uma modalidade psicoterápica.

As abordagens farmacológicas nesta faixa etária devem ser selecionadas para casos resistentes a intervenções psicoterápicas, com gravidade substancial, sendo empregada por especialistas. As melhores evidências científicas disponíveis devem direcionar a escolha do agente farmacológico, prescrito seguindo princípios claros. Infelizmente, as evidências acerca da eficácia e segurança de agentes farmacológicos para os diversos transtornos na primeira infância ainda são limitadas.

É importante ressaltar, também, que um plano de tratamento adequado, que inclui ou não abordagens farmacológicas, só é possível por meio de uma avaliação cuidadosa e detalhada da criança e da relação entre ela e o cuidador principal, da classificação diagnóstica e da formulação global da situação clínica.

Referências Bibliográficas

1. Zeanah CH, Zeanah PD. The scope of infant mental health. In: Zeanah CH. Handbook of Infant Mental Health. New York: The Guildford Press; 2009.
2. Gleason MM, Egger HL, Emslie GJ, Greenhill LL, Kowatch RA, Lieberman AF, et al. Psychopharmacological treatment for very young children: contexts and guidelines. J Am Acad Child Adolesc Psychiatry. 2007;46(12):1532-72.
3. Carter AS, Briggs-Gowan MJ, Davis NO. Assessment of young children's social-emotional development and psychopathology: recent advances and recommendations for practice. J Child Psychol Psychiatry. 2004;45(1):109-34.
4. Costello EJ, Foley DL, Angold A. 10-Year Research Update Review: The Epidemiology of Child and Adolescent Psychiatric Disorders: II. Developmental Epidemiology. J Am Acad Child Adolesc Psychiatry. 2006; 45(1):8-25.
5. Gleason MM. Psychopharmacological treatment in preschoolers. In: Martin A, Scahill L, Kratochvil CJ,eds. Pediatric Psychopharmacology. New York: Oxford University Press; 2011.
6. Faraone SV. Using Meta-analysis to Compare the Efficacy of Medications for Attention-Deficit/Hyperactivity Disorder in Youths. P T. 2009;34(12):678-94.
7. Faraone SV, Buitelaar J. Comparing the efficacy of stimulants for ADHD in children and adolescents using meta-analysis. Eur Child Adolesc Psychiatry. 2010;19(4):353-64.
8. Ghuman JK, Arnold LE, Anthony BJ. Psychopharmacological and Other Treatments in Preschool Children with Attention-Deficit/Hyperactivity Disorder: Current Evidence and Practice. J Child Adolesc Psychopharmacol. 2008;18(5):413-47.
9. Tandon M, Pergjika A. Attention Deficit Hyperactivity Disorder in Preschool-Age Children. Child Adolesc Psychiatr Clin N Am. 2017;26(3):523-38.
10. Kollins S, Greenhill L, Swanson J, Wigal S, Abikoff H, McCracken J, et al. Rationale, Design, and Methods of the Preschool ADHD Treatment Study (PATS). J Am Acad Child Adolesc Psychiatry. J Am Acad Child Adolesc Psychiatry. 2006;45(11):1275-83.
11. Greenhill L, Kollins S, Abikoff H, McCracken J, Riddle M, Swanson J, et al. Efficacy and Safety of Immediate-Release Methylphenidate Treatment for Preschoolers With ADHD. J Am Acad Child Adolesc Psychiatry. J Am Acad Child Adolesc Psychiatry. 2006;45(11):1284-93.
12. Vitiello B, Abikoff HB, Chuang SZ, Kollins SH, McCracken JT, Riddle MA, et al. Effectiveness of Methylphenidate in the 10-Month Continuation Phase of the Preschoolers with ADHD Treatment Study (PATS). J Child Adolesc Psychopharmacol. 2007;17(5):593-603.
13. Riddle MA, Yershova K, Lazzaretto D, Paykina N, Yenokyan G, Greenhill L, et al. The Preschool Attention-Deficit/Hyperactivity Disorder Treatment Study (PATS) 6-Year Follow-Up. J Am Acad Child Adolesc Psychiatry. 2013;52(3):264-278.e2.
14. Vitiello B, Lazzaretto D, Yershova K, Abikoff H, Paykina N, McCracken JT, et al. Pharmacotherapy of the Preschool ADHD Treatment Study (PATS) Children Growing Up. J Am Acad Child Adolesc Psychiatry. 2015;54(7):550-6.
15. Lai M-C, Lombardo MV, Baron-Cohen S. Autism. Lancet. 2014;383(9920):896-910.
16. McCracken JT, McGough J, Shah B, Cronin P, Hong D, Aman MG, et al. Risperidone in children with autism and serious behavioral problems. N Engl J Med. 2002;347(5):314-21.
17. Research Units on Pediatric Psychopharmacology Autism Network. Risperidone treatment of autistic disorder: longer-term benefits and blinded discontinuation after 6 months. Am J Psychiatry. 2005;162(7):1361-9.
18. Marcus RN, Owen R, Kamen L, et al. A placebo-controlled, fixed-dose study of aripiprazole in children and adolescents with irritability associated with autistic disorder. J Am Acad Child Adolesc Psychiatry. 2009;48:1110-1119.
19. Owen R, Sikich L, Marcus RN, et al. Aripiprazole in the treatment of irritability in children and adolescents with autistic disorder. Pediatrics. 2009;124:1533-1540.
20. Stigler KA, Posey DJ, McDougle CJ. Aripiprazole for maladaptive behavior in pervasive developmental disorders. J Child Adolesc Psychopharmacol. 2004;14:455-463.

21. Stigler KA, Diener JT, Kohn AE, Li L, Erickson CA, Posey DJ, McDougle CJ. Aripiprazole in pervasive developmental disorder not otherwise specified and Asperger's disorder: A 14-week, prospective, open-label study. J Child Adoles Psychopharmacol. 2009;19:265-274.
22. Aman MG, De Smedt G, Derivan A, Lyons B, Findling RL. Double- blind, placebo-controlled study of risperidone for the treatment of disruptive behaviors in children with subaverage intelligence. Am J Psychiatry. 2002;159:1377-1346.
23. Comer JS, Chow C, Chan PT, Cooper-Vince C, Wilson LAS. Psychosocial Treatment Efficacy for Disruptive Behavior Problems in Very Young Children A Meta-Analytic Examination. J Am Acad Child Adolesc Psychiatry. 2013; 52(1):26-36.
24. Zito JM, Safer DJ, dosReis S, Gardner JF, Boles M, Lynch F. Trends in the prescribing of psychotropic medications to preschoolers. JAMA. 2000; 283(8):1025-30.
25. Olfson M, Crystal S, Huang C, Gerhard T. Trends in antipsychotic drug use by very young, privately insured children. J Am Acad Child Adolesc Psychiatry. 2010;49(1):13-23.
26. Cesena M, Gonzalez-Heydrich J, Szigethy E, Kohlenberg TM, DeMaso DR. A case series of eight aggressive young children treated with risperidone. J Child Adolesc Psychopharmacol. 2002;12(4):337-45.
27. Barterian JA, Rappuhn E, Seif EL, Watson G, Ham H, Carlson JS. Current State of Evidence for Medication Treatment of Preschool Internalizing Disorders. ScientificWorldJournal. 2014;2014(8):1-8.
28. Whalen DJ, Sylvester CM, Luby JL. Depression and Anxiety in Preschoolers. Child Adolesc Psychiatr Clin N Am. 2017;26(3):503-22.
29. Gleason MM. Psychopharmacology in early childhood: does it have a role? In: Zeanah CH. Handbook of Infant Mental Health. New York: The Guildford Press; 2009.
30. Schiff GD. Principles of Conservative Prescribing. Arch Intern Med. 2011;171(16):1433.

capítulo 17

Edwiges Ferreira de Mattos Silvares ■ Jéssica de Assis Silva

Distúrbios da Aquisição do Controle Esfincteriano

■ INTRODUÇÃO

Em geral, o controle esfincteriano ou treino de toalete ou desfralde **é adquirido** de forma natural pelas crianças em torno dos 3 anos de idade, podendo ser caracterizado também pelo auxílio e supervisão de seus cuidadores.[1] Este treino pode ser considerado um desafio para a criança, uma vez que supõe a necessidade social desse controle, o qual envolve igualmente uma adaptação a valores socioculturais e, portanto, expectativas e métodos de treinamento singulares.[2]

Até os quatro anos de idade, a maior parte das crianças, mesmo as prematuras e de baixo peso no nascimento, obtém o controle esfincteriano diurno, independentemente de fatores externos e do sexo, sendo o controle noturno, alcançado entre os 5 e 6 anos de idade. Ambos os controles estão diretamente relacionados a aspectos da aprendizagem.[3]

Mota e Barros,[2] em um estudo longitudinal envolvendo 3.281 crianças da cidade de Pelotas (RS), apontaram a presença de algumas habilidades nas crianças que seriam necessárias para o desenvolvimento da autonomia quanto ao controle esfincteriano. Dos aspectos utilizados em sua pesquisa, os autores indicaram o desenvolvimento motor da criança, sua linguagem, coordenação e cognição como fundamentais nesse quesito. Os dados resultantes de um questionário preenchido pelas mães das crianças envolvidas na pesquisa, no qual constavam aspectos sociodemográficos, características de hábitos miccionais e intestinais, com atenção ao treino esfincteriano, estes dados indicaram as habilidades necessárias para o controle esfincteriano, que estavam presentes em 85,5% das crianças aos dois anos de idade. Tendo como exemplos caminhar com firmeza, tirar a roupa sem auxílio, compreensão e seguimento de instruções.

Outros pontos relevantes no estudo supracitado se referem ao fato de as **mães com níveis socioeconômicos e de escolaridade** mais elevados terem retirado mais tardiamente as fraldas dos seus filhos; ter sido maior o **número de crianças** cujo desfralde foi alcançado em casa, bem como esse momento ter sido baseado na indicação sobre a vontade/necessidade de ir ao sanitário advinda das próprias crianças. Segundo os mesmos autores, tais pontos são considerados fatores de risco para a obtenção desse controle. Ainda de acordo com esse estudo, o maior problema reflete-se na postergação do desfralde em função de tentativas anteriores de treino sem o devido sucesso. Foi indicado que a aquisição tardia de tal habilidade poderia exercer impacto sobre o aumento da prevalência de transtornos de eliminação, observado nos últimos anos.[2]

Em continuação ao estudo de Mota e Barros, Mota e colaboradores,[2,3] em uma amostra ampliada para 4.231 crianças, nascidas em 2004 e avaliadas aos 12, 24 e 48 meses, a partir dos relatos das mães, foram descritos dados interessantes. Foi observado que a idade média de treinamento das crianças ao toalete foi aos 22 meses de idade e o início foi precoce para as meninas, em comparação ao dos meninos. A duração média dos treinos foi de 3,2 meses e crianças que apresentaram algum tipo de atraso no desenvolvimento tiveram também um atraso na idade do desfralde, proporcional à gravidade do atraso. Treinos realizados antes dos 24 meses de idade resultaram em um aumento da idade de obtenção do controle de esfíncteres e maior duração no treinamento para sua obtenção.[3]

O controle esfincteriano é essencial para o desenvolvimento das crianças e a rotina dos pais na interação com elas. Todavia, alguns profissionais de saúde não demostram, aparentemente, interesse pela área. O conhecimento acerca de quantas e quais são as habilidades necessárias para o alcance desse controle e mesmo de outras informações com referência ao controle, relativas aos pais, **são essenciais** e imperativas por parte dos profissionais de saúde. Somente os que tiverem posse de tais informações serão capazes de fornecer a devida orientação aos pais quanto ao período mais indicado e as estratégias de adoção para realizar o treino, preparando-os para a rotina do uso do toalete por parte da criança.[2]

É válido lembrar que a literatura é controversa quanto a uma idade ideal para que haja o treino do controle esfincteriano.[3] Todavia, para uma aquisição segura do controle, é necessário que haja a maturação do sistema urinário e do sistema nervoso central e periférico. É na transição da bexiga, tida como "imatura" até o dito controle miccional, que há o risco aumentado para o surgimento e aparecimento de alguma disfunção.[3] Duas das disfunções mais comuns, a enurese e a encoprese, serão discutidas a seguir.

■ ENURESE

A enurese noturna é caracterizada pela incontrolabilidade da micção, a qual pode ser considerada tanto como um problema na aquisição como na manutenção do urinar (Oliveira *et al.*, 2000). Trata-se de micção em local inadequado para eliminação, em uma idade na qual a maioria das crianças já teria domínio sobre o controle vesical.[1] Dificuldades emocionais ao longo do desenvolvimento da criança e do adolescente, acrescidas da intolerância dos pais, isolamento social e baixa autoestima são características refletoras de um quadro de enurese não tratado devidamente.[4] De tal quadro, sabidamente, decorre um negativo impacto social/psicológico não exclusivo à criança, mas que abrange também seu grupo de convivência.[5]

Segundo o DSM-V, o diagnóstico da enurese pode ser realizado a partir dos 5 anos de idade e definido como uma eliminação voluntária ou involuntária na cama ou nas vestes, descartando-se efeitos de substâncias ou questões médicas. A frequência dessa eliminação para que tal quadro receba atenção médica e psicológica deve ser de no mínimo duas vezes em um período de pelo menos três meses.

A enurese acomete entre 5% e 10% de crianças na faixa etária do diagnóstico, sendo mais comum em meninos do que em meninas. Como fatores de risco presentes na literatura, estão a presença de outros casos de enurese na família, bem como histórico de violência física e maior número de irmãos que a média nacional e baixa escolaridade).[6]

Sobre a etiologia da disfunção,[7] aponta algumas possíveis causas, como: dificuldades no despertar da criança, poliúria noturna, menor capacidade de contenção da bexiga, além de atividade detrusora disfuncional.

Quanto à classificação, pode ser do tipo:

a) noturna/monossintomática, ocorrendo exclusivamente à noite;
b) diurna/incontinência urinária, ocorrendo ao longo do dia;
c) noturna e diurna ou não monossintomática.

A enurese pode ainda ser classificada como primária ou secundária quanto ao seu curso, se houve (primária) ou não (secundária) um período de continência previamente estabelecido.

Quanto às formas de tratamento do tipo medicamentoso, podemos citar a imipramina, a oxibutinina e a desmopressina. Os dois primeiros atuam sobre a musculatura da bexiga, enquanto o último, de recomendação e evidência padrão-ouro, age nos túbulos distais do rim, a fim de concentrar e diminuir o volume de urina produzido à noite.[7]

Uma alternativa ao tratamento medicamentoso é o tratamento psicológico, com a utilização do alarme de urina, de destaque histórico na terapia comportamental para a enurese monossintomática.[8]

O equipamento consiste de duas partes, a saber: um tapete plástico detector de urina e uma unidade de controle. O tapete deve ser colocado por baixo do lençol, para que a urina o alcance rapidamente. Quando detectada a urina, o alarme é ativado para acordar a criança. Além do alarme sonoro, ascende-se uma luz, para guiar a pessoa a encontrá-lo mesmo em locais escuros. O sistema é alimentado por uma bateria de 9 V. Tal procedimento tem efetividade entre 60% e 70% dos casos,[9] mesmo que a criança assistida já tenha histórico de alguma modalidade de tratamento.[10]

A falta de informação sobre a identificação da enurese enquanto um problema de saúde e sobre o conhecimento das formas de tratamento eficazes, tanto por parte da família quanto por parte de profissionais, afeta diretamente seu tratamento, exercendo significante impacto sobre a criança ou adolescente e sua família.[4,12]

■ ENCOPRESE

A encoprese é um transtorno de causa multifatorial, havendo dificuldades no esclarecimento de sua etiologia.[13] Entretanto, de acordo com Rovaris e colaboradores,[14] muitos dos cuidadores acabam por encarar a encoprese como essencialmente fisiológica e sem relação direta com o comportamento.

A baixa autoestima e os problemas de ordem social podem estar relacionados ao quadro de encoprese.[1,14] Apesar disso, constata-se um escasso número de publicações na área, destinadas a essa temática.[14,15] Em um estudo recente de revisão sobre a encoprese, associado à intervenção psicológica, foram selecionados apenas cinco artigos retratando as formas de intervenção psicológica nesse tipo de diagnóstico.[14]

De acordo com a Associação Americana de Psiquiatria,[6] a encoprese consistiria em evacuações de no mínimo uma vez ao mês, em um período de três meses, realizadas em lugares impróprios, de forma voluntária ou involuntária, em crianças que apresentem idade igual ou maior a 4 anos ou desenvolvimento compatível a essa faixa etária. O defecar deve estar dissociado de fatores fisiológicos, para que haja adequado diagnóstico. Em tal quadro, deve também ser descartado o uso de substâncias, tais como laxantes ou condições médicas.

Wendy e William[16] constataram a incidência do quadro diagnóstico em uma proporção três vezes maior em meninos, do que meninas na mesma faixa etária. Coelho[17] aponta que menos de 40% das famílias com esse problema procuram tratamento.

Se comparado com a fase adulta, o comportamento de defecar, em crianças, é mais intenso e irregular. Associando-o à alteração gradual do tamanho e da consistência das fezes, tende-se a ser obtido o controle na defecação.[14] Por vezes, *soiling* e encoprese surgem na literatura como sinônimos, o que pode incorrer em problemas conceituais, uma vez que, na área médica, *soiling* é um escape fecal associado à constipação. É recorrente ainda o uso de encoprese para se referir a todo tipo de perda fecal, o que reforça o viés conceitual.[18,19]

Segundo Coelho,[17] na encoprese, o indivíduo teria a perda de sensibilidade quanto aos estímulos relacionados à necessidade de evacuação, retendo as fezes. Segundo a mesma autora, a encoprese pode ser classificada de três maneiras:

1. noturna ou diurna, em função do período no qual geralmente ocorrem os episódios de encoprese;
2. primária ou secundária, sendo a primeira relativa a casos nos quais nunca houve controle esfincteriano e a última em que o controle ocorreu previamente e foi perdido;
3. retentiva ou não retentiva, se há retenção ou padrão diarreico.

Alguns fatores de risco são associados ao surgimento da encoprese, tais como prisão de ventre durante a infância, baixo tônus muscular e falta de coordenação motora, retardo da mobilidade intestinal, ser do sexo masculino, ter sofrido abuso sexual, ter dieta rica em gordura e pobre em fibras, pouca ingestão de água, ausência de prática de exercícios físicos, recusa em usar o banheiro, atraso cognitivo, dificuldade para identificar comportamentos fisiológicos que antecipam a evacuação, negligência e ausência de rotina.[14, 17,20]

Coelho[17] ressalta habilidades que exercem influência sob o sucesso do uso adequado ao banheiro, tais como: expressar verbalmente a necessidade de evacuação; habilidades motoras, como puxar ou abaixar as calças e levantar-se do vaso sanitário; compreender e seguir regras simples; e reter a urina por aproximadamente duas horas (o que indica certo controle esfincteriano).

De maneira geral, o tratamento médico implica a inconformação quanto ao problema, explicitando os mecanismos envolvidos, os objetivos terapêuticos e procedimentos.[18]

Quanto à terapia comportamental, dados encontrados na revisão de Rovaris e colaboradores[14] apontam para procedimentos comuns relativos à intervenção de cunho comportamental, como: estabelecimento de linha de base, favorecimento do vínculo terapêutico; habituação do comportamento de encoprese por meio da diminuição das respostas fisiológicas relacionadas à defecação e dessensibilização ao vaso sanitário; reforço positivo dos comportamentos de autonomia e assertividade; orientação aos responsáveis sobre as estratégias de treino e o que mantém o comportamento de incontinência fecal; proposição de situações de defecação por via lúdica; redução do uso de medicação e do intervalo entre as defecações e o uso de toalete; favorecimento da interação familiar; modelação do relato do cliente sobre a encoprese; ensinamento sobre a análise funcional aos pais ou cuidadores; realização do *fading out*; redefinição de autorregra de limpeza e sujeira; ensinamento ao cliente sobre o registro dos comportamentos de encoprese e monitoramento; estabelecimento de rotina, horários e tarefas; avaliação do desempenho do cliente.

Além disso, na mesma revisão, os pesquisadores analistas do comportamento realizaram um *follow-up* para verificar a manutenção dos dados encontrados. Para a avaliação dos casos nessa revisão, foram apontadas a relação familiar e escolar e a história de vida, com destaque ao período de desfralde, alimentação e rotina.

Procedimentos como modelagem comportamental, reforçamento diferencial de comportamentos distintos dos tipicamente identificados para o transtorno, e estabelecimento de contingências de reforçamento, para viabilizar o desenvolvimento de operantes, para uso regular do toalete, e a discriminação de reações interoceptivas essenciais. Ao se propor uma intervenção, alguns aspectos devem ser levados em conta, como a dieta, a relação familiar, a reeducação intestinal e os tratamentos medicamentosos.

Mesmo com tratamento adequado, a previsão é a de que a criança precise de um período entre seis meses e um ano para adquirir a capacidade de controle esfincteriano. Rovaris e colaboradores[14] apontaram que cerca de 30% das crianças apresentarão constipação e terão alguns dos sintomas futuramente.

■ CONSIDERAÇÕES FINAIS

Diante do contexto exposto, destaca-se a necessidade de se intensificar as pesquisas voltadas a tais distúrbios, visando principalmente à disseminação de informações e o consequente aumento da procura por tratamento.[14]

Distúrbios de aquisição do controle esfincteriano refletem consequências socioemocionais da criança, causando impacto também na sua vida adulta, sendo, pois, essencial o tratamento. Segundo Rovaris e colaboradores,[14] é fundamental a articulação entre pais e profissionais de saúde, diante de possíveis frustrações ou intercorrências no tratamento.

O treino de profissionais para orientação adequada aos cuidadores e a realização correta do diagnóstico e tratamento facilita a remissão dos sintomas. Muitas vezes, as crianças são forçadas a realizar o treino ou a atender às expectativas dos pais e cuidadores quando ainda não há o preparo, o que pode contribuir para o surgimento de disfunções, como as relatadas neste capítulo.[21]

Novos estudos são necessários, sobretudo no campo da encoprese, com a finalidade de elucidar questões quanto à etiologia, à avaliação e ao tratamento. Em ambas as disfunções relatadas, a informação quanto aos diagnósticos e a atenção de pais e profissionais sobre suas características, além do conhecimento acerca do desenvolvimento infantil, parecem ser peças-chave para um bom prognóstico diante dos quadros.

Referências Bibliográficas

1. Silvares EFM, Souza CL. Prevenção e tratamento comportamental dos problemas de eliminação na infância. Temas Psicol. 2001;9(2):99-111.
2. Mota DM, Barros AJ. Toilet training: situation at 2 years of age in a birth cohort. J Pediatr (Rio J). 2008;84(5):455-62.
3. Mota DM, Barros AJ, Matijasevich A, Santos IS. Longitudinal study of sphincter control in a cohort of Brazilian children. J Pediatr (Rio J). 2010;86(5):429-34.
4. Silvares EFM, Pereira RF. Adesão em saúde e psicoterapia: conceituação e aplicação na enurese noturna. Psicologia USP. 2012;23(3):539-57.
5. Emerich DR, Braga-Porto PF, Silvares EFM. O uso da internet como ferramenta para promoção de saúde e intervenção para enurese. Psicologia da Criança e do Adolescente. 2014;5:71-86.
6. American Psychiatric Association. Diagnostic and statistical manual of mental disorders: (DSM-V). 5th ed. Washington, DC: APA; 2014.
7. Houts AC. Nocturnal enuresis as a biobehavioral problem. Behav Ther. 1991;22:33-51.
8. Pereira RF, Daibs YS, Braga PF, Silvares EFM. Acompanhamento presencial e à distância para o tratamento da enurese noturna com alarme. Estud Psicol. 2012;29(2);183-91.
9. Butler RJ. Childhood nocturnal enuresis: developing a conceptual framework. Clin Psychol Rev. 2004;24(8):909-31.
10. Van Hoeck KJ, Bael A, Lax H, Hirche H, Bernaerts K, Vandermaelen V, van Gool JD. Improving the cure rate of alarm treatment for monosymptomatic nocturnal enuresis by increasing bladder capacity – a randomized controlled trial in children. J Urol. 2008;179(3):1122-6.
11. Pereira GRR. Projeto Enurese: 20 anos de tratamento com alarme no Brasil. In: Silvares EFM, Pereira RF, orgs. Enurese noturna: diagnóstico e tratamento. Porto Alegre: Artmed; 2012. p.179-89.
12. Silvares EFM. Enurese em crianças e adolescentes: a importância do tratamento. In: Silvares EFM, Pereira RF, orgs. Enurese noturna: Diagnóstico e tratamento. Porto Alegre: Artmed; 2012. p.15-27.
13. Bragado CA. Encopresis. Madri: Editora Pirâmide; 1998.
14. Rovaris JA, Guerra BT, Calais SL, Neme CMB. Encoprese e intervenção psicológica: revisão de literatura. Estud Pesqui Psicol. 2015;15(1):79-93.
15. Neves AJ, Calais SL. Efeitos do manejo comportamental de incontinência fecal em adolescente. Psicologia: Ciência e Profissão. 2012;3(32):754-67.
16. Biggs WS, Dery WH. Evaluation and treatment of constipation in infants and children. Am Fam Physician. 2006;73(3):469-77.
17. Coehlo DP. (2011). Encopresis: A medical and Family approach. Pediatr Nurs. 2011;37(3):107-12.
18. Costa CD, Inneco PFD, Barakat F, Veloso VN. Aspectos clínicos e psicológicos da encoprese. Rev Paul Pediatr. 2005;23(1):35-40.
19. Maffei HVLM, Morais MB. Constipação intestinal crônica funcional e suas complicações. In: Kotze L, Barbieri D, eds. Afecções gastrointestinais da criança e do adolescente. Rio de Janeiro: Revinter; 2003. p.342-52.
20. Cox DJ, Sutphen J, Ling W, Quillian W, Borowitz S. Additive benefits of laxative, toilet training, and biofeedback therapies in the treatment of pediatric encopresis. J Pediatr Psychol. 1996;21(5):659-70.
21. Mota DM, Barros AJ. Toilet training: methods, parental expectations and associated dysfunctions. J Pediatr (Rio J). 2008;84(1):9-17.

capítulo 18

Filumena Maria da Silva Gomes • Maria Helena Valente

O Papel do Brinquedo e da Leitura no Desenvolvimento da Criança

■ O BRINCAR

A atividade de brincar para a criança é fundamental, como comer e dormir. O modo de expressão natural da criança é o brincar. A brincadeira é essencial para o seu desenvolvimento e se desenvolve em qualquer tempo e lugar. A criança brinca de fantasiar uma situação, sem um objetivo definido, usando as suas capacidades sensoriais, motoras, verbais etc., e não necessita de outros parceiros. O brincar é um exercício das capacidades de aprendizagem social, em que os objetos servem de suporte para uma atividade representativa ou simbólica, que aparece mais claramente aos 3 anos de idade, juntamente com a atividade sensório-motora.[1]

Até os 2 anos de idade, a criança desenvolve o seu pensamento, mas só passará a expressá-lo quando iniciar a fala, unindo pensamento e linguagem. A fala recém-descoberta é a expressão do pensamento, o nome de um objeto passa a fazer parte de sua estrutura e o pensamento torna-se verbal. Nesta fase, as brincadeiras tornam-se mais nítidas e a criança passa a dominar a sintaxe da fala, mas não domina o sintaxe do pensamento lógico.[2]

A linguagem não se encontra suficientemente desenvolvida na criança pequena, então a criança projeta nas brincadeiras o que lhe parece difícil de viver. Ela também encontra oportunidade para descarregar tensões desencadeadas pelos limites sociais ou parentais, entre outros, e defender-se das angústias geradas por elas. Ao brincar, a criança encontra oportunidades de dominar, reviver cenas difíceis, modificando as suas vivências, facilitando a integração de novos dados.[1]

O brincar é um espaço de aprendizagem de papéis sociais (brincar de boneca, de carro, de professor, de família etc.). Inicialmente, a criança brinca sozinha, posteriormente, brinca com outras crianças, mas, mesmo assim, também continuará a brincar sozinha, mesmo quando em grupo.[1]

A brincadeira de uma criança não é instintiva, mas humana, objetiva, e é a percepção que a criança tem do mundo, determinando o conteúdo de suas brincadeiras, uma necessidade de agir como um adulto age. O objetivo da brincadeira da criança é o próprio processo e não o resultado da ação. Quando uma criança brinca com blocos de madeira, o objetivo é a própria ação, e não a construção de uma estrutura, e isto ocorre, em geral, em qualquer jogo na infância. A criança pequena apresenta uma atividade teórica abstrata incipiente, e a consciência das coisas surge na forma de ação, do brincar. As brincadeiras, as operações e ações da criança no período pré-escolar são sempre reais e sociais, em que a criança assimila a realidade de sua comunidade, compreende o mundo em que vive e no qual será chamada a mudar. Ao dominar o mundo que a cerca, ela está se esforçando para nele agir.[3]

A necessidade de agir como os adultos surge, na criança, ao ver a maneira como eles agem. Então ela brinca com algum objeto acessível a ela e faz de conta que esse é um objeto do mundo dos adultos que a cerca. É importante lembrar que os jogos dos adultos, em que o objetivo é ganhar, são diferentes da brincadeira das crianças. O brincar, além de assimilar o mundo ao seu redor, também é uma forma de fantasia, evocando sentimentos gratificantes. A criança brinca, então, por gostar dessas experiências. As crianças também brincam das mesmas coisas em idades diferentes, mas de formas diferentes, conforme o seu desenvolvimento vai ocorrendo.[3]

Piaget e o brincar

Piaget classificou as brincadeiras ou atividades lúdicas em três categorias:[1]

a) Brincadeiras de bebês: exercícios sensório-motores, que vão desde os movimentos, como dança, gestos etc., até atividades físicas, como correr, pular, rolar etc., e as manipulações de objetos ou materiais (areia, massa, água, potes etc.).
b) Jogo simbólico: brincar de ser alguém ou algo, representar algo ou cenas e contar histórias.
c) Jogo com regras: desde as brincadeiras de roda, até os jogos com regras, como jogos de cartas etc.

As brincadeiras do bebê pequeno vão desde aspectos psicomotores (preensão, marcha etc.), cognitivos, afetivos (repetição, procura de objetos escondidos, controlar a angústia com o desaparecimento do objeto) e sociais (trocas entre a criança e a mãe/cuidador durante as brincadeiras).[1]

No período pré-operatório, de jogo simbólico, em que ocorre a evocação de pessoas ou objetos ausentes, desenvolve-se a capacidade de imitação e surgem as representações mentais. Nessa fase, o brincar tem a função de: comunicação, reprodução da realidade, transformação do real, expressão da vivência interior, neutralização das angústias ligadas aos limites, agressão, ciúmes e interiorização das normas sociais.[1]

No período das operações concretas, aparecem os jogos com regras e a socialização se intensifica. Isso ocorre quando a criança domina melhor a linguagem e está mais adaptada ao seu meio.[1]

Melanie Klein e o brincar

Quando uma criança fica à vontade, logo começa a brincar. O brincar representa suas fantasias e ansiedades. Melanie Klein foi a primeira a intuir que o brincar é a expressão de processos mais profundos, inconscientes, como a simbolização, e que, ainda, estimula as habilidades e capacidades mentais. Quando a criança brinca, nada acontece por acaso, cada ação tem conexão com a precedente. Podemos não entender essa ligação, mas ela existe. Quando a repressão é muito intensa, a criança tem dificuldade de passar da identificação para a simbolização, então o seu desenvolvimento fica inibido, fazendo com que sua inteligência se desenvolva aquém da sua capacidade. Os seus estudos com o brincar demonstraram que a repressão desnecessária que se exerce sobre a criança, com atitudes de mistério e mentiras, acabam prejudicando seu desenvolvimento intelectual.[4]

Os processos envolvidos no brincar das crianças, isto é, a premência em brincar, são:[5]

- a mente da criança pensa em termos de objetos, na relação de uns com os outros e com o sujeito;
- a criança busca alívio para as frustrações de seu mundo interno, externando as situações ruins para o mundo externo;
- a criança em desenvolvimento busca novos objetos, substituindo os anteriores, e os brinquedos e amigos são formas de simbolizar isso;
- o voltar-se para novos objetos é movido por conflitos com os objetos antigos.

O brincar, na opinião de Melanie Klein, era uma coisa séria para a criança e não meramente um prazer trivial, nem tampouco apenas um exercício no domínio do meio ambiente físico.

Vygotsky e o brincar[6]

O brinquedo é uma atividade infantil que se relaciona com o desenvolvimento da criança, apesar de aparentemente ser uma atividade pouco estruturada e não apresentar uma função explícita na promoção de processos do desenvolvimento.

Vygotsky discute o papel do brinquedo referindo-se à brincadeira de "faz de conta", como brincar de casinha, brincar de escolinha ou brincar com um cabo de vassoura, como se fosse um cavalinho.

A criança pequena tem um comportamento de acordo com as situações concretas em que vive. Quando adquire a linguagem, passa a ter representação simbólica, deixando de usar exclusivamente os elementos concretos de sua vida. A criança de 2 anos fala o que vê na sua frente. Por exemplo, se é pedido para uma criança falar "o gato está no telhado", quando, de fato, ele está na cadeira, ela falará "o gato está na cadeira"; ela não é capaz de falar um significado contraditório à sua percepção.

Na brincadeira do "faz de conta", a criança age no mundo imaginário, brinca de dirigir um ônibus, com motorista e passageiros, em que a situação é definida pela brincadeira e não pelos elementos reais nos quais está inserida. Ela não possui a habilidade de dirigir. Ela está em casa, por exemplo, com uma cadeira e um boneco. Ao "brincar de ônibus" ela se relaciona com o significado (a ideia de ônibus) e não com o objeto concreto que tem nas mãos (a cadeira). A cadeira é uma representação da realidade ausente e ajuda a criança a separar objeto e significado. A brincadeira ajuda, então, a criança a desvincular-se das situações concretas, a ter um pensamento adulto. O brinquedo fornecerá a situação de transição entre a ação da criança com objetos concretos e suas ações com significados. O "faz de conta" de Vygotsky corresponde ao jogo simbólico de Piaget.

As brincadeiras da criança pequena possuem regras, e isso faz com que ela se comporte de forma mais avançada do que aquela habitual para sua idade, como, ao brincar de ônibus, por exemplo, ela exerce o papel de motorista. Ela se espelha nos motoristas reais que conhece e extrai disso o significado mais geral e abstrato para a categoria "motorista", impulsionando-a para além de seu comportamento como criança. O que ocorre na vida real e passa despercebido na brincadeira, torna-se a regra do brincar e contribui para que ela criança entenda o universo particular dos papéis que desempenha.

Com a criação da situação imaginária e suas regras, o brinquedo promove o desenvolvimento infantil, em que a criança se comporta de forma mais avançada do que na vida concreta real e aprende a separar o objeto e o significado. As ações no brinquedo são subordinadas aos significados dos objetos, contribuindo para o desenvolvimento da criança.

Winnicott e o brincar

Para Winnicott, o brincar é uma experiência criativa que permite à criança ser ela mesma e, ao mesmo tempo, pertencer a uma realidade externa ou compartilhada. O brincar é um lugar de encontro, uma continuação do encontro inicial entre o bebê e a mãe. É o espaço intermediário entre o mundo interno e o externo, onde a criança pode viver os elementos da realidade externa e misturá-los com os conteúdos do seu mundo interno.[7]

O espaço de brincar é um lugar que possibilita à criança suportar as falhas ambientais e permite entrar em contato com a frustração, que, de modo mágico e criativo, se esvai. A criança, para controlar as coisas, tem necessidade de fazer, e brincar é fazer. Ao brincar, ela pode se colocar no mundo sem estar diretamente nele, transitar entre a realidade compartilhada e seu mundo interno. Para concretizar o seu vir-a-ser, ela necessita das experiências nesta terceira área, a dos fenômenos transicionais e do brincar. Existe um brincar universal e próprio, que evidencia a forma de a criança se colocar no mundo, e o adulto, ao observar a criança brincando, encontra o fazer de um ser criativo e sua singularidade.[7]

Winnicott classificou o brincar em quatro categorias:[8]

a) Brincando com o corpo materno: o bebê entende o seu corpo e o da mãe como o mesmo, estão fundidos um no outro. O bebê explora o corpo da mãe brincando com seus cabelos, com seu rosto, colocando o dedo em sua boca, abraça a mãe enquanto é amamentado.

b) *Playground*: o bebê necessita da mãe, e essa confiança nela gera um local intermediário entre mãe-bebê, que é unido pelo brincar, chamado de *playground*, porque a brincadeira começa aqui. A criança brinca sozinha, mas precisa da mãe/cuidador a seu lado constantemente, apesar de já tolerar a sua ausência. O objeto é repudiado, aceito de novo e objetivamente percebido. Nessa fase, brinca de esconder o rosto na fralda ou lençol, atira objetos, balbucia, e pode ter algum objeto preferencial.

c) Brincando sozinha: a criança brinca sozinha na presença constante da mãe/cuidador, com quem troca olhares. Ela está brincando com base na suposição de que a pessoa a quem ama e que é digna de confiança e lhe dá segurança, está disponível e permanece disponível quando é lembrada. Inicia jogos de encaixar, busca objetos, engatinha e descobre objetos. Característica essencial da maturação do desenvolvimento emocional da criança, o brincar sozinha internaliza o cuidador, que está presente, mas não interfere.

d) Brincando com o outro: a criança permite que outra pessoa comece brincadeiras, o brincar compartilhado. Inicia jogos com regras, como brincar de casinha, jogos em grupo.

O brinquedo e a imaginação são a forma mais espontânea de pensamento da criança, e fazem com que o desejável pareça possível de ser obtido. Até os 7 ou 8 anos de idade, o brinquedo predomina de forma absoluta no pensamento infantil, tornando muito difícil separar a invenção deliberada da fantasia que a criança acredita ser verdadeira. O brincar é a verdadeira linguagem social da criança, sendo constituída de gestos, movimentos e mímica, tanto quanto de palavras. Nessa idade, predomina a fala egocêntrica, a criança fala apenas de si mesma, e é uma fase de transição na evolução da fala oral para a fala interior. A criança pequena pensa em voz alta ao brincar e, posteriormente, com o seu desenvolvimento, pensará com a fala interior, isto é, desenvolverá o pensamento lógico do adulto.[2]

■ A LEITURA E O DESENVOLVIMENTO INFANTIL

"Um livro é um brinquedo feito de letras. Ler é brincar". A frase de Rubens Alves expressa o importante papel da leitura de livros no desenvolvimento das crianças, desde o nascimento até a primeira infância. A Academia Americana de Pediatria, apoiando a campanha "*Reach out and read*", e a Sociedade Brasileira de Pediatria, com a campanha "Receite um livro", orientam os seus pediatras a prescreverem livros para as crianças e a discutirem em toda consulta pediátrica a importância da leitura nessa faixa etária (Quadro 18.1).[9]

O desenvolvimento da linguagem na primeira infância e o aumento do seu vocabulário prediz a facilidade com que a criança aprenderá a ler e a escrever quando entrar na escola.

Sabe-se que a consciência fonológica é especialmente importante nesse processo, isto é, a consciência que a criança tem a respeito das regras que governam os padrões sonoros específicos de sua própria língua, além do conhecimento de que os sons são representados com símbolos, as letras. Quanto maior a consciência fonológica de uma criança antes de entrar na escola, mais rápido ela aprende a ler, mais facilidade terá para aprendizado de línguas estrangeiras, e isso ocorrerá nos primeiros anos de vida, muito antes de ela aprender a ler. A leitura compartilhada, ou leitura dialógica, contribui para a consciência fonológica (Quadro 18.2).[10]

Quadro 18.1 Benefícios da leitura na primeira infância.[9]

Fortalece o vínculo com quem lê para a criança, os pais e outros familiares.

Desenvolve a atenção, a concentração, o vocabulário, a memória e o raciocínio.

Estimula a curiosidade, a imaginação e a criatividade.

Ajuda a criança a perceber e a lidar com os sentimentos e as emoções.

Possibilita à criança conhecer mais sobre o mundo e as pessoas.

Favorece a aquisição do hábito de ouvir e ler histórias.

Auxilia no desenvolvimento da empatia (a capacidade de se colocar no lugar do outro).

Desenvolve a extroversão, a amabilidade e a conscienciosidade (autoeficiência).

Ajuda a minimizar problemas comportamentais, como agressividade, hiperatividade e comportamento arredio.

Auxilia na boa qualidade do sono.

Desenvolve a linguagem oral.

Quadro 18.2 A importância da oralidade na primeira infância.[9]

Contribui para o desenvolvimento das relações sociais.

Desenvolve habilidades como falar e escutar.

Trabalha a pronúncia das palavras.

Promove maior consciência fonológica.

Permite à criança conhecer e apropriar-se do universo discursivo.

Permite à criança sentir-se parte da comunidade a que ela pertence.

Quadro 18.3 A importância do texto escrito.[9]

Apresenta frase completas, sem omissões típicas da fala.

Respeita a concordância do tempo e, dessa forma, ajuda a compreender a ordem natural dos eventos.

Utiliza algumas categorias gramaticais com maior frequência do que a fala, especialmente advérbios, preposições, conjunções e pronomes.

Introduz personagens diversos, que permitem à criança sair de si e estabelecer relações de previsibilidade de comportamentos, sentimentos e ações.

Estimula e permite à criança memorizar, decorar, repetir palavras e frases, antecipar cenas e, dessa forma, ampliar seu repertório semântico e sintático.

A leitura é uma experiência insubstituível, em que o íntimo e o compartilhado estão ligados, em que o desejo de saber, a necessidade de relatos e a necessidade de simbolizar nossas experiências constituem a especificidade humana.[11]

A leitura tem um papel importante na construção do indivíduo e da sua subjetividade, possibilitando a descoberta do seu mundo interior e, deste modo, ele se torna mais autor do seu destino. A leitura, em qualquer idade, é um atalho para elaborar e manter um espaço próprio, íntimo e privado.[11]

Uma criança, para se transformar em leitor, precisa ter familiaridade com livros, manipulá-los, para que mais tarde esses objetos não lhe provoquem receio. Sabe-se ainda da importância da leitura em voz alta, em que gestos de ternura e as nuances de voz fazem parte do aprendizado da própria língua (Quadro 18.3).[11]

A leitura é um meio de acesso ao saber, aos conhecimentos formais, e pode modificar a escolaridade e o ambiente da criança. O segundo aspecto da leitura é o acesso a um uso mais desenvolto da língua. Em todas as idades, a leitura é um caminho privilegiado para construir, pensar, dar um sentido à própria existência, à própria vida, para dar voz ao sofrimento e dar forma aos desejos e sonhos. Desde a infância, a leitura desempenha um papel de construção de si próprio, o espaço de abertura para a imaginação.[12]

Com frequência, pensa-se que o acesso aos livros deveria ser algo natural, a partir do momento em que a pessoa dispõe de algumas competências. Mas a leitura de livros pode entrar em conflito com os modos de vida, com os valores próprios do lugar onde se vive. Os obstáculos à leitura podem ser sociais, culturais e psíquicos, pois a pessoa, ao ler, se entrega a uma atividade cuja "utilidade" não é bem definida. A leitura é um prazer solitário; a pessoa fica isolada; o acesso aos livros e o domínio da língua, muitas vezes, pode um ser privilégio socioeconômico.[12]

Capítulo 18 O Papel do Brinquedo e da Leitura no Desenvolvimento da Criança

A leitura para a criança é uma questão familiar, em grande parte, mas também é influenciada pelo ambiente que a convida para se aproximar dos livros. O profissional de saúde pode ser um mediador da leitura de livros para bebês e crianças pequenas, tendo livros infantis em seu ambiente de trabalho, orientando a leitura de livros, discutindo a sua leitura e recomendando novamente outros livros (Quadros 18.4 e 18.5).

Quadro 18.4 Estratégias para abordar a leitura de livros na consulta.[9]

Comentários do profissional	Explicações
Vamos ler um livro!	Receba a criança com um livro na mão ou ofereça um livro para que ela o manuseie durante a consulta.
Vocês costumam ler para as crianças?	Indague se os pais ou cuidadores têm o hábito de ler histórias para as crianças e explique a importância dessa atividade para seu desenvolvimento.
Vocês não sabem ler? Vocês não têm o hábito de leitura? Não há problema.	Oriente os pais ou cuidadores com pouca ou nenhuma familiaridade com a linguagem escrita para que utilizem as imagens dos livros para conversar e contar histórias às crianças.
Não é preciso gastar dinheiro para ter acesso a bons livros.	Estimule os pais e cuidadores a frequentarem bibliotecas públicas e participarem de atividades de leitura com as crianças.

Quadro 18.5 Orientações para pais/cuidadores de como ler livros para crianças de 0 a 6 anos.[9]

Bebês de 0 a 5 meses

Os bebês começam a prestar atenção nos gestos dos pais e a imitar os sons. Então, os pais podem:

- Apontar as figuras que estão no livro e dizer em voz alta o nome daquilo para o qual o bebê estiver olhando.
- Virar as páginas de acordo com o interesse do bebê.
- Representar com gestos ou com a voz a figura que estiver mostrando para o bebê.
- Imitar os sons que o bebê faz e observar sua reação.

Bebês de 6 meses a 1 ano

Os bebês já conseguem se sentar, segurar os livros e também colocá-los na boca. Nessa fase, os pais podem:

- Nomear as figuras que o bebê aponta no livro ou aquelas em que ele fica interessado.
- Ajudar o bebê a virar as páginas do livro.
- Transmitir o clima da história por meio da entonação da voz, de gestos e de expressões faciais.
- Conversar com o bebê e fazer perguntas sobre as coisas que ele está ouvindo ou fazendo. Por exemplo: "Olha o cachorrinho! O cachorrinho faz au-au".
- Seguir as indicações do bebê para ler mais, repetir ou parar.

Crianças de 1 a 2 anos

- Usar diferentes vozes para representar os diversos personagens das histórias.
- Fazer perguntas para que a criança responda apontando. Por exemplo: "Onde está o gato?", "Quem faz miau?".
- Incentivar que ela faça o som de determinado animal. Por exemplo: "Como a vaca faz? Mu!".
- Sorrir e responder quando a criança falar ou apontar.
- Deixar a criança virar as páginas do livro.
- Ler a mesma história várias vezes, se a criança quiser.
- Acrescentar mais palavras quando a criança apontar uma imagem. Por exemplo: "Menina. Essa menina é bonita".
- Fazer outras perguntas sobre as figuras que ela apontar. Por exemplo: "Cadê o cabelo da menina?", "E o cabelo da mamãe?", "E o seu cabelo?".
- Nomear e demonstrar ações e emoções nas histórias. Por exemplo: "A menina está rindo". E então rir para o bebê.
- Ler sempre um livro quando sair com o bebê; ler para acalmá-lo ou distraí-lo.

(Continua)

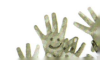

Quadro 18.5 Orientações para pais/cuidadores de como ler livros para crianças de 0 a 6 anos.[9] *(Continuação)*

Crianças de 2 a 4 anos

- Fazer perguntas sobre as imagens do livro para que a criança responda. Por exemplo: "O que é isto?".
- Ler livros que apresentem ações que as crianças entendem como inusitadas. Por exemplo: "Os três lobinhos e o porco mau", ou "O cachorro que faz miau".
- Valorizar todas as perguntas e comentários que a criança faz, pois são boas oportunidades para começar uma conversa.
- Dar espaço para que a criança faça comentários sobre alguma figura ou palavra.
- Incentivar que a criança conte sua história favorita da própria maneira.
- Levar a criança a bibliotecas e/ou livrarias, para escolher livros ou ouvir histórias.
- Mostrar para a criança como as coisas que acontecem com os personagens são parecidas com algo que ela mesma já fez ou viu.
- Falar sobre os sentimentos dos personagens e perguntar se ela já sentiu a mesma coisa.
- Deixar que a criança conte o que acontece em seguida, ao ler histórias já conhecidas.

Crianças de 4 a 6 anos

- Conversar de forma espontânea sobre os assuntos do livro.
- Ler a história do jeito que o autor escreveu, sem alterar as palavras estranhas e diferentes que ampliam o vocabulário da criança.
- Responder com interesse às perguntas e aos comentários da criança.
- Levar a criança a bibliotecas e/ou livrarias, para escolher livros ou ouvir histórias.
- Deixar os livros acessíveis para a criança pegar quando quiser.
- Mostrar para a criança que você está lendo as palavras do livro.

Referências Bibliográficas

1. Tourrette C, Guidetti M. Introdução à psicologia do desenvolvimento: do nascimento à adolescência. Petrópolis: Vozes; 2009.
2. Vigotsky LS. Pensamento e linguagem. 4ª ed. São Paulo: Martins Fontes; 2008.
3. Leontiev AN. Os princípios psicológicos da brincadeira pré-escolar. In: Vigotsky LS, Luria AR, Leontiev AN. Linguagem, desenvolvimento e aprendizagem. 14ª ed. São Paulo: Ícone; 2016.
4. Simon R. Introdução à Psicanálise: Melanie Klein. São Paulo: EPU; 1986.
5. Hinshlwood RD. Dicionário do pensamento kleiniano. Porto Alegre: Artes Médicas; 1992.
6. Oliveira MK. Vygotsky: aprendizado e desenvolvimento um processo sócio-histórico. São Paulo: Scipione; 1993.
7. Takatori M. O brincar no cotidiano da criança com deficiência física: reflexões sobre a Clínica da Terapia Ocupacional. São Paulo: Editora Atheneu; 2003.
8. Winnicott DW. O brincar & a realidade. Rio de Janeiro: Imago Editora; 1975.
9. Sociedade Brasileira de Pediatria. Receite um livro: fortalecendo o desenvolvimento e o vínculo: a importância de recomendar a leitura para crianças de 0 a 6 anos. São Paulo: Sociedade Brasileira de Pediatria; 2015.
10. Bee H, Boyd D. A criança em desenvolvimento. 12ª ed. Porto Alegre: 2011.
11. Petit M. Leituras: do espaço íntimo ao espaço público. São Paulo: Editora 34; 2013.
12. Petit M. Os jovens e a leitura: uma nova perspectiva. São Paulo: Editora 34; 2008.

capítulo 19

Cláudia Duarte Soares de Rapyo de Abreu Pereira

Birra e Acesso de Raiva

■ INTRODUÇÃO

O que pensar ou fazer quando nos deparamos com uma criança que apresenta "crise de birra" ou um acesso de raiva? Quem é esta criança e por que ela tem este comportamento? Qual ambiente ou situação em que ocorre a crise de birra ou o acesso de raiva?

Nesse cenário, a história da criança vem impressa com tudo aquilo que ocorreu desde a sua concepção até os dias atuais, assim como seus pais e como sua família se relacionam (pequeno núcleo: pais e filhos). Aqui é importante salientar que a mãe amorosa e tranquila, segura da importância de transmitir seu afeto para seu filho, estará contribuindo para o bom desenvolvimento emocional desta criança.

A crise de birra é um sintoma da criança e sua marca, trazendo consigo vários simbolismos, nos dizendo quem é ela, e em qual família está inserida. Cada criança se revela pelo seu brincar, pela associação livre, pelas manifestações do seu inconsciente e por seus sintomas.[1]

A criança pequena expressa no comportamento aquilo que se passa no seu psiquismo, pelo que a observação da sua alimentação diária, padrão de sono, higiene, contato com as pessoas e relação com outras crianças podem nos orientar sobre as demandas infantis.[1]

Nessas situações, não sabemos quem é o paciente, a criança ou os pais, uma vez que a criança é de um meio específico e de uma família particular. O profissional de saúde deve desvendar a quem diz respeito esse sintoma e deve trabalhar com a criança e os pais no sentido de aprender a lidar com a crise de birra.[2]

A irritabilidade indica possíveis sintomas precoces da psicopatologia.[3,4] Quando identificada a irritabilidade anormal precocemente, contribui para a prevenção dos distúrbios de saúde mental. Porém, o comportamento irritável já é esperado na primeira infância e sua manifestação será avaliada clinicamente, com base no contexto, na maneira e duração em que é manifestada.[4,5]

■ DEFINIÇÃO

Birra é o comportamento impulsivo da criança, com descarga motora intensa como expressão de sua raiva e angústia, por meio de choro, chutes, berros, se jogar no chão, bater os pés, vomitar, correr sem objetivo, bater a cabeça voluntariamente e até, algumas vezes, perder o fôlego ou prender a respiração.[6]

De acordo com McEvoy e Weintraub,[7] a criança que até então estava ocupada aprendendo as coisas sobre o seu mundo, passa a querer assumir o controle da situação. Muitas vezes sua ansiedade a leva a não conseguir o seu objetivo. Sentindo-se frustrada e não sabendo se expressar, ela faz birra. Expressar que alguma coisa a está desagradando, fazendo birra, é normal e faz parte do seu desenvolvimento, é assim que aprenderá o autocontrole.

De 1 a 3 anos de idade, as crianças são imediatistas, portanto, possuem dificuldade em lidar com contrariedades. A criança, nesta fase de 1 a 3 anos, tem dificuldade de segurar suas emoções; o controle de seu temperamento virá com o tempo, sendo esta uma das lições mais difíceis de aprender.

■ EPIDEMIOLOGIA

Este comportamento é bastante frequente na primeira infância e pode ocorrer em crianças de 18 meses a 4 anos de idade, em cerca de 50% a 80% das crianças pequenas. O pico de incidência das crises de birra é aos 3 anos de idade. Cerca de 20% das crianças com 4 anos de idade têm birras regulares e 5% dos escolares apresentam temperamento explosivo. Na pré-escola, crises de birra se manifestam igualmente em meninos e meninas.[6]

O estudo de Silva (2013)[8] objetivou como as birras se manifestam e a forma como os pais lidam com elas. Nesse grupo, foram avaliados pais com crianças diagnosticadas com perturbação disruptiva do comportamento e outras crianças sem qualquer perturbação. Nas evidências estatísticas, foi indicado que crianças com essa perturbação tendem a apresentar maior frequência de birras mais intensas, além de a raiva e a angústia se manifestarem de maneira mais acentuada em relação às crianças sem nenhuma perturbação.

Pelo estudo de Regalado e colaboradores (2004),[9] verificou-se os métodos mais usados para conter a birra: explicação (90%), castigo (70%), grito (67%), retirar um brinquedo (65%) e punição física (26%).

A irritabilidade avaliada em idade pré-escolar durante a média de 16 meses, usando a escala de perda de controle do Perfil de Avaliação Multidimensional do Comportamento Disruptivo de Controle, demonstrou validade convergente e divergente para fatores infantis e maternais. As crianças em idade pré-escolar apresentaram resultados levemente elevados na escala de perda de controle e apresentaram risco aumentado de sintomas e distúrbios para ODD (Transtorno de Oposição e Desafio), GAD (Distúrbio de Ansiedade Generalizada), SAD (Distúrbio de Ansiedade de Separação) e depressão.[10]

■ ENTENDIMENTO DA BIRRA

Quando a criança é interrompida de forma voluntária ou involuntária, durante uma atividade prazerosa, ela, que não suporta ser contrariada, apresenta intensa descarga motora, choro, gritos, sem condições de controlar seus impulsos.

As crises de birra são tentativas, por parte da criança, de se desvincular do desejo materno e de sua dependência, para assumir uma posição de sujeito de seu próprio desejo.[1]

As birras são uma manifestação que caracteriza um desenvolvimento psicoafetivo normal, sendo sinal de crescimento psicológico. A ausência de birras em uma criança é sinal de alarme, porque sugere a existência de dificuldades no processo de separação/individuação, sabendo que as birras são facilitadoras do processo de individuação e expressão do "eu".[11]

É importante avaliarmos o "estilo de birra" de uma criança determinando se a birra é comum/típica ou atípica. Belden e colaboradores (2008)[12] estabeleceram, a partir de estudos com crianças em idade escolar, cinco "estilos de birra" de risco, baseando-se em diversas características quantitativas de birras que melhor diferenciavam crianças com e sem uma perturbação identificada.

- Primeiro estilo de birra: é a exibição consistente da agressão em relação aos cuidadores, exibição de comportamentos de destruição perante um objeto ou ambos; indica um problema clínico.
- Segundo estilo de birra: quando as crianças têm comportamento de autoagressão durante as birras, independentemente da frequência, duração, intensidade ou contexto da birra; este comportamento deve ser considerado muito grave.
- Terceiro estilo de birra: crianças que apresentam dez a vinte birras em dias distintos, em casa, durante trinta dias, ou que em média têm mais de cinco birras por dia, em vários dias, na escola e fora de casa, encontram-se em maior risco de desenvolver uma perturbação de comportamento.
- Quarto estilo de birra: birras prolongadas, em média, superiores a vinte e cinco minutos, podem indicar problemas mais sérios.
- Quinto estilo de birra: crianças que são incapazes de se acalmar, independentemente da intensidade, frequência ou contexto da birra, encontram-se em maiores riscos de desenvolver perturbação clínica.[12] No seu estudo, Belden e colaboradores(2008)[12] chegaram à conclusão de que crianças com perturbação disruptiva do comportamento tinham maior probabilidade de se envolver em birras excessivas com agressões (além de choro e gritos em episódios de violência, agressão em relação a objetos, a pessoas ou a ambos) do que crianças sem qualquer perturbação identificada.

As birras envolvem a expressão de duas emoções independentes, mas sobrepostas: a raiva e a angústia. Pode ocorrer a expressão física de raiva logo após o início da birra e, a partir daí, vai diminuindo. A raiva tem três aspectos que refletem o nível de intensidade: gritar e chutar; berrar e atirar objetos; agitar as mãos. A angústia se associa aos comportamentos choramingar e chorar,[13,14] bem como procurar conforto e deixar-se cair no chão.[14] Os últimos tendem a aumentar ao longo da birra. A angústia será mais distribuída ao longo da birra, ao contrário da raiva. Conclui-se que as emoções estão diretamente ligadas às cognições. As crianças inicialmente sentem raiva quando percebem que os pais não irão fazer suas vontades, continuando com esperança de alcançarem o que querem. Quando percebem que a raiva é ineficaz, surge a angústia, por não verem suas vontades satisfeitas.[13,14]

Outro aspecto que predispõe à birra é a dificuldade de os pais colocarem limites. Já de outro lado, pais excessivamente controladores, superprotetores, rigorosos e irrealistas podem fomentar as birras, visto que a criança pode tentar usá-las como defesa em relação a esse comportamento dos pais. Ao contrário, pais permissivos em excesso levam as crianças a fazer birra quando recebem um "não", por não estarem habituadas a ter limites, e, com isto, não conseguirem o que querem. Enfim, as crianças são imitadoras e, ao presenciarem a perda de controle dos pais, podem fazer o mesmo, repetindo seu comportamento.[15]

Situações que podem levar a criança a fazer birra são: não entender o que os pais estão dizendo ou perguntando; ficar aborrecida pelos outros não conseguirem compreender o que está falando; não ter palavras para descrever seus sentimentos ou desejos (com 3 anos, a maioria das crianças pode expressar seus sentimentos, no entanto, aquelas que não conseguem expressá-los bem com palavras, são mais propensas a continuar com birras); estar com fome e não reconhecer isto; estar com sono ou não ter descansado o suficiente; estar reagindo ao estresse ou a mudanças em casa; ciúme do irmão ou de um amigo (neste caso, muitas vezes, pode querer o que outras crianças têm ou a atenção que estão recebendo); ainda não ser capaz de fazer coisas de que gostaria, como andar, correr, descer escadas e de móveis ou mesmo fazer um brinquedo funcionar; estar ansiosa ou incomodada; ter alguma doença ou outro problema físico que a impede de expressar como se sente; não conseguir resolver seus problemas por sua própria conta e se desanimar.[16]

■ MANIFESTAÇÕES CLÍNICAS

As birras ocorrem mais frequentemente em situações em que a criança está cansada, com sono, com fome, frustrada, assustada, zangada ou desapontada.[7]

Birras são relatadas com frequência como problemas comportamentais em crianças de 2 a 3 anos e podem ocorrer com variações uma vez por semana.

Problemas comportamentais, como sonolência diurna, dificuldades de aprendizagem e sociais podem sugerir um distúrbio de saúde mental mais sério.

Em uma avaliação médica pode ser descoberta uma doença que venha a diminuir a capacidade de autorregulação da criança. O exame completo da pele pode detectar abuso infantil; o exame neurológico pode indicar distúrbios encefálicos; e o aspecto dismórfico pode indicar uma síndrome genética.

A observação do comportamento da criança pode revelar sua capacidade de entender e brincar com jogos da sua idade, bem como interagir com seus pais ou profissionais que a estiverem avaliando. Em alguns casos, crianças com ataques de birra em excesso devem passar por uma avaliação completa do desenvolvimento.[6]

■ CONDUTA E TRATAMENTO

Como se deve reagir perante a birra? Estabelecer um plano com a família para que todas as pessoas que cuidam da criança tenham uma mesma conduta. Pelo fato de as crianças terem atividades com adultos diferentes, com expectativas e ambientes diferentes, não compreender as diferentes regras podem levar a criança ao acesso de raiva. O melhor é padronizar estas expectativas sobre ela, permitindo que "aprenda as regras". As famílias precisam priorizar as regras que são importantes para as crianças e desenvolver consequências razoáveis para seu nível de desenvolvimento.

Colocados esses passos básicos em prática, o desafio agora é impedir que os acessos de raiva se estendam.

Os pais podem percorrer várias possibilidades para o término das birras: reforço positivo, ignorar a criança de forma planejada e reforço negativo ou punição. O reforço positivo é quando há um período sem birras, que favorecem a extinção do comportamento. Como reforço positivo, poder estar sozinha com um dos pais. O importante é garantir a recompensa adequada para o desenvolvimento. Ignorar a criança de forma planejada quer dizer que não haverá mudanças imediatas em seu comportamento. Ela necessita de que todos os cuidadores sejam firmes em sua resposta aos acessos de raiva. Essa prática é mais difícil para os familiares, se eles não souberem que as crises de raiva podem piorar. O reforço negativo tem como resultado o aumento da frequência de birra, principalmente se o cuidador usar o reforço negativo na criança, ameaçando-a ou batendo-lhe.[17]

Para se conduzir e tratar as birras, é importante estar atento aos seguintes conceitos:

1. Tirar a criança da situação de estresse em que se encontra, oferecendo uma nova atividade, livro ou brinquedo. Um abraço ou pegá-la no colo já poderá acalmá-la (Exemplo: Fazer uma pergunta qualquer para distraí-la, como: "Você ouviu o cachorro latir?" ou "A televisão está ligada?" Brincadeiras e caretas podem ajudar.
2. Os pais devem se lembrar de que são adultos e que cabe a eles o autocontrole. Devem se manter calmos, pois, se gritarem ou expressarem raiva, provavelmente as coisas vão piorar. Quanto mais evidenciarem este comportamento, mais vezes ele ocorrerá. A criança é inteligente, percebe que com este comportamento está controlando a situação e, daí, as reincidências.
3. Quando a criança estiver chutando, chorando ou berrando, deve-se ignorá-la. Para ela se acalmar, os pais devem estar próximos, segurando-as até que fique bem. Ela sentirá o apoio. Caso não consigam ficar calmos, o melhor é não interagir mais com a criança.
4. Crises de birra que não devem ser ignoradas e/ou aceitas, pelos seguintes comportamentos: chutar ou bater nos pais ou em outros, jogar coisas de uma forma perigosa, que coloque em risco outras pessoas ou a própria criança, e gritos estridentes e prolongados.

Pode-se deixar a criança por um período se acalmando, para que ela saia do que originou sua raiva. Deve-se tirá-la da situação ou dar-lhe afeto, para que ela se acalme e recupere seu controle. Em média, as crianças têm uma crise de birra por 1 minuto de tempo para cada ano de idade da criança. Por exemplo: criança de 4 anos de idade, 4 minutos de birra como tempo-limite; mas 15 segundos poderão ser suficientes para término da birra.

O ideal é esperar de 1 a 2 minutos, até que o choro pare, antes de voltar a dar atenção à criança novamente. Deve-se ajudá-la a manter o interesse por outra situação. Se a criança for mais velha, uma boa conversa a ajudará a sair da situação, como servirá para saber como lidar em um próximo episódio. As punições em crises de birra não devem ocorrer. A criança tem que aprender a lidar com a raiva e suas frustrações e, aos poucos, aprender a se autorregular. A resposta às crises da criança deve ser calma e compreensiva. Logo que ela cresça, aprenderá a lidar com suas fortes emoções. É importante lembrar que regras e limites fazem parte de um relacionamento saudável e de um bom desenvolvimento.[16]

De acordo com McEvoy e Weintraub,[7] NÃO DESISTA OFERECENDO RECOMPENSAS. As birras não devem ter soluções como as recompensas. Como as crianças em situações de birra muitas vezes chegam a tirar o adulto de seu equilíbrio, podendo haver um movimento de resolver com as recompensas. Ao dizer NÃO, procurar não voltar atrás. Excesso de NÃO é desnecessário. Aos poucos, a criança perceberá que por seus pais a amarem, colocam limites e dizem NÃO. Os pais devem procurar ser consistentes e manter um padrão quando a criança quebra as regras.

Quando as birras estão fora do controle: com frequência as birras aparecem em crianças mais ativas e determinadas, que têm dificuldade de aceitar os limites e lidar com a frustração. Crianças que entendem que as birras são um meio eficaz de conseguirem o que querem acabam fazendo birras mais frequentemente do que outras. Pais mais vulneráveis emocionalmente, ao demonstrar a raiva ou o medo diante da birra, podem, inconscientemente, também reforçar a tendência de a criança fazer a birra.

As crises de birra são consideradas parte do desenvolvimento normal de uma criança pequena até, no máximo, 5 anos, porém, algumas crianças estendem crises severas após essa idade, podendo, ainda, serem explosivas e terem dificuldade de se acalmar e se controlar. A crise pode ter duração prolongada de até 15 a 20 minutos e ocorrer várias vezes durante a semana.

Essas crises severas de birra podem comprometer a sociabilidade da criança, levando-a a ter dificuldade de fazer e manter amigos, além de ter seu rendimento escolar comprometido, bem como suas relações familiares. Nas crises de birra de uma criança, os mais afetados são seus pais, por sentirem-se impotentes com tal situação. Podem, por frequentes crises, ter falta de controle, acumular angústia e acabar modificando a rotina de vida da família, na tentativa de diminuir e prevenir as birras.

Essas modificações devem ter as rotinas da criança bem estabelecidas, como: horário de acordar e dormir; horário das refeições; horário de arrumar-se para ir à escola; sair com a família para ir a lugares públicos, como parques, restaurantes e supermercados; priorizar as atividades sociais, como festas e a hora de brincar.[16]

Por que as birras das crianças persistem ou pioram ao longo do tempo? Elas podem apresentar as suas crises quando são muito cobradas pelos adultos ou quando não conseguem encontrar seu próprio caminho para a resolução de seu incômodo. Essas crises contínuas, muitas vezes, podem gerar um estresse emocional familiar em que os pais acabam cedendo à demanda da criança para que ela pare a birra. Nesta hora, a criança percebe que passa a controlar a situação e não é mais controlada pelos pais, obtendo, assim, o que desejava. Cedendo, os pais estarão alimentando a continuidade das crises de birra.[16]

As birras da criança podem ser reduzidas? Os pais podem reduzir as birras das crianças no ambiente familiar. Como? Não se pode ceder às birras da criança. Cedendo, você para a birra naquele momento (alívio temporário), mas sua atitude é, sem dúvida, munição para que ela continue com os comportamentos de birra.

Assim, fica claro que ceder às birras momentaneamente resolve, mas levará a pioras futuras. A criança não deve obter o que quer fora da crise de birra. Mesmo sendo uma tarefa difícil, é importante dizer NÃO, apesar das birras. Pprovavelmente, com o tempo, as crises de birra vão melhorar.

> Atenção: O NÃO firme é primordial, além de atitudes planejadas: ignorar a criança e deixar seu quarto onde faz as birras ajuda que pare o comportamento logo que lhe é dada atenção; os pais devem dar um tempo para se acalmarem e organizarem seus pensamentos.

Durante a birra, não há negociações e é impossível convencer a criança de algo. Provavelmente, se isso for feito, prolongará a birra. Se a criança não entende as exigências dos pais enquanto faz birras, será melhor conversar sobre estas questões quando não estiver chateada.[16]

Consequências das recompensas: as crianças, muitas vezes, farão birras para sair de algo de que não gostam. Oferecer incentivos para que as birras não ocorram poderá ser útil. Por exemplo, a birra aparece sempre na hora de fazer lição. Então, oferecer incentivos depois de terminar a lição, como assistir ao seu programa favorito na televisão ou brincar com uma criança amiga, de que goste muito, serão uma motivação.

Recompensas podem deixar a criança motivada. Devem ocorrer toda vez que a criança comportar-se bem e quando negada firmemente todas as vezes em que não tiver comportamento adequado. Quando o comportamento não for adequado, a substituição de recompensas não deverá ocorrer (Ex.: não pode ver seu programa de televisão preferido, mas pode brincar com o seu amigo).[16]

Estilos educativos

No comportamento dos pais, a ausência de aptidões apropriadas ao desenvolvimento, como partilha, cooperação, resolução de problemas, compreensão de regras sociais e consequências do comportamento da criança representa um aspecto que contribui para o surgimento e a manutenção dos problemas de comportamento.

Segundo Patterson e colaboradores (1992),[18] práticas parentais positivas podem evitar o surgimento e ou a manutenção de problemas de comportamento, e por outro lado, as negativas podem aumentar a probabilidade de sua ocorrência.

Para Sampaio (2007),[19] práticas positivas incluem monitorização positiva, que envolve expressão de afeto, estabelecimento de limites e supervisão das atividades da criança e a promoção do comportamento moral. Por outro lado, as práticas educativas negativas envolvem punição física, abuso físico e psicológico, negligência, ausência de atenção e afeto além da monitorização negativa, que implica o excesso de instruções, independentemente do seu cumprimento.[20]

Tratamento psicológico

O tratamento psicológico para a birra de crianças pode ser feito por meio da terapia comportamental cognitiva. De acordo com Roy,[21] a terapia comportamental cognitiva para crianças com crises de birra ou outros comportamentos disruptivos (modo de obter alívio de tensões e ansiedades, liberação dos impulsos agressivos), combinados com a orientação dos pais, traze melhoria ao longo do tempo. Na terapia, será dada ênfase à criança para que ela desenvolva suas habilidades e lide com suas emoções de maneira apropriada. O tratamento terá uma resposta melhor quando os pais derem continuidade no processo que ocorre na terapia, dentro da dinâmica familiar. Pais e terapeutas têm que falar a mesma linguagem que a criança. Durante a terapia, a criança desenvolverá habilidades para entender quando sentir raiva, entender outras possibilidades e poder começar a ter habilidades nas tomadas de decisões e resolver os seus problemas.

Treino para pais

Ensina como os pais devem abordar as crianças e seu comportamento agressivo, modificando e reduzindo a frequência e a gravidade desses comportamentos. O treino foca ensinar aos pais suas habilidades diante deste comportamento, dando menos ênfase ao embate de um com outro. Coloque que será positivo reforçar e recompensar os bons comportamentos, com consequências para os maus comportamentos, que devem ser ignorados. Deve-se usar tempos de descanso.[21]

Terapia interativa pais-criança

Criada para os pais e crianças entre 3 e 6 anos, a terapia ensina aos pais habilidades para interagir de maneira positiva e construtiva com a criança, como ignorar os maus comportamentos e oferecer saídas apropriadas e consequências para o mau comportamento. Pode ocorrer em um ambiente onde os pais e as crianças interajam, enquanto o terapeuta vendo vai dando orientações concretas para melhorar o relacionamento. Todos se beneficiam com esta prática.[21]

■ COMORBIDADES

As birras acompanhadas por outros problemas comportamentais, como distúrbios do sono, enurese, comportamento agressivo ou ansiedade extrema podem sinalizar um problema emocional subjacente que necessita de uma avaliação mais aprofundada.[22]

As birras incontroláveis levam à agressividade excessiva e a estados de agitação, pela disrupção que provocam na dinâmica familiar, passando a ser um dos principais motivos da procura em consultar um psiquiatra infantil na primeira infância.[11] Compreender as birras é essencial, visto que estas são uma forma inicial de comportamentos de externalização e poderão contribuir para o desenvolvimento de uma perturbação disruptiva de comportamento.[23] Crianças com esse diagnóstico têm birras com uma maior duração, frequência e intensidade, bem como dificuldade de se recuperar das crises em relação às crianças sem nenhuma perturbação. Estas crianças apresentam birras mais violentas, destrutivas, com autoagressões, com mais discussões do que as crianças sem este diagnóstico. A criança sem perturbação apresenta uma birra diferente, visto que é menos severa e mais curta, requerendo menos tempo de recuperação.[12]

Uma criança com perda auditiva e retardo da linguagem pode apresentar ataques de birra. Crianças com lesão cerebral e outros transtornos encefálicos apresentam maior risco de comportamento de birra prolongado. Estas crianças incluem bebês prematuros, crianças com autismo, lesão cerebral traumática, prejuízo cognitivo e síndromes de Prader-Willi e Smith Magenis.[6]

Mas, se forem encontrados transtorno de desafio e oposição, autismo, transtorno de conduta ou transtorno de humor, como ansiedade ou depressão, é indicado o encaminhamento médico psiquiátrico, além da intervenção farmacológica, se necessário.

■ PROGNÓSTICO

É necessário determinar a causa da birra por meio de uma anamnese completa da criança, e avaliação física para o desenvolvimento psicológico ou fisiológico, para determinar a ocorrência da crise de birra.[17]

Os pais precisam identificar os gatilhos, a fim de evitar as ocorrências das birras. Então, será importante estar ciente do que é frustrante para a criança e remover a fonte de frustração, se possível.[22]

No exame físico, deve-se avaliar se a criança tem desenvolvimento adequado para sua idade. Testes de rotina, como avaliação visual e auditiva, são indicados.[22]

A família, por meio da socialização, deve ajudar as crianças a regular as suas emoções de maneira direta e por meio de suas respostas emocionais.[24]

A regulação emocional ocorre quando a emoção se manifesta mais ou menos na intensidade e duração.[25]

As birras acontecem em determinadas etapas do desenvolvimento, diminuindo no seu decorrer, quando a criança aprende maneiras mais elaboradas para, por exemplo, resistir às ordens de figuras de autoridade.[8]

Este tipo de comportamento de oposição tem um papel importante na distinção e afirmação do "eu" em relação aos outros, favorecendo, assim, autonomia, bem como o desenvolvimento da identidade.

Tendo uma anamnese completa e o exame físico, e ainda não existindo explicação para o comportamento manifestado, podem ser passadas orientações para os pais aprenderem a lidar com os acessos de raiva dos filhos.

Referências Bibliográficas

1. Meira YM. As estruturas clínicas e a criança. 2a ed. São Paulo: Casa do Psicólogo; 2010.
2. Seincman M. Quem é o paciente na psicanálise de crianças? Pulsional Revista de Psicanálise. 2000;XIII(130):47-59.
3. Markon K, Krueger R, Watson D. Delineating the structure of normal and abnormal personality: An integrative hierarchical approach. J Pers Soc Psychol. 2005;88:137-57.
4. Deater-Deckard K, Wang Z. Anger and irritability. In: Zentner M, Shiner RL, editors. Handbook of Temperament. New York: Guilford Press; 2012. p.124-44.
5. Wakschlag L, Henry D, Tolan P, Carter A, Burns J, Briggs-Gowan M. Putting theory to the test: Added value of a multidimensional, developmentally- sensitive approach to disruptive behavior in early childhood. J Am Acad Child Adolesc Psychiatry. 2012;51:593-604.
6. Gahagan S, Liu YH, Brown SJ. Section 3: Behavioral Disorders – Chapter 12: Temper Tantrums. In: Marcdante KJ & Kliegman RM. Eds. Nelson Essentials of Pediatrics(7th Ed). Philadelphia, PA: Elsevier- Saunders; 2015.
7. McEvoy VR, Weintraub K. Taming Tantrums – Limiting (and surviving) your child's meltdowns. Boston: Rosetta Books; 2012.
8. Silva A. Birras Infantis, Estilos Educativos Parentais e Comportamentos de Punição- Universidade de Coimbra-Faculdade de Psicologia e de Ciências da Educação; 2013.
9. Regalado M, Sareen H, Inkelas M, Wissow LS, Halfon N. Parents' discipline of young children: results from the National Survey of Early Childhood Health. Pediatrics. 2004;113(6 Suppl):1952-8.
10. Wakschlag LS, Estabrook R, Petitclerc A, Henry D, Burns JL, Perlman SB, et al. Clinical Implications of a Dimensional Approach: The Normal:Abnormal Spectrum of Early Irritability. J Am Acad Child Adolesc Psychiatry. 2015;54(8):626-34.
11. Queirós O, Goldschmidt T, Almeida S, Gonçalves M. O outro lado das birras. Análise Psicológica. 2003;L(XX):95-102.
12. Potegal M, Davidson RJ. Temper tantrums in young children: 1. Behavioral composition. J Dev Behav Pediatr. 2003;24(3):148-54.
13. Potegal M, Carlson G, Margulies D, Gutkovitch Z, Wall M. Rages or temper tantrums? The behavioral organization, temporal characteristics, and clinical significance of angry-agitated outbursts in child psychiatry inpatients. Child Psychiatry Hum Dev. 2009;40(4):621-36.
14. McMahon R, Forehand R. Helping the noncompliant child: family-based treatment for oppositional behavior. 2nd ed. new York: The Guilford Press; 2005.
15. Behavioral and Psychosocial Issues - Temper Tantrums – 2004. Available: http:// www.aap.org.
16. Beers N. Managing Temper Tantrums. Pediatr Rev. 2003;24(2):70-1.
17. Patterson G, Reid J, Dishion T. Antisocial boys. Eugene: Castalia; 1992.
18. Sampaio I. Inventário de estilos parentais (IEP): um novo instrumento para avaliar as relações entre pais e filhos. Psico-USF. 2007;12(1):125-6.
19. Bolsoni-Silva A, Silveira F, Marturano E. Promovendo habilidades sociais educativas parentais na prevenção de problemas de comportamento. Rev Bras de Ter Comp Cogn. 2008;X(2):125-42.
20. Roy AK. Managing your Child's Temper Tantrums. Fordham University. Available: https://strongerfamiliesny.files.wordpress.com/2014/02/brochure.pdf (acesso 29 jan 2018).
21. Grover G. Temper tantrums. In: Berkowitz C, ed. Pediatrics: A primary care approach. Philadelphia: Saunders; 2008. p.199-201.
22. Silva ARPG. Birras Infantis, Estilos Educativos Parentais e Comportamentos de Punição. [Dissertação]. Coimbra: Universidade de Coimbra-Faculdade de Psicologia e de Ciências da Educação; 2013.
23. Belden AC, Thomson NR, Luby JL. Temper tantrums in healthy versus depressed and disruptive preschoolers: defining tantrum behaviors associated with clinical problems. J Pediatr. 2008;152(1):117-22.
24. Denham SA, Basset HH, Wyatt T. The Socialization of Emotional Competence. In: Grusec J, Hastings P, eds. Handbook of Socialization : Theory and Research. 2nd ed. New York: The Guilford Press; 2014. p.590-613.
25. Gross JJ. Emotion Regulation: Conceptual and Empirical Foundations.In: Gross J, editor. Handbook of emotion regulation. 2nd ed. New York: The Guilford Press; 2015. p.3-22.

capítulo 20

Mauro Victor de Medeiros Filho ■ Marina Aranha Fondello

Transtorno de Oposição Desafiante

■ A AGRESSIVIDADE E O DESENVOLVIMENTO NORMAL

A agressividade é uma reação universal da nossa espécie, ou seja, ela pode ser normal e adaptativa em muitas situações que envolvem comunicação de emoções e controle de relações interpessoais e situações adversas. É caracterizada por diferentes comportamentos disruptivos da criança, adolescente ou adulto, tais como: reações intensas de irritabilidade ou aborrecimento (como nas birras), comportamentos verbais ou físicos de hostilidade, ameaça, confronto, provocação e vingança ou, ainda, comportamentos de quebra de regras e alianças relacionais, como oposição ativa e passiva, mentiras, furtos e roubos. Todos estes comportamentos podem aparecer de forma mais ou menos premeditada e estão relacionados a diferentes emoções como raiva, tristeza, medo, insatisfação, vergonha, culpa, inveja, ciúmes e prazer, entre outras.

Durante a primeira infância, em comparação com outros estágios do desenvolvimento, há uma tendência para maior aparecimento de comportamentos disruptivos, ainda de forma normal, pelas características do estágio desenvolvimental das crianças: menor controle de impulso, menor capacidade de planejamento e comunicação, menor abertura para empatia emocional e cognitiva e menor tempo para aprendizado de estratégias sociais. À medida que a criança aprende, com a ajuda de cuidadores, familiares, professores e amigos, estratégias de regulação emocional, tolerância à frustração, resolução de problemas e princípios de convivência (como empatia, preservação do outro, respeito mútuo e seguimento de códigos sociais por vezes hierárquicos), ela deixa de ter comportamentos disruptivos como ferramenta de sobrevivência. Ou seja, a criança, dependendo de suas características individuais e de seu contexto desenvolvimental, aprende a ser menos agressiva, hostil e desafiadora.

Diante do exposto, qualquer profissional que atende crianças de 0 a 6 anos deve estar preparado para entrar em contato com comportamentos disruptivos diretamente ou indiretamente como queixa de outras crianças ou cuidadores. Diante disso, é crucial diferenciar o que é um comportamento esperado no desenvolvimento normal ou indicativo de psicopatologia, como descrito a seguir.

■ O SINTOMA DISRUPTIVO E O TRANSTORNO DE OPOSIÇÃO DESAFIANTE

A caracterização dos comportamentos disruptivos como sintoma ou parte de um transtorno é complexa e, por vezes, não é clara, já que um fenômeno disruptivo pode ser normal ou indicar um transtorno psiquiátrico. Deve-se sempre levar em conta o gênero da criança, seu estágio desenvolvimental e o contexto sociocultural em que os episódios ocorrem, para distinguir reações normais de patológicas.

Para essa distinção, o melhor caminho é realizar uma ampla avaliação que passe necessariamente pela investigação minuciosa da queixa dos pais, professores e da própria criança, além de uma avaliação da funcionalidade e descrição do histórico contextual e clínico da criança. Alguns sinais de alerta que indicam a necessidade de avaliação e possível acompanhamento psicológico e/ou psiquiátrico dos comportamentos disruptivos são: natureza violenta, com força de letalidade significativa, levando-se em conta idade e contexto; frequência de comportamentos disruptivos na maioria dos dias, para menores de 5 anos, ou semanal, para crianças com 5 anos ou mais; duração prolongada dos episódios, levando-se em conta idade e contexto; intensidade exagerada, com riscos físicos ou relacionais significativos para a criança, terceiros ou o ambiente; mudança clara do padrão de funcionamento da criança; pervasividade dos sintomas; falta nítida de controle da criança sobre os sintomas; prejuízo e interferência na funcionalidade associada ao desenvolvimento.

O Transtorno de Oposição Desafiante (TOD) é um dos principais diagnósticos associados aos sintomas disruptivos e é contemplado na quinta edição do *Manual Diagnóstico e Estatístico de Transtornos Mentais* (DSM-5), no capítulo "Transtornos disruptivos, do controle de impulso e da conduta", que abrange transtornos relacionados à dificuldade de autocontrole das emoções e à violação dos direitos dos outros (como agressões e destruição de propriedade), com consequente conflito frente às normas sociais e figuras de autoridade.

O TOD é definido como um padrão de humor raivoso/irritável, de comportamento questionador/desafiante ou índole vingativa, exibido na interação com pelo menos um indivíduo que não seja um irmão. O DSM-5 preconiza duração mínima dos sintomas de seis meses e a presença de pelo menos quatro dentre os oito dos seguintes sintomas: manifestações frequentes de perda de calma, irritabilidade, raiva ou ressentimento, questionamento de figuras de autoridade, insubmissão, provocações, responsabilização alheia por seus comportamentos e índole vingativa. Os sintomas devem ocorrer na maioria dos dias nas crianças abaixo de 5 anos e pelo menos uma vez por semana nas crianças com 5 anos ou mais. Além disso, devem causar sofrimento para o indivíduo ou pessoas de seu contexto social e não devem ocorrer exclusivamente em curso de outros diagnósticos, como uso de substâncias, transtornos do humor ou psicóticos. A gravidade é um especificador do transtorno e está associada ao número de ambientes onde os sintomas estão presentes (leve para 1 ambiente, moderado para 2 ambientes e grave para 3 ou mais ambientes).

O TOD, para a Classificação Estatística Internacional de Doenças e Problemas Relacionados à Saúde (CID 10), é uma forma leve de Transtorno de Conduta (TC). Já para o DSM-5, o TOD e o TC são nosografias distintas, sendo o TC um diagnóstico incomum na primeira infância, dado o perfil de maior gravidade sintomática em comparação com o TOD. Ele se caracteriza por um padrão de comportamento repetitivo e persistente nos últimos 12 meses, no qual são violados direitos básicos de outras pessoas, normas ou regras sociais relevantes e apropriadas para a idade. Segundo o DSM-5, são necessários 3 de 15 critérios diagnósticos específicos nos últimos 12 meses, divididos em 4 grupos: agressão a pessoas e animais (ameaças, brigas, roubos e coerções); destruição de patrimônio (como incêndio), falsidade ou furto (como invasão de propriedade, trapaças, furto e roubo) e violação grave de regra (como fugas de casa ou escola e permanência fora de casa contra o combinado dos cuidadores, antes dos 13 anos de idade).

Epidemiologia

Juntos, o TOD e o TC são o grupo diagnóstico mais comum na infância e adolescência. O TOD possui prevalência que varia de 1% a 11%, com média estimada de 3,3%, sendo mais comum antes da adolescência. É bem estabelecida a maior proporção do diagnóstico no sexo masculino em relação às mulheres, numa proporção de 3:1, em média. Existe uma tendência para maior prevalência em populações desfavorecidas socioeconomicamente, quando aparecem diferentes fatores de riscos, descritos mais adiante como "fatores etiológicos".

Fatores etiológicos

O reconhecimento dos fatores etiológicos, principalmente aqueles modificáveis, é fundamental para a organização de um plano terapêutico individualizado. No caso do TOD, o estudo desses fatores muitas vezes não é específico e inclui também os sintomas do TC. Entende-se que a etiologia dos sintomas disruptivos é multifatorial, com diferentes fatores de risco individuais, familiares e sociais que se somam e contribuem para o fenótipo final. A seguir, são descritos os principais fatores de risco conhecidos.

Fatores genéticos e biológicos

Pesquisas sugerem maior herdabilidade genética nos casos de sintomas disruptivos associados ao Transtorno de Déficit de Atenção e Hiperatividade (TDAH), com traços de insensibilidade emocional, com níveis marcantes de agressividade física ou com comportamento antissocial pervasivo. Não há um gene específico associado ao desenvolvimento dos sintomas disruptivos, no entanto, uma variação no gene promotor da enzima MAOA, responsável pela metabolização de diversos neurotransmissores, foi identificada como fator de risco para comportamentos disruptivos, sobretudo em indivíduos expostos a maus-tratos na primeira infância. Além disso, os processos epigenéticos, que estudam a interação gênica com o ambiente, têm ganhado importância etiológica. Fatores ambientais associados com a epigenética são a exposição pré-natal ou neonatal às toxinas, a deficiência nutricional precoce grave e o estresse gestacional materno associado a violência e a diagnósticos psiquiátricos.

Parte dos pacientes com comportamentos antissociais possuem baixa reatividade do sistema autonômico simpático, que se manifesta clinicamente por baixa atividade eletrodérmica e menor frequência cardíaca basal. Os achados neuroanatômicos e funcionais são heterogêneos e incluem volume reduzido da amígdala cerebral e da ínsula direita e anormalidades do sistema paralímbico, responsável pela regulação motivacional e afetiva.

Fatores temperamentais e psicológicos

Crianças com temperamento "difícil", com maior sensibilidade e reatividade às emoções negativas (como raiva, tristeza e medo) e menor capacidade de autorregulação emocional, possuem maior chance de desenvolver sintomas disruptivos, principalmente quando a parentagem é coerciva ou inconsistente.

Quoficiente intelectual (QI) baixo, déficits em funções executivas (que exigem atenção, controle inibitório, memória operacional, raciocínio, planejamento, automonitoramento e flexibilidade mental), déficits de linguagem verbal e escrita, déficits de aprendizado e rendimento escolar insatisfatório estão associados aos sintomas disruptivos. Além disso, alterações na cognição social são relacionadas aos sintomas. As crianças agressivas possuem, por vezes, maior tendência para interpretar ações neutras de outras pessoas como hostis e hipervalorizar aspectos ameaçadores das relações interpessoais, reagindo de maneira agressiva diante destas ameaças. Esse padrão de comportamento contribui para reações alheias também intolerantes e hostis, que retroalimentam o funcionamento agressivo da criança.

Fatores familiares

Práticas de parentagem disfuncionais estão fortemente implicadas no desenvolvimento de TOD e TC e representam um desafio para a prática clínica. Um ambiente familiar hostil, com disciplina inconsistente, falha de supervisão, práticas coercitivas e punitivas, elevado criticismo e pouco acolhimento e envolvimento emocional aumenta significativamente o risco de engajamento da criança em comportamentos agressivos e antissociais. Todas as formas de maus-tratos, incluindo a exposição à violência doméstica, também são fatores de risco para o aprendizado e a prática de comportamentos agressivos e antissociais como modelo relacional. Por outro lado, comportamentos disruptivos tendem a gerar posturas mais agressivas em cuidadores, organizando-se um ciclo vicioso de hostilidade mútua.

Fatores extrafamiliares

O baixo *status* socioeconômico está associado a maior ocorrência de sintomas disruptivos, com provável associação com diversos fatores de risco, como maus-tratos, psicopatologia familiar, uso de substância e delinquência dos membros da família e da comunidade. Um ambiente escolar de má qualidade, com regras inconsistentes, pouco suporte e frágil autoridade dos funcionários, altas taxas de delinquência entre os jovens e elevada desconfiança entre professores e alunos também contribui para o desenvolvimento e a perpetuação dos quadros disruptivos. Por outro lado, os pacientes com sintomas disruptivos apresentam pior desempenho e comprometimento escolar e, não raro, são rejeitados pelos pares, o que favorece o engajamento em comportamentos antissociais e a inserção em grupos com características semelhantes.

Comorbidades e diagnósticos diferenciais

A ocorrência de comorbidades psiquiátricas com os transtornos disruptivos é elevada e deve ser investigada sistematicamente, já que o tratamento da comorbidade comumente atenua de forma significativa os sintomas de TOD. O TDAH é a comorbidade psiquiátrica mais frequente, presente em 50% das crianças com TOD. Os sintomas de hiperatividade e impulsividade conferem maior gravidade e contribuem para um maior envolvimento em situações de risco e pior aprendizado e adaptação social. Os transtornos ansiosos, como ansiedade de separação, fobias específicas, ansiedade social e generalizada, são comorbidades frequentes e aparecem como precipitantes dos sintomas disruptivos e também como consequência dos prejuízos associados ao TOD. Os diagnósticos específicos de linguagem, como o Transtorno da Linguagem, e os diagnósticos de aprendizado, como o Transtorno Específico de Aprendizagem, aparecem de forma comórbida e estão associados, por vezes, aos sintomas disruptivos, como descrito anteriormente na seção de fatores etiológicos.

Com relação aos diagnósticos diferenciais, é importante lembrar que os sintomas disruptivos são um grupo inespecífico dentro da Psiquiatria da Infância e Adolescência e, portanto, aparecem em inúmeros diagnósticos na primeira infância. Assim, quando um profissional estiver diante de um padrão de comportamentos que lembre o TOD, tanto na apresentação quanto na duração dos sintomas, deve excluir outros diagnósticos psiquiátricos relevantes.

O Transtorno Explosivo Intermitente (TEI) está presente no mesmo capítulo do DSM-5, junto com o TOD e o TC. Apesar de compartilhar características semelhantes com os diagnósticos citados, tem a especificidade de ser um diagnóstico cujos comportamentos agressivos (verbais ou físicos) são bem delimitados no tempo, como crises necessariamente impulsivas, reativas, desproporcionais e sem objetivo definido e tangível, com aparecimento cronológico a partir de 6 anos de idade. Por outro lado, o TOD é um conjunto de sintomas mais amplos, vivenciados por períodos mais longos.

Os pacientes com os diagnósticos relatados no capítulo de Transtornos do Neurodesenvolvimento do DSM-5, como a Deficiência Intelectual, o Transtorno do Espectro Autista ou o Transtorno da Linguagem, possuem mais chance de apresentarem comportamentos disruptivos, descritos nesses casos como "sintomas-alvo", já que, apesar de não específicos, são parte da apresentação fenotípica. A menor capacidade para controle de impulsos, menor elaboração simbólica, pior comunicação emocional e dificuldade na resolução de problemas são fatores associados ao aparecimento dos comportamentos disruptivos nos pacientes com esses diagnósticos. Isso não exclui, no entanto, que o TOD seja uma comorbidade presente nos Transtornos do Neurodesenvolvimento. Por exemplo, em indivíduos com Deficiência Intelectual, o diagnóstico de TOD é feito se o comportamento opositor for acentuadamente maior do que aquele que em geral se observa entre indivíduos com idade mental comparável e com gravidade comparável de deficiência intelectual.

As crianças com diagnósticos de Transtornos de Humor apresentam como característica a irritabilidade com maior constância, com possíveis comportamentos agressivos e antissociais. No Transtorno Depressivo Maior e no Transtorno Afetivo Bipolar, os sintomas do humor obedecem a um padrão episódico de semanas, enquanto no Transtorno Disruptivo de Desregulação do Humor, a irritabilidade tem padrão crônico e intenso. Além da observação temporal, devem ser investigados outros sintomas específicos, como crenças negativas e pessimistas e alterações neurovegetativas (como do padrão de sono, alimentação, energia e vontade para realização de atividades rotineiras).

O Transtorno de Adaptação, por sua vez, ocorre em resposta a um estressor psicossocial, como acidentes, separação ou perda parental, troca de escola ou de cidade. Na primeira infância, é comum se manifestar através de sintomas disruptivos, os quais devem ter início até três meses após o estressor e não persistir por mais de seis meses após o término do estressor ou de suas possíveis consequências.

Tratamento

O tratamento de crianças com TOD tem como objetivos reduzir os comportamentos disruptivos e promover habilidades sociais e de aprendizagem, além de incluir o manejo adequado de comorbidades clínicas e psiquiátricas, quando presentes. No entanto, costuma cursar com altas taxas de abandono, devido à dificuldade de vinculação própria da psicopatologia do paciente e das características familiares e sociais comumente envolvidas. Assim, os profissionais de saúde devem se dedicar à construção do vínculo terapêutico, estimular possíveis fatores de proteção e identificar precocemente fatores sugestivos de má adesão que possam ser revertidos.

Frente à complexidade dos fatores principalmente ambientais associados ao TOD, o planejamento terapêutico deve ser individualizado e pautado no trabalho integrado de uma equipe multidisciplinar formada pelas seguintes áreas: Pediatria, Psiquiatria, Psicologia, Terapia Ocupacional, Fonoaudiologia, Pedagogia, Serviço Social e do meio jurídico, dependendo das demandas específicas de cada caso.

As intervenções familiares, com a capacitação dos cuidadores, constitui a medida mais extensamente estudada e com melhores resultados para o tratamento do TOD, mesmo em casos que não apresentam dinâmica familiar notavelmente disfuncional. O treino parental e a terapia sistêmica são exemplos de intervenções familiares que buscam romper o ciclo coercitivo entre os pais e a criança, para estabelecer uma relação positiva entre eles, além de melhorar a qualidade da comunicação entre os membros da família e restaurar a autoridade dos pais sobre a criança.

As intervenções terapêuticas individuais, realizadas diretamente com crianças até os 6 anos, contam com a participação dos pais dentro da sessão ou em sessões complementares individualizadas, para sua orientação. O objetivo do trabalho psicoterápico é o estabelecimento de um vínculo seguro da criança com o terapeuta e da criança com os pais e, a partir disso, o reconhecimento e a validação de diferentes emoções, o incentivo para o desenvolvimento de potencialidades e interesses, o desenvolvimento de autocontrole e regulação emocional frente às adversidades, a organização e resolução de problemas frente aos desafios e a construção de habilidades sociais.

O uso de medicamentos é indicado principalmente no tratamento de comorbidades psiquiátricas associadas ao TOD, como o metilfenidato para o tratamento de TDAH ou antidepressivos para o tratamento de transtornos ansiosos. O uso de medicações específicas para o TOD não deve ser considerado rotineiramente, mas, sim, como exceção em casos que cursam com comportamentos agressivos graves, com intensa reatividade e desregulação emocional e que não responderam adequadamente às intervenções psicossociais. O medicamento mais sustentado por estudos é a risperidona, a ser utilizada na menor dose eficaz e pelo menor tempo necessário, devido ao risco de efeitos colaterais.

A intervenção no ambiente escolar também é parte do tratamento, já que se trata de um espaço oportuno para a aplicação consistente de regras e limites e para o treinamento de habilidades interpessoais quando os professores são devidamente capacitados para tal. Visitas à escola devem fazer parte tanto de programas preventivos para populações de risco quanto do planejamento terapêutico de pacientes com TOD. As crianças que têm TOD e dificuldades de aprendizagem específicas ou prejuízo cognitivo associado demandam, também, projetos individualizados de inclusão escolar para melhor adaptação e funcionamento acadêmico.

■ CONCLUSÃO

Diante da alta prevalência dos comportamentos disruptivos na primeira infância, o profissional que atende crianças nessa faixa etária deve entender o desafio de olhar comportamentos agressivos para ajudar a distinguir, diante dos sinais de alerta, entre os normais e os psicopatológicos. Numa segunda etapa, pelo caráter inespecífico dos sintomas disruptivos na Psiquiatria, ele deve entender o desafio de fazer o diagnóstico de TOD diante de tantas outras hipóteses diagnósticas possíveis.

Por fim, diante do diagnóstico de TOD, deve entender que o tratamento, por meio de uma equipe, é focado na família e nas relações interpessoais da criança. Ajudar a reconhecer os fatores individuais e sociais que precipitam e perpetuam os sintomas disruptivos e organizar soluções por meio de uma rede integrada é o caminho para quebrar o ciclo da psicopatologia agressiva e antissocial.

Referências Bibliográficas

1. Aman MG, De Smedt G, Derivan A, Lyons B, Findling RL, Group RDBS. Double-Blind, Placebo-Controlled Study of Risperidone for the Treatment of Disruptive Behaviors in Children With Subaverage Intelligence. Am J Psychiatry. 2002;159(8):1337-46.
2. American Psychiatry Association APA. DSM-5-TR - Manual Diagnóstico e Estatístico de Transtornos Mentais. 5ª ed. Rev. Porto Alegre: Artmed; 2014.
3. Åslund C, Nordquist N, Comasco E, Leppert J, Oreland L, Nilsson KW. Maltreatment, MAOA, and delinquency: Sex differences in gene-environment interaction in a large population-based cohort of adolescents. Behav Genet. 2011;41(2):262-72.
4. Essex MJ, Boyce WT, Hertzman C, Lam LL, Armstrong JM. Epigenetic Vestiges of Early Developmental Adversity: Childhood Stress Exposure and DNA Methylation in Adolescence. Child Dev. 2013;84(1):58-75.
5. Fairchild G, Passamonti L, Hurford G, Hagan CC, Von Dem Hagen EAH, Van Goozen SHM, et al. Brain structure abnormalities in early-onset and adolescent-onset conduct disorder. Am J Psychiatry. 2011;168(6):624-33.
6. Loeber R, Menting B, Lynam DR, Moffitt TE, Stouthamer-Loeber M, Stallings R, et al. Findings From the Pittsburgh Youth Study: Cognitive Impulsivity and Intelligence as Predictors of the Age-Crime Curve. J Am Acad Child Adolesc Psychiatry. 2012;51(11):1136-49.
7. Marmorato PG. Transtornos de Conduta e Comportamentos Externalizantes, em Clínica Psiquiátrica. In: Miguel EC, Gentil V, Gattaz WF, org. Clínica psiquiátrica. Barueri: Manole; 2011. p.1133-55.
8. National Institute for Health and Care Excellence. Antisocial Behavior and Conduct Disorders in Children and Young People - The Nice Guideline on Recognition Intervention and Management. National Institute for Health and Care Excellence. London: 6. National Institute for Health and Care Excellence; 2013. p.468.
9. Ortiz J, Raine A. Heart Rate Level and Antisocial Behavior in Children and Adolescents: A Meta-Analysis. J Am Acad Child Adolesc Psychiatry. 2004;43(2):154-62.
10. Quy K, Stringaris A. Oppositional Defiant Disorder. In: IACAPAP Textbook of Child and Adolescent Mental Health. In: Rey JM (ed), IACAPAP e-Textbook of Child and Adolescent Mental Health. Geneva: International Association for Child and Adolescent Psychiatry and Allied Professions 2012. p.1-14.
11. Scott S. Conduct Disorder. In: Rey JM (ed), IACAPAP e-Textbook of Child and Adolescent Mental Health. Geneva: International Association for Child and Adolescent Psychiatry and Allied Professions 2012. p. 1-29.
12. Scott S. Oppositional and conduct disorders. In: A. Thapar, D. S. Pine, J. F. Leckman, S. Scott MJS and ET, organizador. Rutter's Child and Adolescent Psychiatry. 6th ed. Chichester, UK: John Wiley & Sons, Ltd; 2015. p.911-30.
13. Thomas A, Chess S, Birch HG. Temperament and Behaviour Disorders in Children. New York: University Press; 1968.
14. Viding E, Jones AP, Paul JF, Moffitt TE, Plomin R. Heritability of antisocial behaviour at 9: Do callous-unemotional traits matter? Dev Sci. 2008;11(1):17-22.

capítulo 21

Alexandre Archanjo Ferraro ■ Patrícia Constantino Tella ■
Josiane Sales Alves Ferreira ■ Lucineide Maria da Silva

Estratégias para Promover o Acompanhamento do Desenvolvimento Infantil na Atenção Primária

■ INTRODUÇÃO

Os primeiros anos de vida são considerados os mais importantes no desenvolvimento de uma criança, onde ocorrem mudanças significativas e importantes para o seu desenvolvimento vital. Até os três anos de idade, a plasticidade cerebral é intensa e está em constante evolução; já dos três aos seis anos, as habilidades se tornam cada vez mais complexas e refinadas.

A combinação entre os fatores genéticos e ambientais é o que determina o desenvolvimento da criança. Diferentes autores relatam que os fatores negativos que intervêm sobre o desenvolvimento afetam cerca de 10% da população infantil mundial.[1-5]

Em países desenvolvidos, como nos Estados Unidos, cerca de 13% das crianças de 3 a 17 anos apresentam algum tipo de déficit no desenvolvimento, como autismo, deficiência intelectual e transtorno de déficit de atenção/hiperatividade. Em países de baixa e média renda socioeconômica, estimam-se que 200 a 250 milhões de crianças (43%) menores de 5 anos têm alto risco de não atingirem seu potencial humano.[6-9]

Enquanto nas últimas décadas grandes esforços e conquistas aconteceram, no que diz respeito à queda da mortalidade infantil, os cuidados relativos ao desenvolvimento físico e psicológico não foram igualmente contemplados.[10]

Estudos de prevalência mostram a importância da necessidade do acompanhamento no desenvolvimento infantil e a precoce identificação de possíveis atrasos e desvios no desenvolvimento. Como este está em constante evolução nos primeiros anos de vida, quanto antes identificar o atraso, menor será o comprometimento desta criança no futuro. No entanto, o atraso no desenvolvimento destas crianças, muitas vezes, é identificado após os 3 anos, uma fase em que atrasos significativos já ocorreram e oportunidades de tratamento com maior chance de eficácia foram perdidas.

Assim, crianças em situação de vulnerabilidade social são as mais atingidas, caso alguma intervenção não seja realizada, visto que vivem em ambientes desfavorecidos e têm menor probabilidade de obter auxílio, inclusive em idade mais avançada. Suas famílias têm baixa escolaridade, poucos recursos sociais e econômicos e nem sempre conseguem fornecer adequadamente a estimulação para um desenvolvimento inicial satisfatório, assim como as tarefas básicas de socialização.

A falta de apoio adequado em termos de nutrição, educação e cuidados de saúde também são fatores importantes que podem comprometer o desenvolvimento de crianças; problemas de disfunção familiar que ocorrem nos primeiros anos de vida aumentam, também, o risco e a gravidade no atraso do desenvolvimento.[11-13]

Investir em oportunidades de desenvolvimento, principalmente em fases precoces, e acompanhar a saúde das crianças em situação de vulnerabilidade é importante para diminuir o risco dos problemas de saúde no futuro, melhorando, assim, a sua qualidade de vida.

O primeiro item do instrumento das Nações Unidas, *Sustainable Development Goals*, é assegurar que todas as pessoas possam ter a oportunidade de dignidade e igualdade. Proteger, promover e dar apoio no início do desenvolvimento é essencial para qualquer pessoa conseguir alcançar o seu potencial.[10,14]

Para corrigir esses desafios, os países devem intensificar as ações sistêmicas para promover, proteger e apoiar o desenvolvimento da primeira infância, garantindo que as crianças e famílias mais vulneráveis sejam contempladas.[10]

ATENÇÃO PRIMÁRIA À SAÚDE

A atenção primária à saúde (APS) é o atendimento inicial do usuário nos sistemas de saúde, sendo este responsável por cuidar e acompanhar cerca de 80% dos casos relacionados aos problemas de saúde mais prevalentes na população. Seu recurso principal são as Unidades Básicas de Saúde (UBS), assim como unidades de pronto atendimento. A APS também conta com o Núcleo de Apoio à Saúde da Família (NASF), as Organizações Não Governamentais (ONGs), os Centros de Referência e Assistência Social (CRAS e CREA), os Conselhos Tutelares e os Centros de Atenção Psicossocial (CAPS).

Esta ampla rede de atenção à saúde é importante, principalmente por trabalhar com a prevenção de doenças, por ser um atendimento inicial, e por ser o primeiro contato do lactente após o nascimento, com os dispensadores de cuidados relativos à sua saúde.

Por meio de consultas mensais de puericultura, o desenvolvimento infantil é acompanhado por profissionais de saúde que verificam os aspectos fisiológicos e os marcos do desenvolvimento. No entanto, nem sempre é possível fazer este tipo de acompanhamento de forma regular e eficaz. A literatura encontrou evidências de que em apenas 1% dos prontuários do estado de Pernambuco estão registrados os dados de desenvolvimento psicossocial.[15]

Yarnall *et al.* (2003) demonstraram em seu estudo que o grande número de recomendações de triagem para cada paciente, juntamente com a quantidade elevada de pacientes, são provavelmente as principais razões para a falha em fornecer esses serviços. Outros fatores que poderiam prejudicar o atendimento seriam a falta de tempo dos profissionais, a grande quantidade de pessoas atendidas, o frequente absenteísmo de usuários, principalmente entre aquelas pessoas que sofrem maior risco de apresentar problemas de saúde.[16]

Acompanhamento do desenvolvimento

A puericultura diz respeito aos cuidados iniciais ao bebê e sua mãe por meio da uma avaliação cuidadosa de todos os sinais que o lactente possa revelar em sua evolução, nos primeiros meses de vida. Com este acompanhamento, espera-se aumentar a chance de um desenvolvimento saudável e reduzir a incidência de doenças. No entanto, para que isso seja possível, é preciso que haja a atuação de toda uma equipe de atenção à criança (médicos, enfermeiros, agente comunitário de saúde, entre outros), promovendo ampliação da oferta dos cuidados, identificação precoce dos prejuízos à saúde, além de uma intervenção apropriada e efetiva.[17]

Nos primeiros seis meses de vida de uma criança, percebe-se que o médico tem um olhar mais apurado e observa com bastante cuidado todos os comportamentos esperados durante a consulta, porém, com a falta de tempo e outras dificuldades já relatadas, fica mais difícil para o profissional acompanhar, em um curto período de tempo, as especificidades do desenvolvimento de cada criança. Após os 6 meses, essas dificuldades se intensificam, já que alguns marcos do desenvolvimento não são observados nos atendimentos de puericultura, havendo a necessidade do cuidador relatar ao médico a evolução da criança por meio de sua percepção e recordação, o que nem sempre condiz com a realidade.

Além das adversidades que ocorrem com os médicos, há uma parcela significativa de profissionais não treinados e com poucas especializações, sem habilidades específicas para servir a população no desenvolvimento do lactente, principalmente na área comportamental e emocional, como depressão, ansiedade e outros problemas. É estimado de 9% a 14% o número de crianças do nascimento até os cinco anos tenham algum grau de déficit no desenvolvimento, fator que pode também impactar negativamente a aprendizagem, a escrita e as interações sociais.[18,19]

Interdisciplinaridade

O trabalho interdisciplinar traz uma grande contribuição nessa área, fortalecendo a participação de cada profissional, com sua especificidade. Por meio da interdisciplinaridade, os profissionais trabalham de maneira uniforme e colaborativa com a equipe, ou seja, cada membro da equipe interage com os outros membros em busca da melhor qualidade de vida para os pacientes. Campos (1995),[20] afirma que a abordagem em equipe deve ser comum a toda assistência à saúde, já que o principal aspecto positivo da atuação em equipe interdisciplinar é a possibilidade da colaboração de várias especialidades que denotam conhecimentos e qualificações distintas. Assim, a integração da equipe de saúde é imprescindível para que o atendimento, o cuidado e o alcance da amplitude do ser humano transcendam a noção de conceito de saúde.

A identificação de atrasos do desenvolvimento, o aconselhamento e acompanhamento dessas famílias, especialmente nos primeiros seis anos de vida da criança, deve ser feito de forma interdisciplinar.[21,22]

ESTRATÉGIAS PARA PROMOVER A ATENÇÃO NO DESENVOLVIMENTO INFANTIL

São necessários métodos novos para promoção na atenção primária no desenvolvimento infantil. As alternativas que se estendem além do modelo atual de atendimento presencial em unidades de saúde precisam ser consideradas, com mais visitas domiciliares de médicos e enfermeiros; uso de educadores de saúde e outros profissionais trabalhando com aconselhamento; capacitação de mães por meio de panfletos, telefone e meios eletrônicos, para que elas próprias possam promover o desenvolvimento de seus filhos.[15,16]

Algumas pesquisas sugerem que o trabalho realizado com grupos de crianças da mesma faixa etária promove a autonomia e o comprometimento desses pais na saúde de seus filhos. Assim, a estratégia em formar grupos beneficia tanto a interação desses pais entre si como também promove espaços dentro da própria UBS, abrangendo o maior número de crianças que serão acompanhadas.[23]

Eickmann et al. (2003)[15] demonstraram como a intervenção em uma comunidade no Brasil, em Pernambuco, fez a diferença no desenvolvimento psicossocial das crianças que passaram pelas intervenções. A proposta foi a de ensinar as mães para que elas realizassem a estimulação psicossocial dos seus filhos. As crianças que participaram tinham idade igual ou superior a 13 meses. Foram realizados dez encontros semanais com as mães, incluindo três *workshops* de quatro em quatro meses.

A experiência realizada em Pernambuco nos mostra a potência de algumas intervenções, quando precoces. No entanto, sabemos que na prática cotidiana de uma UBS nem sempre é possível organizar e acompanhar grupos para cada faixa etária, para cada etapa do desenvolvimento. Agrupar categorias etárias em grupos de crianças guiados por profissionais previamente treinados, capacitados na avaliação de fases diferentes do desenvolvimento, pode ser mais factível. Esses profissionais deveriam ser habilitados na aplicação de instrumentos de avaliação do desenvolvimento escolhidos localmente, considerando as especificidades de cada indivíduo a ser avaliado.

Grupo de acompanhamento do desenvolvimento

O acompanhamento do desenvolvimento depende muito da fase em que a criança se encontra. Os profissionais capacitados devem avaliar todas as crianças de 0 (zero) a 6 anos por meio de padrões conhecidos do desenvolvimento, como a *Escala Denver*, que é um teste de rastreamento do risco de desenvolvimento infantil, sendo o mais utilizado no Brasil e empregado também em comportamento social/pessoal, linguagem e habilidades motoras preconizadas como típicas do desenvolvimento.[24-26] Pode ser utilizado, também, o questionário *Indicadores Clínicos de Risco para o Desenvolvimento Infantil* (IRDI), desenvolvido e validado por um grupo de especialistas brasileiros para uso entre profissionais de saúde, que observa os comportamentos da díade mãe-bebê, apontando sinais de risco para o desenvolvimento infantil, em geral. É composto por 31 indicadores, observáveis nos primeiros 18 meses de vida da criança.[27]

Sabe-se que a situação ideal para estes encontros nem sempre será possível. De acordo com as possibilidades de cada UBS, seria importante uma frequência de acompanhamento idealmente trimestral, mas nunca menor que uma vez ao ano. Os profissionais devem estar atentos na avaliação precisa dos marcos do desenvolvimento, rastreamento de padrões atípicos e no aconselhamento dos cuidadores.

É preciso também cuidar bem do momento da avaliação. Deve-se favorecer um ambiente em que a criança possa realizar os comportamentos desejados, como por exemplo, ter materiais necessários como brinquedos pedagógicos.[28]

No manual da Organização Mundial da Saúde (OMS) de 2012,[28] encontra-se um guia que visa aperfeiçoar a observação da equipe de saúde e o aconselhamento da família, como cuidar do desenvolvimento infantil, por exemplo, identificando a interação entre a criança e o cuidador primário; sugerindo à família atividades/brincadeiras que fortaleçam o relacionamento entre o cuidador e a criança e a se comunicar de uma maneira que estimule o crescimento e a saúde no desenvolvimento.

Richer et al. (2017)[10] relataram em seu trabalho programas de educação de pais para promover o cuidado no desenvolvimento infantil. Dentre os mais praticados em grande escala, em países de baixa e média renda socioeconômica, estão o *Care for Child Development* (CCD) da OMS e do Fundo das Nações Unidas para a Infância (UNICEF). O CCD originou-se como um módulo de Gestão Integrada de Doenças da Infância e pode ser entregue para trabalhadores comunitários, bem como provedores, por meio de vários serviços de saúde, educação, família e proteção social. Esse programa demonstrou a capacidade dos profissionais de saúde em delinear as sessões de aconselhamento, enquanto também atendem às tarefas de consulta da criança doente, bem como o *recall* das mães e a capacidade de executar as atividades recomendadas em casa.

Vários estudos avaliaram esse programa e mostraram melhorias no ambiente doméstico e no desenvolvimento das crianças com o manual CCD, sugerindo que o programa pode ser incorporado em serviços de saúde existentes a um custo relativamente baixo. O manual CCD tem sido integrado em programas em vários setores, como saúde, reabilitação nutricional, educação precoce (creches e educação pré-escolar), proteção social (famílias que participam de um programa de transferência de dinheiro, prevenção da violência e abuso), saúde mental e serviços para famílias com crianças com deficiências de desenvolvimento[29-32] (Quadro 21.1). Em nenhuma dessas experiências foi criada uma nova categoria de trabalha-

Quadro 21.1 Três versões da OMS e UNICEF do Programa Cuidados para o Desenvolvimento da Criança (*WHO and UNICEF versions of Care for Child Development*).[10]

Características	*Care for development* (Versão 1)	*Care for child development* (Versao 2)	*Caring for the child's healthy growth and development* (Versão 3)
Ano	2002	2012	2014
Conteúdo	Aconselhamento do cuidador sobre atividades de brincar e de comunicação para promover o desenvolvimento infantil.	• Aconselhamento do cuidador no brincar e na comunicação. • Promover o desenvolvimento da criança. • Reforçar a sensibilidade e a capacidade de resposta nas interações com a criança.	• Aconselhamento centrado sobre o brincar e na comunicação. • Aconselhamento para melhorar a saúde, o crescimento e o desenvolvimento da criança, incluindo aleitamento materno e alimentação complementar. • Reconhecimento de sinais de doença. • Sensibilização. • Prevenção de lesões por doenças.
Sistema	Saúde com aconselhamento nutricional.	• Vários pontos de entrada, incluindo serviços de saúde, educação, nutrição, creches, proteção infantil, emergência e transferência de dinheiro (*cash transfer services*).	• Serviços de saúde comunitários
Provedores	Profissionais de saúde (médicos, enfermeiros).	• Profissionais de saúde (médicos, enfermeiros), assistentes sociais, trabalhadores comunitários.	• Trabalhadores comunitários de saúde.
Integração com outros serviços	Cuidados de recém-nascidos; consultas de crianças doentes em clínicas.	• Serviços de maternidade, clínicas de crianças doentes e de recém-nascidos, serviços familiares para crianças com deficiência; grupos mãe-criança; educação de pais; clínicas de reabilitação nutricional; visitas domiciliares para famílias em risco, proteção social e infantil.	• Visita domiciliar para cuidados de saúde de recém-nascidos e crianças pequenas.
Intensidade (contatos com as famílias)	Uma consulta e acompanhamento.	• Determinado pelo sistema de entrega.	Determinado pelo sistema de entrega. • Três visitas domiciliares (1ª até 2 meses de idade; 2ª entre 3 e 4 meses; 3ª após 4 meses). • Até quatro contatos adicionais, com base em outros contatos de prevenção ou tratamento.

dor especificamente para prestar serviços CCD. Os prestadores que já trabalham com famílias foram treinados para usar atividades de brincar e de comunicar-se para promover o desenvolvimento da criança.

Uma proposta que talvez caiba nas diferentes condições dos serviços e seus recursos é a da existência de grupos de acompanhamento semestral ou anual, conforme a disponibilidade da UBS e dos profissionais envolvidos. A divulgação deveria ser realizada antecipadamente pela própria UBS, por meio de cartazes, folhetos, pelos profissionais e agentes comunitários de saúde. O grupo seria composto de crianças de 6 meses a 6 anos de idade, acompanhados pelos pais ou cuidadores, e seu desenvolvimento seria avaliado por uma equipe treinada pela aplicação de testes padronizados, garantindo sua fidedignidade.

Após a avaliação, é importante a equipe realizar orientações aos pais e/ou cuidadores sobre como é possível auxiliar o desenvolvimento da criança, principalmente caso esta apresente algum atraso. Dependendo da gravidade, será necessário encaminhar a família ao médico responsável e garantir que receberá as orientações específicas sobre como proceder até o dia da consulta (Figura 21.1).

O grupo de acompanhamento não deveria focar-se apenas nos dados vistos durante o encontro semestral/anual, mas garantir uma longitudinalidade, por meio dos diferentes contatos da equipe com a família.

Capacitação profissional

Para garantir a efetividade desses grupos, será necessário que os profissionais considerem alguns requisitos:

- que todos os profissionais envolvidos saibam os marcos do desenvolvimento infantil e entendam a importância destes marcos para a aquisição de futuras habilidades.
- que o profissional preencha a escala após a verificação do comportamento, para que os dados relatados sejam o mais fidedigno possível.
- que a equipe seja capacitada para avaliar os dados e aconselhar as famílias, tendo onde encaminhar os casos que se mostrarem necessários.
- que cada UBS organize, dentro do seu cronograma de trabalho, o melhor dia e horário para utilização das dependências e disponibilidade dos profissionais.
- que haja um contato próximo e frequente de diferentes membros da equipe com as famílias, para que haja menor desistência durante o processo.
- que se busque observar e identificar as tarefas realizadas pelas crianças, atentando à relação cuidador-criança. A avaliação é, assim, grandemente aprimorada, além de se reconhecer a melhor forma de se comunicar e aconselhar a família com afetividade, estabelecendo maior vínculo.

■ O INVESTIMENTO NO DESENVOLVIMENTO INFANTIL

Em suas pesquisas, Heckman (2013)[33] aponta evidências de que a maior taxa de retorno no desenvolvimento da primeira infância, em famílias desfavorecidas, vem do investimento precoce. A partir dos quatro anos de idade, fica cada vez mais difícil reconhecer as bagagens perdidas, ou seja, quais habilidades serão necessárias para que essa criança possa chegar ao desenvolvimento adequado para sua idade. Quanto mais cedo se iniciar, mais fácil é a identificação das habilidades perdidas e, permitindo, assim, recuperar o atraso. Os esforços, portanto, devem concentrar-se nos primeiros anos, para a melhor eficácia.

Mesmo os países que atravessam dificuldades econômicas devem investir na primeira infância, como uma estratégia eficaz para reduzir os custos sociais. É um bom custo-benefício para promover o crescimento econômico de uma população. Há um retorno de 7% a 10% ao ano, baseado no aumento da escolaridade e realização de carreiras, bem como nos custos reduzidos nas despesas de Educação, Saúde e Justiça Criminal. Sugerem-se, ainda, retornos ao redor de 13% sobre o investimento por criança, por ano, por meio de melhor educação, condições econômicas e saúde.[33-37]

■ CONSIDERAÇÕES FINAIS

Existem fortes argumentos biológicos, psicossociais e econômicos para que se intervenha o mais cedo possível em promoção, proteção e apoio ao desenvolvimento das crianças, especialmente durante a gravidez e nos primeiros 2 a 3 anos.[6,38] A ênfase nos primeiros anos de vida é articulada dentro de uma perspectiva de curso de vida que também exige provisões de qualidade em idades mais avançadas, especialmente durante a creche e o momento pré-escolar, após a escolarização e na adolescência, a fim de aproveitar as complementaridades dinâmicas entre os investimentos feitos durante as fases sucessivas do ciclo de vida.[39]

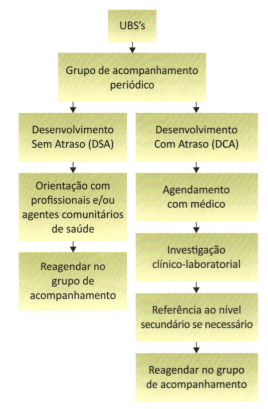

Figura 21.1 Estratégia de acompanhamento dos grupos dentro das Unidades Básicas de Saúde.[38]

É preciso, também, que haja ações interventivas para melhorar a frequência destas famílias nos atendimentos periódicos e melhorar o vínculo entre os familiares e os profissionais, para que possíveis problemas de saúde e atrasos no desenvolvimento sejam vistos com antecedência.[33] Países em que há prevenção com intervenções para a estimulação do desenvolvimento infantil têm demonstrado resultados positivos, além de duradouros.[15]

Será importante expandir a visão de saúde para além da prevenção e do tratamento da doença, de modo a incluir a promoção do cuidado a crianças pequenas como fator determinante na realização do potencial humano de todas as pessoas.[10]

Referências Bibliográficas

1. Landre FT, Bobbio TG, Gonçalves VMG, Barros Filho, AA. Escalas de Avaliação Neuromotora em pré-escolares: revisão bibliográfica. Temas sobre Desenvolv. 2005;13(78):46-52.
2. Turkheimer E, Haley A, Waldron M, D'Onofrio B, Gottesman II. Socioeconomic status modifies heritability of QI in young children. Psychol Sci. 2003;14:623-8.
3. Secretaria de Políticas de Saúde. Saúde da criança: acompanhamento do crescimento e desenvolvimento infantil. Brasília: Ministério da Saúde; 2002. (Série Cadernos de Atenção Básica; n, 11 - Série A, Normas e Manuais Técnicos, 2002).
4. Miranda LP, Resegue R, Figueiras ACM. A criança e o adolescente com problemas do desenvolvimento no ambulatório de Pediatria. J Pediatr(Rio J). 2003;79(S1):S33-S42.
5. Rosa Neto F, Caon G, Bissani C, Silva CA, Silva MSE. Psychomotor characteristics of high neurological risk children from a follow-up program. Rev Bras Med. 2010;11:52-8.
6. Black MM, Walker SP, Fernald LCH, Andersen CT, DiGirolamo AM, Lu C, et al. Lancet Early Childhood Development Series Steering Committee. Earl childhood development coming of age: science through the life course. Lancet. 2017;389(10064):77-90.
7. Boulet SL, Boyle CA, Schieve LA. Health care use and health and functional impact of developmental disabilities among US children, 1997-2005. Arch Pediatr Adolesc Med. 2009;163(1):19-26.
8. Boyle CA, Boulet S, Schieve LA, Cohen RA, Blumberg SJ, Yeargin-Allsopp M, et al. Trends in the prevalence of developmental disabilities in US children, 1997-2008. Pediatrics. 2011;127(6):1034-42.
9. Grantham-McGregor S, Cheung YB, Cueto S, Glewwe P, Richter L, Strupp B; International Child Development Steering Group. Developmental potential in the first 5 years for children in developing countries. Lancet. 2007;369(9555):60-70.
10. Richter LM, Daelmans B, Lombardi J, Heymann J, Boo FL, Behrman JR;Paper 3 Working Group and the Lancet Early Childhood Development Series Steering Committee. Investing in the foundation of sustainable development: pathways to scale up for early childhood development. Lancet. 2017;389(10064):103-18.
11. Brooks-Gunn J, Duncan GJ. The effects of poverty on children. Future Child. 1997;7:55-71.
12. Feldman R, Eidelman AI. Biological and environmental initial conditions shape the trajectories of cognitive and social-emotional development across the rst years of life. Dev Sci. 2009;12:194-200.
13. Gunnar MR, Fisher PA; Early Experience, Stress, and Prevention Network. Bringing basic research on early experience and stress neurobiology to bear on preventive interventions for neglected and maltreated children. Dev Psychopathol. 2006;18:651-77.
14. United Nations. Transforming our World: The 2030 Agenda for Sustainable Development. Geneva; 2015. (Available: https://www.un.org/pga/wp-content/uploads/sites/3/2015/08/120815_outcome-document-of-Summit-for-adoption-of-the-post-2015-development-agenda.pdf)
15. Eickmann SH, Lima AC, Guerra MQ, Lima MC, Lira PI, Huttly SR, et al. Improved cognitive and motor development in a community-based intervention of psychosocial stimulation in northeast Brazil. Dev Med Child Neurol. 2003;45(8):536-41.
16. Yarnall KS, Pollak KI, Østbye T, Krause KM, Michener JL. Primary care: is there enough time for prevention? Am J Public Health. 2003;93(4):635-41.
17. Campos MC, Ribeiro CA, Silva CV, Saparolli ECL. Consulta de enfermagem em puericultura: a vivência do enfermeiro na Estratégia de Saúde da Família. Rev Esc Enferm USP. 2011;45(3):566-74.
18. Bruner, CB Stephen, BC Estimating the prevalence of early childhood serious emotional/behavioral disorder. Public Health Rep. 2006;121(3):303-10.
19. National Scietific Council on the Development Child. Mental health problems in early childhood can impair leanrning and behabior for life. 2008. working paper n.6. (Available:https://policywise.com/wp-content/uploads/resources/2016/07/320 MentalHealthProblemsinEarlyChildhoodCanImpairLearningandBehaviorforLifepdf.pdf)
20. Campos TCP. Psicologia hospitalar: a atuação do psicólogo em hospitais. São Paulo: EPU; 1995.
21. Grumbach K, Coffman J. Physicians and nonphysician clinicians: complements or competitors? JAMA. 1998;280:825-6.
22. Cooper RA, Laud P, Dietrich CL. Current and projected workforce of nonphysician clinicians. JAMA. 1998;280:788-94.
23. Nobrega VCF, Silva MBM, Silva MAN. Acompanhamento em grupo do crescimento e desenvolvimento infantil. An Congr Bras Med Fam Comunidade. 2013;12:308.
24. Frankenburg WK, Dodds JB. The Denver Developmental Screening Test. J Pediatr. 1967;71(2):181-91.
25. Santos RS, Araújo APQC, Porto MAS. Diagnóstico precoce de anormalidades no desenvolvimento em prematuros: instrumentos de avaliação. J Pediatr (Rio J.) 2008;84:289-99.
26. Souza SC, Leone C, Takano OK, Moratelli HB. Desenvolvimento de pré-escolares na educação infantil em Cuiabá, Mato Grosso, Brasil. Cad Saúde Pública. 2008;24(8):1917-26.
27. Kupfer MCM, Jerusalinsky AN, Bernardino LMF, Wanderley D, Rocha PSP, Molina SE, et al. Predictive value of clinical risk indicators in child development: final results of a study based on psychoanalytic theory. Rev Latinoam Psicopatol Fundam. 2010;13(1):31-52.

28. WHO World Health Organization. Library Cataloguing-in-Publication Data Care for child development: improving the care of young children. Geneva: World Health Organization; 2012.
29. Yousafzai AK, Rasheed MA, Rizvi A, Armstrong R, Bhutta ZA. Effect of integrated responsive stimulation and nutrition interventions in the lady health worker programme in Pakistan on child development, growth, and health outcomes: a cluster-randomised factorial effectiveness trial. Lancet. 2014;384: 1282-93.
30. Ertem IO, Alay G, Bingoler BE, Dogan DG, Bayhan A, Sarica D. Promoting child developmental at sick child visits: a controlled trial. Pediatrics. 2006;118: e124-e131.
31. Jin X, Sun Y, Jiang F, Ma J, Morgan C, Shen X. Care for development intervention in rural China: a prospective follow-up study. J Dev Behav Pediatr. 2007;28:128-38.
32. Gowani S, Yousafzai AK, Armstrong R, Bhutta ZA. Cost-effectiveness of responsive stimulation and nutrition interventions on early child development outcmes in Pakistan. Ann NY Acad Sci. 2014;1306:140-61.
33. Heckman JJ, Pinto LMR, Savelyev P. Understanding the Mechanisms Through Which an Influential Early Childhood Program Boosted Adult Outcomes. American Economic Review. 2013; 103 (6): 2052-86.
34. Heckman JJ, Vytlacil EJ. Econometric evaluation of social programs, part II: Using the marginal treatment effect to organize alternative economic estimators to evaluate social programs and to forecast their effects in new environments. Handbook of Econometrics. 2007;6:4875-5143.
35. Heckman JJ. Schools, Skills and Synapses. Economic Inquiry. 2008;46:289-324.
36. Heckman JJ, Moon SH, Pinto R, Savelyev PA, Yavitz A. The Rate of Return to the HighScope Perry Preschool Program. Journal of Public Economics 2010;94:114-28.
37. Cunha F, Heckman JJ, Lochner L, Masterov DV. Interpreting the evidence on lifecycle skill formation. Available: http://www.nber.org/papers/w11331.pdf
38. Britto PR, Lye SJ, Proulx K., Yousafzai AK, et al. Nurturing care: promoting early childhood development (2017) Lancet. 2017; 389 (10064):91-102.
39. Heckman JJ, Raut LK. Intergenerational long-term effects of preschool-structural estimates from a discrete dynamic programming model. Journal of Econometrics.2016; 191(1):164–175.

capítulo 22

Ana Cecília Silveira Lins Sucupira ▪ Regina Lucia Sucupira Pedroza

Desafios Socioculturais na Avaliação do Desenvolvimento Infantil

■ INTRODUÇÃO

As condições de saúde da criança podem ser expressas pelo seu crescimento e desenvolvimento. A avaliação do ganho de peso e altura, assim como do desenvolvimento infantil, deve, portanto, fazer parte de toda consulta de rotina. Avaliar é uma tarefa difícil porque implica fazer um julgamento que resulta em uma classificação e qualificação. Para os pediatras, essa avaliação torna-se mais complexa por envolver múltiplos fatores biológicos, sociais e culturais. De um modo geral, não é comum observar a incorporação do contexto social e cultural do paciente nas avaliações do Desenvolvimento Neuropsicomotor (DNPM) das crianças, tanto nos testes de triagem como nas consultas de puericultura.

Este capítulo objetiva levantar questões para uma reflexão crítica que possibilite ao pediatra ter um olhar diferenciado para entender a criança no seu contexto de vida e lhe permita reconhecer as diferentes expressões pelas quais a criança nos apresenta seu desenvolvimento.

■ A AVALIAÇÃO DO DNPM EM PEDIATRIA

As avaliações feitas pelo pediatra, em geral, tendem a classificar o desenvolvimento da criança de forma dicotômica em normal ou anormal, tendo como base parâmetros de normalidade, já estabelecidos por diferentes estudos realizados em populações específicas. Além disso, procuram identificar desvios desses padrões, que possam indicar riscos para o desenvolvimento. Os aspectos mais frequentemente observados pelos pediatras nas consultas de puericultura são a idade em que sustenta a cabeça, senta sem apoio, engatinha, anda sem apoio e a verificação da aquisição da fala e do controle esfincteriano. O resultado final da avaliação do desenvolvimento tem como referência o que a literatura aponta como normal para cada idade.[1]

Esses itens referentes às habilidades já adquiridas caracterizam-se por serem bastante restritos e privilegiarem principalmente as expressões motoras do desenvolvimento infantil. Nos registros nos prontuários, há apenas indicação das idades em que a criança alcançou tais marcos, não havendo maiores informações sobre o modo como a criança está se desenvolvendo.

Nas avaliações feitas nas consultas de puericultura, o referencial mais utilizado ainda é a escala de desenvolvimento de Gesell. Diante de uma criança que vem com uma queixa relacionada ao desenvolvimento, é comum o pediatra achar que não dispõe de uma formação suficiente para avaliá-la. Nesses casos, é frequente o encaminhamento para avaliação por outros profissionais. O que o pediatra pretende é que a criança seja submetida a algum teste especializado que forneça mais detalhes do que a avaliação que ele poderia fazer. A formação biomédica do médico faz com que ele busque se amparar em instrumentos e especialistas que são vistos como científicos e podem complementar suas lacunas de formação nos processos de avaliação.

O *NORMAL* NO DESENVOLVIMENTO INFANTIL

Nas creches e escolas, as crianças que não apresentam o padrão de normalidade aceito oficialmente são encaminhadas para consultas com os médicos nos serviços de atenção primária (UBS, consultórios particulares ou de convênios), que as direcionam para uma avaliação com o psicólogo.

De modo geral, as avaliações mais especializadas do desenvolvimento infantil são feitas por meio de testes, fundamentados no modelo psicométrico. As práticas de avaliação de crianças por meio de testes, geralmente, têm como objetivo confirmar suspeitas de que a criança não tem os comportamentos e as habilidades esperados para sua idade.

Os médicos, ao encaminharem as crianças para essas avaliações, partem de uma suspeita, que vai se tornando certeza, de que essas crianças não estão de acordo com o que delas se espera. Em geral, eles trabalham com um modelo de comportamento que expressa a ideia que eles têm do que seria o comportamento normal para todas as crianças. Não há espaço para as "crianças diferentes". Crianças que apresentam comportamentos e habilidades diferentes são vistas como tendo atraso no desenvolvimento. Na prática, o que se faz é confirmar as hipóteses de atrasos e localizar as deficiências nessas crianças.

Quando se aplicam testes para avaliar os riscos para o atraso no desenvolvimento de crianças, há sempre um referencial de normalidade que se apoia em uma criança abstrata, resultante, e pretensamente representativa, do total de avaliações realizadas em crianças daquela idade. Os resultados desses testes vão embasar os laudos que são solicitados por professores, para comprovar os atrasos identificados nas crianças. Esses laudos têm a força e a legitimidade de técnicos especializados e, portanto, podem ser utilizados para explicar suas dificuldades em apresentar o desempenho esperado, ou seja, o mesmo desenvolvimento das outras crianças, consideradas normais. As *diferenças* passam a ser vistas como *deficiências*. Não se respeita a diversidade de possibilidades de comportamentos e habilidades que expressam experiências vivenciadas pelas crianças. Em diferentes contextos de vida, o padrão de desenvolvimento infantil considerado normal pode ser expresso por habilidades específicas que retratam o modo de vida e a cultura daquele grupo social.

Ao considerar que o desenvolvimento humano é o resultado do modo de vida, isto é, da cultura e da história de cada grupo social, têm-se várias possibilidades de expressão do desenvolvimento, pois cada grupo social possui formas diferentes de pensar, de falar e de fazer as coisas. É possível, então, pensar que o desenvolvimento normal é aquele apresentado pela criança que já adquiriu as habilidades, os comportamentos, o modo de falar e os conhecimentos próprios às da sua faixa etária e de seu grupo social e de convivência.

AS AVALIAÇÕES DO DESENVOLVIMENTO INFANTIL

Na literatura, são inúmeros os testes, as escalas e os processos de avaliação do desenvolvimento infantil, tais como o Teste de Triagem Denver II, o ASQ-3, o Bayley, o Swyc, entre outros. Esses instrumentos foram elaborados a partir de populações específicas, não existindo abrangência universal. É ainda elevado o número de falsos positivos para atraso no desenvolvimento, sendo que os considerados melhores apresentam um número significativo de falsos positivos, em torno de 25%.[2]

As avaliações do Desenvolvimento Neuropsicomotor (DNPM), por meio de testes que visam quantificar e qualificar os comportamentos utilizados para indicar atrasos no desenvolvimento da criança, apresentam vários problemas e limitações, no que se refere às interferências socioculturais no desenvolvimento infantil. Na literatura, é ressaltado o caráter multifatorial do desenvolvimento infantil, envolvendo a interação entre fatores genéticos, biológicos, ambientais, emocionais, sociais e econômicos.[1,3-8] Entretanto, a maioria dos artigos estuda principalmente os fatores biológicos, tanto da mãe como da criança. Em muitas pesquisas publicadas, as variáveis ambientais são reduzidas aos fatores socioeconômicos, destacando-se a renda familiar mensal e a escolaridade materna. Monteiro,[9] já na no final da década de 1980, apontava as limitações para se entender o contexto social a partir da renda familiar, dado difícil de coletar e de pouca precisão.

AS CONDIÇÕES SOCIOCULTURAIS NOS ESTUDOS SOBRE O DESENVOLVIMENTO INFANTIL

Halpern e colaboradores,[4] no estudo sobre fatores de risco para suspeita de atraso no DPNM, em crianças de Pelotas, utilizando o Denver II, ressaltam a importância do efeito cumulativo de risco e concluem que a população mais desfavorecida acumula os fatores sociais, econômicos e biológicos que determinam a maior chance de atraso no desenvolvimento das crianças. Nesse estudo, 34% das crianças apresentaram suspeita de atraso no desenvolvimento aos 12 meses de idade, sendo que as crianças mais pobres apresentaram 50% a mais de chance de suspeita de atraso. Os autores comentam que, provavelmente, as crianças mais ricas recebem maior estimulação e variadas oportunidades para incentivar o desenvolvimento no primeiro ano de vida.

Brito e colaboradores,[5] utilizando o teste de Denver II, encontraram uma prevalência de 46,3% de atraso no desenvolvimento de crianças pré-escolares de Feira de Santana, com concentração de atrasos na área da linguagem de 50,7%, aos 4 anos e de 41,9%, aos 5 anos. Esses autores ressaltam que esse comprometimento é frequente em famílias de baixa renda, por restrições de estímulos no contexto familiar.

Pinto e colaboradores,[6] no estudo em que compararam os comportamentos propostos no Denver II e os de crianças paulistanas, encontraram que as diferenças mais marcantes foram no setor linguagem e motor adaptativo fino. Os autores atribuem essas diferenças à falta de estímulos por parte de pais com baixo nível educacional, à longa jornada de trabalho e seu pouco tempo para estimular as crianças.

Nesses três artigos, assim como em vários outros, os autores ressaltam a influência das condições socioeconômicas como um fator de risco para o atraso no desenvolvimento infantil. Grande parte dos artigos faz referência a vários fatores de risco para o desenvolvimento infantil, como se todos tivessem o mesmo efeito final, sem considerar a sobredeterminação de alguns sobre outros.[6,7] No estudo de Sameroff,[7] são citados vários fatores de risco, e o efeito negativo sobre o desenvolvimento é visto em função da somatória deles, não valorizando a qualidade e o potencial efeito de cada um.

É sabido que as condições socioeconômicas, como sobredeterminantes de outros fatores, têm um grande peso nas situações em que fatores biológicos impõem dificuldades para o desenvolvimento. São amplamente conhecidos os efeitos da prematuridade e do crescimento intrauterino restrito sobre o desenvolvimento. Nessas situações, as possibilidades de acesso às intervenções precoces adequadas são limitadas pelas condições econômicas da família e determinam o prognóstico em relação ao desenvolvimento.[4] Nesses casos, as condições socioeconômicas são realmente fatores de risco, porque impedem o acesso aos tratamentos adequados e podem realmente dificultar o desenvolvimento dessas crianças.

Em praticamente todos os artigos, os fatores socioeconômicos vistos sempre como desfavoráveis são reduzidos à pobreza, com poucas considerações sobre as questões sociais e culturais. Grantham-McGregor e colaboradores[8] afirmam que os problemas decorrentes da pobreza são os maiores riscos para o desenvolvimento infantil, ressaltando que a pobreza está associada com a baixa escolaridade materna, maiores taxas de estresse e depressão materna e estimulação inadequada no lar.

O estresse, a depressão materna e o pouco tempo de contato com os pais não são restritos apenas às famílias pobres. Brito e colaboradores[5] e Pinto e colaboradores[6] comentam o pouco contato das crianças pobres com os pais, o que impediria uma estimulação adequada. Vale lembrar que pais de níveis socioeconômicos maiores também têm longa jornada de trabalho, participando pouco da vida das crianças durante a semana. Muitos pais executivos de empresas ou profissionais liberais não veem os filhos que vão para a escola cedo. E, quando chegam do trabalho, as crianças já estão dormindo. São pais de fins de semana.

A ideia central em todos os textos é que nas famílias de baixa renda os estímulos são restritos em termos de quantidade e qualidade.[4,5,6,8-10] Os fatores socioeconômicos são sempre considerados como fatores de risco, em uma visão negativa das possíveis interferências desses fatores. As abordagens sobre o desenvolvimento infantil exploram pouco a importância das condições sociais como interferentes no modo como a criança adquire suas habilidades e como o ambiente em que ela vive favorece a aquisição de habilidades diferentes daquelas que são avaliadas nos testes de triagem para o desenvolvimento infantil.

Não se encontram estudos analisando, de forma positiva, as diferentes possibilidades de aprendizagem e desenvolvimento de habilidades que a diversidade dos ambientes e relações experimentadas pelas crianças proporcionam. São comuns as afirmações de que as crianças que vêm de famílias com condições socioeconômicas mais pobres não têm, durante a primeira infância, os estímulos adequados para o seu desenvolvimento e, por isso, tornam-se adultos mais problemáticos com poucas oportunidades de sucesso na vida.[10] Esse determinismo nega as possibilidades de desenvolvimento das crianças mais pobres, não considerando experiências positivas que possam ocorrer ainda durante a infância. O fracasso das crianças pobres pode ser pensado a partir do fato de que mesmo quando elas adquirem habilidades adequadas durante a primeira infância, não terão as mesmas oportunidades de acesso aos bens e serviços de qualidade que as crianças de níveis socioeconômicos maiores.

O desafio na avaliação do desenvolvimento infantil é poder considerar, nos diferentes meios sociais, as diferenças nas habilidades adquiridas pelas crianças, provocadas pela diversidade de experiências vivenciadas em suas famílias. Dessa forma, o desenvolvimento ocorre a partir das provocações geradas pelas características do meio onde ela vive e que definem padrões de desenvolvimento com habilidades diferentes, mas que satisfazem todos os requisitos na avaliação dos diferentes domínios preconizados: comportamento pessoal e social, linguagem, motor fino-adaptativo e motor amplo. Nas avaliações padronizadas o setor mais comprometido é o da linguagem, que inclui na avaliação conceitos e modos de expressão linguística. É preciso considerar o modo como ocorre a comunicação nas famílias dessas crianças. Essa é uma área que expressa de maneira evidente as diferenças culturais entre os diversos grupos em uma mesma sociedade.

■ OS RESULTADOS DAS AVALIAÇÕES COM OS TESTES DE TRIAGEM

Chama atenção os elevados valores no risco para os atrasos encontrados nesses estudos. Brito e colaboradores[5] e Halpern e colaboradores[4] encontraram alterações no teste de Denver II em 46% e 34% das crianças, respectivamente. LaRosa e Glascoe[11] estimam que 16% das crianças têm problemas de desenvolvimento ou de comportamento.

Lima e colaboradores,[12] em uma revisão sistemática sobre estudos de triagem do DNPM em crianças brasileiras, encontraram uma variação de 0% a 46% de suspeita de atraso ou atrasos no desenvolvimento em crianças brasileiras típicas. O setor mais comprometido foi o da linguagem. Coelho e colaboradores,[2] utilizando um instrumento proposto pelos autores, para vigilância do desenvolvimento, encontraram uma prevalência de 53% de provável atraso. Um ponto importante é que as crianças envolvidas em grande parte desses estudos não apresentavam queixas nem sinais de que poderiam ter atrasos no desenvolvimento.

Não se trata de ser contra ou a favor de testes. Questiona-se o fato de esses testes não levarem em conta os aspectos socioculturais envolvidos no desenvolvimento infantil. Patto,[13] na sua crítica ao uso da psicometria na Psicologia, afirma que "a adesão à psicometria expressa uma concepção de ciência e de ser humano que está na base da criação de instrumentos para fins de avaliação e classificação de indivíduos".

Na verdade, o que se pode concluir com os resultados dos testes é que as crianças pobres não conseguem realizar as atividades propostas pelas escalas que foram feitas para avaliar crianças de meios sociais e culturais diferentes daqueles onde vivem as crianças pobres.

Esse modo como os fatores sociais e culturais são analisados na maioria dos estudos, vistos principalmente pelas condições financeiras da família, está fortemente relacionado às formas pelas quais se avalia o desenvolvimento infantil. Os testes aplicados não consideram os ambientes em que as crianças vivem nem a diversidade de habilidades, que expressam os mesmos domínios do desenvolvimento neles considerados. As falhas e os atrasos devido ao modo de responder aos testes, a partir de situações totalmente estranhas às crianças de meios sociais diferentes, são atribuídos aos fatores socioeconômicos, considerados os principais fatores de risco para o desenvolvimento.

Os testes não avaliam o desenvolvimento em si, nem sequer o potencial da criança. O que é avaliado é a expressão do desenvolvimento.

As aprendizagens que as crianças adquirem a partir das provocações originadas na sua realidade de vida promovem o desenvolvimento integral, que poderia levar a um desempenho escolar adequado. A realidade das escolas brasileiras, onde o preconceito em relação à pobreza molda o olhar dos professores para enxergarem essas crianças como desprovidas de qualquer condição para o aprendizado, faz com que, logo nos primeiros meses na escola, já se dê a sentença de que essas crianças não irão aprender.

Os laudos construídos a partir dos testes tornam-se verdades absolutas sobre a própria essência da criança. No caso das crianças encaminhadas das creches, pré-escolas e escolas para avaliação do desenvolvimento, está implícita a intenção de comprovar a incapacidade da criança de aprender, isentando essas instituições de qualquer responsabilidade sobre as dificuldades que a criança possa apresentar em não corresponder às expectativas dos educadores. Não se reconhecem os aspectos sociais e culturais que determinam comportamentos e desempenhos diferentes. Não se reconhece que a lógica e a atuação dessas instituições não estão voltadas para a promoção do desenvolvimento das crianças das classes mais pobres. Esse fato pode ser observado quando se verifica a prevalência do fracasso para a alfabetização aos 6 anos, entre as crianças mais pobres que engrossam a fila dos encaminhamentos para avaliação do desenvolvimento nos serviços de saúde. E é por meio dessas avaliações que se atestam laudos que reforçam sua incapacidade e exclusão da escola.

■ OS FUNDAMENTOS TEÓRICOS DAS PRÁTICAS DE AVALIAÇÃO DO DESENVOLVIMENTO INFANTIL

Teorias do desenvolvimento dominantes costumam definir o desenvolvimento a partir de estágios que focam o indivíduo isoladamente e as transformações que ocorrem para todos os seres humanos, de forma semelhante.[14] Isto é, fornecem modelos de desenvolvimento humano pautados principalmente pela maturação biológica, universal para todos os indivíduos.

A multiplicidade de condutas humanas é recorrentemente explicada como decorrência única e direta da maturação biológica ou, em seu oposto, por uma falha no aparato orgânico. A linguagem, por exemplo, muitas vezes é considerada como consequência quase natural da maturação do aparelho fonador. A agitação motora é, não raro, explicada pela falha no sistema pré-frontal cerebral, ligado às funções inibitórias do comportamento. São apenas alguns exemplos de comportamentos humanos altamente complexos, que usualmente são explicados por condições orgânicas, biológicas do indivíduo. Recorrer a explicações fisiológicas para o desenvolvimento e comportamento humano significa naturalizá-los, ignorando-se a determinação social da conduta humana, fazendo crer que é a sua condição biológica, enquanto parte da espécie humana, que poderia justificar todas as transformações pelas quais passam os seres humanos, no seu percurso de desenvolvimento.

De acordo com Oliveira e colaboradores,[14] a condição biológica, ainda que essencial para o processo de desenvolvimento, não representa sua totalidade: "as transformações mais relevantes para a constituição do desenvolvimento tipicamente humano não estão na biologia do indivíduo, mas na psicologia do sujeito. Transformações muito mais referidas, portanto, às circunstâncias histórico-culturais e às peculiaridades das experiências de cada sujeito."

A partir do reducionismo biológico, qualquer desvio da suposta normalidade poderia ser justificado como problema no aparato orgânico e, portanto, ser considerado como um risco para o desenvolvimento. Pautada pela racionalidade científica positivista, a avaliação baseada em explicações organicistas, métodos estatísticos de classificação, diagnósticos de cunho fisiologista e terapias de adaptação acabam por buscar enquadrar e adaptar aqueles que "fogem" às regras supostamente naturais de desenvolvimento e de comportamento.

Segundo Vygotsky,[15] o ser humano não possui uma comunicação pura e direta com o mundo, sua relação com a natureza se dá sempre de forma culturalmente mediada. Sendo assim, qualquer dificuldade relacionada a um aspecto do aparato biológico do sujeito é, primeiramente, um problema social.

As formas primárias, naturais, aquelas diretamente ligadas ao aparato biológico inato, são superadas reiteradamente por novas formações qualitativas que se originam no processo de desenvolvimento cultural. São, assim, as possibilidades culturais oportunizadas aos indivíduos, mais que suas condições biológicas específicas, que determinam suas condições de desenvolvimento, sua plenitude real, bem como suas capacidades de expansão. O grau de "normalidade" ou de "desajuste" "depende do resultado da compensação social, isto é, da formação final de toda sua personalidade".[15]

Como bem pontua Vygotsky,[15] a inadaptação social de qualquer pessoa, a conduta que é vista socialmente como desviante, não deve ser considerada uma insuficiência orgânica congênita, nem suas causas buscadas apenas no sujeito, mas também fora dele, nas condições socioeconômicas e pedagógico-culturais, nas quais cresceu e se desenvolveu. Cada sujeito terá, a partir de condições materiais e culturais bem específicas, dificuldades diversas as quais terá que superar e, consequentemente, possibilidades distintas de desenvolvimento.

■ O DESENVOLVIMENTO NA PERSPECTIVA HISTÓRICO-CULTURAL

Em uma perspectiva histórico-cultural, é fundamental levar em consideração como o indivíduo se constitui desde sua gênese e o papel das relações sociais, no que diz respeito ao desenvolvimento. Segundo o médico francês Henri Wallon,[16] do início do século XX, entender o desenvolvimento humano é considerar o estudo da criança na perspectiva de sua gênese, em uma unidade indissolúvel com o adulto e a sociedade em que ela está inserida. Isso significa compreender a criança desde a sua origem, sua formação sempre em relação com o outro, em um processo de desenvolvimento não apenas físico, mas também psíquico, a partir das emoções.

A partir dessa perspectiva, a avaliação não se reduz ao comportamento humano enquanto fenômeno observável e não se reduz também aos processos internos, subjetivos. Todo fato psíquico e todo fato biológico tem suas origens no contato entre o ser vivo e o seu meio. Nesse sentido, o que Wallon[16] propunha era uma atenção à criança com problemas no desenvolvimento que fosse além do observável, do aparente. A criança deixa de ser apenas um caso clínico, um objeto que possa falar por si só, para se tornar um sujeito com uma história própria que se reflete na própria história do pediatra. Nesse sentido, olhar a criança é, antes de tudo, pensar a criança que está em nós, em comparação com o adulto que imaginamos que esta criança virá a ser.[17]

A importância das relações entre o ser e o meio social está no fato de que estas relações estão sempre se enriquecendo porque o meio não é constante. Isso faz com que uma modificação do meio leve a transformações do desenvolvimento da criança. Assim, avaliar o desenvolvimento nessa perspectiva é buscar também explicações e não apenas descrever o observável ou o que os testes apontam a partir de padrões preestabelecidos. Avaliar para conhecer como a criança está se desenvolvendo requer levar em consideração que a apreensão dessa realidade se dá a partir de um processo construtivo, considerando-se essa realidade em toda sua complexidade e contradição, sem os reducionismos próprios aos modelos de formalização.

A proposta histórico-cultural considera o desenvolvimento humano em suas relações de extrema complexidade na unidade do biológico, social e psicológico. Busca explicações que saem de uma visão linear de causa e efeito, admitindo o desenvolvimento não uniforme, mas dialético, feito de oposições e de identificações.

A compreensão do humano enquanto ser histórico depreende-se da concepção de que não há uma natureza humana dada e imutável. O indivíduo é construído historicamente no conjunto das relações sociais que estabelece no seu meio social. Nesse sentido, o desenvolvimento das habilidades não é dado a priori, não é imutável e universal, não é passivo, nem independente do desenvolvimento histórico e das formas sociais da vida humana. O desenvolvimento se dá em uma determinada cultura que é parte constitutiva do sujeito. Nessa concepção do desenvolvimento infantil, não se nega as determinações do aparato biológico, mas, como afirma Vygotsky,[18] o "desenvolvimento cultural se sobrepõe aos processos de crescimento, maturação e desenvolvimento orgânico da criança, formando com ele um todo". Ou seja, o desenvolvimento não é algo abstrato, mas acontece em bases materiais nessa unidade com os processos sócio-históricos, a partir da maturação das funções elementares (reflexos, reações automáticas, associações simples etc.), e, ao mesmo tempo, da sua modificação na relação com a cultura.

Um bom exemplo é o processo psicológico da atenção. Todos os animais se atentam a estímulos novos, fortes ou interessantes. É o que se denomina de atenção involuntária. O ser humano, entretanto, nas relações com outros humanos, e por meio da linguagem, aprende a direcionar sua atenção para onde lhe convém, não dependendo mais exclusivamente da estimulação externa. Isso se dá pelo desenvolvimento da atenção voluntária. A atenção voluntária não nega, mas conserva a involuntária. A criança pode ser atraída por vários estímulos, mas pode conseguir ou não manter o foco de atenção em outro estímulo de maneira volitiva. Uma situação de brincadeira pode envolver mais atenção do que algo apresentado pelo adulto que queira desviar sua atenção da brincadeira.

Na avaliação do desenvolvimento, é importante considerar que cada criança, nas relações específicas com os meios nos quais está inserida, age com os recursos que lhe estão disponíveis e que, ao mesmo tempo se constituem em instrumentos para o seu desenvolvimento. Essa relação da criança com seu meio (físico, social, cultural, histórico) é de determinação recíproca, de diferenciação e de especificação mútua, sem seguir uma uniformidade, mas que se dá em identificações, oposições, rupturas, no movimento dialético de contradições e devir.

■ A NEUROCIÊNCIA E A PLASTICIDADE CEREBRAL

Os estudos da neurociência mostraram como ocorre o desenvolvimento cerebral no início da vida, principalmente com a hipótese da intensa neuroplasticidade durante esse período. A neuroplasticidade é entendida como a propriedade do sistema nervoso central de modificar seu funcionamento e reorganizar-se de acordo com as modificações ambientais.

Durante toda a vida, mas, principalmente, nos primeiros anos de vida, a atividade desenvolvida pela criança é capaz de modificar a estrutura cerebral, o que significa que o cérebro tem a capacidade de moldar-se de múltiplas maneiras, de acordo com as experiências vivenciadas.

A estrutura cerebral composta pelos neurônios, que são dotados de uma grande capacidade de conexão entre si, é formada por uma rede complexa de caminhos neurais, as sinapses. O cérebro, portanto, é um sistema aberto, caracterizado pela presença de uma estrutura inicial estabelecida ao longo da evolução da espécie, mas dotado de uma imensa plasticidade que lhe permite ser o substrato para novas funções oriundas da história do indivíduo. As atividades cerebrais são produzidas pela ativação dos sistemas funcionais, que ocorrem pela articulação da ação de diversos grupos de neurônios, que podem estar localizados em áreas cerebrais diferentes e, muitas vezes, distantes entre si. Dessa maneira, a aquisição de uma nova função mental não implica necessariamente a criação de novas estruturas cerebrais, mas, sim, a formação de novos sistemas funcionais.

Durante a gestação, há uma grande proliferação dos neurônios, mas, ao nascimento, grande parte dessas células ainda não se conecta entre si. Ao nascimento, o cérebro humano é considerado inacabado, em decorrência da escassez de sinapses que serão formadas de acordo com as experiências de cada indivíduo.[19] Essa condição cerebral inacabada permite a diversidade da espécie humana, que, a partir de um núcleo comum, pode se desenvolver nas diferentes culturas e linguagens. Esse conhecimento vai contra a ideia de que o ser humano já nasce programado e reforça o princípio de que ele se constrói a partir do seu contexto de vida.

A plasticidade cerebral é mais acentuada nos primeiros anos de vida, fase em que as estruturas nervosas estão em processo de desenvolvimento. Sendo assim, tanto a intervenção oportuna, como a privação dessas intervenções têm efeitos mais intensos nessa fase, conhecida como período crítico para o desenvolvimento. Ressalte-se também, que as várias partes do cérebro se desenvolvem com intensidades diferentes e em momentos diferentes, o que faz com que haja períodos em que as respostas sejam mais acentuadas para tipos específicos de aprendizado.[19]

Essas considerações reforçam o conceito de que o desenvolvimento humano é o resultado da interação dinâmica entre as influências biológicas (próprias da espécie e do indivíduo) e as experiências vividas. Nesse processo, há, portanto, uma grande influência de fatores ambientais, entendidos aqui como o ambiente físico e os aspectos sociais e emocionais.

■ A FAMÍLIA COMO SISTEMA COMPLEXO

As primeiras experiências vivenciadas pela criança acontecem no seu meio familiar, inicialmente nas relações mãe/filho, e vão incorporando progressivamente os costumes e hábitos próprios das diferentes pessoas que constituem o seu núcleo familiar.

A família, como sistema complexo, composta por diferentes subsistemas, como marido-esposa, genitores-filhos, irmãos-irmãs, avós-netos e outros mais, tem sido objeto de estudo na sua relação com o desenvolvimento humano, principalmente a partir das contribuições da teoria ecológica e sistêmica de Bronfenbrenner,[20] que concebe o desenvolvimento como a interação dinâmica de quatro principais núcleos nesse sistema: pessoa, processo, contexto e tempo. O contexto é formado de microssistemas que estão em um processo de interações com um tempo que funciona como organizador social e emocional, levando em consideração o ciclo de vida do indivíduo e os eventos ocorridos no contexto social e cultural. É preciso destacar aqui a visão de pessoa como ser humano em desenvolvimento, dinâmico, que se insere progressivamente no meio em que vive e o reestrutura, em uma relação caracterizada pela reciprocidade.[21,22]

A interação social, a relação afetiva, a linguagem, a maturação biológica, as solicitações do meio e a brincadeira são fatores que influenciam o desenvolvimento e a aprendizagem. A brincadeira, linguagem própria da criança, é considerada fonte de desenvolvimento e aprendizagem e está fortemente determinada pelo meio cultural onde a criança vive. Ao brincar, a criança constrói outras possibilidades de ação e de organização de seu ambiente, aprende a se comunicar com outras crianças, explora os objetos, elabora e expressa sentimentos e emoções. Ao brincar, a criança recria e se relaciona com o mundo em que vive. Ao brincar juntas, as crianças constroem redes de relações que estruturam os grupos e aprendem a ensinar, umas às outras, mesmo sem palavras, apenas observando.[23]

Os processos de desenvolvimento e aprendizagem infantil ocorrem continuamente nas relações que a criança estabelece desde o seu nascimento com os pais, cuidadores, adultos e crianças com quem convive. As crianças experienciam e aprendem no mundo por meio dos relacionamentos socioafetivos, os quais vão influenciar todos os aspectos do desenvolvimento infantil. O desenvolvimento e a aprendizagem vão, portanto, estar intimamente relacionados às interações da criança com as pessoas do seu convívio e às atividades e brincadeiras que participam no seu dia a dia.

É possível afirmar que é a aprendizagem que leva ao desenvolvimento. Ao nascer, a criança, ainda não tem as conexões sinápticas necessárias para realizar mesmo as tarefas simples. Tem uma visão com acuidade de 30 centímetros, exatamente a distância do seio materno ao rosto do bebê. Escuta alguns sons. Ela consegue mamar por meio do reflexo de sucção e de busca, mas é a mãe quem vai ensiná-la o jeito como prefere que ela mame, estabelecendo o tempo de intervalo entre as mamadas. Os primeiros anos de vida são de intenso aprendizado e, portanto, de desenvolvimento.

■ A AVALIAÇÃO DO DESENVOLVIMENTO INFANTIL PELO PEDIATRA

Wallon[16] ressalta que é de extrema importância na relação clínica e na avaliação do desenvolvimento da criança, o papel desempenhado pelo médico. Assim sendo, enfatiza-se a necessidade de uma formação médica que permita melhor compreender a natureza e o desenvolvimento da criança. É a partir da própria experiência clínica, e não apenas pelos livros, que o pediatra pode chegar aos preceitos de uma avaliação a partir da perspectiva histórico-cultural.

A atuação desse profissional no momento da avaliação reflete não apenas todo o arcabouço teórico adquirido nos anos de formação acadêmica, mas também as concepções de mundo e de vida que vão se constituindo ao longo da vida. Reflete, ainda, de que forma o pediatra elabora e constrói a sua concepção sobre a infância, a adolescência e o desenvolvimento, como o indivíduo se constitui e o papel das relações sociais no que diz respeito ao desenvolvimento humano.

Para fazer uma avaliação do desenvolvimento da criança na perspectiva sociocultural, é necessário compreender o comportamento humano em sua complexidade, olhando sua história a partir das relações e contradições estabelecidas com o meio social e cultural. Ao ignorar tal complexidade, tendemos a explicações reducionistas sobre o desenvolvimento, privilegiando determinismos biológicos, negando a influência constitutiva da cultura nos diversos comportamentos humanos. Esse reducionismo, muitas vezes, sustenta a lógica de transformação de problemas sociais em problemas do indivíduo, em especial nos problemas do seu aparato orgânico.

O pediatra, ao atender inúmeras crianças, tem a possibilidade de observar como elas se comportam, agem e interagem durante a consulta. Essa observação permite que ele vá se familiarizando com as características das diferentes crianças, nas várias idades, e entenda as muitas possibilidades de manifestação do desenvolvimento da chamada criança normal. Pedro de Alcântara[24] escreveu: "A criança normal, essa desconhecida. Desconhecida que precisa ser reconhecida a partir das suas vivências e das inúmeras possibilidades de manifestação do seu desenvolvimento, considerando todas as variações do que seja o normal".

A Academia Americana de Pediatria[25] recomenda que seja feita a avaliação do desenvolvimento neuropsicomotor por meio de testes de triagem aos 9, 18 e 24 ou 30 meses. Nas consultas de puericultura, em que vários aspectos do cuidado devem ser observados, tais como alimentação rotina diária, imunização, exame físico com avaliação antropométrica, torna-se difícil para o pediatra realizar sistematicamente avaliações por meio de testes de triagem que demandem tempo.

A avaliação na consulta do pediatra que atende em consultórios não precisa ser feita por meio de testes de triagem padronizados. A recomendação da Canadian Task Force on Preventive Health Care[26] é contra a realização de triagem para atraso no desenvolvimento utilizando testes padronizados em crianças de 1 a 4 anos de idade, sem nenhum sinal aparente de atraso no desenvolvimento e nas quais não há queixa relacionada ao desenvolvimento por parte dos pais e dos médicos. Essa recomendação refere-se às crianças nas quais não há nenhuma queixa quanto à aquisição nas áreas do desenvolvimento motor grosso e fino, social, emocional, da linguagem e cognitivo, nas idades apropriadas. Segundo a Canadian Task Force,[26] não há evidências nos estudos randomizados controlados de que a realização de triagens em crianças sem queixas para atraso no desenvolvimento traga algum benefício para a saúde dessas crianças. Além disso, a presença em todos os testes de falso-positivos é motivo de muita angústia para os pais e de condutas desnecessárias, que podem trazer muitas consequências.

É suficiente o acompanhamento de puericultura no qual é feita a avaliação clínica do desenvolvimento infantil. Durante a consulta, é importante uma postura atenta, observando desde o momento em que a criança entra no consultório, seu comportamento, seus interesses com o novo ambiente, sua relação com a mãe e o pai e, principalmente, o contexto social e cultural em que a família está inserida.

O desenvolvimento infantil, no momento da consulta, pode ser avaliado por meio das habilidades que a criança já apresenta, as quais têm uma forte determinação do ambiente em que vive. Além disso, a conversa com os pais revela o que não for possível observar durante a consulta.

Assumindo todos os pressupostos teóricos já descritos anteriormente, a avaliação do desenvolvimento deve compreender em todos os momentos os seguintes princípios que orientam o olhar e a escuta do pediatra: os vínculos afetivos, em especial a relação mãe-bebê; o contexto social e cultural em que a criança vive; os cuidados que a criança recebe e, principalmente, como ocorrem as aprendizagens que levam às habilidades e comportamentos que a criança vai expressar na consulta.

OS VÍNCULOS AFETIVOS

Os vínculos afetivos são referidos por todos os autores como uma condição fundamental para o desenvolvimento neurobiológico. As relações mais íntimas que o bebê estabelece com as pessoas que cuidam dele, principalmente com a figura materna, são importantes para formar os alicerces da personalidade da criança e do seu desenvolvimento emocional.[27]

Os vínculos afetivos vão se formar sob a influência do ambiente social e cultural em que vivem os pais. A representação da gravidez nos diversos contextos socioculturais determina comportamentos diferentes da mulher e do homem em relação aos cuidados com o pré-natal e às relações com o bebê, ainda no útero. O modo como a gravidez foi desejada e/ou aceita depende da situação social e emocional da família no momento em que ocorre a gravidez. Os aspectos da cultura local condicionam modos diferentes para a aceitação da gravidez em adolescentes ou em mulheres com mais idade.

As informações sobre o pré-natal e os cuidados que a mãe recebeu nesse período, tanto do pai como dos serviços de saúde, devem, para além do número de consultas e intercorrências médicas no pré-natal, informar como a mãe vivenciou a gravidez. São bastante diferentes os modos como a mulher se sente grávida. Os cuidados e prioridades que a mulher recebe por estar grávida não são os mesmos em todos os meios sociais. Se for o primeiro filho, muito desejado pelo pai e pela mãe, com condições sociais que permitam curtir a gravidez, a relação com o bebê ainda no útero será diferente daquela que acontece com a adolescente grávida com ou sem apoio familiar ou para uma mãe enfrentando dificuldades econômicas e sociais ou tendo que trabalhar e assumir a gravidez sozinha. As situações vivenciadas na gravidez podem criar apreensões e medos para os pais, que, de alguma forma, repercutem na maneira como vai se construindo a relação com o bebê. Vale ressaltar que essas situações não impedem o vínculo mãe/bebê, mas informam os diferentes recursos emocionais e culturais que as diferentes mulheres apresentam nessas situações.

É preciso saber valorizar o modo como a mulher superou essas dificuldades. Essas considerações mostram que as informações sobre as condições financeiras durante a gravidez não são suficientes para determinar os riscos para o bebê. Informações sobre o nascimento do bebê e os primeiros dias de vida indicam como foi se estabelecendo o vínculo mãe/bebê e pai/bebê. Como foi ficar com o bebê desde os primeiros momentos de vida e que apoios a mulher teve.

O CONTEXTO SOCIOCULTURAL

Considerar o contexto sociocultural na avaliação do desenvolvimento, desafio deste capítulo, requer inicialmente conhecer a família, que, como já foi referido, constitui o primeiro núcleo social em que a criança se insere. O modo como a criança é criada define seus hábitos e o seu jeito de ser e está intimamente relacionado à forma como os pais foram educados e como eles foram como crianças. Os pais tendem a repetir com os filhos aquilo que aprenderam quando crianças. É necessário identificar quais as interações e provocações que a família proporciona à criança, para entender como a criança está se desenvolvendo.

Inicialmente, é preciso conhecer a composição familiar e as relações familiares que orientam o dia a dia da criança, procurando saber quantas pessoas constituem o núcleo familiar que habita o domicílio; entender, sem preconceitos, os novos arranjos familiares, com famílias constituídas por casais homossexuais, identificando quem assume a função materna e a função paterna. Este é um dado importante para a avaliação do modo como se processam as relações intra-familiares.

Em nossa realidade, muitas famílias são constituídas e sustentadas por mulheres, a mãe da criança e/ou a avó. A presença do pai pode ser eventual e é preciso esclarecer qual o grau de participação financeira e afetiva do pai na vida da criança. É comum, também, a avó materna assumir a maternagem nos casos de mães adolescentes. É importante perguntar a idade dos pais e as experiências anteriores nos cuidados com bebês.

Conhecer a origem da família, onde nasceram os pais e avós, que migrações fizeram, contribui para entender o contexto cultural que é vivenciado pela criança. Esse contexto determina os hábitos e costumes que estão presentes tanto no jeito de se vestir, alimentar-se, mas, principalmente, no modo de falar e nas habilidades que são adquiridas e que caracterizam o desenvolvimento de cada criança. Não se pode desconsiderar os costumes das famílias que têm origem japonesa, italiana ou nordestina, ou que viveram grande parte de suas vidas na zona rural ou mesmo aquelas que vivem na amazônia ou as indígenas. É preciso considerar as habilidades desenvolvidas pelas crianças em cada um desses tipos de família e que configuram perfis diferentes de desenvolvimento, os quais não são valorizados nos testes de avaliação do desenvolvimento criados com base em populações de crianças totalmente diferentes daquelas para as quais esses testes são aplicados.

A renda, como já foi referido, não é um indicador muito confiável. As condições de moradia podem informar dados sobre a qualidade de vida da criança. Outro aspecto importante são os serviços de educação e saúde a que a família tem acesso.

A escolaridade e a ocupação dos pais são fatores importantes quando analisados não só na perspectiva das condições sociais de vida da família, mas, principalmente, quando se percebe a influência do tipo de trabalho realizado pelos pais nos hábitos e comportamentos da família e que direcionam interesses e habilidades específicos na criança. As crianças tendem a aprender desde pequenas algumas atividades que são habitualmente realizadas pelos pais, em função do tipo de trabalho que executam, pois as crianças gostam de imitar o que os pais fazem. Um exemplo são as crianças de 3 a 4 anos que brincam de cabeleireiro porque esta é a ocupação da mãe.

A inserção social que o trabalho da mãe e do pai viabiliza pode se refletir no modo como educam os filhos. Um exemplo disso refere-se às mães que trabalham como domésticas em meios familiares socialmente diferentes do seu e que podem apresentar diferenças nos cuidados com os filhos em relação àquelas mães que convivem apenas com mulheres daquele seu meio. A ocupação dos pais, portanto, é um dado interessante porque pode indicar também em que círculos sociais essa família tem maior convivência.

■ OS CUIDADOS QUE A CRIANÇA RECEBE

A ideia é entender os cuidados que a criança recebe e que favorecem suas aprendizagens que levam a promover o seu desenvolvimento. É importante que o pediatra possa perceber o modo como os pais veem a criança. Qual a opinião deles sobre como é seu filho(a). Essa informação pode dar indícios de como eles cuidam e se relacionam com a criança. Alguns pais tendem a rotular o filho com alguma característica que lhes seja particularmente desagradável, o que leva gradativamente à exclusão dessa criança da sua zona de afeto.[22]

Durante a consulta, a observação de como é o relacionamento da mãe e, quando possível, do pai com a criança, vai informando sobre seu desenvolvimento emocional. O modo como a mãe segura o bebê, como olha para ele, conversa com ele, de que forma o atende quando chora, são aspectos da relação mãe-bebê que indicam a qualidade do cuidado que o bebê recebe. A observação do bebê, o modo como olha para o rosto materno, o sorriso social, a tranquilidade ou a agitação que aparenta, a atenção e o olhar para o que acontece na consulta e a interação com o médico são importantes sinais para avaliar o desenvolvimento do bebê.

■ AS APRENDIZAGENS QUE LEVAM AO DESENVOLVIMENTO

Em todos os momentos da consulta de puericultura, o pediatra tem a oportunidade de avaliar o desenvolvimento da criança. Algumas perguntas específicas podem ajudar nesse processo de conhecimento.

É importante saber como os pais veem o desenvolvimento da criança, por meio de perguntas diretas tais como:

O que o sr. e a sra acham do desenvolvimento de seu filho(a)?

Com relação aos bebês, nos dois primeiros anos, frequentemente, é interessante notar como os pais se percebem surpresos com os avanços que a criança já apresenta, e acham, na maioria das vezes, que "ele é muito adiantado". Alguns pais afirmam que está tudo bem, por não conseguirem, de imediato, expressar suas preocupações em relação à criança. É interessante acrescentar, nesse momento, mais uma pergunta.

O sr. ou a sra. tem alguma preocupação quanto ao desenvolvimento do seu filho?

Às vezes surgem queixas relacionadas ao comportamento da criança que podem dar pistas sobre o desenvolvimento. É também uma oportunidade para conversar com os pais sobre alguns comportamentos que os preocupam e que podem ser normais para a idade.

Uma forma interessante de conhecer o que os pais destacam em relação às aprendizagens do seu bebê é perguntar:

Que gracinhas ele já faz?

As respostas obtidas com essas perguntas são bastante representativas do meio sociocultural em que a família vive. As gracinhas aprendidas, que os pais escolhem para relatar, são expressões do convívio deles com os filhos e revelam os valores que a família coloca para as habilidades que o bebê já realiza. Em torno de 1 a 2 anos de idade, as respostas comuns são:

"Ele já dança quando ouve música, canta, dá tchau, bate palmas quando ouve cantar parabéns, chama o cachorro, imita os adultos". São sempre relatadas habilidades que foram ensinadas pelos pais e que expressam situações do cotidiano vivenciadas pelas famílias. Nas "gracinhas" aprendidas, podem ser verificados os costumes das famílias.

Outros pais referem que a criança já consegue comer sozinha, ajuda a se vestir, a tomar banho, valorizando habilidades que vão dando mais independência para ela. Muitas crianças sabem chutar uma bola desde 1 ano de idade. A atividade que requer coordenação motora grossa e fina, equilíbrio estático e dinâmico, força muscular, visão e, principalmente, indica uma atividade que a criança aprendeu com alguém. Algumas gritam gol, o que já mostra uma relação com jogos de futebol, que pode ser uma preferência expressa pelo pai.

Brincar com o celular é o referido por quase todos os pais. Outros equipamentos eletrônicos vão depender do poder aquisitivo da família. O que é importante avaliar na utilização desses aparelhos é exatamente saber o quanto eles conseguem fazer relações mais interessantes a partir do uso dos celulares ou *tablets*.

Para as crianças de todas as idades, é importante perguntar:

No desenvolvimento dele(a) tudo ocorreu no tempo certo?

Essa pergunta dá a ideia de quanto os pais sabem sobre como se dá o desenvolvimento infantil. Além disso, é muito mais adequado do que perguntar a idade de aquisição de alguns dos marcos do desenvolvimento, cujas respostas podem ter o viés da memória, principalmente quando a família já tem outros filhos.

Para conhecer melhor o que a criança já aprendeu a fazer, pode-se perguntar:

Do que a criança gosta de brincar? Para crianças de 3 a 6 anos é possível perguntar diretamente à criança: *Do que você gosta de brincar?*

O brincar exige uma habilidade que é aprendida. A criança que pega a boneca e imita a mãe dando de mamar está reproduzindo uma situação que vivenciou muitas vezes com um irmão menor e reproduz do jeito que aprendeu. Algumas crianças referem que gostam de brincar de pega-pega, de pular, de desenhar, pintar, brincar com boneca, brincar de carrinho, mesmo que ele seja uma latinha. Muitas brincadeiras vão exigir a imaginação e o faz de conta tão importante para o desenvolvimento infantil. Essas informações permitem ao pediatra analisar se a criança está bem nas áreas do desenvolvimento que são requeridas nos testes de triagem, utilizando não as atividades padronizadas para todas as crianças, mas habilidades que estão relacionadas ao ambiente sociocultural de cada criança.

As brincadeiras quase sempre requerem regras que devem ser aprendidas. A criança acima de 3 anos já consegue brincar com outras crianças, respeitando as regras próprias da brincadeira. As brincadeiras que a criança gosta refletem também os valores da família.

No contato com os eletrônicos, como celular, *videogame* e televisão, a criança aprende a entrar em um mundo virtual com um aprendizado importante para o seu desenvolvimento. A questão é identificar como ela faz uso desses aparelhos. Quanto tempo, em que momentos e com quem? Que programas e vídeos a criança assiste? Os pais assistem e comentam com ela sobre os desenhos? Como ela conta o que assistiu?

É preciso sempre orientar os limites de tempo que a criança deve ficar com esses aparelhos e que é muito mais interessante que possam contar com a participação dos pais para interagir com os conteúdos dos vídeos, cantigas, jogos e desenhos que eles apresentam. Para crianças menores de 2 anos, o tempo de tela deve ser bem restrito, para os maiores, orienta-se que esse tempo nunca deve ser maior que 2 horas durante o dia.

■ A ROTINA DE VIDA DA CRIANÇA. CONHECENDO COMO ELA ESTÁ SE DESENVOLVENDO

A rotina de vida que a família constrói para a criança expressa muito bem os costumes e valores considerados importantes. Quais as atividades em que participam todos da família, os jogos e brincadeiras de que gostam? Quais os horários de acordar e dormir das crianças? Temos visto muitas famílias nas quais as crianças pequenas costumam dormir muito tarde. Prática que parece não estar muito de acordo com a tradição de que criança pequena tem que dormir e acordar cedo, pois parece ser o mais saudável para que a criança possa aproveitar o melhor horário de sol. Entretanto, em muitos casos, essa rotina permite que o pai possa brincar com os filhos, pois a criança vai cedo para a creche e, quando o pai volta, ela já está dormindo.

Identificando a rotina de vida da família, é possível saber quais as atividades do cotidiano da criança e como ela as realiza, captando muitas informações sobre seu desenvolvimento. Para o bebê, a descrição da rotina diária informa sobre os cuidados que recebe e como ele está interagindo com os familiares e com o seu ambiente. Para as crianças maiores, a própria criança ajuda a contar o que faz quando acorda, ou seja, vai informando a sequência de suas atividades, com quem interage durante o dia e como reage a cada proposta de uma nova atividade. É interessante ir perguntando se a criança já se veste sozinha, escolhe as roupas, calça os sapatos, que jogos e brinquedos ela tem em casa.

Essas informações ajudam na avaliação do desenvolvimento da criança, pois, como propõe Vygotsky, o desenvolvimento está relacionado com a aprendizagem e deve ser visto em dois níveis: o primeiro é o Nível de Desenvolvimento Real, ou seja, o que a criança já é capaz de realizar sozinha, e o segundo é o Nível de Desenvolvimento Potencial, que é determinado pela realização de qualquer tarefa com a ajuda de outra pessoa. A distância entre esses dois níveis foi chamada por ele como sendo Zona de Desenvolvimento Proximal. Isso significa que o desenvolvimento passa a ser considerado como um potencial e que a ajuda do outro promove o desenvolvimento. Ou seja, o aprendizado desperta vários processos de desenvolvimento que se atualizam quando a criança interage com outras pessoas do seu ambiente e com a ajuda de outras crianças.

Algumas noções de tempo, espaço e quantidade podem ser avaliadas nessa conversa com a criança sobre a sua rotina de vida. Ela vai para a escola de manhã quando acorda ou depois do almoço? A escola é longe ou perto? Como ela vai para a escola, com quem? A escola é grande? Tem muitas crianças? Qual o nome da professora e dos amiguinhos?

É importante identificar as atividades programadas que a criança tem durante o dia. Atualmente, crianças com menos de 6 anos já têm uma agenda cheia de atividades, que dificultam os momentos livres que precisa ter para brincar do que deseja e desenvolver sua imaginação.

■ O MOMENTO DAS REFEIÇÕES

As refeições são momentos de grande expressão dos costumes e hábitos das famílias e exercem grande influência no modo como a criança aprende sobre a importância dos alimentos. Podem ser realizadas perguntas, como: Quem dá a comida, como e onde a criança se alimenta? A criança já come sozinha, escolhe o que quer comer, tem preferências? Ela já participa dos momentos de refeição da casa? Quais os costumes familiares em relação à alimentação? É interessante conversar diretamente com a criança, perguntando o que ela gosta de comer. Quando ela se alimenta em frente à televisão, perde-se uma grande oportunidade de aprendizagem sobre os alimentos.

■ A EDUCAÇÃO E OS LIMITES

O modo como a questão da educação e do cuidado é vista pelos pais determina formas singulares de relacionamento entre os pais e os filhos. É importante procurar conhecer que interações na família propiciam o desenvolvimento, que outras medidas tendem a inibir a criança de experimentar novas atividades. Que restrições são feitas no cuidado com as crianças que podem inibir seu desenvolvimento.

É muito importante saber como a família coloca limites para a criança, quais tipos de castigos são utilizados. É sabido que as formas de colocar limites, repreender ou castigar as crianças é bastante determinada pela cultura predominante na comunidade em que a família se insere. Os valores que são colocados para essas condutas são muito específicos para os diferentes grupos sociais. O que parece ser violento no processo de educação precisa ser entendido e analisado no contexto sociocultural de cada família.

Um aspecto marcante em relação às diferenças sociais, que temos visto na avaliação do desenvolvimento das crianças em serviços públicos, é o contato com os livros. As mães com maior escolarização e de meio social mais diferenciado comentam que seus filhos gostam que os pais leiam historinhas para elas. Várias vezes, as mães falaram, encantadas, que os filhos de 2 anos pegam os livrinhos e começam a contar histórias para os pais, passando as páginas como se estivessem lendo. Entre as mães menos escolarizadas, é comum ouvi-las dizer que não têm o hábito de contar histórias, ou mesmo que não têm livros em casa. Para os pais que não sabem ler, o contato dos filhos com livros é praticamente nenhum. Essa falta de oportunidades de vivência com a leitura e a escrita é um fator diferencial, posteriormente, no aprendizado para a alfabetização.

Entre as observações sobre o desenvolvimento que temos feito, é possível identificar que, à medida que as crianças crescem, as habilidades adquiridas vão se diferenciando mais, do ponto de vista sociocultural. Em um mesmo dia, observamos duas crianças de 6 anos. Um menino, cuja mãe solteira era analfabeta e trabalhava como doméstica. Ela relatava que o menino era muito esperto, esquentava a própria comida, lavava a louça, tomava banho, se vestia e ia para a escola a pé, sozinho. Na avaliação da escrita, mal conhecia as letras, estando já no fim do primeiro ano. Já a menina, cuja mãe tinha o ensino médio completo, era casada, trabalhando apenas em casa, relatava que a criança já sabia ler e escrever. Entretanto, não sabia tomar banho sozinha. A mãe ainda fazia seu prato, ajudava-a a escolher as roupas e a se vestir, calçar os sapatos e a levava para a escola. Havia uma relação de pouca independência da criança nas suas atividades diárias. A mãe referia que a menina gostava de desenhar e ouvir as estorinhas que ela lia. Nas brincadeiras com a boneca, reproduzia os cuidados que a mãe tinha com ela.

Eram duas realidades sociais de vida bastante diferentes. Ambas as crianças apresentando habilidades que caracterizam desenvolvimento normal, porém, marcado por desempenhos que refletem as diferenças no ambiente social em que estão inseridas as famílias. O menino desenvolveu habilidades para a vida diária, movido pelas necessidades de sobrevivência. A menina tem um desenvolvimento direcionado para o aprendizado na escola. Ambos demonstraram aprendizagens que os levaram a adquirir habilidades relacionadas ao tipo de interações que tiveram. Os dois poderiam aprender na escola, pois vêm aprendendo muita coisa em casa. Nesse ponto, as condições sociais desfavoráveis constituem um fator de risco para o desenvolvimento da criança na escola. As oportunidades de acesso a escolas de qualidade é muito diferente para essas crianças.

Temos visto que muitas escolas investem nas crianças que já chegam tendo tido oportunidades que as direcionaram para o aprendizado escolar e não incentivam aquelas que são vistas como tendo atrasos, porque não tiveram o hábito de escrever e desenhar, assim como outras oportunidades que direcionassem aprendizagens e habilidades necessárias para a escolarização. Experiências de alfabetização com métodos adequados para as realidades das crianças conseguiram alfabetizar em pouco tempo crianças que estavam nas escolas, do segundo ao nono ano, ainda analfabetas, mostrando que elas apresentavam desenvolvimento adequado para a idade, podendo rapidamente aprender os conteúdos escolares.[28]

■ CONSIDERAÇÕES FINAIS

Na avaliação com os testes, verifica-se o que a criança faz, a partir de uma sequência de atividades padronizadas que tem como objetivo avaliar as diferentes áreas do desenvolvimento. Quando a criança não consegue realizar uma dada atividade, considera-se que ela não teve o desempenho esperado naquele item, para sua idade.

O escore final do teste é dado pelo número das atividades que conseguiu realizar adequadamente e aquelas em que não teve o desempenho esperado para sua idade. Como a maioria dos testes de triagem utilizados não foram feitos ou sequer adaptados de forma adequada para as crianças brasileiras, nos seus diferentes contextos socioculturais, elas podem falhar na realização das atividades propostas, simplesmente porque essas atividades não fazem parte do seu cotidiano. Conversando com os pais ou interagindo com a criança, é possível verificar que ela realiza outras atividades, próprias da sua realidade sociocultural, não consideradas no teste, mas que indicam já ter o desenvolvimento esperado.

O importante não é saber se ela faz isso ou aquilo, tendo em vista a porcentagem de crianças que já faz tal atividade. Diferentes atividades podem expressar o mesmo nível de desenvolvimento. É preciso considerar as condições que levaram a criança a adquirir essa ou aquela habilidade.

Há uma homogeneização das crianças, como se todas tivessem o mesmo contexto sociocultural, negando-se a existência de crianças diferentes, não se considerando as singularidades que se manifestam no seu desenvolvimento a partir de suas vivências cotidianas. O conhecimento dos costumes e hábitos da família, ou seja, dos aspectos socioculturais, permite direcionar as questões que serão feitas aos pais, para identificar atividades que a criança já aprendeu a fazer. É fundamental atentar para o modo como essa criança é em diferentes situações, principalmente no meio familiar.

Não há necessidade de testes de triagem ou de testes para diagnósticos do desenvolvimento, quando se lida com crianças que não apresentam queixas e sinais de atraso. Quando as crianças já apresentam queixas de problemas no desenvolvimento, a abordagem deve ser mais especializada, para se chegar a um diagnóstico etiológico do atraso.

A avaliação do desenvolvimento infantil não deve ser vista apenas na perspectiva de identificar riscos de atraso ou mesmo identificar atrasos no desenvolvimento, mas para conhecer a família, os cuidados que a criança recebe e as condições do ambiente sociocultural, para orientá-la sobre como melhor provocar situações em que ela possa aprender e se desenvolver. As orientações podem resolver situações nas quais a criança ainda não tem as mesmas habilidades de outras crianças, simplesmente porque não tiveram interações que lhe permitissem aprendê-las. Nessa perspectiva, é importante orientar para a aprendizagem de habilidades que favoreçam o aprendizado escolar, tais como o contato com a escrita e a leitura, por meio dos livros adequados para cada idade.

Levar em consideração as singularidades nos modos de ser das diferentes crianças constitui o grande desafio para a transformação do olhar avaliativo do profissional no momento da consulta pediátrica, visando incorporar a percepção dos aspectos sociais e culturais na expressão do desenvolvimento apresentado pela criança.

Referências Bibliográficas

1. Sucupira ACS, Werner Jr J, Resegue R. Desenvolvimento. In: Sucupira ACSL, Kobinger MEBA, Saito MI, Bourroul MLM, Zuccolotto SMC. Pediatria em consultório. 5ª ed. São Paulo: Sarvier; 2010. p.49-65.
2. Coelho R, Ferreira JP, Sukiennik R, Halpern R. Child development in primary care: a surveillance proposal. J Pediatr (Rio J). 2016;92(5):505-11.
3. Resegue R, Puccini RF, Silva EMK. Fatores de risco associados a alterações no desenvolvimento da criança. Pediatria (São Paulo). 2007;29(2):117-28.
4. Halpern R, Giugliani ERJ, Victora CG, Barros FC, Horta BL. Fatores de risco para suspeita de atraso no desenvolvimento neuropsicomotor aos 12 meses de vida. J Pediatr (Rio J). 2000;76(6):421-8.
5. Brito CML, Vieira GO, Costa MCO, Oliveira NF. Desenvolvimento neuropsicomotor: o teste de Denver na triagem dos atrasos cognitivos e neuromotores de pré-escolares. Cad Saúde Pública. 2011;27(7):1403-4.
6. Pinto FCA, Isotani SM, Sabatés AL, Perissinoto J. Denver II: Proposed Behaviors compared to those of children from São Paulo. Rev CEFAC. 2015;17(4):1262-9.
7. Sameroff AJ. Environmental risk factors in infancy. Pediatrics. 1998;102:1287-92.
8. Grantham-McGregor S, Cueto YBCS, Glewwe P, Richter L, Strupp B. Developmental potential in the first 5 years for children in developing countries. Lancet. 2007;369(6):60-70.
9. Monteiro CA. Saúde e nutrição das crianças de São Paulo. São Paulo: Hucitec; 1988.
10. Cypel S. Introdução. In: Fundamentos do desenvolvimento infantil, da gestação aos 3 anos. Programa Primeira Infância. São Paulo: Fundação Maria Cecilia Souto Vidigal; 2013.
11. LaRosa A, Glascoe F. Developmental surveillance and screening in primary care. UptoDate 2011. [Internet] [Acesso em 2017 aug 31]. Available: http//www.uptodate.com
12. Lima SS, Cavalcante LIC, Costa EF. Triagem do desenvolvimento neuropsicomotor de crianças brasileiras: uma revisão sistemática da literatura. Fisioter Pesq. 2016;23(3):336-42.
13. Patto MHS. Psicologia e ideologia: uma introdução crítica à psicologia escolar. São Paulo: T. A. Queiroz; 1987.
14. Oliveira MK, Rego TC, Aquino JG. Desenvolvimento psicológico e constituição de subjetividades: ciclos de vida, narrativas autobiográficas e tensões da contemporaneidade. Proposições. 2006;(50):119-38.
15. Vygotski LS. Los problemas fundamentales de la defectología contemporánea. In: Obras Escogidas. Fundamentos de defectología. Madri: Visor Distribuiciones; 1997. p.11-40 (Trabalho original publicado em 1929.)
16. Wallon H. Ciência da natureza e ciência do homem: a psicologia. In: Wallon H. Psicologia e educação da infância. Lisboa: Editorial Veja; 1975. p.23-51. (Trabalho original publicado em 1931.)

17. Pedroza RLS. A psicologia na formação do professor: uma pesquisa sobre o desenvolvimento pessoal de professores do ensino fundamental. [Tese de Doutorado]. Brasília: Universidade de Brasília; 2003.
18. Vygotsky LS. Obras Escogidas. Madri: Visor Distribuiciones; 1995. (Trabalho original publicado em 1931. v.III).
19. Hernández-Muela S, Mulas F, Mattos L. Plasticidade neuronal funcional. Rev Neurol. 2004;38(1):S58-S68.
20. Bronfenbrenner U. A ecologia do desenvolvimento humano: experimentos naturais e planejados. Porto Alegre: Artes Médicas; 1996.
21. Freire P. Pedagogia do oprimido. 42ª ed. Rio de Janeiro: Paz e Terra; 2005.
22. Hundeide K. International Child Development Programmes (ICDP). Norway: University of Bergen; 1990.
23. Pedroza RLS. Aprendizagem e subjetividade: uma construção a partir do brincar. Rev Dep Psicol UFF Niterói. 2005;17(2):61-76.
24. Alcantara P. A criança normal, essa desconhecida. In: Alcantara P, Marcondes E. Pediatria Básica. São Paulo: Fundo Editorial Procienx; 1964. p.3-12.
25. American Academy of Pediatrics. [Internet] [Acesso em 2017 aug 31]. Available: http://pediatrics.aappublications.org/content/118/1/405/F1
26. Canadian Task Force on Preventive Health Care. Recomendations on screening for developmental delay. CMAJ. 2016;188(8):579-87.
27. Winnicott DW. A criança e seu mundo. Rio de Janeiro: Guanabara-Koogan; 1982.
28. Grossi EP. Programa de Correção de Fluxo na Alfabetização, em convênio com o Ministério da Educação de 2009 a 2014. Aula entrevista, caracterização do processo rumo à escrita e a leitura. 2ª ed. Porto Alegre: GEEMPA; 2013.

capítulo 23

Alexandra Valéria Maria Brentani

Contexto Histórico das Políticas Públicas Voltadas para a Infância no Brasil

Até o século XVII, a infância não havia sido descoberta. Talvez, em função da alta taxa de mortalidade infantil, a criança não era considerada como indivíduo até ultrapassar a primeira infância e, após essa fase, era tratada como um adulto. No Brasil, aos 7 anos, a criança escrava já iniciava suas atividades no trabalho.[1]

A Lei do Ventre Livre, de 1871, garantia a liberdade das crianças nascidas de escravas e, por não apresentarem interesse aos senhores, posto que demandassem sustento, mas não representavam mão de obra gratuita, eram remetidas às ruas, para viverem de caridade.[2] A pobreza da população também contribuiu para o número, cada vez maior, de crianças expostas a condições precárias e vivendo de caridade.

Assim, no Brasil e no mundo, as primeiras políticas públicas na área da criança são ligadas ao abandono e à recuperação do menor em situação de delinquência, mendicância e prostituição. Inicialmente, foi criada a roda dos expostos, iniciativa social voltada à população pobre e às crianças excluídas, institucionalizando-as como forma de prevenção da criminalidade. Mais tarde, além do recolhimento dos recém-nascidos, foram criados os abrigos para menores moradores de rua, com o mesmo objetivo, de afastar as crianças e adolescentes da criminalidade e prostituição, a fim de transformá-los em uma classe trabalhadora. Tais políticas, inicialmente a cargo das igrejas e organizações sociais, tornaram-se governamentais, sendo criado um sistema para reeducação e recuperação do menor, com orientação para a cadeia produtiva.

A Constituição de 1937 ampliou o âmbito da proteção da infância e colocou a assistência ao menor carente como atribuição do Estado. Nessa constituição, foram inseridas duas importantes mudanças relativas à infância e adolescência: a redução do limite de idade de 14 para 12 anos para o trabalho infantil e a instituição do ensino obrigatório e gratuito às crianças de 7 a 14 anos, oferecidos por estabelecimentos oficiais.[3]

Em 1941, surge o Serviço de Assistência aos Menores (SAM), com o objetivo de prestar assistência aos menores infratores, a fim de recuperá-los e profissionalizá-los, considerando-os como marginais em potencial. Esse serviço, uma espécie de serviço penitenciário para o menor, funcionava como reformatório e casa de detenção. Às crianças carentes abandonadas eram oferecidas assistência e educação básica, além do ensino de ofícios.[3]

Apenas em 1988, com a reforma da Constituição brasileira, a criança foi englobada no núcleo familiar, incluindo direitos da criança e deveres do adulto cuidador, com ênfase na igualdade. O artigo 7º manifesta a prevalência do direito fundamental da criança de atingir a idade adulta cercada de cuidados e garantias materiais e morais adequadas. Nesse contexto, redefiniu-se a infância e adolescência como um processo social do desenvolvimento humano e se estabeleceu a priorização e proteção social da criança e do adolescente, que se encontravam em um período de formação, demandando atenção específica.[3]

No mundo, essa mudança de enfoque demandou a reorientação das políticas e dos programas sociais, especialmente os voltados à redução da pobreza. Novos programas de proteção social foram desenhados com o objetivo de aprimorar o desenvolvimento infantil, com investimento para a redução da pobreza e da transmissão intergeracional da pobreza.[4]

Seguindo as referências internacionais, a reforma social brasileira nos anos 1990 incorporou a noção de proteção integral e universal com equidade, dando enfoque especial à inserção de crianças e jovens no contexto social.[3]

O Estatuto da Criança e do Adolescente, Lei nº 8.069/90, extrapola o campo jurídico, envolvendo outras áreas e setores no Brasil e definindo crianças e adolescentes como pessoas em condição peculiar de desenvolvimento, em idade de formação, que necessitam da proteção integral e prioritária de seus direitos, tanto por parte da família, como da sociedade e do estado.[3]

Segundo o estatuto, a prioridade compreende: a) primazia de receber proteção e socorro em quaisquer circunstâncias; b) precedência de atendimento nos serviços públicos ou de relevância pública; c) preferência na formulação e execução de políticas sociais públicas; d) destinação privilegiada de recursos públicos nas áreas relacionadas com proteção à infância e juventude.[5]

Enquanto as políticas públicas sociais focavam nos mecanismos de proteção, reeducação e recuperação dos menores em situação de risco, as políticas relativas à saúde se concentravam na garantia da sobrevivência, como as campanhas de vacinação e combate às epidemias, que, embora não fossem focalizadas na população infantil, abrangiam esse grupo. A partir de 1910, a puericultura foi incorporada aos serviços de saúde, assim como os serviços ligados ao pré-natal e a criação das maternidades. Mais tarde, foram criados o programa de vacinação infantil e as políticas públicas de alimentação e nutrição, como a Política Nacional de Alimentação e Nutrição (PNAN), criada em 1999, priorizando o atendimento de crianças menores de 5 anos e com maior risco de agravos nutricionais. Aliadas às políticas de criação de serviços e formação de profissionais, foram gerados mecanismos de proteção, como a licença-maternidade e as creches no ambiente de trabalho, e mecanismos de incentivo financeiro, como os bancos de leite e os hospitais amigos da criança.[6]

De maneira dissociada da saúde, as políticas educacionais, como dito anteriormente, garantiam acesso à educação universal para crianças a partir dos 7 anos, além de oferecer cursos profissionalizantes aos adolescentes, a fim de prepará-los para o mercado de trabalho.

■ AS DESCOBERTAS DA NEUROCIÊNCIA E AS POLÍTICAS PÚBLICAS PARA A INFÂNCIA

A primeira década do século XXI elevou o conhecimento sobre o desenvolvimento cerebral. Os primeiros trabalhos científicos na área do desenvolvimento da primeira infância mostraram a existência das adaptações epigenéticas, imunológicas e psicossociais ao ambiente, e que tais adaptações ocorrem a partir da concepção, produzindo efeitos ao longo da vida.[7] Tais conhecimentos trouxeram um novo conceito sobre o desenvolvimento, em que as crianças não seguem simplesmente trajetórias genéticas fixas, sendo modeladas pelo ambiente e pelas experiências vividas. Segundo esse novo conceito, as experiências vividas nesse período inicial, e especialmente as adversidades vividas na primeira infância, têm consequências significativas e de longo prazo na saúde, no aprendizado e comportamento dos indivíduos.[8]

A Neurociência nos mostrou que a aquisição das habilidades e o aprendizado ocorrem a partir do início da vida, atravessam a adolescência e continuam na idade adulta. As habilidades complexas são construídas sobre habilidades simples fundamentais e, dessa forma, o desenvolvimento da criança é um processo de maturação e interação com o ambiente, resultando em um progresso sequencial de habilidades de percepção, desenvolvimento motor, cognitivo, linguagem, socioemocional e autocontrole.[4]

Estudos recentes demonstraram esse processo de construção das habilidades, introduzindo o conceito da plasticidade do desenvolvimento cerebral. Segundo esse conceito, durante os primeiros 1.000 dias de vida, período que cobre da concepção até os 24 meses de idade, existe uma alta plasticidade dos circuitos cerebrais, e é durante esse período que se estabelecem as habilidades fundamentais, modeladas pela natureza altamente interativa do desenvolvimento cerebral, sendo esta plasticidade dos circuitos cerebrais decrescentes ao longo do tempo.[9]

Em função dos achados científicos de que o desenvolvimento do cérebro durante os dois primeiros anos de vida é muito rápido, de que o número de sinapses aumenta exponencialmente logo após o nascimento, sendo que até esse período o cérebro já desenvolveu 80% de sua capacidade e está mais sensível a novas experiências, criou-se o conceito da "Janela de Oportunidade", ou seja, para que o indivíduo desenvolva o seu potencial pleno, é preciso criar condições adequadas durante o período de maior plasticidade cerebral. Quanto melhores forem as condições para o desenvolvimento durante a primeira infância, maiores são as probabilidades de que a criança alcance o melhor do seu potencial.[10]

Paralelamente, a Neurociência demonstrou que esse momento da experiência pode ser crítico: as condições inadequadas ou a falta de estimulação durante esses períodos sensíveis pode reduzir as oportunidades de aprendizagem, posto que a aquisição de habilidades se encontra em formação e será dependente do fortalecimento de conexões cerebrais. Estudos mostraram, ainda, que a falha no desenvolvimento pleno durante os dois primeiros anos de vida tem efeitos adversos na vida adulta. As consequências se evidenciam na saúde. A Epigenética demonstrou os efeitos das condições adversas de nascimento nas doenças crônicas do adulto, no baixo rendimento educacional e na pior colocação no mercado de trabalho e renda do adulto.[11] Além disso, as deficiências e desvantagens persistem nas gerações subsequentes, criando um vicioso ciclo intergeracional de perda de capital humano e perpetuação da pobreza.

Estudos da neurociência abordando particularmente as adversidades vividas na primeira infância demonstraram que as adversidades acumuladas são geralmente mais deletérias para a criança do que adversidades eventuais.[12]

Assim, foi introduzido um novo conceito importante, caracterizando as adversidades vividas como fatores de estresse, que desempenham papel importante no desenvolvimento cerebral durante o início da vida. O National Scientific Council on the Developing Child propôs uma taxonomia de três níveis para descrever a expressão psicológica do sistema de resposta ao estresse: estresse positivo, estresse tolerável e estresse tóxico.[8] Esse conceito fundamental está consolidado pelos avanços na Biologia Molecular e na Epigenética, que aprofundaram o entendimento do que está por trás do mecanismo causal que liga as experiências precoces ao comportamento tardio, assim como a saúde física e mental.

Segundo essa nova visão do desenvolvimento da criança, uma atenção particular deve ser dada à criança de 0 a 3 anos, por conta da importância associada à sensibilidade e vulnerabilidade do desenvolvimento cerebral nesse período. A neurociência demonstrou que um ambiente acolhedor durante a primeira infância proporciona o desenvolvimento pleno, bem como atenua os efeitos prejudiciais do baixo *status* socioeconômico no desenvolvimento cerebral da criança.[4] Um ambiente acolhedor é caracterizado por um ambiente doméstico sensível à saúde da criança, suas necessidades nutricionais, a responsividade do cuidador e o suporte emocional, criando oportunidades estimulantes e apropriadas para o desenvolvimento.

A contribuição dos economistas para o avanço do conhecimento da Neurociência trouxe uma revisão das políticas públicas na área da infância. Estudos econômicos na área do capital humano demonstraram uma inversão do investimento nas políticas públicas vigentes. Enquanto as políticas educacionais concentravam seus esforços na educação de crianças a partir dos 7 anos e na profissionalização dos adolescentes, a Neurociência demonstrava a grande oportunidade de investimento na primeira infância, ou seja, do 0 aos 6 anos. As políticas públicas, em geral, dão pouca atenção a este período, que oferece uma oportunidade potencial para a oferta de serviços de saúde, nutrição e proteção social.[4]

Heckman e Cunha, dentre outros economistas, demonstraram que remediações tardias na aquisição das habilidades dos adolescentes têm resultados positivos. Os ganhos, porém, dependerão do desenvolvimento cognitivo adquirido na infância e que investir na infância traz benefícios diretos e maximiza os investimentos tardios.[13]

Essa nova visão do desenvolvimento do capital humano compartilha evidências da Neurociência de que tanto o estresse tóxico quanto as experiências positivas afetam o cérebro em formação, e que pobreza e experiências adversas na primeira infância têm efeitos psicológicos e epigenéticos de longo termo no desenvolvimento cerebral e na cognição. Políticas e programas efetivos podem melhorar o desenvolvimento da criança, mudando a trajetória de crianças menos favorecidas. Esses achados fornecem uma boa justificativa econômica para o investimento na primeira infância, especialmente no período do 0 aos 3 anos.[4]

Embora já demonstrado pela Neurociência e pelos economistas, somente nos últimos anos a comunidade em geral reconheceu que o desenvolvimento na primeira infância é a fundação sólida para o desenvolvimento do capital humano e, dessa forma, um novo olhar sobre a primeira infância foi dirigido pelos formuladores de políticas públicas, considerando que o investimento na primeira infância é essencial para a redução das desigualdades e o combate à pobreza. E reconheceu também que possibilitar que as crianças atinjam seu desenvolvimento pleno, particularmente durante os primeiros três anos de vida, produzem uma alta taxa de retorno do investimento ao longo da vida. No seu relatório final, a OMS declara que "os governos devem reconhecer que investimentos efetivos nos primeiros anos de vida são os pilares do desenvolvimento humano e determinantes para o sucesso das sociedades.[14]

A ciência do desenvolvimento da criança passou a ser invocada no discurso global das áreas da Educação, Saúde e Proteção Social, visando à formação do capital humano, uma vez que as evidências possibilitaram o entendimento dos mecanismos do desenvolvimento cerebral, como ele pode ser afetado pelas condições de vida e como recuperá-lo, diante das adversidades. Na primeira série sobre desenvolvimento infantil da revista *The Lancet*, em 2007, foi demonstrado que nos países de renda média ou baixa, mais de 200 milhões de crianças menores de 5 anos não atingem seu pleno potencial de desenvolvimento e que as causas primárias são a pobreza, deficiências nutricionais e oportunidades de aprendizados inadequadas.[15]

Dessa forma, hoje temos um corpo de conhecimento que explica os "porquês" da importância do desenvolvimento precoce e seu impacto no futuro dos indivíduos e das nações. A Ciência precisa, agora, avançar para nos mostrar o que fazer e como, para reduzirmos essas desigualdades e potencializarmos o capital humano.[8]

Embora esse discurso tenha percolado os setores da Educação, Saúde e Proteção Social, o que se vê no mundo e no Brasil é a continuidade da ênfase nas políticas e nos programas orientados para a prontidão escolar na área da Educação, e ações de saúde dirigidas à prevenção das doenças transmissíveis e recuperação dos portadores de doenças crônicas do adulto, em vez de abordagens integradas que abranjam o ciclo de vida iniciando nos primeiros mil dias.[16]

Globalmente, menos de 50% das crianças entre 3 e 6 anos não recebem qualquer forma de educação pré-escolar.[17]

No Brasil, o Plano Nacional de Educação colocou como meta universalizar, até 2016, a Educação Infantil na pré-escola para as crianças de 4 a 5 anos de idade e ampliar a oferta de Educação Infantil em Creches de forma a atender, no mínimo, 50% das crianças de até 3 anos até o final da vigência deste PNE. Segundo dados da PNAD, em 2015, 30,4% das crianças de 0 a 3 anos têm acesso às creches, e a qualidade destas, bem como das pré-escolas, ainda precisa ser avaliada.[18]

O alcance da área da Saúde durante o período gestacional e do 0 aos 2 anos de vida é bastante bom, porém, as intervenções na área da Saúde, quando não realizadas nos centros de atendimento, geralmente se concentram em atividades baseadas em visitas domiciliares, realizadas por agentes comunitários ou outros profissionais de saúde, com orientação para a prevenção de doenças e desnutrição, com pouco ou nenhum foco no desenvolvimento cognitivo e no aprendizado. Após o segundo ano de vida, esse contato com a área da Saúde torna-se mais esporádico, dificultando o alcance das crianças de 2 a 3 anos, que, como exposto, também não são alcançadas pelo setor da Educação.[4]

Para complementar as ações voltadas à infância e à iniquidade, foram lançados no Brasil programas de proteção social como o Programa Nacional de Renda Mínima vinculada à Educação, o Bolsa Escola (Lei nº 10.219, de 11 de abril de 2001, no Governo Fernando Henrique Cardoso). Trata-se de um programa de transferência de renda condicional à matrícula escolar. Foi lançado também o Programa Nacional de Renda Mínima vinculada à Saúde, o Bolsa Alimentação (Medida Provisória nº 2.206-1, de 6 de setembro de 2001, do Governo Fernando Henrique Cardoso) e o Programa Nacional de Acesso à Alimentação, o Fome Zero (Lei nº 10.689, de 13 de junho de 2003, do Governo Lula). Em 2003, esses programas foram unificados no Programa Bolsa Família, instituído no Governo Lula pela Medida Provisória nº 132, de 20 de outubro de 2003, convertida em lei em 9 de janeiro de 2004, pela Lei Federal nº 10.836, com o objetivo de quebrar o ciclo intergeracional da pobreza.

O Bolsa Família é um mecanismo de transferência de renda que consiste na concessão de recurso financeiro às famílias mais vulneráveis, desde que contenham mulheres gestantes ou crianças entre 0 e 17 anos, condicionado ao acompanhamento pré-natal, saúde da criança e frequência escolar, promovendo o acesso à rede de serviços públicos, em especial, de Saúde, Educação e Assistência Social. Foi criado para combater a fome e estimular a emancipação sustentável das famílias em situação de pobreza.

Os avanços dos estudos de epigenética, aliados aos estudos intervencionistas, nos permitiram aprofundar o conhecimento das diferenças da vulnerabilidade e da resiliência frente ao estresse, assim como a resposta às intervenções oferecidas durante a fase inicial da vida, evidenciando uma maneira produtiva de alocação de recursos na área do desenvolvimento infantil.[7]

De maneira geral, tornou-se senso comum que o ambiente acolhedor na primeira infância é essencial para o desenvolvimento do capital humano, e que deveria ser seguido de um sistema educacional de alta qualidade, que oferecesse suporte às crianças mais vulneráveis. O ambiente acolhedor pode quebrar o ciclo intergeracional da pobreza, reduzir os conflitos sociais e outras formas de estresse. Políticas e programas para dar suporte à família, como licença-maternidade, apoio ao aleitamento materno no ambiente de trabalho e o acesso ao ensino gratuito podem auxiliar os pais a criar um ambiente acolhedor, promovendo o desenvolvimento saudável dos seus filhos. Ao mesmo tempo, programas que ofereçam intervenções factíveis e efetivas para ensinar os pais e cuidadores a entender e promover um ambiente acolhedor são essenciais.[19]

Em 2011, foi editada a segunda série sobre desenvolvimento infantil da revista *The Lancet*, que apresenta evidências de como intervenções oferecidas durante os primeiros três anos de vida podem atuar como fatores de estimulação e proteção para o desenvolvimento de crianças em situação de risco.[20]

Programas parentais para promoção do ambiente acolhedor têm sido uma modalidade bastante explorada nos países de renda média e baixa, como o programa *Care for Child Development* (CCD), da Who-Unicef; o *Reach Up and Learn*, da Jamaica; o *Early Head Start*, dos EUA; e o *Sure Start*, do Reino Unido.[21]

Outros programas voltados à disponibilização e qualificação de creches e pré-escolas, especialmente com foco na preparação dos profissionais, também têm sido bastante explorados como forma de abordagem do desenvolvimento ótimo durante a primeira infância.

O que se percebe, no entanto, é que muitas crianças continuam a viver em condições adversas, como pobreza extrema, desnutrição, conflitos e insegurança, e não recebem o cuidado necessário para um desenvolvimento saudável, embora haja uma evidência crescente de que a oferta de intervenções com qualidade durante o período inicial da vida seja custo-efetiva, reduza as desigualdades e melhore o desempenho escolar, contribuindo substancialmente para as condições de saúde e produtividade do adulto.[22]

■ A DIFICULDADE DE APLICAÇÃO DO CONHECIMENTO CIENTÍFICO NA PRÁTICA DAS POLÍTICAS PÚBLICAS

Dados sobre o impacto e as avaliações econômicas sobre as intervenções para promoção do ambiente acolhedor são escassos, ainda que a evidência sugira que a implementação dessas intervenções represente um bom investimento. Talvez por esse motivo, o que se vê na prática é que poucos países criaram mecanismos para implantação de políticas para a primeira infância e que estas continuam fragmentadas entre diversos serviços, com uma variabilidade imensa de qualidade e acesso, e que a aplicação destas políticas em escala é raramente encontrada.[23] Verifica-se que há divergências, inclusive conceituais, entre setores, o que dificulta abordagens integradas e suporte financeiro adequado.[4]

Atualmente, na área da primeira infância, os programas aplicados em escala são motivados para redução da iniquidade, pobreza e exclusão social por meio de leis, como a oferta de tempo ou dinheiro para que os pais promovam um ambiente acolhedor aos seus filhos, ou por meio de disponibilização, ampliação ou qualificação de serviços sociais, de educação e de saúde. Essas modalidades de políticas públicas podem contribuir para a melhora das condições de desenvolvimento infantil, embora o que se veja na prática são discrepâncias na implementação das leis frente aos seus objetivos originais. Um exemplo prático dessa ruptura é o acesso aos benefícios legais da licença-maternidade, disponibilização de espaço de amamentação e auxílio-creche para os trabalhadores do mercado formal e informal.[21]

Visando chamar a atenção para a fragilidade das práticas, e aproveitando a oportunidade criada pelos objetivos do desenvolvimento sustentável, foi lançada a terceira série sobre o desenvolvimento infantil da revista *The Lancet*, postulando que o atingimento dos objetivos de desenvolvimento sustentável depende da garantia de saúde, nutrição, segurança, responsividade do cuidador e oportunidades de aprendizado precoce para as crianças, no início da vida.[4] A mensagem mais importante da série se refere ao custo da inatividade, que contabiliza custos para os indivíduos, suas famílias e à sociedade.[24]

Seguramente, existem muitas razões para essa inatividade e falta de priorização das políticas públicas para a primeira infância. Dentre elas, se encontram a limitação dos recursos existentes, as ações prementes na área da Saúde, como o combate às doenças transmissíveis, e a falta de entendimento ou entendimento inadequado da importância da primeira infância e seus potenciais benefícios, por parte dos formuladores de políticas públicas.[17]

A comunidade envolvida na primeira infância diverge, por exemplo, nos limites de atuação entre Educação e Saúde, assim como na própria definição de primeira infância e, consequentemente, no escopo de abrangência dos programas para a primeira infância. Como dito anteriormente, a disponibilidade de informações sobre a efetividade e, principalmente, a relação custo-efetividade das diversas intervenções existentes é muito limitada, principalmente nos países de média e baixa renda. Dessa forma, os formuladores de políticas públicas não dispõem de dados baseados em evidência para direcioná-los na escolha de programas e, muito menos, na sua aplicabilidade em escala.[17]

A série da revista *The Lancet* mostra o peso da inatividade nas ações para o desenvolvimento da primeira infância, que afeta mais de 250 milhões de crianças menores que 5 anos, e como as interações em um ambiente acolhedor são cruciais para a redução deste risco, posto que o desenvolvimento cerebral é ativado e modelado pelo cuidado e acolhimento dos adultos. A falta de investimento nessa fase da vida traz implicações profundas para a criança, sua família e a sociedade, aumentando a desigualdade e aprofundando as diferenças sociais. A indicação é de que as famílias sejam acolhidas logo após a concepção, ou talvez antes mesmo, e que o suporte deva acontecer especialmente durante os primeiros mil dias de vida, para garantir que as crianças consigam maximizar o seu potencial de desenvolvimento e se protegerem do estresse tóxico, da violência e de outras experiências negativas.[19]

Para que consigamos seguir adiante na formulação das políticas públicas baseadas em evidência científica, é necessário o desenvolvimento de estudos rigorosos de novas intervenções para a primeira infância e sua avaliação de impacto de curto, médio e longo prazo, bem como a avaliação da aplicabilidade em escala das intervenções eficazes existentes.[19]

Existem muitas formas e maneiras de endereçar a questão da primeira infância, mas o ideal seria oferecer ações complementares e coordenadas. A natureza multissetorial do desenvolvimento da criança torna necessária a integração entre diferentes setores, ainda que a formulação das políticas públicas dessa maneira seja mais desafiadora, uma vez que, normalmente, os recursos e as lideranças são divididos entre vários setores, o que dificulta a integração e governança das ações. De toda maneira, o momento pede por intervenções integradas, multissetoriais e baseadas em evidências científicas.[4,16]

O custo da inatividade demanda a aplicação de intervenções populacionais efetivas que promovam e deem suporte ao desenvolvimento da criança durante a primeira infância, priorizando as políticas públicas que promovam a criação de um ambiente adequado, com ênfase na integração dos setores da Saúde, Nutrição, Educação, Bem-Estar e Proteção Social, além de um ambiente seguro. Somente dessa forma poderemos acelerar o progresso mundial, garantindo às crianças mais desfavorecidas a oportunidade de maximizar o seu potencial de desenvolvimento.[19]

■ CONCLUSÃO

As políticas públicas na área da infância são um tema novo e pouco explorado. Em função dos elevados índices de mortalidade infantil, a infância propriamente dita, até o século XVII, nem sequer era abordada. As políticas públicas sociais eram orientadas aos menores infratores ou em situação de abandono, visando a correção e recuperação para a atuação no mercado de trabalho. Na área da Saúde, as políticas públicas estavam voltadas à sobrevivência e proteção, além da recuperação das doenças, sendo pouco ou nenhum enfoque dado ao desenvolvimento. O setor de Educação concentrava seus esforços na criança a partir dos 7 anos de vida e na formação profissionalizante dos adolescentes, também com orientação evidente para a atuação no mercado de trabalho.

Os avanços do conhecimento no final do século XX e início do século XXI trouxeram uma nova abordagem sobre o desenvolvimento cerebral e o processo de aquisição das habilidades, com ênfase na plasticidade da arquitetura dos circuitos cerebrais e sua maleabilidade quanto às experiências vividas durante os primeiros mil dias de vida. A Neurociência e a Economia nos mostraram que durante esse período é possível maximizar ou não a potencialidade de desenvolvimento, o que trará consequências duradouras para o indivíduo, sua família e a sociedade.

Estudos científicos evidenciaram que políticas públicas voltadas à primeira infância podem auxiliar a promoção do desenvolvimento saudável e mitigar as experiências adversas vividas nesse período, por meio de intervenções que promovam um ambiente acolhedor do 0 aos 3 anos de vida. A redução da desigualdade social também já foi evidenciada como dependente do desenvolvimento infantil precoce e, desta forma, faz-se necessário incluir nos programas ações para promover o ambiente acolhedor para as crianças.[4] Com base nesse conhecimento, solidificou-se o conceito de que investir na primeira infância é a maneira mais custo-efetiva de reduzir as desigualdades e promover o desenvolvimento econômico dos países.

Apesar do progresso na área do desenvolvimento infantil, tanto em pesquisas, como em políticas públicas e programas, verifica-se que os serviços disponibilizados para crianças de 0 a 3 anos são, geralmente, inadequados e distribuídos de forma desigual nas várias camadas da sociedade. A evidência tem mostrado que a implementação de programas para o desenvolvimento da criança se dá de forma fragmentada e sem coordenação, especificamente no período citado, o mais sensível.

O investimento no desenvolvimento da primeira infância tem aumentado, por meio das ações da Saúde, da Nutrição e da Proteção Social, geralmente na forma de programas voltados à promoção da saúde, do balanceamento nutricional e da redução da pobreza. Embora tais investimentos tragam benefícios, eles não garantem que as crianças atinjam seu pleno potencial.

A fim de acelerar o escalonamento global do desenvolvimento na primeira infância, é necessário conscientizar a população em geral e os formuladores de políticas públicas, em particular, da importância dos primeiros anos de vida e dos benefícios consequentes do desenvolvimento saudável durante esse período. A conscientização dessa importância deve se refletir na alocação de recursos com foco nessa fase. Nesse sentido, os objetivos sustentáveis de desenvolvimento criam a oportunidade de investimento equânime, para que todas as crianças tenham a possibilidade de atingir o seu potencial pleno.

Mais atenção precisa ser dada ao engajamento das famílias e comunidades por meio de intervenções efetivas que facilitem o entendimento da importância do desenvolvimento da primeira infância e do seu papel crucial no aprendizado e na vida adulta, além de fornecer os meios para a criação de um ambiente acolhedor e estimulante para as crianças.

São necessárias mais evidências científicas sobre as intervenções efetivas para o desenvolvimento da primeira infância, bem como a geração de conhecimento na área da formulação e avaliação das políticas públicas, para que as intervenções efetivas sejam aplicadas em escala, e as intervenções não efetivas sejam descartadas ou reformuladas e aprimoradas. Dada a natureza multissetorial do desenvolvimento da criança, as políticas e os programas devem ser multissetoriais, integrados e coordenados, de maneira contínua, a fim de oferecer melhores condições e suporte para o desenvolvimento do indivíduo, desde o início da vida até a idade adulta.

Referências Bibliográficas

1. A criança e o adolescente e as políticas públicas municipais. [Internet] Disponível em: https://www.mprs.mp.br/areas/infancia/arquivos/politpubl.pdf(Acesso 31 agosto 2017).
2. Volpi M. Caderno prefeito criança: políticas públicas municipais de proteção integral a crianças e adolescentes. 2000.
3. Otenio, CCM, Otenio MH, Mariano ER. Políticas Públicas para a criança no Brasil: o contexto histórico-social e da saúde. Estação Científica online; 2008.
4. Black MM, Walker SP, Fernald LCH, Andersen CT, DiGirolamo AM, Lu C, et al. Early childhood development coming of age: science trough the life course. Lancet. 2016;389:77-90.
5. Ministério Público do Estado do Rio Grande do Sul. [Internet]. Disponível em: https://www.mprs.mp.br(Acesso 31 agosto 2017).
6. Ministério da Saúde. Secretaria de Atenção à Saúde. Departamento de Atenção Básica. Política nacional de alimentação e nutrição / Ministério da Saúde, Secretaria de Atenção à Saúde, Departamento de Atenção Básica – 2. ed. rev. – Brasília: Ministério da Saúde; 2007.
7. Shonkoff J, Radner J, Foote N. Expanding the evidence base to drive more productive early childhood investment. Lancet. 2017;389(10064):14-6.
8. Shonkoff JP, Levitt P. Neuroscience and the future of early childhood policy: moving forward from why to what and how. Neuron. 2010;67(5):689-91.
9. Shonkoff JP, Phillips DA. From neurons to neighbourhoods. Washington: National Academy press; 2000.

10. World Health Organization/Unicef. Care for child development: improving the care of young children. Geneva: World Health Organization/Unicef; 2012.
11. Alderman H. The Economic Cost of a Poor Start to Life. J Develop Origins Health Dis. 2010;1(1):19-25.
12. Neuman MJ, Deverceli AE. What matters most for early childhood development: a framework paper. Washington: World Bank group, 2013. [Internet]. Disponível em: http://documents.worldbank.org/curated/ en/252561473963612937/what-do-we-knouw-about-early-childhood-development-policeies-in-low-and-middleincome-Countries. (Acesso 31 agosto 2017).
13- Heckman FCJ. The technology of skill formation, national bureau of economic research 1050. Massachusetts: Avenue Cambridge; 2007.
14. Irwin LG, Arjumand Siddiqi RN, Hertzman C.FR.CPC Early Child Development: A Powerful Equalizer Final Report for the World Health Organization's Commission on Social Determinants of Health June 2007.
15. Walker SP, Wachs T, Gardner JM, Lozoff B, Wasserman GA, Pollitt E, et al. Child development: risk factors for adverse outcomes in developing countries. Lancet. 2007;369(9556):145-57.
16. Graça M. Good early development- the right of every child. Lancet. 2017;389(10064):13-4.
17. Sahwar YR, Shiffman J. generation of global political priority for early childhood development: the challenges of framing and governance. Lancet. 2017;389:119-24.
18. Educação Infantil - Observatório do PNE. http://www.observatoriodopne.org.br/metas-pne/1-educacao infantil/indicadores
19. Chan M, Lake A, Hansen K. The early years: silent emergency or unique opportunity? Lancet. 2017;389:11-3.
20. Walker SP, Wachs T, Grantham-Mc Gregor S, Black MM, nelson C. et al. Inequality in early childhood: risk and protective factors for early child development. Lancet. 2011;378(9799):1325-38.
21. Richter LM, Daelman B, Lombardi J, heyman J, Lopez Boo F, et al. Advancing early childhood development: from science to scale 3. Investing in the foundation of sustainable development: pathways to scale up for early childhood development. Lancet. 2017;389:103-18.
22. Dua T. Tomlinson M, Tablanet E, Britto P, Yousfzai, Daelmans B, et al. Global research priorities to accelerate early child developemtn in the sustainable development era. Lancet Glob Health. 2016;4(12):e887-e889.
23. Daelmans B, Darmstadt G, Lombardi J, Black M, Britto P, Lye S, et al. Early childhood development: the foundation of sustainable development. Lancet. 2017;389(10064):9-11.
24. Lo S, Das P, Horton R. A good start in life will ensure a sustainable future for all. Lancet. 2017;389(10064):8-9.

capítulo 24

Maria Eugênia Pesaro ■ Maria Cristina Machado Kupfer ■ Ana Maria de Ulhôa Escobar ■
Filumena Maria da Silva Gomes ■ Maria Helena Valente ■
Ana Paula Scoleze Ferrer ■ Sandra Josefina Ferraz Ellero Grisi

Acompanhamento do Desenvolvimento Psíquico na Primeira Infância: o Uso dos Indicadores Clínicos de Risco para o Desenvolvimento Infantil (IRDI)

■ INTRODUÇÃO E JUSTIFICATIVA

A primeira infância é o momento da vida no qual se constituem as bases para a saúde mental de um ser humano. Quando falamos de saúde mental, estamos nos referindo à construção do aparelho mental ou, ainda, àquilo que chamamos de subjetividade. O aparelho mental, por sua vez, tem como base, como substrato, o cérebro, mas não se restringe ao funcionamento cerebral. O aparelho mental é uma construção que se dá sobre o corpo biológico (que inclui o cérebro). A partir das relações que o bebê tem com seus cuidadores principais, esse corpo biológico vai se transformando em um sistema de significações, um sistema formado por registros psíquicos que não são observáveis por meio de imagens. Desta forma, são necessários, para a construção do aparelho mental, o organismo, o funcionamento cerebral e as relações com os outros seres humanos. Para uma melhor compreensão do entrelaçamento desta tríade, vamos acompanhar passo a passo essa construção.

Quando um bebê nasce, para sobreviver, ele é totalmente dependente do adulto cuidador. Ele é incapaz de buscar o seu alimento e de conseguir enfrentar, sozinho, as situações de desconforto ou de desprazer. Mas, ao cuidar do bebê, o adulto vai além: ele "lê", interpreta as reações do bebê. Ou seja, as manifestações do bebê são legíveis para os cuidadores primordiais e não são somente observáveis: o cuidador supõe algo sobre essa manifestação do bebê e oferece uma resposta, uma ação. Essa leitura marca o corpo do bebê e lhe dá significações que se imprimem sobre o equipamento neuroanatômico do bebê, modelando seu organismo de forma a transformá-lo em um corpo cujas partes passam a ter nomes, funções e a representar algo. Assim, a partir das significações e das formas de contato com os cuidadores, as partes do corpo do bebê passam a ter um registro psíquico ou mental.

A primeira infância é o tempo do desenvolvimento e da construção do aparelho mental. Além da determinação recíproca entre os aspectos orgânicos e psíquicos, os estudos sobre a neuroplasticidade e a epigenética[1] comprovam a importância das interações do bebê com o meio ambiente, incluindo as interações com os cuidadores adultos, para a formação da criança. Esses estudos atestam que as experiências e interações humanas do bebê são fundamentais para a construção da arquitetura cerebral – em especial das redes neurais – e para a expressão gênica, ou seja, para a ativação e/ou não ativação de genes.

Tais estudos apontam ainda a importância da detecção precoce de sinais de que o aparelho mental está encontrando entraves para se constituir. Propõe-se que tais sinais sejam aqui chamados de "sinais de problemas psíquicos". Eles devem ser considerados como um alerta de que algo não vai bem com o bebê ou a criança, sem, contudo, fechar um diagnóstico. Os sinais de alerta indicam a necessidade de um acompanhamento mais especializado e, eventualmente, de uma intervenção clínica capaz de modificar esses problemas.

Para o acompanhamento do desenvolvimento psíquico e a detecção precoce de problemas psíquicos, ou sofrimento psíquico está indicado o uso do instrumento Indicadores Clínicos de Risco para o Desenvolvimento Infantil (IRDI).

■ O INSTRUMENTO IRDI

O instrumento IRDI é um instrumento baseado na teoria psicanalítica, construído por um grupo de pesquisadores*, e validado para o acompanhamento do desenvolvimento psíquico por pediatras.[2]

O IRDI é composto, em sua versão completa, de 31 indicadores clínicos que dizem respeito à constituição psíquica em bebês de 0 (zero) a 18 meses de idade (Quadro 24.1). Considera-se que os indicadores são de "saúde" ou de "desenvolvimento" porque, quando presentes, dizem respeito a fenômenos que indicam que o desenvolvimento psíquico do bebê está ocorrendo a contento e, quando ausentes, são indicadores de risco para a constituição psíquica.

O instrumento como um todo, com os seus 31 indicadores clínicos, demonstrou ter valor preditivo de problemas de desenvolvimento posteriores.

Deve-se, ainda, observar que o uso do IRDI é de livre acesso ao pediatra, mas exige uma boa compreensão de seus fundamentos, o que leva à necessidade de uma formação para esse fim. Essa formação pode ser particularmente importante porque será uma ocasião de discutir o uso do IRDI no processo de encaminhamentos. Na ausência de alguns indicadores, uma intervenção simples e direta do pediatra pode levar à sua presentificação em um espaço curto de tempo e evitar encaminhamentos desnecessários para outros especialistas. Pesquisas recentes já demonstraram que essas intervenções são eficazes e produzem rápidas presentificações.[3] Mas essas intervenções precisam ser discutidas com especialistas nessa matéria, e as capacitações são o melhor terreno para tais orientações (Quadro 24.1).

■ FUNDAMENTAÇÃO TEÓRICA DO IRDI

O pressuposto que norteia os IRDIs é o de que as bases da saúde mental se constroem nos primeiros anos de vida e são dependentes das relações corporais, afetivas e simbólicas que se estabelecem entre o bebê e sua mãe ou substituto (um adulto que assume a função de cuidador do bebê, que se responsabiliza por seus cuidados e sobrevivência).**[2] Por isso, trata-se de investigar, por meio dos IRDIs, o desenvolvimento da criança de modo articulado à constituição psíquica.

Os indicadores IRDIs foram construídos a partir de quatro eixos teóricos, oriundos da teoria psicanalítica, considerados fundamentais para a constituição do psiquismo, e são deles considerados uma expressão fenomênica. Esses eixos foram chamados de suposição do sujeito, estabelecimento da demanda, alternância presença/ausência e função paterna.

Os diferentes eixos que fundamentam o IRDI não comparecem separadamente no decorrer do desenvolvimento, mas se entrelaçam nos cuidados que o adulto dirige à criança e também nas respostas que a criança realiza. Não aparecem, então, como funções separadas ou autônomas, mas fazendo parte e orientando as funções tanto físicas como psicológicas.

Do mesmo modo, um indicador jamais terá valor isolado, devendo ser lido em conjunto com os demais indicadores relativos ao eixo a que estão referidos.

Eixo 1: Suposição do Sujeito (SS)

O eixo "suposição do sujeito" (SS) caracteriza uma antecipação, realizada pelo cuidador, da presença de um sujeito psíquico no bebê, que ainda não se encontra, porém, constituído (Quadro 24.2). Tal constituição depende justamente de que esse sujeito seja inicialmente suposto ou antecipado pelo cuidador. É por causa dessa antecipação e suposição que o cuidador, ao escutar um grito do seu bebê, toma esse grito como um choro que significa alguma coisa (fome, sede, desconforto etc.). É desse modo que a subjetividade ainda não instalada pode efetivamente construir-se.[3-5] Desta maneira, entende-se que a "antecipação da presença de um sujeito psíquico" significa que o cuidador, ao olhar para o bebê e para as suas manifestações, supõe que ele está lhe "dizendo" algo.

---

* GNP (Grupo Nacional de Pesquisa), grupo de *experts* convidados pela Profa. Dra. Maria Cristina Machado Kupfer, do IPUSP, para construir o protocolo de indicadores e conduzir a pesquisa multicêntrica em diversos centros. O grupo foi constituído pela Profa. Dra. Leda M. Fischer Bernardino, da PUC de Curitiba; Paula Rocha e Elizabeth Cavalcante, do CPPL de Recife; Domingos Paulo Infante, Lina G. Martins de Oliveira e M. Cecília Casagrande, de São Paulo; Daniele Wanderley, de Salvador; Profa. Lea M. Sales, da UFPA; Profa. Regina M. R. Stellin, da UNIFOR de Fortaleza; Flávia Dutra, de Brasília; Prof. Dr. Otavio Souza, do Rio de Janeiro; Silvia Molina, de Porto Alegre, com coordenação técnica de M. Eugênia Pesaro, coordenação científica do Dr. Alfredo Jerusalinsky e coordenação científica nacional de Maria Cristina M.Kupfer. A pesquisa teve financiamento do Ministério da Saúde, da FAPESP e do CNPq.

** A partir deste momento, utilizaremos no texto somente a palavra cuidador para facilitar a leitura.

Capítulo 24 Acompanhamento do Desenvolvimento Psíquico na Primeira Infância: o Uso dos Indicadores Clínicos... **201**

Quadro 24.1 O instrumento IRDI.[2]

Nome da criança: _____	Data Nascimento: _____	
Indicadores (0 a 4 meses incompletos)	**Data da Consulta** ___/___/_____ **Acompanhante:**	**Data da Consulta** ___/___/_____ **Acompanhante:**
1. Quando a criança chora ou grita, a mãe sabe o que ela quer.		
2. A mãe fala com a criança num estilo particularmente dirigido a ela (mamanhês).		
3. A criança reage ao mamanhês.		
4. A mãe propõe algo à criança e aguarda a sua reação.		
5. Há trocas de olhares entre a criança e a mãe.		
Indicadores (4 a 8 meses incompletos)	**Data da Consulta** ___/___/_____ **Acompanhante:**	**Data da Consulta** ___/___/_____ **Acompanhante:**
6. A criança começa a diferenciar o dia da noite.		
7. A criança utiliza sinais diferentes para expressar suas diferentes necessidades.		
8. A criança solicita a mãe e faz um intervalo para aguardar sua resposta.		
9. A mãe fala com a criança dirigindo-lhe pequenas frases.		
10. A criança reage (sorri, vocaliza) quando a mãe ou outra pessoa está se dirigindo a ela.		
11. A criança procura ativamente o olhar da mãe.		
12. A mãe dá suporte às iniciativas da criança sem poupar-lhe o esforço.		
13. A criança pede a ajuda de outra pessoa sem ficar passiva.		
Indicadores (8 a 12 meses incompletos)	**Data da Consulta** ___/___/_____ **Acompanhante:**	**Data da Consulta** ___/___/_____ **Acompanhante:**
14. A mãe percebe que alguns pedidos da criança podem ser uma forma de chamar a sua atenção.		
15. Durante os cuidados corporais, a criança busca ativamente jogos e brincadeiras amorosas com a mãe.		
16. A criança demonstra gostar ou não de alguma coisa.		
17. Mãe e criança compartilham uma linguagem particular.		
18. A criança estranha pessoas desconhecidas para ela.		
19. A criança possui objetos prediletos.		

(Continua)

Quadro 24.1 O instrumento IRDI.[2] *(Continuação)*

	Data da Consulta ___/___/_____ Acompanhante:	Data da Consulta ___/___/_____ Acompanhante:
20. A criança faz gracinhas.		
21. A criança busca o olhar de aprovação do adulto.		
22. A criança aceita alimentação semi-sólida, sólida e variada.		
Indicadores (12 a 18 meses)		
23. A mãe alterna momentos de dedicação à criança com outros interesses.		
24. A criança suporta bem as breves ausências da mãe e reage às ausências prolongadas.		
25. A mãe oferece brinquedos como alternativas para o interesse da criança pelo corpo materno.		
26. A mãe já não se sente mais obrigada a satisfazer tudo que a criança pede.		
27. A criança olha com curiosidade para o que interessa à mãe.		
28. A criança gosta de brincar com objetos usados pela mãe e pelo pai.		
29. A mãe começa a pedir à criança que nomeie o que deseja, não se contentando apenas com gestos.		
30. Os pais colocam pequenas regras de comportamento para a criança.		
31. A criança diferencia objetos maternos, paternos e próprios.		

Quadro 24.2 Indicadores do eixo 1 – Suposição do Sujeito.[2,4,5]

Indicadores

1. Quando a criança chora ou grita, a mãe sabe o que ela quer.
2. A mãe fala com a criança em um estilo particularmente dirigido a ela ("manhês").
3. A criança reage ao "manhês".

O indicador **"A mãe fala com a criança em um estilo particularmente dirigido a ela ('manhês')"** faz referência à fala particular do cuidador em direção ao bebê, hoje conhecida como manhês ou paiês.[6,7] É a prosódia da voz do cuidador, que emerge quando as manifestações do bebê provocam surpresa e alegria, o que torna a voz humana irresistível e captura o bebê. O indicador **"a criança reage ao manhês"** busca acompanhar essa captura que o bebê expressa quando faz movimentos da língua e da boca.

Eixo 2: Estabelecimento da Demanda (ED)

No eixo "estabelecimento da demanda" (ED), estão reunidas as primeiras reações involuntárias que o bebê apresenta ao nascer, tais como o choro, e que serão reconhecidas pelo cuidador como um pedido que a criança dirige a ele e diante do qual o cuidador se coloca em posição de responder. Isso, inicialmente, implica uma interpretação em que o cuidador usa linguagem, "traduz" em palavras as ações da criança e "traduz" em ações suas próprias palavras. O choro e o grito do bebê tornam-se, assim, expressão de um apelo (Quadro 24.3).[8,9]

Foram selecionados indicadores que representam o entrelaçamento do corpo (do organismo e da necessidade) ao registro da demanda (dos pedidos dirigidos aos outros), que se transforma, posteriormente, no registro das trocas prazerosas e de comunicação com os outros seres humanos. Nessa seleção, foram elencados os registros de campos importantes: as trocas visuais, as trocas corporais e a construção do prazer compartilhado com o outro.

Capítulo 24 Acompanhamento do Desenvolvimento Psíquico na Primeira Infância: o Uso dos Indicadores Clínicos...

Quadro 24.3 Indicadores do eixo 2 – Estabelecimento da demanda.[2,8,9]

Indicadores
5. Há trocas de olhares entre a criança e a mãe.
7. A criança utiliza sinais diferentes para expressar suas diferentes necessidades.
8. A criança solicita a mãe e faz um intervalo para aguardar sua resposta.
10. A criança reage (sorri, vocaliza) quando a mãe ou outra pessoa está se dirigindo a ela.
11. A criança procura ativamente o olhar da mãe.
12. A mãe dá suporte às iniciativas da criança sem poupar-lhe o esforço.
13. A criança pede a ajuda de outra pessoa sem ficar passiva.
14. A mãe percebe que alguns pedidos da criança podem ser uma forma de chamar sua atenção.
15. Durante os cuidados corporais, a criança busca ativamente jogos e brincadeiras amorosas com a mãe.
16. A criança demonstra gostar ou não de alguma coisa.
20. A criança faz gracinhas.

Trocas visuais

O indicador **"há trocas de olhares entre a criança e a mãe"** destaca a importância do campo das trocas visuais entre o bebê e seu cuidador: ao olhar as expressões do cuidador, o bebê as relaciona com suas manifestações e descobre mais um pouco sobre seu corpo, sobre quem é, o que ele espera dele, o que ele aprova ou desaprova.[10,11]

As trocas do campo visual entre o bebê e o cuidador se transformam no jogo do olhar, do ver, e do ser visto. Esse jogo vai se transformando em uma troca prazerosa, representada pelo júbilo ou prazer que o bebê tem no reconhecimento de sua imagem no espelho.[11,12]

Trocas corporais

O cuidador antecipa a maturação motora e tônica do bebê por meio de suas propostas, seus próprios movimentos, sua postura, suas ações e falas. Desta maneira, em cada ato de cuidado está presente também um ato psíquico do cuidador, que por sua vez serve de moldura às percepções, sensações e, depois, aos sentimentos do bebê.[10,13,14]

As antecipações e apostas do cuidador são configuradas a partir dos ideais familiares e sociais, ou seja, referem-se ao que a sociedade estipula como normal e esperado para a criança, em determinada etapa do seu desenvolvimento e, também, ao que a família considera como o padrão infantil. A partir desse "material" social e familiar, o cuidador antecipa um corpo imaginário na criança, e, este cuidador, propõe ou oferece ou demanda realizações que, por sua vez, antecipam as capacidades funcionais da criança. O cuidador aposta na capacidade da criança para efetuar uma nova realização e a criança se lança a fazer tal realização por causa dessa aposta.[15]

Construção do prazer compartilhado com o outro

Esse circuito cuidador e bebê caminha para o que se chama em psicanálise de prazer compartilhado (ou montagem pulsional), representado pelos indicadores: **"a criança reage (sorri, vocaliza) quando a mãe ou outra pessoa está se dirigindo a ela"** e **"criança faz gracinhas"**. A relação com o cuidador provê ao bebê a satisfação física, o contato com a sonoridade das palavras e o acesso a gestos e a olhares. As partes do corpo em torno dos quais se gera uma atividade que exige cuidado podem vir a se estabelecer como zonas privilegiadas no contato com o cuidador. É nessa relação com o cuidador que a subjetividade da criança se constrói. Nesse movimento, a ela passa a solicitar não somente o objeto que pode satisfazer sua necessidade, mas o cuidador, porque este também se tornou fonte de prazer.[10,16,17]

De outro lado, a criança também já sabe como se oferecer para chamar a atenção do cuidador. Essa relação de prazer compartilhado com o cuidador está representada no indicador **"Durante os cuidados corporais, a criança busca ativamente jogos e brincadeiras amorosas com a mãe"**.

Eixo 3: Alternância Presença/Ausência (PA)

O eixo "alternância presença/ausência" (PA) caracteriza as ações do cuidador que o tornam alternadamente presente e ausente. Por exemplo, entre a demanda da criança e a experiência de satisfação, proporcionada pelo cuidador, espera-se que haja um intervalo no qual venha a surgir a resposta da criança, base para as respostas ou demandas futuras. Neste momento, a ausência do cuidador marcará toda ausência humana como um acontecimento existencial, digno de nota, obrigando a criança a desenvolver um dispositivo subjetivo para a sua simbolização. A presença do cuidador não será apenas física, mas passará a ser, sobretudo, simbólica (Quadro 24.4).[2,18,19]

Quadro 24.4 Indicadores do eixo 3 – Alternância Presença/Ausência.[2,18,19]

Indicadores
4. A mãe propõe algo à criança e aguarda a sua reação.
6. A criança começa a diferenciar o dia da noite.
9. A mãe fala com a criança dirigindo-lhe pequenas frases.
17. Mãe e criança compartilham uma linguagem particular.
18. A criança estranha pessoas desconhecidas para ela.
19. A criança possui objetos prediletos.
22. A criança aceita alimentação semissólida, sólida e variada.

O retorno rotineiro e regular do cuidador em relação aos cuidados com o bebê proporciona à criança o sentimento de coesão (unidade), de continuidade e de uma existência segura. O termo *retorno* já indica a operação do terceiro eixo: alternância entre presença e ausência. Os ritmos de sono-vigília, fome-saciedade, tensão-apaziguamento e atividade-relaxamento são efeitos da instalação da alternância[15,20] e estão representados pelos indicadores: **"a criança começa a diferenciar o dia da noite"** e **"a criança aceita alimentação semissólida, sólida e variada"**.

Esse eixo também se relaciona à fundamentação winnicottiana de que os cuidados – o cuidador é considerado parte fundante do desenvolvimento mental do ser e seu comportamento é parte integrante e real do bebê. Exigem do cuidador uma conduta suficientemente boa para não transmitir uma concepção idealizada: os cuidados não podem ser mecânicos nem infalíveis, eles devem ser imperfeitos e descontínuos. Essa é uma condição humanizante e humanizadora. Winnicott acrescenta que a capacidade de o cuidador corrigir as suas falhas é fundamental para a humanização do bebê.[21]

Eixo 4: Instalação da Função Paterna (FP)

No eixo "Instalação da Função Paterna" (FP), busca-se acompanhar os efeitos na criança dessa função, que baliza as ações maternas. Entende-se que a função paterna ocupa, para a dupla mãe-bebê, o lugar de terceira instância, orientada pela dimensão social. Uma mãe que está submetida à função paterna leva em conta, em sua relação com o bebê, os parâmetros que a cultura lhe propõe para orientar essa relação. Quando essa função se instala, a criança renuncia às satisfações imediatas que antes advinham da relação com o próprio corpo e com o corpo da mãe ou de seu cuidador. É graças à função paterna que uma criança poderá distanciar-se do outro e utilizar, então, a linguagem em sua função simbólica, como substituto da presença do outro. Ao mesmo tempo, a criança irá procurar novas formas de satisfação (Quadro 24.5).[2,22]

Quadro 24.5 Indicadores do eixo 4 – Instalação da função paterna.[2,22]

Indicadores
21. A criança busca o olhar de aprovação do adulto.
23. A mãe alterna momentos de dedicação à criança com outros interesses.
24. A criança suporta bem as breves ausências da mãe e reage às ausências.
25. A mãe oferece brinquedos como alternativas para o interesse da criança pelo corpo materno.
26. A mãe já não se sente mais obrigada a satisfazer tudo o que a criança pede.
27. A criança olha com curiosidade para o que interessa à mãe.
28. A criança gosta de brincar com objetos usados pela mãe e pelo pai.
29. A mãe começa a pedir à criança que nomeie o que deseja, não se contentando apenas com gestos.
30. Os pais colocam pequenas regras de comportamento para a criança.
31. A criança diferencia objetos maternos, paternos e próprios.

Compreende-se a função paterna como um operador psíquico. Os indicadores selecionados para a sua apreensão, pelo momento lógico e cronológico em que a criança se encontra, estão articulados tanto ao valor da palavra dos outros adultos que são significativos para a mãe como aos parâmetros da cultura que a mãe utiliza para cuidar da criança.

Os indicadores **"A mãe alterna momentos de dedicação à criança com outros interesses"** e **"A criança suporta bem as breves ausências da mãe e reage às ausências"** apontam para a importância de instalar a separação entre o cuidador e a criança. A ausência do cuidador indica para criança que o cuidador tem outro desejo que não a criança. A palavra desejo refere-se, aqui, não apenas aos interesses manifestos do cuidador, mas também ao que ele visa e que está além de seu desejo de filho. Abre-se, então, o espaço para a incerteza psíquica da criança: antes, ela tinha certeza de que era o objeto de desejo do cuidador; agora, ela desconfia que há outros objetos de desejo para ele e, portanto, ela não representa tudo o que satisfaz o cuidador.[11,23]

Por outro lado, a distância do cuidador de não responder a tudo e com tudo possibilita que surjam produções próprias da criança e mostra que a incondicionalidade do amor do cuidador é posta em questão e está relacionada aos parâmetros culturais exteriores que condicionam a sua relação com ela.[11,24]

Por fim, o indicador **"Os pais colocam pequenas regras de comportamento para a criança"** alude a que as pequenas regras colocadas à criança, pelos pais, a introduzem nesse universo ordenado e pactuado por acordos estabelecidos entre as gerações que a antecederam, denominado cultura. Nesse momento, é possível falar de um sujeito do desejo e da cultura.

■ PADRONIZACAO PARA O USO DO INSTRUMENTO IRDI

O instrumento IRDI é, então, uma ferramenta que auxilia o profissional a, primeiramente, acompanhar o desenvolvimento psíquico e, em segundo lugar, detectar precocemente os sinais que indicam a possibilidade de estarem ocorrendo problemas no desenvolvimento psíquico, em uma fase precoce da vida, os primeiros 18 meses, favorecendo intervenções antes que um quadro psicopatológico se estabeleça.

A observação dos indicadores é uma tarefa simples e rápida, para ser realizada durante a consulta pediátrica de rotina. Assim como qualquer outro instrumento, depende de quem e em que condições é aplicado, mas seguir algumas normas na sua aplicação é fundamental para garantir um resultado fidedigno:

1. Deve ser aplicado com quem fala **com** e **da** criança, quem cuida dela e sustenta um projeto de vida para ela, que é geralmente, mas não necessariamente, a mãe biológica.
2. A observação e/ou o preenchimento do instrumento IRDI pode ser iniciado em qualquer uma das quatro

faixas etárias. No caso de a primeira aplicação ocorrer após a criança ter mais de 4 meses, o pediatra deve também preencher os indicadores da faixa imediatamente anterior ou pregressa.
3. Como se trata de um instrumento de acompanhamento (monitoramento) do desenvolvimento psíquico, o profissional deverá observar a criança no mínimo duas vezes em cada faixa etária, ou seja, a criança deve ter pelo menos duas observações na faixa de 0 (zero) a 4 meses incompletos, duas entre 4 e 8 meses, duas entre 8 e 12 meses e duas entre 12 e 18 meses.
4. Sugere-se a leitura dos indicadores relativos à faixa etária do paciente e dos indicadores da faixa etária imediatamente anterior (faixa pregressa), logo antes da consulta, para tê-los mais presentes e facilitar a sua observação durante seu transcurso.
5. As informações são obtidas por meio da observação direta ou por interrogatório. Se o pediatra, para complementar a sua observação e leitura acerca das manifestações do bebê, necessitar perguntar à mãe sobre algum indicador, recomenda-se que isso seja feito de forma ampla e indireta, para não induzir respostas simplesmente afirmativas ou negativas. Pode-se, por exemplo, pedir à mãe ou cuidador que fale sobre como a criança está ou o que ela pensa do seu desenvolvimento. O Quadro 24.6, apresenta como cada indicador deve ser verificado e uma breve descrição de sua aplicação prática.
6. Não são necessários materiais especiais para a aplicação do protocolo. Podem ser utilizados brinquedos disponíveis – presentes no consultório ou trazidos pela mãe –, assim como objetos que normalmente estão presentes na consulta: caneta, fita métrica, chaves, espátula de madeira, folha, caneta, lápis etc.
7. O preenchimento do instrumento deve ser realizado durante a consulta ou imediatamente após o seu término, utilizando-se o seguinte código para registro no protocolo:
   - P = Indicador Presente
   - A = Indicador Ausente (o indicador encontra-se ausente quando, durante a consulta, são claros os momentos (as cenas) que o desencadeariam, mas não se observa reação por parte da criança ou por parte do cuidador)
   - NV = Indicador Não verificado (o indicador não pode ser verificado quando não aparece durante a consulta o momento/cena responsável pelo seu desencadeamento)

   Sugere-se que ao lado de indicadores considerados ausentes, sejam feitas observações e anotações oportunas que facilitem tanto a sua interpretação como chamem a atenção para a necessidade de atenção a determinados aspectos nas consultas subsequentes.
8. Vale destacar que não se trata de marcar presença ou ausência dos indicadores por uma única atitude, mas que o instrumento possibilite ao pediatra realizar uma leitura e um registro clínico de como está a relação entre a mãe (ou cuidador) e a criança.

Quadro 24.6 Instruções para a aplicação do instrumento IRDI.

Indicador	Como verificar	Descritor
0 a 4 meses incompletos		
1. Quando a criança chora ou grita a mãe sabe o que ela quer	Dar preferência à observação direta, obter por interrogatório somente se necessário	Durante a consulta, o médico deve ficar atento à forma como a mãe responde quando a criança chora ou vocaliza. Essas manifestações da criança podem, então, ser acompanhadas por verbalizações da mãe (por exemplo: "O que foi? O que você quer? Você está com fome? A fralda está incomodando?") ou pelo oferecimento de algo à criança (seio, chupeta, mudança de posição etc). Essas reações por parte da mãe demonstram que ela entendeu que as manifestações da criança representam um pedido ou uma demanda.
2. A mãe fala com a criança num estilo particularmente dirigido a ela (manhês)	Observação direta Se necessário, solicitar à mãe que fale com a criança como faz habitualmente	O "manhês" é um estilo particularmente afetivo e aparentemente "infantilizado" que os adultos, principalmente a mãe, usam para falar com bebês. Ele se caracteriza pelo tom de voz alto e agudo, pela entonação exagerada, por frases curtas, com a presença de repetição silábica como (papá, nenê, mamá, babá etc) e uso de palavras no diminutivo. O "manhês" pode não aparecer com facilidade na fala da mãe durante a consulta, pois a formalidade da consulta pode inibi-la. Diante dessa situação, e da importância de tal indicador, o médico pode falar em "manhês" com o bebê, como forma de provocar um relaxamento no ambiente de formalidade. Se preferir, o médico pode pedir à mãe que converse com o bebê, dizendo-lhe que gostaria de ver a reação da criança.

(Continua)

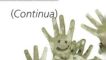

Quadro 24.6 Instruções para a aplicação do instrumento IRDI. *(Continuação)*

Indicador	Como verificar	Descritor
3. A criança reage ao mamanhês.	Observação direta	O médico deve ficar atento ao modo como a criança responde nos momentos em que a mãe se comunica com ela por meio do "mamanhês".
4. A mãe propõe algo à criança e aguarda a sua reação	Observação direta	O médico deve observar se a mãe, depois de atender a uma solicitação da criança, espera pela reação desta, "dando um tempo" para ela manifestar satisfação ou insatisfação com a oferta materna. Por exemplo, após a criança chorar ou vocalizar a mãe faz uma oferta determinada: muda a postura da criança, dá-lhe a chupeta, o peito, a mamadeira, oferece-lhe um brinquedo etc e espera a resposta da criança. Desse modo, observa-se que no "diálogo" entre a mãe e a criança há espaços para "perguntas" e "respostas". Ao criar intervalos de ação, a mãe está se certificando de que supôs adequadamente o que a criança estaria demandando.
5. Há troca de olhares entre a criança e a mãe	Observação direta	Observar se a mãe e a criança, em algum momento, se olham mutuamente. Ou então, se durante momentos como alimentação, troca higiênica, diálogo entre mãe e bebê, um procura pelo olhar do outro, obtendo êxito em tais tentativas.
4 a 8 meses incompletos		
6. A criança começa a diferenciar o dia da noite	Interrogatório	Este indicador pode ser colhido pelo relato espontâneo da mãe ou pode ser a ela perguntado dentro da rotina da consulta. Importa observar se a criança já está começando a definir ritmos em seus hábitos de sono.
7. A criança utiliza sinais diferentes para expressar suas diferentes necessidades	Observação direta e interrogatório	O médico deve ficar atento se a mãe, durante a consulta, atribui significado ao choro ou a outras manifestações da criança, especialmente dirigidas a ela. Caso a mãe não comente espontaneamente, pode-se perguntar, quando a situação estiver ocorrendo, o que ela acha que a criança pode estar querendo.
8. A criança solicita a mãe e faz um intervalo para aguardar sua resposta.	Observação direta	Prestar atenção aos momentos em que a criança chorar, emitir sons ou reagir corporalmente, e observar se tais manifestações são contínuas ou se aparecem com pausas e oscilações de intensidade. A queixa não deve ser contínua, pois, ao funcionar como um chamado, a criança já deve ter "aprendido" que depois de reclamar acontece a resposta materna.
9. A mãe fala com a criança dirigindo-lhe pequenas frases.	Observação direta	Cabe observar, no transcorrer da consulta, se a mãe se dirige à criança, ou seja, falando, perguntando, contando o que está acontecendo, dizendo algo para acalmá-la, chamando a sua atenção etc. Por exemplo: usando você, tu: "Você está ficando muito levado, não é? ou usando a terceira pessoa: "o nenê quer..." ou usando o nome próprio da criança: "Vamos, Paulo. A consulta já acabou".
10. A criança reage (sorri, vocaliza) quando a mãe ou outra pessoa está se dirigindo a ela.	Observação e, se necessário, solicitar à mãe que se dirija a criança ou dirigir-se à criança	Deve-se ficar atento às reações da criança quando a mãe e outras pessoas se dirigirem a ela. Geralmente, o bebê não fica indiferente – ele responde com olhares, vocalizações, sorrisos e com manifestações sensório-motoras.
11. A criança procura ativamente o olhar da mãe.	Observação direta	É importante prestar atenção se, em alguns momentos, a criança, ao olhar, sorrir, vocalizar, se movimentar, busca o olhar da mãe. Esse olhar é para ela, de certo modo, privilegiado em relação ao dos outros, pois é através dele que a criança obtém reconhecimento de suas manifestações.

(Continua)

Capítulo 24 Acompanhamento do Desenvolvimento Psíquico na Primeira Infância: o Uso dos Indicadores Clínicos...

Quadro 24.6 Instruções para a aplicação do instrumento IRDI. *(Continuação)*

Indicador	Como verificar	Descritor
12. A mãe dá suporte às iniciativas da criança sem poupar-lhe o esforço.	Observação direta Solicitar à mãe que ajude a criança em alguma atividade e observar	O médico deve verificar se a mãe dá atenção aos interesses da criança e se, ao perceber certa intenção ou interesse da mesma em realizar uma ação que comporte alguma dificuldade, dá suporte para que ela a realize, mas sem substituir seu esforço, isto é, sem fazer por ela.
13. A criança pede a ajuda de outra pessoa sem ficar passiva.	Observação direta	O profissional deve observar se a criança mantém atitudes ativas de movimentação do corpo e de exploração do meio, ou seja, fazendo esforço além da ajuda que recebe da mãe ou de outra pessoa, em lugar de, simplesmente, ficar passiva à espera da reação dos demais. Como exemplo, a criança quer descer do colo e a mãe lhe dá sustentação para favorecer seu equilíbrio e mudança postural. Nesse caso, a criança estaria procurando realizar esquemas psicomotores para atingir seu objetivo e a mãe, agindo apenas como facilitadora. O médico também pode estimular o interesse da criança por determinado objeto, por exemplo, fazendo barulho com a chave do carro ou balançando a espátula e depois colocando tais objetos ao alcance da criança, motivando assim uma resposta ativa. É importante também que médico observe o oposto, ou seja, se a mãe impede a criança de realizar seus esquemas, se a mãe simplesmente larga a criança à sua própria sorte sem ajudá-la; ou se facilita a tal ponto que a criança não precise fazer qualquer esforço para obter aquilo que deseja.
8 a 12 meses incompletos		
14. A mãe percebe que alguns pedidos da criança podem ser uma forma de chamar a sua atenção.	Observação direta e interrogatório	Observar se a mãe percebe que a criança demanda sua atenção e que o interesse dela não é somente pela coisa pedida. A criança pede uma coisa mas tem outras intenções. Nesse caso não se trata de satisfazer, apenas, a necessidade orgânica, como alimentar, por exemplo, supondo, sempre, que toda manifestação de insatisfação seja por fome. É preciso, portanto, estar atento se a mãe entende que a criança, ao se queixar, está solicitando a sua atenção. Isto também pode ser colhido pelo relato espontâneo das mães.
15. Durante os cuidados corporais, a criança busca ativamente jogos e brincadeiras amorosas com a mãe.	Observação direta	Estar atento, sobretudo no momento da consulta em que a mãe for despir ou vestir a criança para o exame físico, verificando se entre elas se estabelecem jogos e brincadeiras nos quais a criança oferece à mãe os pés, as mãos ou a barriga e, a mãe responde, por exemplo, beijando, cheirando etc.
16. A criança demonstra gostar ou não de alguma coisa.	Observação direta e, se necessário, interrogatório	Observar as manifestações de prazer (aceitação) e desprazer (rejeição) da criança frente às coisas que lhe são propostas durante a consulta. Por exemplo, o médico oferece um brinquedo e a criança estende a mão para pegá-lo, sorri ou então manifesta interesse em pegar os óculos da mãe ou mesmo do médico e, ao ser impedida, reage com raiva. Caso isso não aconteça, o médico pode perguntar à mãe como a criança demonstra sua alegria, tristeza ou raiva frente aos acontecimentos. Por exemplo, o médico pode perguntar à mãe como a criança reage ao banho, ao ser colocada na cama, ao passear, se manifesta preferências ou rejeições por certos alimentos etc.
17. Mãe e criança compartilham uma linguagem particular.	Observação direta	Observar se a criança demonstra que entende e, portanto, reage a palavras e gestos de uso habitual e particular a ambas. Um objeto também pode cumprir essa função: uma colher dada à criança enquanto a mãe pega um iogurte ou papinha significa algo como "espere um pouquinho, a comida já vem". Por meio dessa espécie de dialeto próprio a eles, mãe e filho se reconhecem reciprocamente. Isso pode ser observado e também colhido no relato espontâneo da mãe.

(Continua)

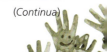

Quadro 24.6 Instruções para a aplicação do instrumento IRDI. *(Continuação)*

Indicador	Como verificar	Descritor
18. A criança estranha pessoas desconhecidas para ela.	Observação direta e, se necessário, interrogatório	Notar se a criança tem alguma reação (chora, vira a cabeça e o dorso, esquivando-se etc) quando ele ou qualquer outra pessoa se aproxima. Caso tal indicador não apareça de forma espontânea durante a consulta, o médico pode perguntar à mãe se a criança demonstra alguma reação de estranheza a ambientes ou pessoas.
19. A criança possui objetos prediletos	Observação direta ou interrogatório	O médico deve observar se a criança traz ou se a mãe carrega para ela algum brinquedo de pelúcia, "paninho" (cheirinho), por exemplo, que seja o prediledo da criança. Também pode ser colhido pelo relato espontâneo ou perguntado à mãe se a criança tem costume de usar paninho, bichinhos ou algum brinquedo especial quando vai dormir ou quando está sem a mãe.
20. A criança faz gracinhas.	Observação direta e interrogatório	Durante a consulta, verificar se criança faz espontaneamente, ou mesmo imita, "gracinhas" (tais como franzir o nariz, piscar, fazer biquinho, bater palminhas, dizer "oi", dar tchau, entre outras), buscando ser olhada e, assim, chamando a atenção dos outros. Se estes não aparecerem espontaneamente, pode-se fazer tais gestos, para ver se, diante disso, a criança os repete.
21. A criança busca o olhar de aprovação do adulto.	Observação direta	Observar durante a consulta se a criança, quando está numa situação nova, de indecisão ou impasse, olha primeiro para a mãe procurando a sua aprovação. Exemplo: a criança quer pegar a espátula ou a caneta que está em cima da mesa do médico e estica a mão ao mesmo tempo em que olha para a mãe buscando a sua aprovação e/ou reprovação. (O médico pode, como artifício, movimentar a espátula, a caneta, chaves, propositadamente para despertar o seu interesse).
22. A criança aceita alimentação semi-sólida, sólida e variada.	Interrogatório ou observação direta	Este item pode ser completado a partir das perguntas que fazem parte da rotina pediátrica durante a anamese alimentar.
12 a 18 meses		
23. A mãe alterna momentos de dedicação à criança com outros interesses	Interrogatório e, se possível, observação direta	Caso este indicador não apareça espontaneamente, o médico pode fazer perguntas diretas a respeito do modo como a mãe distribui seu tempo entre os cuidados com o bebê, as tarefas domésticas, a atenção com o seu parceiro etc. Perguntar também o que propõe para a criança como alternativa nos momentos em que não lhe pode dar atenção direta. Investigar os projetos que a mãe tem além do filho: estudar, trabalhar etc. Se a mãe não consegue interessar-se por mais nada além de cuidar da criança, marcar "ausente".
24. A criança suporta bem as breves ausências da mãe e reage às ausências prolongadas.	Interrogatório	Este item pode ser completado a partir do relato espontâneo da mãe ou pode-se perguntar à mãe como a criança reage quando ela tem de resolver outras coisas e ausentar-se por curto tempo. Chora e se acalma? Não chora? Como é quando volta? E também como a criança reage nas situações de ausência prolongada: viagens, estadas em hospital, ausências não habituais ou inesperadas para a criança.
25. A mãe oferece brinquedos como alternativas para o interesse da criança pelo corpo materno	Observação direta ou interrogatório	Verificar se a mãe carrega objetos de interesse da criança ou lhe mostra e procura despertar o seu interesse por algum objeto que faça parte do ambiente que os rodeia. Caso a criança queira dispor do corpo da mãe (por a mão dentro de sua blusa, pegar seu cabelo repetidas vezes, puxar alguma bijuteria), observar se a mãe demonstra desagrado e propõe alguma alternativa como oferecer objetos. Observar se a criança, por sua vez, tem interesse por objetos do mundo e brinquedos ou só pelo que faz parte do entorno materno: o corpo da mãe, seus colares, brincos, bolsa etc)

(Continua)

Quadro 24.6 Instruções para a aplicação do instrumento IRDI. *(Continuação)*

Indicador	Como verificar	Descritor
26. A mãe já não se sente mais obrigada a satisfazer tudo que a criança pede.	Observação direta ou interrogatório	Observar se a mãe percebe e entende as solicitações do bebê, sem, no entanto, sentir-se obrigada a satisfazer todas as suas vontades, mesmo que a criança, diante da frustração, tente mexer em objetos particulares de outros, em objetos perigosos ou que quebrem com facilidade. Notar se a mãe tem uma ação interditiva, dizendo, por exemplo, "não faça isso", "aí não pode", "isso não é seu", ou compensatória, oferecendo outros objetos (mais adequados) como alternativa.
27. A criança olha com curiosidade para o que interessa à mãe.	Privilegiar a observação direta	Ficar atento para o fato de a criança mostrar interesse em descobrir aquilo que possa estar interessando à mãe. Observar se a criança, ao ver a mãe (1) conversando com o médico, (2) pedindo informação a alguma pessoa ou (3) mexendo em sua bolsa em busca de exames ou objetos, dirige sua atenção para aquilo que a mãe está falando, disputando com a mãe o que ela está buscando etc.
28. A criança gosta de brincar com objetos usados pela mãe e pelo pai.	Observação direta ou interrogatório	A criança não se satisfaz apenas com brinquedos, pois já reconhece quais são os objetos que despertam o interesse dos adultos e passa a querer o que os outros querem. Se isso não for observado ou referido, pode-se perguntar à mãe se a criança se interessa pelos objetos da casa. Por exemplo, chaves, roupas, sapatos, telefone, panelas etc.
29. A mãe começa a pedir à criança que nomeie o que deseja, não se contentando apenas com gestos.	Observação direta ou interrogatório	Notar se quando a criança quer algo, ela chora, aponta ou grita e se, diante de tal atitude, a mãe vai logo "adivinhando" e dando o que supõe que a criança quer ou lhe pergunta o que quer e pede que esta fale alguma coisa. Pode-se também observar se a criança, para conseguir o que quer, utiliza a fala acompanhada ou não de gestos. Isto também pode ser perguntado caso não apareça espontaneamente durante a consulta. Caso a mãe demonstre tendência maior a oferecer os objetos sem intermediação da linguagem, permanecendo no lugar de intérprete de tudo que a criança quer, marcar ausente.
30. Os pais colocam pequenas regras de comportamento para a criança.	Observação direta ou interrogatório	Observar se a criança pode fazer tudo o que quer ou se a mãe faz, em algum momento, referência ao modo como ela deve se comportar. Verificar também se a mãe se preocupa com que a criança atenda ao que lhe foi dito. Aparecem ordens simples e proibições "não" dirigidas à criança. Observar também se a criança efetivamente obedece.
31. A criança diferencia objetos maternos, paternos e próprios.	Observação direta ou interrogatório	Notar se a criança entrega os objetos aos seus donos (mãe, pai, médico) ou se diz apontando, olhando para o dono ou dizendo de quem é (papá, mamá, nenê). Se a criança se interessou por algum objeto de outro, pode ser perguntado a ela "de quem é?" e observar a resposta (se fala ou olha para a pessoa dona do objeto). Esse indicador também pode ser colhido pelo relato espontâneo.

■ A INTERPRETAÇÃO DO IRDI

É importante salientar que o IRDI não é instrumento que permite o estabelecimento de diagnósticos. Deve-se considerar que indicadores ausentes sinalizam que algo não vai bem com o bebê, que não está conseguindo entrar em contato com seu cuidador, mas não representam uma patologia ou "falha orgânica". O valor do instrumento IRDI é, portanto, o de permitir ao pediatra localizar a tempo problemas e não psicopatologias.

É necessário levar em consideração que a aplicação do instrumento pode sofrer a interferência de fatores externos, como, por exemplo, ser utilizado em um dia em que a criança esteja cansada e não apresente as respostas esperadas. Portanto, cada criança precisa ser observada pelo menos duas vezes, em duas consultas diferentes. O que chama a atenção é a ausência prolongada de determinado indicador (em outras palavras, a não presentificação do indicador ao longo do tempo).

Além de permitir a detecção de sinais de problemas no desenvolvimento psíquico, a importância da aplicação do IRDI está na possibilidade de o pediatra ou profissional de saúde promover as condições para fortalecer ou restabelecer o contato do cuidador com o bebê. Por exemplo, muitas mães podem não achar necessário ou importante conversar com o bebê, mas, durante a consulta, o pediatra pode, ao conversar com ela, demonstrar a forma de fazê-lo.

Sendo expressões do desenvolvimento psíquico, os indicadores podem aparecer antes da sua faixa etária e apontar que a constituição psíquica está em curso.

■ SINAIS DE PROBLEMAS PSÍQUICOS

O bebê de até 18 meses de idade pode apresentar uma série de problemas no seu desenvolvimento psíquico que devem ser entendidos como riscos e não como sinais de uma psicopatologia.

A detecção precoce dos sinais de problemas ou de sofrimento psíquico propicia uma intervenção a tempo de evitar a instalação de **defesas maciças** de proteção do psiquismo em risco, as quais podem se fixar de forma patológica quando as condições relacionais, interpsíquicas e intrapsíquicas da criança deparam com o mesmo nível de dificuldades por muito tempo. Em tal caso, defesas acionadas provisoriamente tornam-se permanentes,[25] organizando-se em quadros clínicos, cujo tratamento será mais difícil após a primeira infância.

Dessa perspectiva, torna-se particularmente importante acompanhar os diferentes movimentos de retraimento relacional exibidos pelos bebês.

Destaca-se, do ponto de vista do desenvolvimento psíquico, o retraimento relacional como uma defesa maciça e durável que pode trazer danos importantes ao psíquico ou à saúde mental.[26] O retraimento relacional é definido como "a ação de se fechar sobre si mesmo, de se afastar como para se defender, para preservar sua personalidade".[27]

Alerta-se que não se pode confundir o retraimento relacional durável com os breves momentos de retraimento nas interações cuidadores-bebê, porque é ele que permite ao bebê participar da regulação das interações. Ou seja, todo bebê precisa se retirar periodicamente da interação, desviando o rosto, fechando os olhos ou mesmo adormecendo, quando o nível de excitação ou de solicitação sobrecarrega sua capacidade de atenção. Diante disso, é importante lembrar que os bebês podem ser muito diferentes entre si: alguns podem ser sossegados e tranquilos; outros, no entanto, podem se mostrar mais previsíveis nos seus ritmos. Outros, ainda, muito ativos, podem exigir bastante atenção do adulto.

Mas, sob certas condições do entorno, o retraimento relacional pode tornar-se uma estratégia de defesa durável. Destacam-se, entre essas condições do entorno, as interações imprevisíveis (cuidadores instáveis emocionalmente, trocas excessivas de cuidadores que quebram a continuidade dos eixos/funções que sustentam o psiquismo), a carência de cuidados (ausência de um cuidado particular e direcionado ao bebê), os maus tratos e o estresse crônico.

Existem, ainda, formas de retraimento relacional durável, associadas a patologias (orgânicas ou constitucionais) e a situações de dor crônica ou aguda. Elas podem também estar presentes em situações de distúrbio sensorial (como na deficiência auditiva ou visual).

Por fim, nos bebês que apresentam riscos de desenvolver distúrbios de tipo autístico (que podem ser considerados bebês com distúrbio sensorial), também há muita dificuldade no estabelecimento das interações do bebê com os outros, ou seja, há um retraimento relacional durável. Mas, no primeiro ano de vida, esses bebês podem apresentar sinais de fechamento, advindos de seus problemas sensoriais, ao mesmo tempo em que têm aberturas para momentos de trocas com os cuidadores; por isso, é fundamental intervir logo, para aproveitar e consolidar essas pequenas aberturas, antes que esse retraimento se fixe definitivamente.[28-31]

Introduzir os IRDIs nas consultas é colocar o foco sobre a relação cuidador-bebê e, portanto, sobre os modos de interação entre eles. Ao perceber um descompasso, uma não resposta do bebê, sinalizada pelos indicadores ausentes, o profissional de saúde pode auxiliar o cuidador, orientando suas intervenções na "busca" pela presentificação dos indicadores.

■ PONTOS DE CORTE, INTERPRETAÇÕES E CONDUTAS NA APLICAÇÃO DO IRDI

Para a avaliação da validade do IRDI, 372 crianças com idades entre 0 e 18 meses foram submetidas ao IRDI e, aos 3 anos de idade, estas mesmas crianças foram avaliadas pelo instrumento Avaliação Psicanalítica aos três anos de idade – AP3, para identificação de problemas ou entraves no desenvolvimento. Análises de curva ROC indicaram que a faixa etária de 4 a 7 meses e 30 dias de idade foi a que obteve o melhor escore de validade na identificação de prováveis problemas e entraves no desenvolvimento aos 3 anos de idade (área da curva ROC = 0,722; $p < 0,05$) com sensibilidade e especificidade de 0,80 e 0,55, respectivamente. Para as faixas etárias de 8 a 11 meses e 30 dias e de 12 a 18 meses, os valores de sensibilidade e especificidade foram adequados, porém, inferiores aos da faixa de 4 a 7 meses e 30 dias.

O número de indicadores ausentes em cada faixa etária se mostrou um bom preditor de problemas no desenvolvimento aos 3 anos de idade.

O Quadro 24.7 mostra os pontos de corte para cada faixa etária de acordo com o risco para problemas no desenvolvimento aos 3 anos de idade.

Os pontos de corte – quantidade de indicadores ausentes por faixa etária, determinam o critério de baixo risco, médio risco e alto risco de um bebê em acompanhamento pelo IRDI. Deve-se considerar como quantidade de indicadores ausentes, além daqueles da faixa etária atual da criança, os indicadores da faixa etária imediatamente anterior que não foram presentificados.

Apresenta-se, a seguir, as interpretações e as condutas que o pediatra e profissional de saúde deve assumir a partir da aplicação do IRDI e da avaliação da quantidade de indicadores ausentes por faixa etária (Quadro 24.8).

Capítulo 24 Acompanhamento do Desenvolvimento Psíquico na Primeira Infância: o Uso dos Indicadores Clínicos...

Quadro 24.7 Pontos de corte para identificação de sinais de problemas ou entraves.

Faixa etária		4 a 7m30d	8 a 11m30d	12 a 18 meses
Sinais de problemas	Percentil	Quantidade de indicadores ausentes		
Muito baixo	90	Até 1	Até 2	Até 3
Baixo	75	2 a 3	3 a 6	4 a 9
Médio	50	4 a 6	7 a 11	10 a 14
Alto	25	7 a 10	12 a 14	15 a 20
Muito alto	10	Acima de 11	Acima de 15	Acima de 21

Quadro 24.8 Interpretações e condutas possíveis frente aos resultados verificados na aplicação do IRDI.

Interpretação	Conduta
Desenvolvimento psíquico em curso ou em andamento	Manter a rotina de seguimento.
Desenvolvimento psíquico com sinais de sofrimento	Marcar retorno em espaço curto de tempo (15 dias a um mês) e realizar anamnese ampliada. Reavaliar em no mínimo dois retornos. Se os indicadores ausentes se tornaram presentes, continuar o acompanhamento. Caso os indicadores se mantenham ausentes por mais de dois meses, encaminhar para avaliação com psicólogo especialista em intervenção precoce.
Sinais de detenção do desenvolvimento psíquico	Encaminhar para avaliação com psicólogo especialista em intervenção precoce, pediatra com atuação em desenvolvimento e para neuropediatria.

Referências Bibliográficas

1. Shonkoff JP. Protecting brains, not simply stimulating minds. Science. 2011;333:928-3.
2. Kupfer MCM, Jerusalinsky AN, Bernardino LF, Wanderley DB, Rocha PSB, Molina S, et al. Valor preditivo de indicadores clínicos de risco para o desenvolvimento infantil: um estudo a partir da teoria psicanalítica. Lat Am Journal of Fund Psychopath Online. 2009;(1):48-68.
3. Kupfer MCM, Bernardino LMF, Pesaro ME, Mariotto RMM. Psychological Health Education in Nurseries: Off to a good start in the psychic development of children aged zero to eighteen months. Creative Education. 2015;6:2197-204.
4. Lacan J. O seminário, livro V: as formações do inconsciente. Rio de Janeiro: Jorge Zahar; 1999. p.1957-8.
5. Bernardino LMF. A abordagem psicanalítica do desenvolvimento infantil e suas vicissitudes. In: Bernardino LMF, org. O que a psicanálise pode ensinar sobre a criança, sujeito em constituição. São Paulo: Escuta; 2006. p.19-42.
6. Laznik MC. A voz da sereia: o autismo e os impasses na constituição do sujeito. Salvador: Álgama; 2004.
7. Ferreira SS. Manhês: uma questão de estrutura. In: Sales L. Por que essa boca tão grande? Questões acerca da oralidade. Salvador: Álgama; 2005. p.19-29.
8. Lacan J. O seminário, livro 1: os escritos técnicos de Freud – 1953-1954. Rio de Janeiro: Jorge Zahar; 1979.
9. Boukobza C. A constituição do sujeito Segundo Françoise Dolto In: Bernardino LMF, org. O que a psicanálise pode ensinar sobre a criança, sujeito em constituição. São Paulo: Escuta; 2006. p.81-8.
10. Winnicott DW. Os bebês e suas mães. São Paulo: Martins Fontes; 1985.
11. Pesaro ME. Alcance e limites teórico-metodológicos da Pesquisa Multicêntrica de Indicadores Clínicos de Risco para o Desenvolvimento Infantil. [Tese]. São Paulo: Instituto de Psicologia, Universidade de São Paulo; 2010.
12. Lacan J. O estádio do espelho como formador da função do eu. Escritos. Rio de Janeiro: Jorge Zahar; 1998. p.104-26.
13. Bergès J, Balbo G. A criança e a psicanálise. 2ª ed. Porto Alegre: Artes Médicas;1997.

14. Stern DN. O mundo interpessoal do bebê: uma visão a partir da psicanálise e da Psicologia do Desenvolvimento. Porto Alegre: Artes Médicas; 1992.
15. Jerusalinsky J. Enquanto o futuro não vem: a psicanálise na clínica interdisciplinar com bebês. Salvador: Álgama; 2002.
16. Freud S. Três ensaios sobre a teoria da sexualidade. Edição standard brasileira das obras completas de Sigmund Freud. Rio de Janeiro; 1976.
17. Kupfer MCM. O Impacto do Autismo no Mundo Contemporâneo. In: Kamers M, Mariotto RMM, Voltolini R, orgs. Por uma (nova) psicopatologia da infância e da adolescência. São Paulo: Escuta; 2015. p.169-84.
18. Freud S. Além do princípio do prazer. Edição standard brasileira das obras completas de Sigmund Freud. Rio de Janeiro: Imago; 1976. v.18.
19. Winnicott DW. Objetos transicionais e fenômenos transicionais. Da pediatria à psicanálise. Obras escolhidas. São Paulo: Imago; 2000. p.316-31.
20. Lacan J. O Seminário, Livro XI: os quatro conceitos fundamentais da psicanálise. Rio de Janeiro: Zahar; 2008.
21. Winnicott DW. O ambiente e os processos de maturação. Porto Alegre: Artes Médicas; 1983.
22. Pesaro ME, Kupfer MCM. Consequencias das falhas na instalação da função paterna: uma leitura a partir da Pesquisa Multicêntrica de Indicadores Clínicos de Risco para o Desenvolvimento Infantil. In: Kupfer MCM, Bernardino LMF, Mariotto RMM, orgs. Psicanálise e ações de prevenção na primeira infância. São Paulo: Escuta; 2012. p.109-30.
23. Kupfer MCM, Bernardino LMF. As relações entre construção da imagem corporal, função paterna e hiperatividade: reflexões a partir da pesquisa IRDI. Rev Latinoam Psicopatol Fundam.2009;12(1):45-58.
24. Crespin GC. A clínica precoce: o nascimento do Humano. São Paulo: Casa do Psicólogo; 2004.
25. Kupfer MCM, Bernardino LMF, Mariotto RMM, Orgs. Psicanálise e ações de prevenção na primeira infância. São Paulo: Escuta; 2012. p.11-2: Apresentação.
26. Bernardino LMF. Os "tempos de autismo" e a clínica psicanalítica. Estilos Clin. 2016;21(2):412-7.
27. Guedeney A, Jeammet P. Depressões pós-natais e decisão de orientação terapêutica. In: Correia-Filho L, Corrêa ME, França OS, orgs. Novos olhares sobre a gestação e a criança até os 3 anos: saúde perinatal, educação e desenvolvimento do bebê. Brasília: LGE; 2002.
28. Laznik MC. A hora e a vez do bebê. São Paulo: Instituto Langage; 2013.
29. Ouss L, Saint-Georges C, Robel L, Bodeau N, Laznik MC, Crespin GC, et al. Infant's engagement and emotion as predictors of autism or intellectual disability in West syndrome. Eur Child Adolesc Psychiatry. 2014;23(3):143-9.
30. Paolo AM, Lerner R, Escobar AM, Kupfer MCM, Rocha FMM, Santos IF. Associação entre sinais de sofrimento psíquico até dezoito meses e rebaixamento da qualidade de vida aos seis anos de idade. Psicologia USP (Online). 2015;26(3):464-73.
31. Campana N, Lerner R, David VF. CDRI as an Instrument to Evaluate Infants With Developmental Problems Associated With Autism. Paidéia(Ribeirão Preto). 2015;25(60):85-93.

Índice Remissivo

A

Abuso(s), 103
Acesso de raiva, 157
Acolhimento dos pais e familiares da criança, 21
Acompanhamento do desenvolvimento, 170
Ages and Stages Questionaire-3, 40
Agressividade, 163
Antidepressivos, 143
Antipsicóticos atípicos, 142
Apraxia da fala, 62
Aprendizado, 71
Arendt, 106
Atomoxetina, 100
Atraso simples de linguagem, 64
Audição, 61
Autismo, 83
Automutilação, 129
Avaliação do desenvolvimento infantil, 178

B

Behavior Assessment System for Children, 2nd Edition
(BASC-2), 36
Bilinguismo, 63
Birra, 157
Brincar, 151
Brofenbrenner, 6, 7, 10
Bupropiona, 100

C

Caregiver-Teacher Report Form, 39
Center for Epidemiological Studies Depression Scale
(CES-D), 39
Child Behavior Checklist for Ages 1.5-5 (CBCL/1.5-5),
29

Child Behavior Checklist (CBCL), 35
Child Behaviour Questionnaire (CBQ), 40
Classificação dos distúrbios do aprendizado pelo
DSM-V, 2, 78
Clonidina, 100
Communities That Care (CTC) Youth Survey, 37
Conners Parent Rating Scale Revised (CPRS-R), 38
Compulsão, 134
Controle esfincteriano, 147

D

Deficiência intelectual, 65
Denver, 171
Depression Self-Rating Scale for Children, 37
Desatenção, 97
Desenvolvimento
da audição, 60, 61
da linguagem, 60, 61
Desenvolvimento cognitivo adaptativo, 43
Desenvolvimento neuromotor, 53
Desfralde, 147
Dislexia, 74
Distúrbio do sono, 111
DSM-V, 2, 29, 78, 84

E

Early Childhood Inventory-4 (ECI-4), 29
Early Development Instrument (EDI), 40
Encoprese, 148
Enurese noturna, 117, 148
Escala de Transtorno do Déficit de Atenção e
Hiperatividade (TDAH), 39
Escalas de Rutter, 38
Espectro autista, 83

Estimulantes, 142
Estresse tóxico, 17
Eyberg Child Behaviour Inventory (ECBI), 38

G

Gagueira, 63
Gesell, 2

F

Freud, 3, 4, 9

H

Hábitos de dormir, 46
Higiene do sono, 115
Hiperatividade, 97
Hipersonias de origem central, 112

I

Imipramina, 99, 100
Imprinting, 7
Impulsividade, 97
Indicadores clínicos de risco para o desenvolvimento infantil (IRDI), 34, 200, 201
Infant-Toddler Social and Emotional Assessment (ITSEA), 29
Insônia, 111
Instrumentos de avaliação psicológica do desenvolvimento, 33
Inventário de Expressão de Raiva como Estado e Traço (State-TraitAnger Expression Inventory/STAXI-2), 39
IRDI, 199

J

Jesness Inventory-Revised (JI-R), 36

L

Leitura, 73, 155
Limites, 187
Lisdexanfetamina, 100
Luto, 17

M

Marcos de desenvolvimento, 3, 54, 55
Maus-tratos, 107
Melanie Klein e o brincar, 152
Metilfenidato, 100
Mielinização, 15, 16
Minnesota Multiphasic Personality Inventory (MMPI), 36
Mutismo seletivo, 64

N

Negligência, 105, 107
Neuroplasticidade, 17

O

Obsessões, 134
Oralidade na primeira infância, 154

P

Parassonias, 113, 116
Pesadelo, 117
Piaget, 1, 2, 5, 9, 152
Piaget e o brincar, 152
Pica, 131
Polissonografia, 117, 118
Preschool Behavior Questionnaire (PREBQ), 38
Psicofarmacologia na primeira infância, 141
Psicologia do desenvolvimento evolutivo, 8
Pupil Evaluation Inventory (PEI), 35

Q

Quociente de desenvolvimento, 56

R

Rituais de verificação, 134

S

Sinais de alerta no desenvolvimento, 50, 51, 56
Síndrome
   da apneia-hipopneia obstrutiva do sono (SAOS), 117, 118
   das pernas inquietas, 118
Sintoma disruptivo, 163
Social Anxiety and Phobia Inventory for Children (SPAI-C), 38
Somatização, 135
Sonambulismo, 116, 118
Sono, 111
Strengths & Difficulties Questionnaires (SDQ), 37

T

TDAH, 95
Terapias comportamentais, 115
Terror noturno, 116, 118
Testes de triagem, 179
The Early Adolescent Temperament Questionnaire (EATQ-R), 40
The Woodlawn Program Survey, TOCA-R e POCA-R, 36
Tiques, 132

TOC, 134
Transtorno(s)
    alimentares, 121, 123
    comportamental de sono REM, 117, 118
    conversivo, 136
    da expressão escrita, 79
    de ansiedade de doença, 136
    de oposição desafiante, 163, 164
    do espectro autista (TEA), 65, 83
    do movimento relacionados ao sono, 113
    do ritmo circadiano, 112
    factício, 136
    obsessivo-compulsivo, 134

V

Vínculos afetivos, 184
Violência, 104, 105
Vygotsky, 6, 10, 152
Vygotsky e o brincar, 152

W

Winnicott e o brincar, 153